황제내경 - 소문

황제내경 _ 소문

1판 1쇄 | 2015년 06월 10일
1판 2쇄 | 2023년 04월 01일

주　　해 | 정진명
고　　문 | 김학민
펴 낸 이 | 양기원
펴 낸 곳 | 학민사

등록번호 | 제10-142호
등록일자 | 1978년 3월 22일

주소 | 서울시 마포구 토정로 222 한국출판콘텐츠센터 314호 (⑤ 04091)
전화 | 02-3143-3326~7
팩스 | 02-3143-3328

홈페이지 | http://www.hakminsa.co.kr
이 메 일 | hakminsa@hakminsa.co.kr

ISBN 978-89-7193-228-5 (03510), Printed in Korea
ⓒ 정진명, 2015

이 도서의 국립중앙도서관 출판시도서목록(CIP)은 e-CIP홈페이지(http://www.no.go.kr/ecip)와
국가자료공동목록시스템(http://nl.go.kr/kolisnet)에서 이용하실 수 있습니다.
(CIP제어번호 : CIP2015010402)

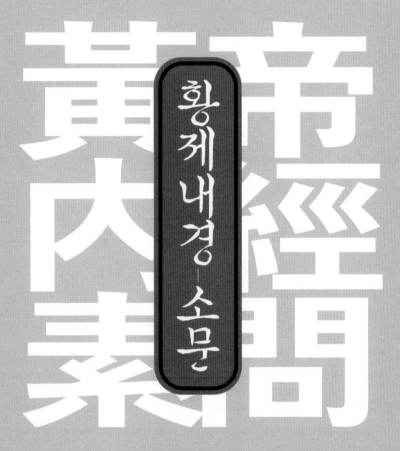

黃帝內經素問

황제내경-소문

註解 · 정진명

학민사
Hakmin Publishers

책머리에

지금까지 동양의학에 관한 모든 글은 전문가용이었다. 즉 의원들이 적었고, 의원들이 읽었다. 그걸 적는 사람이나 읽는 사람이나 보통 사람들을 염두에 두지 않았다. 그러는 사이 의학은 어려워졌고, 마침내 전문가들의 전유물이 되었다. 특히 송대 이후 의학에 역학의 논리가 굳건히 자리 잡으면서 이런 어려움은 더욱 심해졌다.

그렇지만 침뜸은 일반 백성들도 할 수 있는 것이었다. 어느 동네에나 다 4관을 놓는 할아버지들이 있어서 사람들은 아프면 읍내로 가기 전에 그 할아버지를 찾았다. 그러니 간단한 침뜸 처방이 백성들에게 돌아가야 한다는 것은 동양 사회의 해묵은 전통이고 오랜 약속이다. 그러자면 전문가들이 아닌 일반인들이 볼 수 있는 글이 있어야 한다. 그런 고민 끝에 나온 것이 『우리 침뜸 이야기』와 『우리 침뜸의 원리와 응용』이다. 이 책들은 침뜸을 전혀 모르는 일반인을 위한 안내서라는 것이 지금까지 쓰인 수많은 의학서적과는 성격이 다른 점이다. 이런 일은 동양의학상 처음 일어난 일이어서, 내 나름대로 뜻 깊은 일을 했다고 자부한다.

침뜸 공부를 계속 하다 보니, 동양의학의 관점이 서양의학의 관점과 계속 맞부딪힌다는 사실을 깨닫게 되었다. 병과 몸을 보는 눈이 서로 다르기 때문이다. 타협이나 화해를 하라고 권하기에는 둘의 관점이 너무 다르다. 서양의학은 해부학에 바탕을 둔 의학이지만, 동양의학은 증상학에 바탕을 둔 의학이다. 결국 주검과 산 사람을 놓고 각자 재구성한 결론이 정면충돌을 일으킨 셈이다. 그

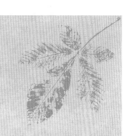

렇지만 서양의학은 서양의학 대로, 동양의학은 동양의학 대로, 사람의 병에 대해 고민한 지점이 있고, 그 부분은 말할 것도 없이 인류의 큰 유산이고 보배이다. 그런 점에서 어느 한쪽의 관점을 버린다는 것은 큰 불행이다.

　내가 보기에, 서양의학은 나무를 보느라 숲을 못 보고, 동양의학은 숲을 보느라 나무를 못 본 측면이 많다. 둘 다 보면 좋겠지만, 그들이 출발선에서 결정한 시각 때문에 세월이 흘러도 관심이 어느 한쪽으로 쏠리는 가자미 눈 효과는 벗어날 길이 없다. 특히 산 사람에게서만 나타나는 기운(氣)을 바탕으로 재구성한 동양의학의 전제는, 분명한 증거만을 믿는 서양의학의 관점에서는 용납하기 힘든 부분이기도 하다.

　의학의 서세동점이 진행된 지난 100년간 동양의학도 위기를 맞았고, 그것은 제도권의 교육 방법에 그대로 나타난다. 오늘날 동양의학의 뼈대는 1960년대 중국 한의학의 산물이고, 그것이 일본과 한국으로 넘어와서 한의학 교육의 뼈대로 자리 잡은 것이다. 이성주의의 결정체인 공산주의의 영향 하에서 동양의학의 재편성이 이루어졌음을 뜻한다. 이 과정에서 미신스러운 내용들은 모조리 빠지고 서양의학의 합리성에 부합되는 부분만 취사선택된 것이 오늘날의 제도권 동양의학 체제이다. 미신스럽다고 의심 받아 마땅한 것이 바로 기운(氣)에 대한 이야기들이다. 그리고 그 미신스러운 이야기들의 보물창고가 바로 『황제내경』이다.

　지금은 그 속의 내용들조차 서양의학의 시각으로 보면 미신스럽지만, 사실

『황제내경』은 고대 의사였던 무당과 싸우면서 형성된 매우 참신한 '과학'에 속한다. 귀신의 영역에 있던 기운의 질서를 논리의 마당으로 끌어내어 누구나 이해할 수 있게 밝힐 수 있다고 믿었던 진한대 의원들의 노력은 눈물겨울 정도이다. 물론 그 이론은 음양5행론이다. 그만큼 『황제내경』은 의원들의 확실한 믿음과 풍부한 임상경험을 바탕으로 만들어진 책이다. 그리고 지난 2000년 동안 그 믿음은 동양 사회를 떠받치는 주춧돌이 되었다. 이 아성이 무너진 것은 불과 200년이 채 안 된다.

그런데 특이한 것은 『황제내경』에는 처방이 거의 없다는 점이다. 내용을 보면 사람과 사회를 바라보는 소박한 철학책 수준이다. 실제 처방이 별로 없으니 실용서로서는 실격이다. 바로 이 점이 의원들조차도 별로 읽지 않는 묘한 책이 된 사연이다. 그러나 처방집을 읽으면서 드는 의문을 풀어보려고 조금만 더 파고들면 이 책의 가치는 말로 표현하기 힘들 만큼 영롱한 빛을 낸다. 처방이 아니라 그 처방의 원리를 드러내주는 책이기 때문이다. 동양의학의 살길은, 서양의학의 이론으로 과학성을 검증 받는 것이 아니다. 동양의 눈으로 병을 보고, 동양의 눈으로 사람을 보고, 동양의 눈으로 세상을 보는 것이다. 그렇게 보이는 렌즈는 처방집이나 경험방에 있지 않다. 처방을 낳은 철학에 있다. 『황제내경』이 바로 그런 책이다.

『황제내경』속에 있는 렌즈를 찾아서 눈에 끼우면, 서양의학이 놓친 놀라운 세상이 3D 화면 속의 파노라마처럼 나타난다. 그 경이로움을 겪지 않은 자는,

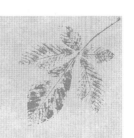

설령 침을 들고 있어도, 동양의학을 한다고 말할 수 없다. 『황제내경』은 병을 보는 철학책이기에 재미없고 어렵다. 그렇지만 오늘날 우리 주변에서 독버섯처럼 돋아나는 수많은 난치병은, 철학 없이는 영원히 풀 수 없다. 의학이 철학이 아닌 방법에 머물러서는, 풀 수 없는 것이 난치병이다. 이 절실한 상황에서 『황제내경』은, 난치병을 넘어서는 한 눈이 될 수 있다.

오늘날 『황제내경』은 두 가지이다. 『소문』과 『영추』가 그것이다. 그러나 『영추』는 고려에서 진상한 『침경』이라는 사실이 밝혀졌다. 고려의 『침경』을 송나라 교정의서국에서 『황제내경』으로 둔갑시킨 것이다. 그 안의 내용이 아무리 진한대의 내용과 문장을 닮았어도, 이 점을 고려하지 않은 모든 논의는 위험하다. 동양의학계는 바로 이런 폭탄이 깔린 방석에 앉아서 연구를 진행했다. 중국도 일본도 한국도 예외는 없다. 진짜 『황제내경』은 『소문』이다. 『영추』는 『고려침경』이다. 따로 다루어야 한다.

『소문』은 여러 가지 이론이 백화점처럼 많이 들어있어서 딱히 어느 한 때에 만들어진 것이라고 보기는 어렵다. 안에서 서로 부딪히는 이론도 있고, 앞뒤가 서로 어긋나는 주장들도 있다. 이것은 한 사람이 일관되게 쓴 것이 아니라 당시의 수많은 주장들을 모아놓은 책이기 때문이다. 대체로 진한(秦漢) 대에 걸쳐서 형성된 것이라고 본다. 편작의 『난경(難經)』이 나옴으로써 동양의학은 오늘날과 거의 비슷한 뼈대를 짜게 되는데, 『난경』과 비교해보면 『소문』의 '잡다함'

은 금방 드러난다. 특히 맥에 대한 부분은 단순하면서도 잡다하다. 그러므로 『난경』의 세계를 형성하는데 큰 영향을 끼쳤던 그 이전 세대의 다양한 고민들을 살펴보는 데는 이만한 책이 없다. 그 과정에서 옛 사람들이 병과 사람을 어떻게 보려고 고민했는가를 엿볼 수 있다. 이 부분이 가장 값진 부분이다. 2000년 전 사람들의 숨결이 바로 옆에서 느껴진다.

동양의 전통에서 옛 자료를 제 멋대로 해석하고 덧보태고 덜어내고 고치는 것은 이상한 일이 아니었다. 그래서 『소문』도 수많은 교정을 거치면서 손질 당한다. 원래의 주장을 알아볼 수 없을 정도로 변한 부분도 많다. 특히 당나라 왕빙의 손질이 가장 컸다. 운기 7편은 의심할 바 없이 왕빙의 작품이다. 그 화려한 문체며 논지전개 방식은 다른 부분의 내용과 딴판이다. 쓸데없는 말도 많아서 다른 편의 고졸한 맛과는 많이 다르다. 번역을 하면서 운기 7편 때문에 고민이 많았다. 그대로 옮겨만 놓으면 내용을 이해하기 어렵고, 내용을 자세히 설명하자니 군더더기가 자꾸 붙기 때문이다. 결국은 운기학에 대해서는 따로 책을 써야겠다는 결심을 굳히는 것으로 스스로 타협을 했다. 이 책이 운기편에서 좀 부실해져도 어쩔 수 없는 일이다.

옮기면서 가장 고민을 많이 한 것이 용어 문제이다. 될수록 쉬운 우리말로 풀었다. 될수록 한자말을 뺐다. 이 글을 읽는 사람은 전문의원이 아니라 일반 백성일 것이기 때문이다. 그러므로 백성의 언어를 쓰는 것이 당연하다. 백성들은, 이빨이라고 하지, 치아라고 하지 않는다. 고급스런 한자말에 익숙한 사람들

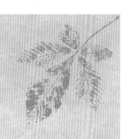

에게는 좀 불편할지 모르겠다. 그러나 우리의 생각을 전하는 데는 우리말보다 더 좋은 것이 없다. 그런 점에서 이번 번역은 평생 글쟁이로 살아온 나에게도 큰 실험이었다.

이 글을 옮기면서 도대체 한문 실력도 없는 내가 왜 이 짓을 하는지 스스로 몇 차례 물었다. 굳이 궁색한 이유를 찾자면 어려운 한의학의 길을 택한 우리 딸 다래 때문이 아닌가 하면서도, 어쩌면 월지에 인수를 깔고 태어난 내 4주 탓인지도 모른다고 스스로 위안을 한다. 어려운 글을 꼼꼼히 검토해준 평인의 김정식 김명원 씨와 출판을 맡아준 학민사 양기원 대표에게 특별히 감사드린다.

청주 용박골에서 둔곡 정진명 삼가 씀.

✑ 일러두기

• 이 책을 쓰는 데 주로 참고한 책은 아래의 3종류다.

  홍원식, 교감직역 황제내경소문, 전통문화연구회, 1992.
  이경우, 역해편주 황제내경소문, 여강출판사, 개정판, 2001.
  박찬국, 현토국역 황제내경소문, 집문당, 2004.

• 표점은 홍원식의 것을 기준으로 하되, 문맥이 내 생각과 다른 곳은 고쳤다.
• 한문은 생략이 많은 글이다. 내용을 쉽게 읽도록 보탠 부분은 손톱괄호로 묶었다. 괄호 안의 내용을 빼고 읽으면 원문의 짜임과 같다.
• 풀이가 여럿인 구절은 내 경험에 비추어 가장 적절하다고 생각되는 것으로 골랐다.
• 운기 7편은, 문장을 그대로 옮기는 선에서 그쳤다.
• 한자 하나에 우리말 하나를 대응시키는 방식을 원칙으로 했으나, 문맥에 따라 그렇게 할 수 없을 경우에는 유연하게 풀었다. 운기 7편에서는 문맥에 어색해도 될수록 원칙을 지켰다.

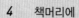

차례 ── 황제내경─소문

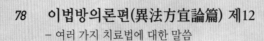

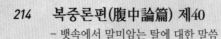

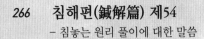

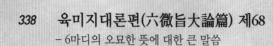

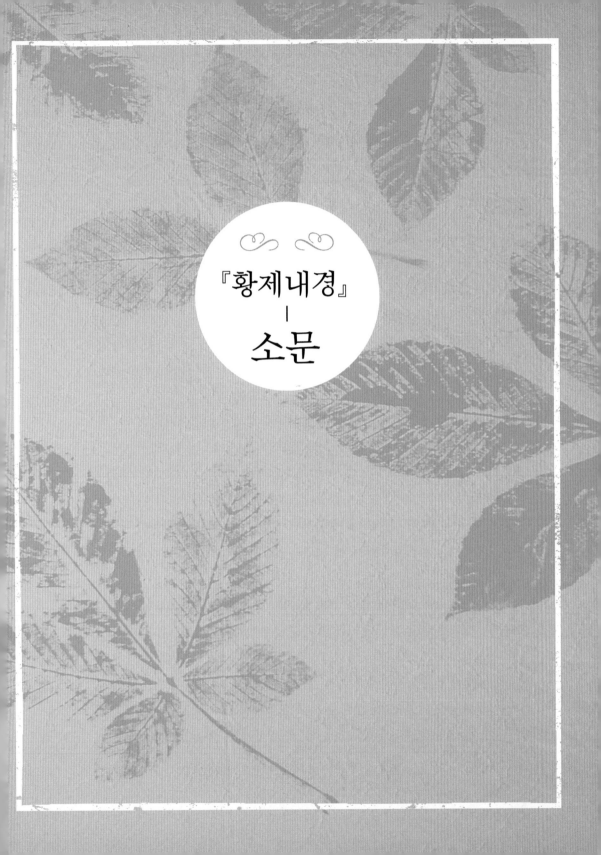

『황제내경』

—

소문

상고천진론편(上古天眞論篇) 제1
– 하늘의 참 기운을 간직함에 대한 말씀

昔在黃帝, 生而神靈, 弱而能言, 幼而徇齊, 長而敦敏, 成而登天. 乃問於天師曰: 余聞上古之人, 春秋皆度百歲, 而動作不衰; 今時之人, 年半百而動作皆衰者, 時世異耶, 人將失之耶. 岐伯對曰: 上古之人, 其知道者, 法於陰陽, 和於術數, 食飮有節, 起居有常, 不妄作勞, 故能形與神俱, 而盡終其天年, 度百歲乃去. 今時之人不然也, 以酒爲漿, 以妄爲常, 醉以入房, 以欲竭其精, 以耗散其眞, 不知持滿, 不時御神, 務快其心, 逆於生樂, 起居無節, 故半百而衰也.

옛날에 황제라는 사람이 있었다. 나면서부터 정신이 신령스러웠고, 크기도 전에 말을 잘 했으며, 어려서 행동거지에 흐트러짐이 없었고, 자라면서 (인품은) 도탑고 (행동은) 민첩했으며, 다 큰 뒤에는 가장 높은 자리(天)에 올랐다. 임금의 자리에서도 (배우기 위해) 스승에게 물었다. 제가 듣기에 옛 사람들은 나이가 모두 100살을 누리면서도 움직임이 풀죽지(衰) 않았는데, 요즘 사람들은 나이가 100의 절반인데도 움직임이 모두 풀죽으니, 이것은 지금 세상이 달라져서 그런 겁니까? 사람들이 (그 이치를) 잃어버려서 그런 겁니까?

기백이 대답했다. 옛 사람들은 그렇게 (사는) 이치를 안 것이었습니다. 음과 양(의 변화)에서 본받고, 삶을 지키는 여러 수단(術數)에서 (치우치지 않고) 잘 어울리며, 먹고 마시는 것에도 절도가 있고, 자고 일어나는 것에도 일정한 틀(常)이 있어서, 망령되이 몸을 수고롭게 하지 않았습니다. 그러므로 꼴과 얼을 다 갖추어서, 하늘이 준 나이인 100살을 다 누리고 갔습니다. (그런데) 지금 사람들은 그렇지 않아서, 술을 (어쩌다 마시는 게 아니라) 꼭 마셔야 할 것이라 여기고, 망령된

짓을 꼭 해야 할 것이라고 여기며, 술 취한 채로 계집 방에 들어 욕망으로 그 불거름의 기운*을 바닥나게 하고, 하고픈 것(耗)으로 참 (기운)을 흩어지게 합니다. (또 기운을) 지키고 채워야 함을 알지 못하고, 철에 맞춰 얼을 잡도리(御)하지 못하고, 마음이 즐거워하는 일에만 매달리고, 삶의 본래 즐거움을 거슬려서, 자고 일어나는 데 절도가 없습니다. 그러므로 100의 절반인데도 풀죽어버린 것입니다.

1-2

夫上古聖人之教也, 下皆謂之: 虛邪賊風, 避之有時, 恬惔虛無, 眞氣從之, 精神內守, 病安從來. 是以志閑而少欲, 心安而不懼, 形勞而不倦, 氣從以順, 各從其欲, 皆得所願. 故美其食, 任其服, 樂其俗, 高下不相慕, 其民故曰朴. 是以嗜欲不能其目, 淫邪不能惑其心, 愚智賢不肖, 不懼於物, 故合於道. 所以能年皆度百歲, 而動作不衰者, 以其德全不危也.

무릇 옛 성인의 가르침이란, 모두 아래와 같이 말했습니다. 허한 기운과 도적 같은 바람을 피하는 데는 때가 있으며, (마음이) 깨끗하고 거리낄 것 없어서 참 기운이 이를 따르고, 불거름과 얼이 안을 지키는데, 탈이 어찌(安) 따라오겠는가? 이러므로 '먹은 뜻'이 한가하고 뭘 억지로 하고자 하는 것도 거의 없어서, 마음이 편안하니 두려울 것도 없고, 몸이 부지런하여 게으르지 않으니, 기운도 덩달아 순조로워서, 각자가 그 욕심을 따라도 (무리하게 바라는 것이 없어) 모

---

*   불거름은 精의 순 우리말이다. 精神의 神은 생명력이 기화되어 위에서 일어나는 현상이고, 精은 그렇게 하는 땔감에 해당하는데, 양생술에서는 보통 하단전에 있다고 생각한다. 이것을 가리키는 순우리말이 불거름이다. 활터에서는 옛날부터 써온 말이다. 사람에게 불은 생명력을 뜻한다. 불씨, 불알, 불장난 같은 우리말에서 불이 성과 관련이 있음을 알 수 있다. 따라서 비록 낯설기는 하지만, 精神을 그냥 '정신'으로 옮기면 마음의 작용만으로 전달되어, 원문에서 나타내는 중요한 뜻이 사라진다. 그래서 불거름으로 옮기기로 한다.

두 바라는 것을 얻었습니다. 그러므로 제 몫(食)을 좋게 여기고, 제 노릇(服: 직급에 따른 옷)을 다하고, 그런 풍속을 즐거워하여, 윗사람이나 아랫사람이나 남의 것을 서로 욕심내지 않았습니다. 그런 까닭에 그 백성은 '꾸밈없다'고 말했습니다. 이러므로 좋아하는 것과 하고자 하는 것이 그 눈을 수고롭게 하지 않았고, 어지러운 기운과 몹쓸 기운이 그 마음을 의혹할 수 없고, 어리석은 사람 슬기로운 사람 어진 사람 (이런 사람들을) 닮지 못한 사람들이, 물건(에 얽매일까) 두려워하지 않았습니다. 그러므로 (자연의) 이치에 딱 맞았습니다. (그런) 까닭에 나이가 100살이 넘도록 몸놀림이 풀죽지 않은 것은 그 (자연의) 질서를 (몸에서) 온전하게 함으로써 위태롭지 않았기 때문입니다.

1-3

帝曰: 人年老而無子者, 材力盡耶, 將天數然也. 岐伯曰: 女子七歲, 腎氣盛, 齒更髮長; 二七而天癸至, 任脈通, 太衝脈盛, 月事以時下, 故有子; 三七, 腎氣平均, 故眞牙生而長極; 四七, 筋骨堅, 髮長極, 身體盛壯; 五七, 陽明脈衰, 面始焦, 髮始墮; 六七, 三陽脈衰於上, 面皆焦, 髮始白; 七七, 任脈虛, 太衝脈衰少, 天癸竭, 地道不通, 故形壞而無子也. 丈夫八歲, 腎氣實, 髮長齒更; 二八, 腎氣盛, 天癸至, 精氣溢瀉, 陰陽和, 故能有子; 三八, 腎氣平均, 筋骨勁强, 故眞牙生而長極; 四八, 筋骨隆盛, 肌肉滿壯; 五八, 腎氣衰, 髮墮齒枯; 六八, 陽氣衰竭於上, 面焦, 髮鬢頒白; 七八, 肝氣衰, 筋不能動, 天癸竭, 精少, 腎臟衰, 形體皆極; 八八, 則齒髮去. 腎者主水, 受五臟六府之精而臟之, 故五臟盛, 乃能瀉. 今五臟皆衰, 筋骨〔解墮|懈惰〕, 天癸盡矣. 故髮鬢白, 身體重, 行步不正, 而無子耳. 帝曰: 有其年已老, 而有子者, 何也. 岐伯曰: 此其天壽過度, 氣脈常通, 而腎氣有餘也. 此雖有子, 男子不過盡八八, 女子不過盡七七, 而天地之精氣皆竭矣. 帝曰: 夫道者, 年皆百歲, 能有子乎. 岐伯曰: 夫道者, 能却老而全形, 身年雖壽, 能

生子也.

황제가 말했다. 사람이 늙어서 자식을 낳을 수 없는 것은, 타고난 힘이 다해서 그런 것입니까? 아니면(將), 하늘이 정해준 법도가 그래서 그런 것입니까?

기백이 대답했다. 여자가 7살이 되면 (하늘이 준 기운을 관장하는) 콩팥의 기운이 드세어지고, 젖니가 빠지고 머리카락이 자랍니다. 7의 곱절인 14살이 되면, 하늘의 뜻(天癸: 삼신할미)에 따라 임맥이 뚫리고, 태충맥이 드세어지고, 달거리가 때맞춰 생깁니다. 그래서 자식이 생깁니다. 7의 3곱인 21살이 되면 콩팥의 기운이 고르게 되는 까닭에 사랑니가 돋고 자람이 끝납니다. 7의 4곱인 28살이 되면 힘줄과 뼈가 단단해지고, 머리카락의 자람이 끝나고, 몸이 다 굳건해집니다. 7의 5곱인 35살이 되면, 양명맥이 한풀 꺾여서 얼굴이 (불에 탄 듯) 그을리기 시작하고 머리카락이 빠집니다. 7의 6곱인 42살이 되면 3양맥이 모두 위에서 한풀 꺾여 얼굴 전체가 그을리고 머리카락이 비로소 하얘집니다. 7의 7곱인 49살이 되면 임맥이 허전해지고, 태충맥이 한풀 꺾여서* 사그라지고 하늘이 준 기운도 바닥을 드러내어 (만물을 생산하는) 땅의 이치가 통하지 않습니다. 그러므로 몸(의 틀)이 무너지고 자식이 생기지 않습니다.

사내는 8살에 (하늘이 준 기운을 관장하는) 콩팥의 기운이 충실해져서, 머리카락이 자라고 젖니를 갑니다. 8의 2곱인 16살이 되면 콩팥의 기운이 드세어지고 하늘의 뜻이 이르러서 불거름(精)의 기운이 넘치고 쏟아져 암수가 어르는 까닭에 자식을 낳을 수 있습니다. 8의 3곱인 24살이 되면 콩팥의 기운이 고르게 되고 힘줄과 뼈가 단단해집니다. 그런 까닭에 사랑니가 나고 자람이 끝납니다. 8의 4곱인 32살이 되면 힘줄과 뼈가 크게 드세어져서 살이 가득 차고 굳건해집니다. 8의 5곱인 40살이 되면 콩팥의 기운이 한풀 꺾여, 머리카락이 빠지고 이

---

*   여기서 말하는 태충맥이란 소음을 말한다. 아래(6-2)에 다음과 같은 글이 나온다. "뒤는 (마치 씨앗의 껍질이 깨져야 싹이 나오듯이, 생명의 기운이 크게 부딪혀 불거지는 곳인) 태충이라고 합니다. 태충의 땅은 (이를) 일러 소음이라고 하고……"

빨이 메마릅니다. 8의 6곱인 48살이 되면 양의 기운이 한풀 꺾여 위쪽부터 바닥을 드러내어, 얼굴이 파리해지고 머리카락과 귀밑머리가 희끗희끗해집니다. 8의 7곱인 56살이 되면 (활동력을 나타내는) 간의 기운이 한풀 꺾여서 힘줄이 잘 움직이지 않고, 하늘의 뜻(天癸)도 바닥 나 불거름(의 기운)이 사라지고 몸(의 틀)도 모두 끝에 이릅니다. 8의 8곱인 64살이 되면 이빨과 머리카락이 다 빠집니다. 콩팥이라는 것은 5행 가운데 수를 주관하는데, 5장6부의 불거름을 받아들이고 이를 갈무리하는 까닭에 5장이 드세야 쏟을 수 있습니다. (그런데) 이제 5장이 모두 풀죽어서 힘줄과 뼈가 풀리고 늘어져서 하늘의 뜻도 다하였습니다. 그런 까닭에 수염이 하얘지고 몸도 무거우며 걸음걸이도 비칠거리고 자식이 안 생기는 것입니다.

황제가 물었다. 이미 늙었는데도 자식이 생기는 것은 어찌 된 일입니까?

기백이 말했다. 이는 하늘이 준 목숨이 한도를 넘어서 기운과 맥이 오히려 (常) 뚫려서 (선천지기를 관장하는) 콩팥의 기운이 남기 때문입니다. 이는 비록 자식을 낳을 수는 있으나, 남자는 8에 8의 64살을 넘지 못하며, 여자는 7에 7의 49살을 넘지 못하여, 하늘과 땅이 준 불거름(精)의 기운이 다 없어집니다.

황제가 말했다. 무릇 (자연의) 이치는 나이가 모두 100살인데도 자식을 둘 수 있습니까?

기백이 답했다. 무릇 (자연의) 이치라는 것은, (그것을 따르면) 늙음을 물리치고 몸을 온전히 할 수 있어서, 몸의 나이가 많으나 자식을 낳을 수 있습니다.

1-4

黃帝曰: 余聞上古有眞人者, 提挈天地, 把握陰陽, 呼吸精氣, 獨立守神, 肌肉若一, 故能壽敝天地, 無有終時, 此其道生. 中古之時, 有至人者, 淳德全道, 和於陰陽, 調於四時, 去世離俗, 積精全神, 游行天地之間, 視聽八遠之外, 此蓋益其壽命而强者也, 亦歸於眞人. 其次有聖人者, 處天地之和, 從八風之理, 適嗜欲於世俗之間, 無恚嗔之心,

行不欲離於世, 被服章, 舉不欲觀于俗, 外不勞形於事, 內無思想之患, 以恬愉爲務, 以自得爲功, 形體不敝, 精神不散, 亦可以百數. 其次有賢人者, 法則天地, 象似日月, 辨列星辰, 逆從陰陽, 分別四時, 將從上古合同於道, 亦可使益壽而有極時.

황제가 말했다. 내가 듣기에, 상고시대에는 (참사람이라는 뜻의) 진인이 있어, 하늘과 땅의 이치를 알아서 따르고, 음과 양(의 변화)를 똑바로 헤아리고, 불거름의 기운으로 숨쉬며, 홀로 서서 (다른 것에 홀리지 않고) 얼을 지켜서, 몸이 한결 같았습니다. 그래서 목숨이 하늘과 땅을 뒤덮을 만큼이나 되었고, (목숨을) 마칠 때가 없었으니, 이것이 그 (하늘과 땅의) 이치가 낳았다는 것입니다. 중고시대에는 (지극한 사람이라는 뜻의) 지인이 있어, (자연의) 질서(德)와 이치(道)를 소박한 모습으로 잘 지키고, 음과 양(의 원리)에서 한 치도 벗어나지 않으며, 갈마드는 네 철에 맞게 잘 따르고, 어지러운 세속을 떠나 불거름(의 기운)을 쌓고 (어지러워지기 쉬운) 얼을 잘 지켜서, 하늘과 땅 사이에서 노닐되(遊行) 온 누리의 끝까지 보고 들었습니다. (바로) 이것이 목숨을 (한껏) 늘리고 굳세게 한 사람입니다. 또한 (상고시대의) 진인에 버금갔습니다. 그 다음으로는 (거룩한 사람이라는 뜻의) 성인이 있어, 하늘과 땅의 조화에 자신을 맞추고 (시공간이 일으키는 변화인) 8바람의 다스림에 따르며, 하고픈 것을 세상살이의 풍속에 맞추되 애태우거나 성내는 마음이 없도록 하고, 행동거지가 세상과 동떨어지지 않게 하고 겉치레로 세상 사람들의 우러름을 받으려 하지 않으며, 밖으로는 몸이 일에 시달리지 않고 안으로는 근심걱정 없게 하며, 즐겁게 살고 제 얻은 것에 만족하여, 몸이 거덜 나지 않고 얼이 (이리저리) 흩어지지 않게 하여, 또한 100살을 누릴 수 있었습니다. 그 다음으로는 (어진 사람이라는 뜻의) 현인이 있어, 하늘과 땅을 법칙으로 삼고, 해와 달(의 규칙)을 마음에 새기며(象似), 별자리(의 계시)를 잘 헤아리고, 음과 양(의 변화)을 좇으면서, 네 철(의 순서)을 (생활에 맞게) 나누고 갈라서, 장차 상고시대의 사람들처럼 (자연의) 이치에 꼭 맞고 똑같게 하였으니, 또한 목숨을 더하고 그 (죽을) 날을 끝까지 마치게 하였습니다.

사기조신대론편(四氣調神大論篇) 제2
– 삶이 네 철의 기운을 따름에 대한 말씀

春三月, 此謂發陳, 天地俱生, 萬物以榮, 夜臥早起, 廣步於庭, 被髮緩形, 以使志生, 生而勿殺, 予而勿奪, 賞而勿罰, 此春氣之應, 養生之道也. 逆之則傷肝, 夏爲實寒變, 奉長者少. 夏三月, 此謂蕃秀, 天地氣交, 萬物華實, 夜臥早起, 無厭於日, 使志勿怒, 使華英成秀, 使氣得泄, 若所愛在外, 此夏氣之應, 養長之道也. 逆之則傷心, 秋爲痎瘧, 奉收者少, 冬至重病. 秋三月, 此謂容平, 天氣以急, 地氣以明, 早臥早起, 與鷄俱興, 使志安寧, 以緩秋刑, 收斂神氣, 使秋氣平, 無外其志, 使肺氣淸, 此秋氣之應, 養收之道也. 逆之則傷肺, 冬爲飧泄, 奉藏者少. 冬三月, 此爲閉藏, 水氷地坼, 勿擾乎陽, 早臥晚起, 必待日光, 使志若伏若匿, 若有私意, 若已有得, 去寒就溫, 無泄皮膚, 使氣極奪, 此冬氣之應, 養藏之道也. 逆之則傷腎, 春爲痿厥, 奉生者少.

봄 석 달은 발진(發陳: 싹처럼 돋아서 펴짐)이라고 하니, 하늘과 땅이 함께 (생명을) 낳아서 만물이 마구 돋아나 펼쳐집니다. (이때 사람은) 늦게 자고 일찍 일어나며, 뜰에서 천천히 거닐고, 머리를 헤쳐 풀고 몸을 느슨하게 해서, (무언가를 하려는) '먹은 뜻'(志)이 (저절로) 생기게 해야 합니다. 살리되 죽이지 말고, 주되 빼앗지 말며, 북돋되 꾸짖지 말아야 합니다. 이것이 봄의 기운에 호응하여 (삶을 기르는) 양생의 이치입니다. 이를 거스르면 간을 다칩니다. (그러면 더워야 할) 여름에 실증이 되어 (정상과는 반대로) 차갑게 되는 변고(寒變)를 겪고, (그 결과, 여름에 사물이) 자라게 하는 (하늘의 명령을 제대로) 받드는 자가 드뭅니다(少).

여름 석 달은 번수(蕃秀: 가짓수가 불고 다 자람)라고 하니, 하늘과 땅의 기운이 서로 맞물려, 만물이 꽃 피우고 열매 맺습니다. (이때 사람은) 늦게 자고 일찍 일어나며 해를 싫어하지 않아야 하고, '먹은 뜻'으로 하여금 (너무 서두르다가 안 되어) 성나게 하지 말아야 합니다. 식물이 꽃피우고 끝까지 자라게 하는데, 기운으로 하여금 (몽땅 밖으로) 새나가도록 하여 마치 좋아하는 것이 (안이 아니라) 밖에 있는 것처럼 해야 합니다. 이것이 여름의 기운에 호응하여 (생명이) 자라게 하는 도리입니다. 이를 거스르면 염통을 다쳐서 가을에 해학이 되는데, (이렇게 하면 가을의 기운인) 거두어들이는 (하늘의 명령을) 제대로 받드는 자가 드물어 겨울에 무거운 탈을 앓습니다.

가을 석 달은 용평(容平: 자람이 그쳐서 사물의 모습이 고르게 유지됨)이라고 하니, 하늘의 기운은 벌써(以) 다급히 조여지고, 땅의 기운은 밝아집니다. (이때 사람은) 일찍 자고 일찍 일어나되 닭과 같이 일어나며, 먹은 뜻으로 하여금 편안하게 해야 합니다. 그럼으로써 (모든 것을 죽여서 정리하는) 가을의 숙살 기운을 좀 느슨하게 하고, 얼의 기운을 거두어들여서 가을의 기운을 평온하게 해야 합니다. (가을은 거두어들이는 철이므로) '먹은 뜻'이 밖으로 나가지 않게 하고, 허파의 기운을 맑게 해야 합니다. 이것이 가을의 기운에 호응하여 거두어들임을 잘 하게 하는 이치입니다. 이를 거스르면 허파를 다쳐서 겨울에 (곡기가 몸에서 새나가는) 손설(殮泄)을 앓아서 (기운을) 거두어들인다는 (하늘의 명령을) 제대로 받드는 자가 드뭅니다.

겨울 석 달은 폐장(閉藏: 닫아서 갈무리함)이라고 하니, 물이 얼고 (추위로) 땅이 갈라지니 양의 기운을 어지럽히지 말아야 합니다. (이때 사람은) 일찍 자고 늦게 일어나는데 반드시 해가 뜨기를 기다려야 합니다. 먹은 뜻으로 하여금 마치 엎드린 듯이 숨은 듯이 해야 하며, 마치 사사로운 뜻이 있(어서 사람들과는 다른 일을 혼자서 꾀하)는 듯이 하고, 이미 얻은 것이 있(어서 특별히 다른 짓을 하지 않아도 된)다는 듯이 해야 합니다. 찬 것을 멀리하고 따뜻한 것을 가까이하며, 살갗에서 새나가는 것이 없게 하고, 기운으로 하여금 (탈진할 만큼) 빼앗기지 않도록 합니다. 이것이 겨울의 기운에 호응하여 갈무리한다는 도리입니다. 이를 거스르면 콩팥을 상하여 봄에 (손발이 늘어지고 싸늘해지는) 위궐(痿厥)*을 앓게 되니, 낳아서 자라게 한다는 (하늘의 명령을) 제대로 받드는 자가 드뭅니다.

2-2

天氣, 淸淨光明者也, 藏德不止, 故不下也. 天明則日月不明, 邪害空竅, 陽氣者閉塞, 地氣者冒明, 雲霧不精, 則上應白露不下; 交通不表萬物, 命故不施, 不施則名木多死; 惡氣不發, 風雨不節, 白露不下, 則菀槁不榮. 賊風數至, 暴雨數起, 天地四時不相保, 與道相失, 則未央絶滅. 唯聖人從之, 故身無奇病, 萬物不失, 生氣不竭. 逆春氣, 則少陽不生, 肝氣內變; 逆夏氣, 則太陽不長, 心氣內洞; 逆秋氣, 則太陰不收, 肺氣焦滿; 逆冬氣, 則少陰不藏, 腎氣獨沈. 夫四時陰陽者, 萬物之根本也. 所以聖人春夏養陽, 秋冬養陰, 以從其根, 故與萬物沈浮於生長之門. 逆其根, 則伐其本, 壞其眞矣.

하늘의 기운은 맑고 깨끗하고 빛나고 밝은 것입니다. (자연의) 질서를 품는 일이 (한시도) 그치지 않는 까닭에 (하늘이) 아래로 떨어지지 않습니다. (만약) 하늘이 밝지 않으면** 해와 달도 밝지 않고, (하늘과 땅의 기운이 서로 오가는) 허공의 구멍(인 통로)가 몹쓸 기운에게 해를 입습니다. 그러면 (하늘에서 내려오는) 양의 기운은 꽉 막혀 (살아 움직이지 못하고), 땅의 기운은 (음의 기운이 바닥난 채 하늘의) 밝음만을 뒤집어씁니다. (그 결과) 구름과 안개가 엉기지 않고, 그러면 위로 (이에) 호응하여 이슬도 내리지 않으며 (하늘과 땅의 기운이) 서로 사귀어 통하는 일이 만물에 나타나지 않으니, 하늘의 명령이 짐짓(故) 베풀어지지 않게 되고, 베풀어지지 않으면 이름 있(어 사람에게 쓸모 있는) 나무들이 많이 죽게 됩니다. (원

---

*   痿는 힘줄에 힘이 없어 들어 올리지 못하는 것을 말하고, 厥은 모자라던 기운이 갑작스레 쏠리면서 한 곳으로 치밀어서 생기는 탈을 말한다.

**   이곳의 풀이하는 사람마다 다르다. 不자를 넣고 푸는 사람도 있고 그렇지 않은 사람도 있다. 여기서는 문맥을 보아서 不을 넣고 풀었다.

래는 좋은 기운이었지만 억눌러서 나쁘게 바뀐) 기운이 펴지지 않고, 바람과 비가 제 때를 못 맞추며, 이슬이 내리지 않으면, 만물이 시들고 꽃피지 못합니다. 도적 같은 바람이 자주 일어나고, 큰비가 자주 이릅니다. 하늘과 땅 네 철이 서로 받쳐주지 못하는 것이, (자연의) 이치와 더불어 서로 잃게 되면, 머잖아 산 것들이 주어진 목숨의 절반에도 못 미쳐 끊어지고 줄어들 것입니다. 오로지 성인만이 이를 따릅니다. 그러므로 (성인의) 몸에 기이한 탈이 없으며, (그가 다스리는) 만물을 잃지 않고, 생생한 기운이 바닥나지 않습니다. 봄의 기운을 거스르면 소양의 기운이 생기지 않아서 간의 기운이 안에서 바뀝니다. 여름의 기운을 거스르면 태양의 기운이 자라지 않아서 염통의 기운이 안에서 뭉칩니다. 가을의 기운을 거스르면 태음이 거두지 못하여 (촉촉해야 할) 허파가 (불에) 타버린 듯 (가슴이) 그득해집니다. 겨울의 기운을 거스르면 소음이 (양의 기운을) 갈무리하지 못하여 콩팥의 기운만 홀로 잠깁니다.* 그러므로 네 철, 음과 양이라는 것은 만물의 뿌리이고 밑동입니다. 그런 까닭에 성인은 봄여름에 양의 기운을 기르고, 가을 겨울에 음의 기운을 길러서 그 뿌리를 따르므로, 나고 자라는 생명의 문에서 만물과 더불어 (춤추는 우주의 가락을 타듯이) 오르락내리락 할 수 있었던 것입니다. 그 뿌리를 거스르면 그 밑동이 (도끼에) 찍혀서, (생명의) 참 (기운)도 무너지고 맙니다.

2-3

故陰陽四時者, 萬物之終始也, 生死之本也. 逆之則災害生, 從之則苛疾不起, 是謂得道. 道者, 聖人行之, 愚者佩之. 從陰陽則生, 逆之則死, 從之則治, 逆之則亂, 反順爲逆, 是謂內格. 是故聖人不治已病, 治未病不治已亂, 治未亂, 此之謂也. 夫病已成而後藥之, 亂已成而後治之, 譬猶渴而穿井, 鬪而鑄兵, 不亦晚乎?

---

*   여기서 말하는 소음이니 태양이니 하는 말들은, 경락에서 말하는 용어와는 뜻이 다르다.

그러므로 음과 양, 네 철이라는 것은 만물의 끝과 처음입니다. 죽살이의 바탕입니다. 이를 거스르면 재앙과 해로움이 생기고, 이를 따르면 큰 탈이 생기지 않으니, 이를 일러 '(자연의) 이치를 얻었다(得道)'고 하는 것입니다. (자연의) 이치라는 것은 성인은 따르고, 어리석은 놈은 어기는 것입니다. 음과 양의 이치를 따르면 살고 이를 거스르면 죽습니다. 이를 따르면 다스려지고 이를 거스르면 어지러워집니다. 순리에 등 돌리고 (자연의 이치를) 거스르게 되는 것, 이것을 일러 '안에서 막힌다.(內格)'고 합니다.* 이러므로 성인은 이미 난 탈을 다스리는 게 아니라 아직 탈나기 전에 다스리며, 이미 어지러워진 것을 다스리는 게 아니라 아직 어지러워지기 전에 다스린다고 하는 것이 이것을 말하는 것입니다. 무릇 탈이 벌써 깊어지고 난 뒤에 약을 쓰고, 벌써 어지러워진 뒤에 다스리는 것은, 비유하자면 목마른 뒤에 우물을 파고 싸움이 난 뒤에 무기를 만드는 것과 같으니, 또한 늦는 것이 아니겠습니까?

생기통천론편(生氣通天論篇) 제3
- 삶의 기운이 하늘과 서로 통함에 대한 말씀

3-1

黃帝曰: 夫自古通天者, 生之本, 本於陰陽. 天地之間, 六合之內, 其氣九州, 九竅五臟十二節, 皆通乎天氣. 其生五, 其氣三, 數犯此者, 則邪氣傷人, 此壽命之本也. 蒼天之氣, 淸淨則志意治, 順之則陽氣固, 雖有賊邪, 弗能害也, 此因時之序. 故聖人傳精神, 服天氣, 而通神明. 失之則內閉九竅, 外壅肌肉, 衛氣散解, 此謂自傷, 氣之削也.

---

*   格은, 막혀서 생기는 탈을 말한다. 關格 : 난경

황제가 말했다. 무릇 옛날부터 (하늘로 뚫린다는 뜻의) 통천이라는 것은 삶의 바탕이고, 그 바탕은 음과 양에 있습니다. 하늘과 땅 사이 6합의 안에서 그 기운은 9고을, 9구멍, 5장과 12마디인데, 이 모두가 하늘의 기운으로 통합니다. 그 삶(을 이루어가는 것)은 5(행)이며 그 기운은 3(양3음)이니, 이 (원칙)을 자주 벗어나면 몹쓸 기운이 사람을 다치게 합니다. 이것은 목숨의 바탕입니다. 푸른 하늘의 기운이 맑고 깨끗하면 '먹은 뜻'(志)과 '새긴 뜻'(意)이 다스려지고, 이(런 기운)을 따르면 양의 기운이 굳건해져서 비록 도둑처럼 몹쓸 기운이 와도 해를 입지 않을 수 있습니다. 이것이 네 철을 따르는 차례입니다. 그러므로 성인이 얼과 불거름을 하늘의 기운에 맡기고 (음과 양의 변화인) 신명에 통하도록 전하였습니다. 이를 잃으면 안으로 9구멍이 다 막히고, 밖으로 살이 (고름으로) 뭉치고, (몸을) 지키는(衛) 기운이 흩풀리니, 이것이 '스스로 다쳐서 기운을 깎는다'고 한 것입니다.

3-2

陽氣者, 若天與日, 失其所, 則折壽而不彰, 故天運當以日光明. 是故陽因而上, 衛外者也. 因於寒, 欲如運樞, 起居如驚, 神氣乃浮. 因於暑汗, 煩則喘喝, 靜則多言, 體若燔炭, 汗出而散. 因於濕, 首如裹, 濕熱不攘, 大筋緛短, 小筋㢮弛長, 緛短爲拘, 長爲痿. 因於氣, 爲腫, 四維相代, 陽氣乃竭.

양의 기운이라는 것은, 하늘이 해와 함께 하는 것과 같아서, 제 자리를 잃으면 목숨이 꺾이고 (기운이) 밝게 빛나지 않습니다. 그러므로 하늘의 운행이 해로 하여 밝게 빛납니다. 이러므로 (사람은) 양의 기운이 (속에서 겉으로) 올라가서 밖을 지키는 것입니다. (양의 기운이) 추위를 받으면 마치 (문에서 가장 중요한 요소인) 지도리(樞)가 움찔거리려 (문짝 전체가 덜컹거리)는 것과 같이, 행동거지는 깜짝깜짝 놀라는 것 같(이 하)고, 얼과 기운은 들뜹니다. (양의 기운이) 더위를 받으면 땀을 삐질삐질 흘리는데, (가슴이) 번거로워지면 헐떡거리고 목마르며, (번거로움이)

좀 가라앉으면 말을 많이 하다가, 몸이 불타오르는 것 같다가, 땀이 나면서 (열이) 흩어집니다. (양의 기운이) 축축함을 받으면 머리가 마치 (보자기로) 싸맨 것처럼 (갑갑하고 무거운데) 축축한 기운과 열이 사라지지 않으면 큰 힘줄은 바짝 쪼그라들고 자잘한 힘줄은 (부린활처럼) 늘어지는데, 바짝 쪼그라들면 움츠러들어서(拘) 펴지지 않고 (부린활처럼) 늘어져서 오므라들지 않는 탈(痿)이 됩니다. (양의 기운이, 이 밖의 나머지) 기운(인 바람)을 받으면 몸이 붓습니다. (이렇게 철따라) 4유(維: 풍한서습)가 서로 갈마들면서 양의 기운이 바닥납니다.

陽氣者, 煩勞則張, 精絶辟積, 於夏使人煎厥. 目盲不可以視, 耳閉不可以聽, 潰潰乎若壞都, 汨汨乎不可止. 陽氣者, 大怒則形氣絶, 而血菀於上, 使人薄厥, 有傷於筋, 縱其若不容, 汗出偏沮, 使人偏枯. 汗出見濕, 乃生痤疿. 高粱之變, 足生大丁, 受如持虛. 勞汗當風, 寒薄爲皶皰, 鬱乃痤.

양의 기운이라는 것은, (마음이) 번거롭고 (몸이) 수고로우면 (얹은활처럼) 팽팽해졌다가 불거름(의 기운)이 끊어집니다. (이렇게 끊어진 채로 기운이) 쌓이지 못하(고 시간이 가)면 여름에 (양이 졸아붙어서 기절하는) 탈(煎厥)을 일으키는데, 눈은 멀어서 볼 수 없고, 귀는 막혀서 듣지 못 합니다. (이 탈의 양상은) 마치 (말릴 수 없게) 무너지는 둑 같으며, 흘러넘침이 걷잡을 수 없는 것과 같습니다. 양의 기운이라는 것은, 크게 성내면 (몸의) 꼴을 유지하는 기운도 끊기고 피도 위쪽에서 꽉 뭉쳐서, 사람으로 하여금 탈(薄厥)을 일으킵니다. (그 증상은) 힘줄을 다쳐서 마치 (손발이) 거두어지지 않은 것처럼 늘어지고, 땀나는 것이 한쪽으로 치우치면 사람으로 하여금 반신불수(偏枯)가 되게 합니다. 땀을 (한껏) 쏟은 뒤에 축축한 기운을 만나면 곧 뽀루지(痤)와 땀띠(疿)같은 부스럼이 생기고, 기름진 먹을거리로 탈나면 뿌리 깊은 큰 고름(丁)이 마치 기꺼이 받아들이겠다는 듯이 생깁니다. (또) 땀을 많이 흘리고 바람을 쐬면 찬 기운이 닥쳐서 땀띠(皶)가 생기고, 이것이 오래 묵어서 뭉치면 뽀루지(痤)가 됩니다.

陽氣者, 精則養神, 柔則養筋. 開闔不得, 寒氣從之, 乃生大僂. 陷脈爲瘻, 留連肉腠, 俞氣化薄, 傳爲善畏, 及爲驚駭. 營氣不從, 逆於肉理, 乃生癰腫, 魄汗未盡, 形弱而氣爍, 穴俞以閉, 發爲風瘧. 故風者, 百病之始也. 淸淨則肉腠閉拒, 雖有大風苛毒, 弗之能害, 此因時之序也. 故病久則傳化, 上下不并, 良醫弗爲. 故陽畜積病死, 而陽氣當隔, 隔者當瀉, 不亟正治, 粗乃敗之. 故陽氣者, 一日而主外. 平旦人氣生, 日中而陽氣隆, 日西而陽氣已虛, 氣門乃閉. 是故暮而收拒, 無擾筋骨, 無見霧露, 反此三時, 形乃困薄.

양의 기운이라고 하는 것은, 불거름을* 꿋꿋하게 하면 얼을 (넉넉하게) 기르고, 부드럽게 하면 힘줄을 (촉촉하게) 기릅니다. (양의 기운이 몸을) 열고 닫는 노릇을 제대로 하지 못하면 찬 기운이 따라 들어와 (등뼈가 굽는) 큰 구루병이 됩니다. (여닫는 힘이) 무너져 (찬 기운이) 맥 속으로 들어가면 쥐가 파먹은 구멍 같은 부스럼(瘻)이 생깁니다. (또 찬 기운이) 살결 틈을 비집고서 오래 머무르면 (찬 기운의 방해로) 경락을 타고 흐르는 기운이 아주 엷어져서 (그 결과 환자가) 자주 놀라다가 마침내 놀람 병으로 굳어집니다. (몸을 촉촉이 적셔주는) 영기가 (경락의 흐름을) 따르지 않으면 살 속의 결을 (좇지 않고 이리저리) 뒤엉켜 있다가 악창(癰腫)이 됩니다. (살갗을 다스리는 허파의 기운이 떨어져) 땀이 끝도 없이 나서, 몸의 꼴이 허약해지고 (꼴을 버티던) 기운도 녹아내려서 경락과 혈이 닫히다가 마침내 (바람을 맞아서 말라리아와 비슷한 증상을 보이는 탈인) 풍학이 됩니다. 그러므로 바람이라는 것은 온갖 탈의 처음입니다. (불거름과 얼의 기운이) 맑고 깨끗하면 살결이 (제 때에 열리고) 닫혀서 비록 센 바람이 혹독하게 들이닥쳐도 해칠 수 없습니다. 이것이 때에 따라서 (사람이 대응하는) 차례입니다. 그러므로 탈이 오래 묵으면 (성질이 다른 탈로) 바뀌고, 위와 아래가 함께 어울리지 못하여, 훌륭한 의원도 어쩌지 못

---

* 精은 糟의 반대. 精은 柔와 짝을 이루어서 굳게 한다는 뜻이다. 우리말 '굳이'가 가장 적절하다.

합니다. 그러므로 양의 기운이 (위로 올라가지 못하고) 쌓이면 탈이 되어 죽음에 이르는데, (이때) 양의 기운은 마땅히 막히기 마련이고, 막힌 것은 (실증이므로) 마땅히 덜어내어 (탈이) 막장까지 가지 않도록 올바로 다스려야 합니다. (그렇지만) 변변치 못한 의원은 (이렇게 죽을 정도가 되면) 틀렸다고 합니다. 그러므로 양의 기운이라는 것은 한낮에 밖을 주관하는데, 아침녘에는 사람의 기운이 생기고, 한낮에는 양의 기운이 크게 부풀었다가, 저물녘에는 양의 기운이 벌써 허전해져서, 기운의 문이 닫힙니다. 이러므로 저녁 무렵에는 (나가려는 기운을) 거두고 막아서 힘줄이 부산스럽게 움직이는 일이 없도록 하고, 안개와 이슬에 맞지 않도록 해야 합니다. 이 세 때와 거꾸로 하면 몸이 괴로워집니다.

3-3

岐伯曰: 陰者藏精而起極也; 陽者, 衛外而爲固也. 陰不勝其陽, 則脈流薄疾, 并乃狂; 陽不勝其陰, 則五臟氣爭, 九竅不通. 是以聖人陳陰陽, 筋脈和同, 骨髓堅固, 氣血皆從. 如是則內外調和, 邪不能害, 耳目聰明, 氣立如故.

기백이 말했다. 음이라고 하는 것은 불거름(의 기운)을 갈무리해서 (또 다른 작용이 말미암는) 끝점을 일으킵니다. 양이라는 것은 밖을 지켜서 굳세게 만듭니다. (그런데) 음이 양을 이기지 못하면 맥의 흐름이 엷고 빠른데, (양이 음을) 아우르면 이에 미칩니다. (반대로) 양이 음을 이기지 못하면 즉 5장의 기운이 싸움박질하여 9구멍이 통하지 않습니다. 이러므로 성인이 음과 양을 펼쳐서 힘줄과 맥이 조화롭게 어울리고, 뼈와 골수가 단단히 자리 잡고, 피와 기운이 서로 밀고 따르게 했습니다. 이와 같이 하면 안팎(인 음과 양, 또는 장부와 경락)이 조화로와서 몹쓸 기운이 (사람을) 해칠 수 없으니, 눈과 귀가 밝고 또렷합니다. (나이가 들어도) 기운이 (똑바로) 서는 것은 옛날 같습니다.

風客淫氣, 精乃亡, 邪傷肝也. 因而飽食, 筋脈橫解, 腸澼爲痔. 因而

大飮, 則氣逆, 因而强力, 腎氣乃傷, 高骨乃壞. 凡陰陽之要, 陽密乃固, 兩者不和, 若春無秋, 若冬無夏, 因而和之, 是謂聖度. 故陽强不能密, 陰氣乃絶, 陰平陽秘, 精神乃治, 陰陽離決 精氣乃絶, 因於露風, 乃生寒熱. 是以春傷於風, 邪氣留連, 乃爲洞泄; 夏傷於暑 秋爲痎瘧; 秋傷於濕 上逆而咳 發爲痿厥; 冬傷於寒 春必溫病. 四時之氣 更傷五臟.

바람이 (몸 안에) 손님(처럼 들어앉아서) 기운을 어지럽히면 불거름이 이에 망가지고, 몹쓸 기운이 간을 다칩니다. (그로) 인하여 잔뜩 먹으면 힘줄과 맥이 엉망으로 풀리고, 창자가 (빨래한 듯이) 피고름을 쏟아다가 나중에는 치질이 됩니다. 그로 인하여 잔뜩 마시게 되면 기운이 거꾸로 돌게 되며, 그로 인하여 (쓰지 않아도 되는) 힘을 무리하게 쓰면 (목숨을 주관하는) 콩팥의 기운이 다치고, (콩팥의 다스림을 받는) 굵직한 뼈들이 마침내 무너지게 됩니다. 무릇 음과 양(의 관계)에서 중요한 것은, 양이 촘촘해서 굳어야 한다는 것입니다. 이 둘이 조화를 이루지 못하면, 마치 봄과 가을이 서로 (관계) 없다는 듯이 따로 노는 것처럼 됩니다. (이렇게 되지 않도록) 이를 고르게 해야 하는데, 이를 일러 '거룩한 헤아림'(聖度)이라고 합니다. 그러므로 양이 너무 세어서 촘촘할 수 없게 되면 음의 기운이 끊어집니다. 음이 평온하(게 제 때의 기운을 받아들이)고 (그에 걸맞게) 양이 (날뛰지 않고) 잘 갈무리되면 불거름과 얼이 이에 잘 다스려집니다. 음과 양이 (서로) 나뉘어 동떨어지면 불거름(精)의 기운이 이에 끊어지고, 그로 인하여 (허약해진 곳이) 바람에 드러나서 마침내 추위와 더위가 오락가락하는 한열(증)이 생깁니다.*
이러므로 봄에 바람에게 다치면 (목극토의 관계에 따라 비위가 제 노릇을 못하여) 먹은 것을 다 쏟는 설사병(洞泄)이 됩니다. 여름에 더위에 다치면 가을에 해학이 됩니다. 가을에 습기에 다치면 (몹쓸 기운이) 위로 치밀어서 기침을 하다가 더 심해지면 (기운이 쏠려서 손발이 힘을 못 쓰는) 위궐이 됩니다. 겨울에 추위에 다치

---

*   이 부분은 내용상 글의 흐름이 매끄럽지 못하다. 중간에 한두 글자나 문장이 빠진 듯하다.

면 봄에 온병을 앓습니다. (이처럼) 네 철의 기운이 번갈아가며 5장을 서로 다치게 합니다.

陰之所生, 本在五味, 陰之五宮, 傷在五味. 是故味過於酸, 肝氣以津,
脾氣乃絶; 味過於鹹, 大骨氣勞, 短肌, 心氣抑; 味過於甘, 心氣喘滿,
色黑, 腎氣不衡; 味過於苦, 脾氣不濡, 胃氣乃厚. 味過於辛, 筋脈沮
弛, 精神乃央. 是故謹和五味, 骨正筋柔, 氣血以流, 腠理以密. 如是
則骨氣以精, 謹道如法, 長有天命.

음(의 기운)이 생기는 것은 본래 5맛에 있는데, 음인 5장이 다치는 것도 5맛에 있습니다. (적당하면 음의 기운이 생기지만, 지나치면 5장이 다칩니다.) 이런 까닭에 신맛이 지나치면 간의 기운이 넘쳐서 비장의 기운이 끊어집니다. 짠맛이 지나치면 (몸의 틀을 이루는) 큰 뼈들이 노골노골해지고 살이 움츠러들어서 염통의 기운이 억눌립니다. 단맛이 지나치면 염통의 기운이 (탈나서) 헐떡거리고 가슴이 그득해져 답답하며 낯빛이 검고, 콩팥의 기운이 (균형 잃은 저울처럼) 쏠립니다. 쓴맛이 지나치면 비장의 기운이 (곡기를 잘 운화하여 장기를 촉촉이) 적시(는 작용을 제대로 하)지 못하여, 밥통이 (운화하지 못한 곡기가 많이 남은 까닭에) 두터워집니다. 매운맛이 지나치면 힘줄과 맥이 막히고 늘어져 불거름(精)과 얼(神)이 다하고 맙니다. 이러므로 삼가 5맛이 조화를 잘 이루게 해야만 뼈대가 똑바르고 힘줄이 부드러워지며 피와 기운이 잘 흘러서 살(갗과 살 속)의 결들도 (성글지 않고) 촘촘해집니다. 이와 같이 하면 뼈의 기운이 굳게 쟁이고, 삼가 (양생의) 이치도 (자연의) 법도에 딱 맞아서 오래도록 하늘이 준 목숨을 누리게 됩니다.*

---

*   운화는, 어려운 말이나 동양의학에선 아주 중한 개념이다. 음식을 위에서 삭이는 것을 부숙
    이라고 하는데, 삭힌 음식을 몸으로 그냥 집어넣는 것이 아니라 몸에서 필요한 성분(호르몬,
    혈장, 콜레스테롤, 포도당 같은 것들)으로 바꾸어서 공급한다. 이렇게 몸에서 필요한 성분으
    로 바꾸어주는 기능을 운화라고 한다. 이 운화가 잘 안 되거나 되다가 만 것들이 담음이다.
    담음은 혈액의 흐름을 느리게 하거나 막아서 온갖 탈을 일으킨다.

금궤진언론편(金匱眞言論篇) 제4

- 금궤 속의 참 말씀

4-1

黃帝問曰: 天有八風, 經有五風, 何謂. 岐伯對曰: 八風發邪, 以爲經風, 觸五臟, 邪氣發病. 所謂得四時之勝者, 春勝長夏, 長夏勝冬, 冬勝夏, 夏勝秋, 秋勝春, 所謂四時之勝也. 東風生於春, 病在肝, 俞在頸項; 南風生於夏, 病在心, 俞在胸脇; 西風生於秋, 病在肺, 俞在肩背; 北風生於冬, 病在腎, 俞在腰股; 中央爲土, 病在脾, 俞在脊. 故春氣者病在頭, 夏氣者病在臟, 秋氣者病在肩背, 冬氣者病在四支. 故冬不按蹻, 春不鼽衄, 春不病頸項, 仲夏不病胸脇, 長夏不病洞泄寒中, 秋不病風瘧, 冬不病痺厥殆泄而汗出也. 夫精者, 身之本也. 故藏於精者, 春不病溫. 夏暑汗不出者, 秋成風瘧. 此平人脈法也.

황제가 물었다. 하늘에는 8바람이 있고, 경락에는 5바람이 있다고 하는데, 어떤 것을 말합니까?

기백이 대답했다. 8바람이 몹쓸 기운을 일으켜서 경락 속의 바람이 되고, (이것이) 5장을 건드리면 몹쓸 기운이 탈을 일으킵니다. 이른바 네 철이 이김(인 상극)을 얻었다는 것입니다. 봄은 긴 여름을 이기고, 긴 여름은 겨울을 이기고, 겨울은 여름을 이기고, 여름은 가을을 이기고, 가을은 봄을 이기는 것이 이른바 네 철의 이김(인 상극)입니다. (이런 원리에 따라) 동쪽의 바람은 봄에 생기는데, 탈은 간에 있고, (그 반응이 나타나는) 유(혈)은 목덜미에 있습니다. 남쪽의 바람은 여름에 생기는데, 탈은 염통에 있고, (그 반응이 나타나는) 유(혈)은 옆구리에 있습니다. 서쪽의 바람은 가을에 생기는데, 탈은 허파에 있고, (그 반응이 나타나는) 유(혈)은 등짝에 있습니다. 북쪽의 바람은 겨울에 생기는데, 탈은 콩팥에 있고,

(그 반응이 나타나는) 유(혈)은 (엉덩짝 가까운) 허리와 넓적다리에 있습니다. 복판은 토가 되는데, 탈은 비장에 있고, (그 반응이 나타나는) 유(혈)은 등뼈에 있습니다. 그러므로 봄의 기운은 탈이 머리에서 나고, 여름의 기운은 탈이 5장에서 나며, 가을의 기운은 탈이 등짝에서 나고, 겨울의 기운은 탈이 팔다리에서 납니다. 그러므로 봄에는 코피가 콸콸 쏟아지는 뉵혈을 자주 앓고, 여름에는 가슴과 옆구리를 자주 앓고, 장마철인 긴 여름에는 뱃속이 텅 빌 만큼 심한 설사병과 뱃속이 싸늘해지는 탈(寒中)을 자주 앓고, 가을에는 풍학을 자주 앓고, 겨울에는 추위로 인해서 오그라들 듯이 아픈 탈(寒痺)과 손발이 차고 심하면 기절하는 탈(寒厥)을 자주 앓습니다. 그러므로 겨울에 손발을 많이 놀리는 (힘든 일을) 하지 않으면 이런 탈을 앓지 않습니다. (겨울에는 쉬어주어야 이듬해 몸이 철마다 제 노릇을 다 한다는 뜻.) 무릇 불거름이라는 것은 몸의 밑바탕입니다. 그러므로 불거름을 (겨울에) 잘 갈무리한 사람은 봄에 온병을 앓지 않습니다. (반대로,) 여름 더위에 땀을 흘리지 않은 사람은 가을에 풍학을 앓습니다. 이것이 건강한 보통사람의 맥이 (몸을 지키는) 법칙입니다.

4-2

故曰: 陰中有陰, 陽中有陽. 平旦至日中, 天之陽, 陽中之陽也; 日中至黃昏, 天之陽, 陽中之陰也; 合夜至鷄鳴, 天之陰, 陰中之陰也; 鷄鳴至平旦, 天之陰, 陰中之陽也. 故人亦應之. 夫言人之陰陽, 則外爲陽, 內爲陰. 言人身之陰陽, 則背爲陽, 腹爲陰. 言人身之臟腑中陰陽, 則臟者爲陰, 腑者爲陽. 膽胃大腸小腸膀胱三焦六腑, 皆爲陽. 所以欲知陰中之陰 陽中之陽者, 何也. 爲冬病在陰, 夏病在陽, 春病在陰, 秋病在陽, 皆視其所在, 爲施鍼石也. 故背爲陽, 陽中之陽, 心也; 背爲陽 陽中之陰, 肺也; 腹爲陰 陰中之陰, 腎也; 腹爲陰 陰中之陽, 肝也; 腹爲陰 陰中之至陰, 脾也. 此皆陰陽表裏, 內外雌雄, 相輸應也, 故以應天之陰陽也.

그러므로 말하기를, 음 가운데 음이 있고, 양 가운데 양이 있다고 했습니다. 아침부터 한낮까지는 하늘의 양이니 양 중의 양입니다. 한낮부터 저물녘까지는 하늘의 음이니 양 중의 음입니다. 저물녘부터 샐녘까지는 하늘의 음이니 음 중의 음입니다. 샐녘부터 아침까지는 하늘의 음이니 음 중의 양입니다. 그러므로 사람도 이를 따라야 합니다.* 무릇 사람의 음과 양을 말하자면, 밖은 양이고 안은 음입니다. 몸의 음과 양을 말하자면, (네 발로 엎드린다고 할 때) 등은 양이고 배는 음입니다. 몸의 장과 부 중에서 음과 양을 말하자면, 장이라는 것은 음이 되고 부라는 것은 양이 됩니다. 쓸개·밥통·큰창자·작은창자·오줌보·삼초, 6부는 모두 양입니다. 음 중의 음과 양 중의 양을 알고자 하는 까닭은 무엇이겠습니까? 겨울 탈은 음에 있고 여름 탈은 양에 있으며, 봄 탈은 음에 있고 가을 탈은 양에 있으니, 모두 그 (탈이) 있는 곳을 보아서 쇠붙이와 돌조각으로 고쳐야 하기 때문입니다. 그러므로 등은 양이고, 양 중의 양은 염통입니다. 등은 양이고, 양 중의 음은 허파입니다. 배는 음이고, 음 중의 음은 콩팥입니다. 배는 음이고, 음 중의 양은 간입니다. 배는 음이고, 음 중의 지극한 음은 비장입니다. 이것이 모두 음과 양, 겉과 속, 안과 밖, 암컷과 수컷이 서로 넘나들며 호응하는 것입니다. 그러므로 하늘의 음과 양을 따라야 합니다.

4-3

帝曰: 五臟應四時, 各有收受乎. 岐伯曰: 有. 東方靑色, 入通於肝, 開竅於目, 藏精於肝, 其病發驚駭, 其味酸, 其類草木, 其畜鷄, 其穀麥, 其應四時, 上爲歲星, 是以春氣在頭也, 其音角, 其數八, 是以知病之在筋也, 其臭臊. 南方赤色, 入通於心, 開竅於耳, 藏於心, 故病在五臟, 其味苦, 其類火, 其畜羊, 其穀黍, 其應四時, 上爲熒惑星, 是以知

---

*　　옛날 사람들은 자시부터 해시까지 하루 12시를 차례대로 이름 붙여 夜半, 鷄鳴, 平旦, 日出, 食時, 隅中, 日中, 日昳, 晡時, 日入, 黃昏, 人定이라 하였다.(胡天雄, 『素問補識』)

病之在脈也, 其音徵, 其數七, 其臭焦. 中央黃色, 入通於脾, 開竅於口, 藏精於脾, 故病在舌本, 其味甘, 其類土, 其畜牛, 其穀稷, 其應四時, 上爲鎭星, 是以知病之在肉也, 其音宮, 其數五, 其臭香. 西方白色, 入通於肺, 開竅於鼻, 藏精於肺, 故病背, 其味辛, 其類金 其畜馬 其穀稻 其應四時 上爲太白星 是以知病知在皮毛也 其音商 其數九 其臭腥, 北方黑色, 入通於腎, 開竅於二陰, 藏精於腎, 故病在谿, 其味鹹, 其類水, 其畜豕其穀豆, 其應四時 上爲辰星, 是以知病之在骨也, 其音羽, 其數六, 其臭腐. 故善爲脈者, 謹察五臟六腑, 一逆一從, 陰陽表裏, 雌雄之紀, 藏之心, 意合心於精, 非其人勿敎, 非其眞勿授, 是謂得道.

황제가 말했다. 5장이 네 철에 응하여 각기 받는 바가 있습니까?

기백이 말했다. 다음 표와 같습니다.

	동	남	복판	서	북
색	파랑	빨강	노랑	하양	검정
들어가는 곳	간	염통	비장	허파	콩팥
열리는 구멍	눈	귀	입	코	2음
정기를 갈무리하는 곳	간	염통	비장	허파	콩팥
탈	놀람	5장	혀뿌리	등	골짜기
맛	신맛	쓴맛	단맛	매운맛	짠맛
종류	푸나무	불	흙	쇠	물
집짐승	닭	양	소	말	돼지
곡물	보리	기장	피	벼	콩
응하는 것	네 철	네 철	네 철	네 철	네 철
위(하늘)	세성	형혹성	진성	태백성	신성
탈나는 곳	머리	맥	살	살갗털	뼈
소리	각	치	궁	상	우
숫자	8	7	5	9	6
냄새	누린내	탄내	향내	비린내	고린내

그러므로 맥을 잘 보는 사람은 삼가 5장6부가 음과 양, 겉과 속, 암컷과 수컷을, 한 번은 거스르고 한 번은 따르는 (그물로 치면) 벼리(에 해당하는 중요한 원리)를 살펴서 이를 마음속에 갈무리해둡니다. (그러면) '새긴 뜻'(意)이 불거름(精)에서 마음과 딱 마주칩니다.* (이런 것은) 그 사람 됨됨이가 아니면 가르치지 말고, 참 된 이가 아니면 주지를 말아야 합니다. 이것이 (자연의) 이치를 얻었다고 하는 것입니다.

❖ 〔해설〕이 색체표는 동양에서 사물을 보는 기본이 되는 것인데, 특히 5장의 기운이 되는 맛에 대해서는 한 번 짚고 넘어갈 필요가 있다. 먼저 맛을 음양으로 나누면 심과 씀이 양이고, 매움과 짬이 음이다. 이것은 사람의 반응으로 가른 것이다. 즉 들이는 것은 음이고, 내뱉는 것은 양이다. 양으로 분류된 심과 씀이 몸에 작용하면 사람은 퇴퇴퇴! 하고, '뱉는다'는 공통점이 있다. 반면에 매움과 씀이 작용하면 사람은 물이나 우유 같은 것을 '들이켜서' 중화시키려고 한다. 그래서 음이 된다. 심과 씀은 같은 양이면서도 조금 다르다. 씀은 무조건 내뱉지만, 심은 '흐읍!' 하고 빨아들인다. 그래서 내뱉음이 더 센 씀은 군화에 배당된 것이고 심은 목에 배당된 것이다. 매움과 짬도 마찬가지다. 같은 음이지만, 매움은 그 즉석에서 물을 찾으나, 짬은 서서히 증세가 나타나서 뒤늦게 물을 찾는다. 그 완급에 따라 음 중의 양과 음 중의 음으로 나눈 것이다. 토인 닮은 몸이 빨아들이지도 내뱉지도 않는다. 언제든지 의지로 선택할 수 있는 맛이다. 그래서 중앙인 토로 분류한 것이다.

---

*　　이것은 양생법에서 중시하는 내용이다. 이런 논리로 미루어보면 내경의 저자들이 양생술을 수련한 도가계열의 인물들이었을 것으로 추정된다.

음양응상대론편(陰陽應象大論篇) 제5
– 음과 양이 나타나는 밑그림에 대한 말씀

5-1

黃帝曰: 陰陽者, 天地之道也, 萬物之綱紀, 變化之父母, 生殺之本始, 神明之府也. 治病必求於本, 故積陽爲天, 積陰爲地. 陰靜陽燥, 陽生陰長, 陽殺陰藏. 陽化氣, 陰成形, 寒極生熱, 熱極生寒. 寒氣生濁, 熱氣生清, 清氣在下, 則生飧泄; 濁氣在上, 則生䐜脹. 此陰陽反作, 病之逆從也.

황제가 말했다. 음과 양이라는 것은 하늘과 땅의 이치입니다. (그물로 치면) 만물의 벼릿줄이고, 변화의 어버이이며, 삶과 죽음이 갈리는 밑바탕이자 첫걸음이고, 신명이 깃들어 사는 곳집입니다. (그러므로) 탈을 다스리는 것은 반드시 (음양이라는) 밑바탕에서 찾아야 합니다. 그러므로 양이 쌓여 하늘이 되고 음이 쌓여 땅이 됩니다. 음은 고요하고 양은 메마르며, 양은 낳고 음은 기르며, 양은 죽이고 음은 갈무리합니다. 양은 기운을 생겨나게 하고,* 음은 꼴이 이루어지게 합니다. 추위는 막판에서 열을 낳고, 열은 막판에서 추위를 낳습니다. 차가운 기운은 흐림을 낳고, 뜨거운 기운은 맑음을 낳습니다. (맑은 기운은 위에 있어야 하고, 흐린 기운은 아래에 있어야 하는데) 맑은 기운이 아래에 있으면 (소화 안 된 채로 쏟아지는) 손설을 낳으며, 흐린 기운이 위에 있으면 (아래로 나오지 않아 가슴이

---

*   化는 우리말에 딱 어울리는 말이 없다. 싹이 땅에 묻혔다가 봄이 되면 자신의 껍질을 깨고 나오는 것을 가리키는 말이다. 어떤 것이 원인이 되어 다른 모양으로 바뀌는 것이다. 變은 열매가 맺어서 자신의 원형질을 갖추는 것이다. 이 둘이 합하여 變化라는 말이 생긴 것이다. 變은 바뀐다는 말이 적절하지만, 化는 생긴다는 뜻까지 포함한 말이어서 바뀐다고 말하는 것도 적절하지 않다. 그래서 여기서는 생겨난다고 했는데, 좀 억지스럽지만 정확한 말이 생길 때까지 이렇게 쓰고자 한다.

가득 차는) 진창을 낳습니다. 이것이 음과 양이 거꾸로 작용하고 탈(의 증상)이 (이치와 다르게) 거꾸로 따르는 것입니다.

5-2

故淸陽爲天, 濁陰爲地; 地氣上爲雲, 天氣下爲雨; 雨出地氣 ,雲出天氣. 故淸陽出上竅, 濁陰出下竅; 淸陽發腠理, 濁陰走五臟; 淸陽實四肢, 濁陰歸六府.

그러므로 맑은 양은 하늘이 되고, 흐린 음은 땅이 됩니다. 땅의 기운이 올라서 구름이 되고, 하늘의 기운이 내려서 비가 됩니다. 비는 (새싹처럼) 땅의 기운을 (솟아) 나오게 하고, 구름은 (눈비처럼) 하늘의 기운을 나오게 합니다. 그러므로 맑은 양은 윗구멍으로 나오고 흐린 음은 아랫구멍으로 나갑니다. 맑은 양은 살결을 따라 피어나고, 흐린 음은 5장으로 달립니다. 맑은 양은 팔다리를 충실하게 하고, 흐린 음은 6부로 돌아갑니다.

水爲陰, 火爲陽, 陽爲氣, 陰爲味. 味歸形, 形歸氣, 氣歸精, 精歸化; 精食氣, 形食味. 化生精, 氣生形, 味傷形, 氣傷精, 精化爲氣, 氣傷於味. 陰味出下竅, 陽氣出上竅. 味厚者爲陰, 薄爲陰之陽; 氣厚者爲陽, 薄爲陽之陰. 味厚則泄, 薄則通; 氣薄則發泄, 厚則發熱. 壯火之氣衰, 少火之氣壯; 壯火食氣, 氣食少火. 壯火散氣, 少火生氣. 氣味, 辛甘發散爲陽, 酸苦涌泄爲陰. 陰勝則陽病, 陽勝則陰病. 陽勝則熱, 陰勝則寒. 重寒則熱, 重熱則寒. 寒傷形, 熱傷氣. 氣傷痛, 形傷腫. 故先痛而後腫者, 氣傷形也; 先腫而後痛者, 形傷氣也. 風勝則動, 熱勝則腫, 燥勝則乾, 寒勝則浮, 濕勝則濡瀉.

물은 음이고, 불은 양입니다. 양은 기운이고, 음은 맛입니다. 맛은 꼴로 돌아가고, 꼴은 기운으로 돌아갑니다. 기운은 불거름으로 돌아가고, 불거름(의 기운)은 (다른 어떤 것으로 바뀌어) 생겨납니다. 불거름(精)은 기운을 먹(어서 충실해지)

고, 꼴은 맛을 먹(어서 이루어집)니다. 생겨남은 불거름을 낳으며, 기운은 (어떤) 꼴을 낳습니다. (지나친) 맛은 꼴을 다치게 하고, (지나친) 기운은 불거름을 다치게 합니다. 불거름의 생겨남은 기운이 되고, 기운은 맛에게 다(쳐서 스스로는 없어지지만 꼴을 만드는 재료가 됩)니다. 음인 맛은 아랫구멍으로 나오고, 양인 기운은 윗구멍으로 나옵니다. 맛이 두터운 것은 음이 되는데 (그 중에서도) 엷은 것은 음 중의 양이 되고, 기가 두터운 것은 양이 되는데 (그 중에서도) 엷은 것은 양 중의 음이 됩니다. 맛은 두터우면 (설사처럼) 쏟아지게 하고, 엷으면 통하게 합니다. 기운은 엷으면 퍼서 (설사처럼) 쏟아지게 하고, 두터우면 열을 내게 합니다. 늙은 불(壯火)은 기운이 시들해지고 젊은 불(少火)는 기운이 커집니다. (늙은 불인) 장화는 기운을 흩뜨리고, (젊은 불인) 소화는 기운을 생기게 합니다. 매운맛과 단맛은 기운을 흩뜨려서 양이 되고, 신맛과 쓴맛은 솟아나게 해서 음이 됩니다. 음이 이기면 양이 탈나고, 양이 이기면 음이 탈납니다. 양이 이기면 열나고, 음이 이기면 춥습니다. 춥기를 거듭하면 열이 되고, 열이 거듭 나면 추워집니다. 추위는 꼴을 다치게 하(여 모습이 파리해지)고, 열은 기운을 다치게 (하여 닯습)니다. 기운이 다치면 아프고, 꼴이 다치면 붓는 증상이 생깁니다. 그러므로 먼저 아픈 뒤에 붓는 것은 기운이 꼴을 다치게 한 것이고, 먼저 부은 뒤에 아픈 것은 꼴이 기운을 다치게 한 것입니다. 바람이 이기면 움직임이 생기고, 열이 이기면 붓기가 생깁니다. 메마름이 이기면 바짝 마르고, 추위가 이기면 (살갗이) 뜹니다. 축축함이 이기면 설사가 나옵니다.

天有四時五行, 以生長收藏, 以生寒暑燥濕風. 人有五藏化五氣, 以生喜怒悲憂恐. 故喜怒傷氣, 寒暑傷形. 暴怒傷陰, 暴喜傷陽, 厥氣上行, 滿脈去形. 喜怒不節, 寒暑過度 生乃不固. 故重陰必陽, 重陽必陰. 故曰: 冬傷於寒, 春必溫病; 春傷於風, 夏生殄泄; 夏傷於暑, 秋必痎瘧; 秋傷於濕, 冬生咳嗽.

하늘에는 네 철과 5행이 있어서, (네 철은 제 각각) 나고 자라고 거두고 갈무리하며, (5행은 제 각각) 추위 더위 메마름 축축함 바람을 낳습니다. (이와 마찬가지로) 사람에게는 5장이 있어 5기운으로 생겨나서(化), 기쁨 노여움 슬픔 걱정 두려움을 낳습니다. 그러므로 기쁨이나 노여움 (같은 감정)은 기운을 다치게 하고, 추위나 더위 (같은 날씨)는 꼴을 다치게 합니다. 벌컥 성내는 것은 음을 다치게 하고, 지나친 기쁨은 양을 다치게 합니다. (그러면) 감정으로 시달린 기운(厥氣)이 위로 (갑자기) 치밀면 (힘이 달려서) 맥을 채웠다가 꼴을 떠납니다. 기쁨과 노여움 같은 감정이 절제되지 못하고, 추위와 더위 같은 날씨가 지나치면 삶이 굳세어지지 않습니다. 그러므로 음이 거듭되면 반드시 양이 되고, 양이 거듭되면 반드시 음이 됩니다. 그러므로 말하기를, 겨울철 추위에 다치면 (이듬해) 봄에 반드시 온병을 앓고, 봄철 바람에 다치면 반드시 여름에 손설을 앓고, 여름철 더위에 다치면 가을에 반드시 해학을 앓고, 가을철 축축함에 다치면 겨울에 반드시 해수를 앓는다고 했습니다.

5-3

帝曰: 余聞上古聖人, 論理人形, 列別臟府, 端絡經脈, 會通六合, 各從其經, 氣穴所發, 各有處名, 谿谷屬骨, 皆有所起, 分部逆從, 各有條理, 四時陰陽, 盡有經紀, 外內之應, 皆有表裏, 其信然乎.

황제가 말했다. 내가 듣기에 옛날 성인이 사람의 몸을 꼬치꼬치 따져서 (각기 그 하는 일에 따라) 장과 부를 나누고, 경맥을 큰 가닥으로 맺고 이었는데, (이렇게 나누었던 것들을 다시) 몸 전체(六合)의 원리 하나로 돌아오도록 모으되 각기 (큰 가닥인) 경락을 따르고, 기운이 피어나는 혈에는 각기 정해진 이름이 있게 하고, 힘줄과 살 사이에 생기는 크고 작은 골짜기는 뼈에 속하게 하되 모두 (불룩) 솟는 곳이 있게 하고, 나누어진 (몸의) 부분들이 거스르거나 따르는 데는 각기 가닥(條)과 결(理)이 있게 하고, 네 철과 음양(의 변화)에는 모두 (베틀로 치면) 씨줄과 (그물로 치면) 벼리(에 해당하는 중요한 원리)가 있게 하고, 안팎이 서로 호응함에는 모두 겉과 속이 있게 하였다는데, 그것은 믿을 만한 것입니까?

岐伯對曰: 東方生風, 風生木, 木生酸, 酸生肝, 肝生筋, 筋生心, 肝主目. 其在天爲玄, 在人爲道, 在地爲化, 化生五味. 道生智, 玄生神, 神在天爲風, 在地爲木, 在體爲筋, 在臟爲肝, 在色爲蒼, 在音爲角, 在聲爲呼, 在變動爲握, 在竅爲目, 在味爲酸, 在志爲怒. 怒傷肝, 悲勝怒; 風傷筋, 燥勝風; 酸傷筋 辛勝酸.

기백이 대답했다. 동쪽은 바람을 낳고, 바람은 나무를 낳고, 나무는 신맛을 낳고, 신맛은 간을 낳고, 간은 힘줄을 낳고, 힘줄은 염통을 낳고, 간은 눈을 주관합니다. 하늘에서는 검은 하늘이 되고, 사람에게서는 (삶의) 이치가 되며, 땅에서는 (생명이 다른 상태로) 생겨나는 것이 되고 (그렇게) 생겨나는 것은 5가지 맛을 낳습니다. (삶의) 이치는 슬기를 낳고, 검정은 얼을 낳으며, 하늘에서는 바람이 되고 땅에서는 나무가 되고, 몸에서는 힘줄이 되고, 5장에서는 간이 되고, 빛깔에서는 파랑이 되고, 소리에서는 각이 되고, 목소리에서는 내쉬는 소리가 되고, 움직임에서는 움켜쥠이 되고, (몸의 9)구멍에서는 눈이 되고, 맛에서는 신맛이 되고, '먹은 뜻' (志)에서는 노여움이 됩니다. 노여움은 간을 다치고, 슬픔은 노여움을 이기고, 바람은 힘줄을 다치고, 메마름은 바람을 이기고, 신맛은 힘줄을 다치고, 매운맛은 신맛을 이깁니다.

南方生熱, 熱生火, 火生苦, 苦生心, 心生血, 血生脾, 心主舌. 其在天爲熱, 在地爲火, 在體爲脈, 在臟爲心, 在色爲赤, 在音爲徵, 在聲爲笑, 在變動爲憂 ,在竅爲舌, 在味爲苦, 在志爲喜. 喜傷心, 恐勝喜; 熱傷氣, 寒勝熱; 苦傷氣, 鹹勝苦.

남쪽은 열을 낳고, 열은 불을 낳고, 불은 쓴맛을 낳고, 쓴맛은 피를 낳고, 피는 비장을 낳고, 염통은 혀를 주관합니다. 하늘에서는 열이 되고, 땅에서는 불이 되고, 몸에서는 맥이 되고, 5장에서는 염통이 되고, 빛깔에서는 빨강이 되고, 소리에서는 치가 되고, 목소리에서는 웃음이 되고, 움직임에서는 소란스러움이 되고, 9구멍에서는 혀가 되고, 맛에서는 쓴맛이 되고, '먹은 뜻'에서는 기쁨이 됩니다. 기쁨은 염통을 다치고, 두려움은 기쁨을 이기고 추위는 열을 이기고, 짠맛은 쓴맛을 이깁니다.

中央生濕, 濕生土, 土生甘, 甘生脾, 脾生肉, 肉生肺, 脾主口. 其在天爲濕, 在地爲土, 在體爲肉, 在臟爲脾, 在色爲黃, 在音爲宮, 在聲爲歌, 在變動爲噦, 在竅爲口, 在味爲甘, 在志爲思. 思傷脾, 怒勝思; 濕傷肉, 風勝濕; 甘傷肉, 酸勝甘.

복판은 축축함을 낳고, 축축함은 흙을 낳고, 흙은 단맛을 낳고, 단맛은 비장을 낳고, 비장은 살을 낳고, 살은 허파를 낳고, 비장은 입을 주관합니다. 하늘에서는 축축함이 되고 땅에서는 흙이 되고, 몸에서는 살이 되고, 5장에서는 비장이 되고, 빛깔에서는 노랑이 되고, 소리에서는 궁이 되고, 목소리에서는 노래가되고, 움직임에서는 딸꾹질이고, 9구멍에서는 입이고, 맛에서는 단맛이고, 먹은 뜻에서는 골똘함입니다. 골똘함은 비장을 다치고, 노여움은 골똘함을 이기고, 축축함은 살을 다치고, 바람은 축축함을 이기고, 단맛은 살을 다치고, 신맛은 단맛을 이깁니다.

西方生燥, 燥生金, 金生辛, 辛生肺, 肺生皮毛, 皮毛生腎, 肺主鼻. 其在天爲燥, 在地爲金, 在體爲皮毛, 在臟爲肺, 在色爲白, 在音爲商, 在聲爲哭, 在變動爲咳, 在竅爲鼻, 在味爲辛, 在志爲憂. 憂傷肺. 喜勝憂; 熱傷皮毛, 寒勝熱; 辛傷皮毛, 苦勝辛.

서쪽은 메마름을 낳고, 메마름은 금을 낳고, 금은 매운맛을 낳고, 매운맛은 허파를 낳고, 허파는 살갗과 솜털을 낳고, 살갗과 솜털은 콩팥을 낳고, 허파는 코를 주관합니다. 하늘에서는 메마름이 되고, 땅에서는 쇠가 되고, 몸에서는 살갗과 솜털이 되고, 5장에서는 허파가 되고, 빛깔에서는 하양이 되고, 소리에서는 상이 되고, 목소리에서는 울음이 되고, 움직임에서는 기침이 되고, 9구멍에서는 코가 되고 맛에서는 매운맛이 되고, 먹은 뜻에서는 근심이 됩니다. 근심은 허파를 다치고, 기쁨은 근심을 이기고, 열은 살갗과 솜털을 다치고, 추위는 열을 이기고, 매운맛은 살갗과 솜털을 다치고, 쓴맛은 매운맛을 이깁니다.

北方生寒, 寒生水, 水生鹹, 鹹生腎, 腎生骨髓, 髓生肝, 腎主耳. 其在天爲寒, 在地爲水, 在體爲骨, 在臟爲腎, 在色爲黑, 在音爲羽, 在聲爲呻, 在變動爲慄, 在竅爲耳, 在味爲鹹, 在志爲恐. 恐傷腎, 思勝恐; 寒傷血, 燥勝寒; 鹹傷血, 甘勝鹹.

북쪽은 추위를 낳고, 추위는 물을 낳고, 물은 짠맛을 낳고, 짠맛은 콩팥을 낳고, 콩팥은 뼈와 골수를 낳고, 골수는 간을 낳고, 콩팥은 귀를 주관합니다. 하늘에서는 추위가 되고, 땅에서는 물이 되고, 몸에서는 뼈가 되고, 5장에서는 콩팥이 되고, 빛깔에서는 검정이 되고, 소리에서는 우가 되고, 목소리에서는 신음소리가 되고, 움직임에서는 소름이 되고, 9구멍에서는 귀가 되고, 맛에서는 짠맛이 되고, 뜻에서는 두려움이 됩니다. 두려움은 콩팥을 다치고, 골똘함은 두려움을 이기고, 추위는 피를 다치고, 메마름은 추위를 이기고, 짠맛은 피를 다치고, 단맛은 짠맛을 이깁니다.

故曰: 天地者, 萬物之上下也; 陰陽者, 血氣之男女也; 左右者, 陰陽之道路也; 水火者, 陰陽之徵兆也; 陰陽者, 萬物之能始也. 故曰: 陰在內, 陽之守也; 陽在外, 陰之使也.

그러므로 말하기를, 하늘과 땅이라는 것은 만물의 위와 아래입니다. 음과 양이라는 것은 피와 기운의 남녀(관계) 같습니다. 왼쪽과 오른쪽이라는 것은 음과 양이 오가는 길입니다. 물과 불이라는 것은 음과 양(이 나타낼) 조짐입니다. 음과 양이라는 것은 만물의 첫걸음입니다. 그러므로 말하기를, 음은 안에 있고, 양이 이를 지킵니다. 양은 밖에 있고 음이 이를 부립니다.

帝曰: 法陰陽, 奈何. 岐伯曰: 陽勝則身熱, 腠理閉, 喘粗爲之俛仰, 汗
不出而熱, 齒乾 以煩寃腹滿, 死, 能冬不能夏. 陰勝則身寒, 汗出身長
淸, 數慄而寒, 寒則厥, 厥則腹滿, 死. 能夏不能冬. 此陰陽更勝之變,
病之形能也.

황제가 말했다. 음과 양(의 원리)를 본받는다는 것은 어떻게 합니까?

기백이 말했다. 양이 (음을) 이기면 몸이 열나고, 살의 결들이 닫혀서, (답답한
까닭에) 기침이 나서 올려보았다가 굽어보았다가 합니다. 땀이 나지 않고 열이
나서 이빨이 마르고, 가슴이 (한 맺힌 것처럼) 번거롭고 배가 가득차서 죽으니, 겨
울은 어찌어찌 하지만, 여름은 어쩌지 못합니다. 음이 이기면 몸이 추위를 느끼
는데도 땀이 나고 몸이 오래도록 서늘합니다. 자주 떨고 춥다고 합니다. 추우면
(손발이 찬) 궐증이 되고, 궐증이 되면 배가 가득차서 죽는데, 여름에는 어찌어찌
하지만 겨울에는 어쩌지 못합니다. 이것은 음과 양이 번갈아 이김에 따라 탈이
바뀌는 것이며, 탈이 (증상에 따라) 나타나는 모양새입니다.

帝曰: 調此二者, 奈何. 岐伯曰: 能知七損八益, 則二者可調, 不知用
此, 則早衰之節也. 年四十, ,而陰氣自半也, 起居衰矣. 年五十, 體重,
耳目不聰明矣. 年六十, 陰痿, 氣大衰, 九竅不利, 下虛上實, 涕泣俱
出矣. 故曰: 知之則强, 不知則老, 故同出而名異耳. 智者察同, 愚者
察異, 愚者不足, 智者有餘, 有餘而耳目聰明, 身體强健, 老者復壯 壯
者益治. 是以聖人爲無爲之事, 樂恬憺之能, 從欲快志於虛無之守, 故
壽命無窮, 與天地終, 此聖人之治身也.

황제가 말했다. 이 (음과 양) 두 가지를 조절하려고 하면 어떻게 해야 합니
까?

기백이 말했다. 7(인 양)만큼 쓰고(損) 8(인 음)만큼 버는(益) 것을* 알면 이 2가
지를 조절할 수 있지만, 이것을 쓸 줄 모르면 일찍 풀죽어버리는 전환점(節)이

될 것입니다. 나이가 마흔이 되면 음의 기운이 저절로 반으로 줄어듭니다. (따라서) 행동거지도 풀죽은 듯이 됩니다. 나이 쉰이 되면 몸이 무거워지고 귀와 눈도 흐리멍덩해집니다. 나이 예순이 되면 음이 오그라들고 기운도 크게 풀죽어서 9구멍이 모두 안 좋아집니다. 위로는 허해지고 아래로는 실해져서 눈물 콧물이 쏟아집니다. 그러므로 말하기를, 이를 알면 굳세고 이를 모르면 늙는다, 그러므로 (이것은) 같은 곳에서 나와, 이름만 다를 뿐**이라고 하였습니다. (이 말에서) 슬기로운 사람은 같음을 살피고, 어리석은 사람은 다름을 살핍니다. (그래서) 어리석은 이는 모자라게 되고, 슬기로운 이는 남게 됩니다. 남아서 눈귀가 총명해지고 몸이 튼튼해져 늙은이는 다시 굳건해지고, 굳건한 이는 더욱 (자신을 잘) 다스리게 됩니다. 이러므로 성인은 뭘 억지로 하려고 하지 않아서 저절로 되어가도록 하는 일을 하고, (자극이 강한 게 아니라) 밍밍하게 하는 능력을 즐겨서, 하고픈 바를 따르되 비움과 없앰을 지키는 데 뜻을 둡니다. 그러므로 나이와 목숨이 끝이 없고, 하늘땅과 더불어 끝나니, 이것이 성인이 제 몸을 다스리는 것입니다.

天不足西北, 故西北方陰也, 而人右耳目不如左明也. 地不滿東南, 故東南方陽也, 而人左手足不如右强也. 帝曰: 何以然. 岐伯曰: 東方陽也, 陽者其精并於上, 并於上則上明而下虛, 故使耳目聰明而手足不便也. 西方陰也, 陰者其精并於下, 并於下則下盛而上虛, 故其耳目不聰明而手足便也. 故俱感於邪, 其在上則右甚, 在下則左甚, 此天地陰陽所不能全也, 故邪居之. 故天有精, 地有形, 天有八紀, 地有五理, 故能爲萬物之父母. 淸陽上天, 濁陰歸地, 是故天地之動靜, 神明爲之綱

---

*　　7손8익은, 마왕퇴 백서에 의하면 양생술에서 쓰는 용어로, 양생 과정에서 나쁜 점과 좋은 점을 각각 7가지와 8가지로 설명한 것이다. 7만큼 쓰고 8만큼 번다는 것은, 쓰는 것보다 벌어들이는 것이 더 많아야 생명을 유지할 수 있다는 뜻이다.

**　　『노자』에 나오는 구절이다.

紀, 故能以生長收藏, 終而復始. 惟賢人上配天以養頭, 下象地以養足, 中傍人事以養五藏. 天氣通於肺, 地氣通於嗌, 風氣通於肝, 雷氣通於心, 穀氣通於脾, 雨氣通於腎. 六經爲川, 腸胃爲海, 九竅爲水注之氣. 以天地爲之陰陽, 陽之汗, 以天地之雨名之; 陽之氣, 以天地疾風名之. 暴氣象雷, 逆氣象陽. 故治不法天之紀, 不用地之理, 則災害至矣.

하늘은 서북쪽이 모자랍니다. 그러므로 서북쪽이 음입니다. 그래서 사람의 오른쪽 귀와 눈은 밝기가 왼쪽만 못합니다. 땅은 동남쪽이 채워지지 않았습니다. 그래서 동남쪽이 양입니다. 그래서 사람은 왼쪽 팔다리는 세기가 오른쪽만 못합니다.

황제가 말했다. 어찌 하여 그렇습니까?

기백이 말했다. 양이라는 것은 그 (만물을 만드는) 불거름(의 기운)이 위로 올라가는 것인데, (음과 양의 움직임에 따라 불거름의 기운이) 위로 올라가면 위는 밝아지고 아래는 허전해집니다. 그러므로 귀와 눈으로 하여금 밝고 또렷하게 하지만 팔다리는 불편해집니다. 서쪽은 음입니다. 음이라는 것은 그 불거름(의 기운)이 아래로 내려가는 것인데, (음양의 움직임에 따라 불거름의 기운이) 아래로 내려가면 아래는 (기운이) 드세어지고 위는 허전해집니다. 그래서 눈과 귀는 밝고 또렷하지 못하지만 팔다리는 편해집니다. 그러므로 몹쓸 기운에 똑같이 닿아도 위에서는 오른쪽이 심해지고 아래에서는 왼쪽이 (더) 심해지는 것입니다. 이것이 하늘과 땅, 음과 양이 온전할 수 없는 까닭입니다. 그러므로 몹쓸 기운이 (어느 한 곳에) 깃들기 마련입니다. 그런 까닭으로 하늘에는 (생명을 낳는) 불거름(의 기운)이 있고, 땅에는 (만물의) 꼴이 있으며, 하늘에는 8개의 벼리(인 입춘 입하 입추 입동의 4립, 춘분 추분의 2분, 하지 동지의 2지)가 있고, 땅에는 5개의 다스림(4방위+중앙)가 있습니다. 그러므로 (하늘과 땅이) 만물의 어버이가 될 수 있습니다. 맑은 양은 하늘로 올라가고, 흐린 음은 땅으로 돌아갑니다. 이런 까닭에 하늘과 땅이 움직이고 멈춤에 (그물로 치면) 신명이 벼릿줄이 됩니다. 그러므로 (생명을) 낳고 기르고 거두고 갈무리하여, (죽살이의 끝없는 되풀이를 언제든지) 마치고 다시 시작할 수 있습니다. 오직 (어진 사람이라는 뜻의) 현인만이 위로 하늘과 짝하여 머리를 기르고, 아래로 땅을 본받아 다리를 기르며, 가운데인 사람들 곁에서 (일이 돌아가는 꼴을 살펴) 5장을 기릅니다. 그러므로 하늘의 기운은 허파로 통하고, 땅의 기운은 목구멍으로 통하고, 바람의 기운은 간으로 통하고, 벼락의 기운은 염통으로 통하고, 곡식의 기운은 비장으로 통하고, 비의 기운은 콩팥으로 통합니다. 손발의 6경락은 냇물이 되고, 장부는 바다가 되며, 9구멍은 물이 드나들도록 기운이 작용하는 곳이 됩니다. 하늘과 땅을 음과 양으로 삼아서 (말하자면), 양의 땀은 하늘의 비로써 이에 (빗대어) 이름 붙일 수 있고, 양의 기운은 하늘의 드센 바람으로써 이에 (빗대어) 이름 붙일 수 있습니다. 갑작스런 기운은 천둥번개를 닮았다고 할 수 있고, 거스르는 기운은 양을 닮았다고 할 수 있습니다. 그러므로 (탈을) 다스림에, 하늘의 벼리(인 절기)를 본받지 않고 땅의 이치(인 방위)를 쓰지 않으면 해로운 일들이 들이닥칩니다.

故邪風之至, 疾如風雨, 故善治者, 治皮毛, 其次治肌膚, 其次治筋脈, 其次治六府, 其次治五臟. 治五臟者, 半死半生也. 故天之邪氣感, 則害人五臟; 水穀之寒熱感, 則害於六腑; 地之濕氣感, 則害皮肉筋脈. 故善用鍼者, 從陰引陽, 從陽引陰, 以右治左, 以左治右, 以我知彼, 以表知裏, 以觀過與不及之理, 見微得過, 用之不殆. 善診者, 察色按脈, 先別陰陽; 審淸濁, 而知部分; 視喘息, 聽音聲, 而知所苦; 觀權衡規矩, 而知病所主. 按尺寸, 觀浮沈滑濇, 而知病所生; 以治無過, 以診則不失矣. 故日: 病之始起也, 可刺而已; 其盛, 可待衰而已. 故因其輕而揚之, 因其重而減之, 因其衰而彰之. 形不足者, 溫之以氣; 精不足者, 補之以味. 其高者, 因而越之; 其下者, 引而竭之; 中滿者, 瀉之於內; 其有邪者, 漬形以爲汗; 其在皮者, 汗而發之; 其慓悍者, 按而收之; 其實者, 散而瀉之. 審其陰陽, 以別柔剛, 陽病治陰, 陰病治陽, 定其血氣, 各守其鄕, 血實宜決之, 氣虛宜掣引之.

그러므로 몹쓸 바람이 (사람에게) 들이닥침은 그 빠르기가 비바람(이 몰아치는 것)과 같습니다. 그러므로 (탈을) 잘 다스리는 이는 (먼저) 살갗과 털을 다스리고, 그 다음으로 살을 다스리고, 그 다음으로 힘줄과 맥을 다스리고, 그 다음으로 6부를 다스리고, 그 다음으로 5장을 다스립니다. (탈이) 5장(까지 스며든 사람)을 다스리면 반은 죽고 반은 삽니다. 하늘의 몹쓸 기운이 (몸에) 들이치면 5장을 해치고, 물과 곡식의 차갑고 뜨거운 기운이 (몸에) 들이치면 6부를 해치고, 땅의 축축한 기운이 (몸에) 들이치면 살갗과 살과 힘줄과 맥을 해칩니다. 그러므로 침을 잘 쓰는 사람은 음을 좇아서 양을 이끌고 양을 좇아서 음을 이끕니다. 오른쪽으로써 왼쪽을 다스리고, 왼쪽으로써 오른쪽을 다스립니다. 나(의 경우)로써 저(의 경우)를 알고, 겉으로써 속을 압니다. 지나침과 못 미침의 이치를 살핌으로써, (눈에 잘 보이지 않는) 낌새(微)를 보고 (앞으로 생길) 결과를 얻습니다. (그래서) 이를 써도 위태롭지 않습니다. 진단을 잘 하는 사람은 낯빛을 살피고 맥을 짚어서 먼저 음과 양을 구별하고, (낯빛의) 맑음과 흐림을 꼼꼼하게 찾아보아서 (어느) 부분이 (문제인가)를 압니다. 헐떡거리거나 숨 쉬는 것을 보고, 말소리(의 상태)를 들어보고 괴로워하는 바를 압니다. 봄 여름 가을 겨울의 맥(規, 矩, 衡, 權: 『소문·맥요정미론』)을 보고서 탈이 (철 따라) 주관하는 곳을 알고, 촌구맥을 짚어서 뜨고 가라앉고 매끄럽고 꺼끌꺼끌함을 보고 탈이 생기는 곳을 압니다. 이렇게 (탈을) 다스림에 허물이 없는 것은 진단의 원칙을 잃지 않기 때문입니다. 그러므로 말하기를, 탈이 처음 일어나는 단계에서는 (침을) 찔러서 그치게 할 수 있고, (탈이) 드센 단계에서는 (침을 놓을 게 아니라 탈의 기세가 한 풀) 꺾이기를 기다려서 그치게 한다고 했습니다. 그러므로 (그 탈의) 원인이 가벼(워 겉에 있을) 경우에는 날려버리고, (그 탈의) 원인이 무거운 것일 경우에는 (더 악화되지 않도록) 줄어들게 하고, (그 탈의) 원인이 한풀 꺾이는 것일 경우에는 (한풀 꺾이는 그 양상이 더욱) 뚜렷이 드러나도록 합니다. (몸을 버티는) 꼴(의 힘)이 모자라는 것은 기운으로써 따뜻하게 북돋아주고, (5장을 관장하는) 불거름(의 기운)이 모자라는 것은 맛으로써 덧보태줍니다. (탈 중에서 그 성질이) 높이 올라가기만 하는 것은 (억지로 내리누를 게 아니라, 부추겨서) 넘치도록 해주고, (그 성질이) 아래로 내려가기만 하는 것은 (자꾸 막을 게 아니라 밑으로) 빠져나가도록 해주고, (위로 올라가지도 않고 아래로 내려가지도 않아서) 복판이 그득한 탈은 안에서 (사법을 써서) 덜어내야 합니다. 몹쓸 기운이 있는 것은 그 꼴이 흠뻑 젖도록 땀을 내고, (탈이) 살갗에 있는 것은 땀나게 해서 이를 펴야 하고, (증세가) 세차고 날랜 것은 (안마하듯이) 눌러서 거두어야 합니다. 음과 양을 꼼꼼히 살펴서 부드러움과 굳셈을 구별하고, 양이 탈난 것은 음을 다스리고, 음이 탈난 것은 양을 다스려야 합니다. 피와 기운을 안정시켜 각기 그 근거지를 지키도록 하는데, 피가 실하면 (그 실증을) 해결하야 하고, 기가 허하면 반드시 (기운이 이르도록) 잡아당겨야 합니다.

음양이합론편(陰陽離合論篇) 제6
- 음과 양이 나뉘고 만남에 대한 말씀

6-1

黃帝問曰: 余聞天爲陽, 地爲陰, 日爲陽, 月爲陰, 大小月三百六十日成一歲, 人亦應之. 今三陰三陽, 不應陰陽, 其故何也. 岐伯對曰: 陰陽者數之可十, 推之可百, 數之可千, 推之可萬, 萬之大不可勝數, 然其要一也. 天覆地載, 萬物方生, 未出地者, 命日陰處, 名日陰中之陰; 則出地者 命日陰中之陽. 陽子之正, 陰爲之主. 故生因春, 長因夏, 收因秋, 臧因冬, 失常則天地四塞. 陰陽之變, 其在人者, 亦數之可數.

황제가 물었다. 나는 (다음과 같이) 들었습니다. 하늘은 양이 되고, 땅은 음이 됩니다. 해는 양이 되고 달은 음이 됩니다. 크고 작은 달과 360일이 한 해를 이룹니다. 사람도 이에 응한다고 하는데, 이제 3음3양은 (하늘과 땅의) 음과 양에 호응하지 않습니다. 어떤 까닭입니까?

기백이 대답했다. 음과 양이라는 것은, 10을 셈하면 100을 헤아릴 수 있고, 1,000을 셈하면 10,000을 헤아릴 수 있습니다. 만의 크기는 다 셈할 수 없으나 그 요점은 하나입니다. 하늘은 뒤덮고 땅은 싣기에, 만물은 바야흐로 생깁니다. 아직 땅에서 나오지 않은 것을 음의 자리라고 하고 음의 음이라고 이름 한다면, 땅에서 나온 것은 음 중의 양이라고 할 수 있습니다. 양은 (새싹처럼 땅 위로) 곧게 (나오)고, 음은 이를 위하여 주관합니다. 그러므로 생김의 원인은 봄이고, 자람의 원인은 여름이고, 거둠의 원인은 가을이고, 갈무리함의 원인은 겨울인데, (이것들이) 일정함을 잃으면 하늘과 땅이 사방으로 모두 막힙니다. (그러므로) 음과 양의 바뀜이 사람에 있다는 것도 셈하자면 셈할 수 있습니다.*

6-2

帝曰: 願聞三陰三陽之離合也. 岐伯曰: 聖人南面而立. 前曰廣明. 後曰太衝, 太衝之地, 名曰少陰, 少陰之上, 名曰太陽, 太陽根起於至陰, 結於命門, 名曰陰中之陽. 中身而上, 名曰廣明, 廣明之下, 名曰太陰, 太陰之前, 名曰陽明, 陽明根起於厲兌, 名曰陰中之陽. 厥陰之表, 名曰少陽, 少陽根起於竅陰, 名曰陰中之少陽, 是故三陽之離合也. 太陽爲開, 陽明爲闔, 少陽爲樞. 三經者, 不得相失也, 搏而勿浮, 命曰一陽.

황제가 말했다. 원컨대 3음3양이 나뉘고 모이는 것에 대해 듣고 싶습니다.

기백이 말했다. 성인이 남쪽을 바라고 설 때, 앞은 (생명이 활짝 피어나는 곳인) 광명이라고 하고, 뒤는 (마치 씨앗의 껍질이 깨져야 싹이 나오듯이, 생명의 기운이 크게 부딪혀 불거지는 곳인) 태충이라고 합니다. 태충의 땅은 (이를) 일러 소음이라고 하고, 소음의 위는 (이를) 일러 태양이라고 합니다. 태양의 뿌리는 지음에서 일어나서 명문에서 끝맺음하는데, (이를) 일러 음 중의 양이라고 합니다. 몸 가운데로 올라가는 것을 광명이라고 합니다. 광명의 아래를 일러 태음이라고 하고, 태

---

*   이곳은 문장의 몇 글자가 빠진 듯 어수선하다.

음의 앞을 일러 양명이라고 합니다. 양명의 뿌리는 여태에서 일어나는데, (이를) 일러 음 중의 양이라고 합니다. 궐음의 겉을 일러 소양이라고 합니다. 소양의 뿌리는 규음에서 일어나는데 이를 일러 음 중의 소양이라고 합니다. 이런 까닭에 3양3음이 나뉨과 마주침은, 태양이 열림(開)이 되고, 양명이 닫힘(闔)이 되고, 소양이 지도리(樞)가 됩니다. (이) 3경이라고 하는 것은 서로 (제 노릇을) 잃지 말아야 합니다. (음과 양이 서로) 부딪혀도 뜨지 않는 것, (이를) 일러 1양이라고 합니다.

帝曰: 顧聞三陰. 岐伯曰: 外者爲陽, 內者爲陰, 然則中爲陰, 其衝在下, 名曰太陰, 太陰根起於隱白, 名曰陰中之陰. 太陰之後, 名曰少陰, 少陰根起於涌泉, 名曰陰中之少陰. 少陰之前, 名曰厥陰, 厥陰根起於大敦, 陰之絕陽, 名曰陰之絕陰. 是故三陰之離合也, 太陰爲開, 厥陰爲闔, 少陰爲樞. 三經者 不得相失也. 搏而勿沈, 名曰一陰. 陰陽𩴱重𩴱重, 積傳爲一周, 氣裏形表, 而爲相成也.

황제가 말했다. 바라건대 3음에 대해서도 듣고 싶습니다.

기백이 말했다. 바깥이라는 것은 양이 되고, 안이라는 것은 음이 됩니다. 그런 즉 안은 음이 됩니다. (마치 씨앗의 껍질이 깨져야 싹이 나오듯이, 생명의 기운이 크게 부딪혀 붉거지는 곳인) 그 충이 아래에 있으니, (이를) 일러 태음이라고 합니다. 태음이 뿌리는 은백에서 일어나는데, (이를) 일러 음 중의 음이라고 합니다. 태음의 뒤는 (이를) 일러 소음이라고 합니다. 소음의 뿌리는 용천에서 일어나는데, (이를) 일러 음 중의 소음이라고 합니다. 소음의 앞은 (이를) 일러 궐음이라고 합니다. 궐음의 뿌리는 대돈에서 일어나는데, 음 중에서 양이 끊어진 것이고, (이를) 일러 음 중의 끊어진 음이라고 합니다. 이런 까닭에 3음이 나뉘고 어울림은, 태음이 열림이 되고, 궐음이 닫힘이 되고, 소음이 지도리가 됩니다. (이) 3경이라고 하는 것은 서로 (제 노릇을) 잃지 말아야 합니다. (음과 양이 서로) 부딪혀도 잠기지 않는 것, (이를) 일러 1음이라고 합니다. 음과 양은 끝없이 되풀이되며, 쌓이고 이어받아서 한 바퀴를 이룹니다. 기운과 꼴은 (각기) 안팎에서 어울리며 서로 이루어갑니다.

음양별론편(陰陽別論篇) 제7
- 음과 양에 대한 또 다른 말씀

7-1

黃帝問曰: 人有四經十二從, 何謂. 岐伯對曰: 四經應四時, 十二從應十二月, 十二月應十二脈. 脈有陰陽, 知陽者知陰, 知陰者知陽. 凡陽有五, 五五二十五陽. 所謂陰者, 眞臟也, 見則爲敗, 敗必死也; 所謂陽者, 胃脘之陽也. 別於陽者, 知病處也; 別於陰者, 知生死之期. 三陽在頭, 三陰在手, 所謂一也. 別於陽者, 知病忌時; 別於陰者, 知死生之期; 謹熟陰陽, 無與衆謀, 所謂陰陽者, 去者爲陰, 至者爲陽; 靜者爲陰, 動者爲陽; 遲者爲陰 數者爲陽. 凡持眞脈之藏脈者, 肝至懸絕急, 十八日死; 心至懸絕, 九日死; 肺至懸絕, 十二日死; 腎至懸絕, 七日死; 脾至懸絕 四日死.

황제가 물었다. 사람에게는 (네 철의 맥에 해당하는) 4씨줄이 있고 12따름이 있다는데, 어떤 것을 이릅니까?

기백이 대답했다. 4씨줄(經)이란 (사람이) 네 철에 호응하는 것을 말하는 것이고, 12따름은 (사람이) 12달에 호응하는 것을 말하는 것입니다. 12달은 12가지 맥에 상응합니다. 맥에는 음과 양이 있는데, 양을 아는 자는 음을 알고, 음을 아는 자는 양을 압니다. 양에는 5가지가 있는데, (5장에 따른) 5(가지 맥상)을 (철에 따른) 5(가지 맥상과 상극의 논리에 따라 관계를) 거듭하면 25가 됩니다. (이것들은 흔히 사람들에게서 나타나는 맥이고 그래서 양입니다. 그러나) 이른바 음이라고 하는 것은 (5장의 원기가 바닥난 상태에서 나타나는) 진장(맥)입니다. (이것이) 나타나면 (생명을 떠받치는 힘이) 무너지고, 무너지면 반드시 죽습니다. 이른바 양이라고 하는 것은 (비위에서 공급하는 기운을 바탕으로 나타나는 맥이므로 엄밀히 말하면) 위완의 양입니다. (맥을) 양에서 가르는 것은 탈이 난 곳을 아는 것입니다. (맥을) 음에서 가르는 것은 (위기가 바닥난 것이므로) 살고 죽는 기간을 아는 것입니다. (맥의) 3양이 머리(로 가는 목의 인영)에 있고, 3음이 손에 있다는 것도 매한가지입니다. 양에서 가르는 것은 탈이 꺼리는 때를 아는 것이고, 음에서 가르는 것은 살고 죽는 기간을 아는 것입니다. (그러니) 삼가 음과 양(의 이치를) 잘 익혀야지, (그것을 잘 모르는) 많은 사람들과 함께 (고치려고) 꾀할 것이 아닙니다. (맥에서) 이른바 음과 양이라는 것은 (이렇습니다.) (저쪽으로) 가는 것이 음이고, (이쪽으로) 이르는 것이 양입니다. 고요한 것은 음이고, 움직이는 것은 양입니다. 더딘 것은 음이고, 빠른 것은 양입니다. 무릇 (순수하게 5장의 상태만을 나타내는) 진장맥에서 감추어져 (평상시에는 좀처럼 드러나지 않는) 맥이라는 것은 (이렇습니다.) 간의 맥이 (끈 끊어지듯이) 갑자기 툭 끊어지면 18일만에 죽고, 염통의 맥이 갑자기 툭 끊어지면 9일만에 죽고, 허파의 맥이 갑자기 툭 끊어지면 12일만에 죽고, 콩팥의 맥이 갑자기 툭 끊어지면 7일만에 죽고, 비장의 맥이 갑자기 툭 끊어지면 4일만에 죽습니다.*

❖ 〔해설〕『황제내경』에는 맥에 관한 이야기가 굉장히 많이 나온다. 그런데 오늘날 한

---

* 이 날짜 계산법은, 처음엔 여러 사례를 관찰하여 얻었겠으나, 나중에는 역학의 논리로 계산하기에 이르렀다. 간심은 양이고, 폐신은 음인데, 숫자에서는 각기 9(인 노양)와 6(인 노음)이다. 그래서 심은 9일이고, 간은 염통의 어미에 해당하므로 2를 곱하여 18일이 된 것이다. 마찬가지 논리로 허파는 12일이 된다. 비장은 중앙토인 5이지만, 선천지기를 관장하는 콩팥에게 수의 근원인 1을 주었다고 여긴다. 그래서 콩팥은 6에서 1을 더한 7일이 되고, 비장은 5에서 하나를 뺀 4일이 된다. 다분히 무질서한 현상을 어떻게든 논리로 풀어보려는 옛 사람들의 몸부림을 엿볼 수 있다.

의학에서 주로 사용하는 맥법은 『난경』에서 확립된 방법이다. 『난경』은 성립시기가 『황제내경』보다 늦다. 따라서 이곳에 나오는 맥법은 편작의 『난경』이후에 확립된 맥법으로 이해하면 안 된다. 맥에 관해 설명한 글귀들도 각별히 주의해서 읽어야 할 필요가 있다. 『난경』이후의 맥법보다 훨씬 단순한 것들이 대부분이므로 맥을 가리키는 말들도 단순하게 읽어야 할 경우가 많다. 문장을 해석할 때 주의를 요하는 부분이다.

7-2

曰: 二陽之病, 發心脾, 有不得隱曲, 女子不月; 其傳爲風消, 其傳爲息賁者, 死不治. 曰: 三陽爲病 發寒熱, 下爲癰腫, 及爲痿厥腨〔疒
月〕; 其傳爲索澤, 其傳爲 疝. 曰: 一陽發病, 少氣善咳善泄; 其傳爲心掣, 其傳爲隔. 二陽一陰發病, 主驚駭背痛, 善噫善欠, 名曰風厥. 二陰一陽發病, 善脹心滿善氣. 三陰三陽發病, 爲偏枯萎易, 四支不擧.

무릇(曰) (3양3음 중에서) 2양(인 양명)의 탈은 염통과 비장에서 나는데, (원기가 딸리므로, 사내는) 숨겨진 곳(인 사타구니: 隱)가 구부러져서(曲) (서지 않)고, 여자는 달거리가 멎습니다. (그대로 두면) 옮겨가서 바람맞은 소갈증이 되고, (더 나아가 음허화동으로 배가 그득하여) 숨 가쁜 식분이 됩니다. 3양(인 태양)의 탈은 추위와 열을 일으킵니다. 아랫도리에는 (썩고 곪는) 옹종(각기병)에서부터 (다리를 못 쓰는) 위궐, 장딴지가 시린 탈이 생깁니다. (그대로 두면) 옮겨가서 살갗이 버석버석 마르고, (더 나아가) 불두덩이 아픈 퇴산이 됩니다. 1양(인 소양)이 일으키는 탈은 기운이 딸리고 자주 기침하고 자주 설사하는 것입니다. (그대로 두면) 옮겨가서 (가슴이 당기고 아픈) 심체가 되고, (더 나아가 기운이 막히는) 격이라는 탈이 됩니다. 2양(인 양명)과 1음(인 궐음)이 일으킨 탈은 (피가 모자라서) 깜짝깜짝 놀라거나, (기운 부족으로 인해) 등짝이 아프고, 자주 한숨을 쉬고 들이쉬는데, 이를 일러 풍궐이라고 합니다. 2음(인 소음군화)와 1양(인 소양상화)가 일으킨 탈은 조금만 먹어도 배가 부르고 가슴이 그득하며 자주 기운이 오락가락합니다. 3양(인 태양)과 3음

(인 태음)이 일으키는 탈은 반신불수와 몸이 시들시들해지고, 팔다리를 제대로 못 쓰는 것입니다.

鼓一陽曰鉤, 鼓一陰曰毛, 鼓陽勝急曰弦, 鼓陽至而絶曰石, 陰陽相過曰溜. 陰爭於內, 陽擾於外, 魄汗未藏, 四逆而起, 起則熏肺, 使人喘鳴. 陰之所生, 和本曰和. 是故剛與剛, 陽氣破散, 陰氣乃消亡. 淖則剛柔不和, 經氣乃絶. 死陰之屬, 不過三日而死; 生陽之屬, 不過四日而死. 所謂生陽死陰者, 肝之心, 謂之生陽. 心之肺, 謂之死陰. 肺之腎, 謂之重陰. 腎之脾, 謂之辟陰, 死不治. 結陽者, 腫四支. 結陰者便血一升, 再結二升, 三結三升. 陰陽結斜, 多陰少陽曰石水, 少腹腫. 二陽結 謂之消, 三陽結謂之隔, 三陰結謂之水, 一陰一陽結謂之喉痺. 陰搏陽別, 謂之有子. 陰陽虛腸澼死, 陽加於陰謂之汗. 陰虛陽搏謂之崩. 三陰俱搏, 二十日夜半死. 二陰俱搏, 十三日夕時死. 一陰俱搏, 十日死. 三陽搏且鼓, 三日死. 三陰三陽俱搏, 心腹滿. 發盡, 不得隱曲, 五日死. 二陽俱搏, 其病溫, 死不治, 不過十日死.

1양을 북돋아서 나타나는 맥을 갈고리(鉤)라 하고, 1음을 북돋아서 나타나는 맥을 깃털(毛)라 합니다. 북돋은 양인 갈고리 맥이 (음을) 이겨서 다급해진 것을 활시위(弦)이라 하고, 북돋은 양이 (저쪽에서 이쪽으로) 오다가 끊어지는 것을 돌(石)이라 하고, 음과 양이 (구별 없이) 서로 지나친 것을 여울(溜=流: 매끄러움)이라 합니다. 음이 안에서 다투고 양이 밖에서 시끄러우면, 허파(魄)가 관장하는 땀이 갈무리되지 못하여 팔다리로 (기운이 갑자기) 거스릅니다. 갑자기 거스르면 허파에 증기가 가득 찬 듯이 기침을 하고 그렁그렁 소리를 냅니다. (5장인) 음이 생기는 바가 (불거름인) 뿌리와 어울리는 것을 조화롭다고 합니다. 이러므로 (양인) 굳셈이 (음인 부드러움과 어울려야 하는데) 굳셈과 어울리면, 양의 기운이 부서져 흩어지고 이에 음의 기운도 사라지고 망칩니다. (이렇듯) 진흙탕처럼 뒤죽박 죽이 되면 굳셈과 부드러움이 조화를 이루지 못하여 경락으로 흐르는 기운도 이내 끊어집니다. 죽는 음에 속하는 것은 3일을 넘기지 못하고 죽습니다. 사는 양에 속하는 것은 4일을 넘기지 못하여 (탈이) 그칩니다.* 이른바 '사는 양'(生陽)과 '죽는 음'(死陰)이라는 것은 (이렇습니다.) 간이 염통으로 가는(之) 것을 일러 (목이 화를 낳으므로) 사는 양이라고 하고, 염통이 허파로 가는 것을 일러 (화가 금을 이기므로) 죽는 음이라고 하고, 허파가 콩팥으로 가는 것을 일러 (금이 수를 낳으므로) 거듭된 음이라고 하고, 콩팥이 비장으로 가는 것을 일러 (수가 토를 업신여기므로) 제멋대로 하는 음(辟陰)이라고 합니다. (이런 증상들은) 죽습니다. 고치지 못합니다. 양이 (제 길로 뻗어가지 못하고 한 곳에) 맺힌 사람은 팔 다리가 붓고, 음이 (제 길로 뻗어가지 못하고 한 곳에) 맺힌 사람은 피똥을 1되 쏟습니다. 다시 맺히면 2되를 쏟고, 3번 맺히면 3되를 쏟습니다. 음과 양이 몹쓸 기운(斜 = 邪)과 맺으면, 음이 많고 양이 적으면 이를 일러 석수(콩팥이 명문화를 만들지 못하여 아랫배에 수 기운이 쌓여 붓는 것: 동의보감)라고 하는데, 아랫배가 붓습니다. 2양(양명)이 (몹쓸 기운과) 맺는 것을 일러 소갈(消)이라 하고, 3양이 (몹쓸 기운과) 맺는 것을 일러 (똥오줌이) 막힘이라 하고, 3음(태양)이 (몹쓸 기운과) 맺는 것을 일러 수종(水腫: 콩팥의 명문화가 부족하여 수 기운이 기화가 안 되는 것)이라고 합니다. 1음과 1양이 맺으면 이를 일러 (목구멍이 붓는) 후비라 합니다. (척에서) 음이 잡히면서 양이 구별되면 이를 일러 임신이라고 합니다. 음과 양이 허하면 (똥오줌에 피고름이 섞여 나오는) 장벽이 되고 죽습니다.** 음(맥)에 양(맥)이 더해지면 이를 일러 땀(도한)이라고 합니다. 음이 허한데 양이 잡히면 이를 일러 붕이라고 하는데 (하혈이 많은 것)입니다. (맥에서) 3음이 모두 잡히면 20일째 한 밤에 죽고, 2음이 같이 잡히면 13일째 저녁 때 죽고, 1음이 모두 잡히면 10일만에 죽고, 3양이 잡히면서 (다른 탈로) 고동치면 3일만에 죽습니다. 3음과 3양이 모두 잡히면 가슴과 배가

---

*　死는 리의 오자라고 한다. 문맥으로 볼 때 리가 적절하다.

**　장벽은 뒤에서도 몇 차례 나온다. 이질 같이, 피고름이나 곱이 쏟아져서 마치 창자를 빨래하는 것 같다고 하여 붙은 이름이다.

가득하고, 그 (증상이) 다하면 사타구니(隱曲)가 제 노릇을 못하여 5일만에 죽습니다. 2양이 잡히면서 그 탈이 온병이면 다스리지 못하니, 10일이 지나지 않아서 죽습니다.

영란비전론편(靈蘭秘典論篇) 제8
- 골방 속에 감추어둔 말씀

8-1

黃帝問曰: 願聞日十二臟之相使, 貴賤何如. 岐伯對曰: 悉乎哉問也, 請遂言之. 心者, 君主之官也, 神明出焉. 肺者, 相傳之官, 治節出焉. 肝者, 將軍之官, 謀慮出焉. 膽者, 中正之官, 決斷出焉. 膻中者, 臣使之官, 喜樂出焉. 脾胃者, 倉廩之官, 五味出焉. 大腸者, 傳道之官, 變化出焉. 小腸者, 受盛之官, 化物出焉. 腎者, 作强之官, 伎巧出焉. 三焦者, 決瀆之官, 水道出焉. 膀胱者, 州都之官, 津液藏焉. 氣化則能出矣.

황제가 물었다. 바라건대, 12장기가 맡은 구실과 귀하고 천함은 어떤지 듣고 싶습니다.

기백이 대답했다. 참말로 어느 하나 빠짐이 없는 물음입니다. 청컨대 그에 대해 말씀드리겠습니다. 염통이라는 것은 (나라로 치면) 임금(에 해당하는) 벼슬입니다. 얼의 밝음(神明)이 (거기서) 나옵니다. 허파라는 것은 재상이나 (왕의) 스승(에 해당하는) 벼슬입니다. (나라를 다스리는 데 필요한) 절제력이 (거기서) 나옵니다. 간이라는 것은 장군(에 해당하는) 벼슬입니다. (거기서) 꾀가 나옵니다. 쓸개라는 것은 올곧음(中正)(에 해당하는) 벼슬입니다. (거기서 맺고 끊는) 결단력이 나옵니다. 전중(심포의 모혈)이라는 것은 아주 가까운 신하(에 해당하는) 벼슬입니다. (임금의 눈치를 잘 살피므로, 거기서) 기쁨과 즐거움이 나옵니다. 비위라는 것은 곳간(에 해당하는) 벼슬입니다. (거기서) 5맛이 나옵니다. 큰창자라는 것은 넘겨주는 길(에 해당하는) 벼슬입니다. (거기서) 변화가 나옵니다. 작은창자라는 것은 받아서 담아두는 것(에 해당하는) 벼슬입니다. (거기서 몸에 맞는 것으로) 생겨나는 물질이 나옵니다. 콩팥이라는 것은 (불거름의 기운으로 사람을) 굳세게 하는 벼슬입니다. (거기서 생명이 부리는) 온갖 재주가 나옵니다. 삼초라는 것은 (장부 사이로) 도랑을 내는 벼슬입니다. (거기서) 물길이 나옵니다. 오줌보라는 것은 큰 고을(에 해당하는) 벼슬입니다. (거기서) 여러 가지 물기를 갈무리합니다. (이런) 기운이 (몸에 맞는 것으로 바뀌어) 생겨나면 능력이 나옵니다.

8-2

凡此十二官者, 不得相失也. 故主明則下安, 以此養生則壽, 沒世不殆, 以爲天下則大昌; 主不明則十二官危, 使道閉塞而不通, 形乃大傷, 以此養生則殀, 以爲天下者, 其宗大危, 戒之戒之.

무릇 이 12 벼슬이라는 것은 서로 (관계를) 잃으면 안 됩니다. 그러므로 주인인 임금이 밝으면 그 나머지 (다스림을 받는) 아랫사람들이 편안합니다. 이것으로 삶을 기르면 오래도록 살고, 세상을 마치도록 위태롭지 않으니, 천하를 이렇게 다스리면 (세상이) 크게 번창할 것입니다. (이와 반대로) 임금이 밝지 않으면 12벼슬이 위태로워 부리는 길이 닫히고 막혀서 서로 통하지 않게 되고 (몸이나 나라의) 꼴을 크게 다칩니다. 이것으로 삶을 기르면 얼마 못 살게 되니, 천하를 이렇게 다스리면 종묘(사직)이 위태롭습니다. 삼가고 또 삼가야 합니다.

8-3

至道在微, 變化無窮, 孰知其原. 窘乎哉. 消者瞿瞿, 孰知其要, 閔閔之當 孰者爲良. 恍惚之數, 生於毫釐, 毫釐之數, 起於度量, 千之萬之, 可以益大, 推之大之, 其形乃制. 黃帝曰: 善哉. 余聞精光之道 大

聖之業, 而宣明大道, 非齊戒擇吉日, 不敢受也. 黃帝乃擇吉日良兆, 而藏靈蘭之室, 以傳保焉.

(이상에서 살펴본) 지극한 이치는 (맨눈으로 잘 보이지 않는 작은) 곳에 숨겨져 있어 변화가 끝이 없습니다. 누가 (변화의) 근원을 알겠습니까? (그에 대한 모든 말이) 궁색할 따름입니다. (앎이) 모자란 사람은 두려워합니다. 누가 (변화의) 중요함을 알겠습니까? 이 답답한 상황에서 누가 훌륭한 의원일까요? (그 변화의 도리를 알 때 생기는) 황홀함의 셈은 터럭만한 것에서 생기고, 그 터럭만한 것의 셈은 (보통 사람들이 다 쓰는 평범한) 크기에서 일어납니다. (이것을 다시) 천으로 하고 만으로 하여 더 키울 수 있으니, 이를 미루고 키워서 (그 이치의) 꼴을 (자로 재어) 마름질할 수 있습니다.

황제가 말했다. 좋습니다. 나는, 얼이 가득 차서 빛나는 (자연의) 이치와 (그것을 실천하는) 큰 성인의 일을 듣고, 그 큰 이치를 널리 펼치고 밝히려 하는데, 목욕재계하고 좋은 날을 고르지 않으면 감히 (그것을) 받지 않겠습니다. 황제는 이에 좋은 날을 골라서 (신령스러운 난초라는 뜻의) 영란이라는 골방에 감춰두고 보존하여 전했습니다.

육절장상론편(六節藏象論篇) 제9
- 6기와 장부의 모습에 대한 말씀

9-1

黃帝問曰: 余聞以六六之節, 以成一歲, 人以九九制會計, 人亦有三百六十五節, 以爲天地久矣, 不知其所謂也. 岐伯對曰: 昭乎. 哉問也. 請遂言之. 夫六六之節, 九九制會者, 所以正天之度, 氣之數也. 天度者, 所以制日月之行也; 氣數者, 所以紀化生之用也.

황제가 물었다. 내가 듣기에, (천지는) 6(0 갑자가) 6(번 돌아서) 한 해(인 360날)을 이루고 사람은 (1년 360여일을 24절기로 나누어 규칙으로 마름질하는) 99법으로 셈합니다. 사람 또한 365 마디가 있어 하늘과 땅(의 이치로 삼는 것)이 오래 되었습니다. (그러나) 그렇게 말하는 바를 모르겠습니다.

기백이 대답했다. 참 밝은 물음입니다. 그에 대해 말씀드리겠습니다. 무릇 66마디와 99법이라는 것은, 하늘이 (운행하는) 도수와 (그에 따른) 절기의 수를 바로 잡는 것입니다. 하늘의 도수라는 것은 해와 달의 운행을 마름질 하여 (규칙으로 만드는) 것입니다. 절기의 수라는 것은 (철에 맞춰 만물이) 생겨나고 자라는 쓰임새를 (잘 살펴서 그물로 치면) 벼리(에 해당하는 중요한 규칙으)로 만드는 것입니다.

9-2

天爲陽, 地爲陰; 日爲陽, 月爲陰. 行有分紀, 周有道理, 日行一度, 月行十三度有奇焉, 故大小月三百六十五日而成歲, 積氣餘而盈閏矣. 立端於始, 表正於中, 推餘於終 ,而天度畢矣.

하늘은 양이 되고, 땅은 음이 됩니다. 해는 양이 되고 달은 음이 됩니다. 해와 달이 움직이는 데는 (1년 365일 기준으로 해가 1도를 움직일 때 달은 13.36도 움직이는, 그물로 치면) 나눔의 벼리(分紀)가 있고, (해와 달이 지구를 중심으로) 돎에는 규칙이 있어 해가 1도를 움직일 때 달은 (27.32일인) 13(.36)도를 움직입니다. 그러므로 크고 작은 달이 365일이 되어 한 해를 이루고, 남은 절기를 모아서 윤달에 채워 넣습니다. 한 해의 시작인 정월 초하루(始)에 절기의 시작(端)인 입춘을 세우고, 해시계의 막대를 (한 달의) 중간에 맞춰서 (해의 1년 주기에 비해 달이 매달 1일씩 빨리 가서 생기는, 절기와 달의 오차를 바로잡고) 나머지를 끝으로 미루어서 (30개월에 한 번씩 윤달이 오게 되는) 하늘의 도수가 마치게 됩니다.

9-3

帝曰: 余已聞天度矣. 願聞氣數, 何以合之. 岐伯曰: 天以六六爲節,

地以九九制會. 天有十日, 日六竟而周甲, 甲六覆而終歲, 三百六十日
法也. 夫自古通天者, 生之本, 本於陰陽. 其氣九州九竅, 皆通乎天氣.
故其生五, 其生三. 三而成天, 三而成地, 三而成人, 三而三之, 合則爲
九, 九分爲九野, 九野爲九藏. 故形藏四, 神藏五, 合爲九藏以應之也.

황제가 말했다. 나는 벌써 하늘의 도수에 대해 들었습니다. 바라건대 (앞서
들은) 절기의 수가 (사람과) 어떻게 꼭 맞을 수 있는지, 듣고 싶습니다.

기백이 말했다. 하늘은 (둥굶으로 360일은 60갑자가 6번 도는) 66으로 마디를 삼
고, 땅은 (모났으므로 囲 모양으로 공평하게 나누는) 99로 헤아려 마름질합니다. 하
늘에는 10해(인 갑을병정무기경신임계)가 있고, 이것이 하루씩 주관하기를 6번 마
쳐서 (60)갑(자)를 한 바퀴 돌고, 그 갑자가 다시 6번을 되풀이하여 (한) 해를 마
칩니다. (이것이) 360일 법입니다. 무릇 옛날부터 하늘의 법도에 통한 사람은 삶
의 바탕이 음과 양에 뿌리박았으며, 그 기운인 9고을(에 빗댄 몸)과 (그 몸의) 9구
멍(인 이목구비와 2음)이 모두 하늘의 기운과 통했습니다. 그러므로 그 낳는 것은
5(행)이며 그 기운은 3(양3음)입니다. (천지인) 셋으로 하늘을 이루고, (천지인) 셋
으로 땅을 이루고, (천지인) 셋으로 사람을 이루는데, 3으로 하고 3으로 하는 것,
이것을 합하여 9가 됩니다. 아홉으로 (땅을) 나누면 아홉 들이 되고, 그 아홉 들
은 (사람에 빗대면) 9장기가 됩니다. 꼴을 이루는 장기는 4(쓸개, 작은창자, 큰창자,
오줌보: 밥통은 비장에 포함됨)이고, 얼을 이루는 장기는 5(간, 심, 비, 폐, 신)인데, 이
를 합하면 9장이 되어 이에 응합니다.

帝曰: 余已聞六六九九之會也, 夫子言積氣盈閏, 願聞何謂氣. 請夫子
發蒙解惑焉. 岐伯曰: 此上帝所秘, 先師傳之也. 帝曰: 請遂聞之. 岐
伯曰: 五日謂之候, 三候謂之氣, 六氣謂之時, 四時謂之歲, 而各從其
主治焉. 五運相襲而皆治之, 終朞之日, 周而復始, 時立氣佈, 如環無
端, 候亦同法. 故曰: 不知年之所加, 氣之盛衰, 虛實之所起, 不可以
爲工矣.

황제가 말했다. 나는 앞서 66과 99가 만나는 것에 대해 들었습니다. 스승께서는 절기를 쌓아서 윤달을 채운다고 했습니다. 원컨대 절기라고 하는 것이 무엇을 말하는 것인지 듣고 싶습니다. 바라건대 스승님께서는 (저의) 어리석음을 틔워주시고, 의혹을 풀어주십시오.

기백이 말했다. 이것은 하느님이 감추어둔 것으로, 앞선 스승들께서 이를 전해주셨습니다.

황제가 말했다. 청컨대 그에 대해 꼭 듣고 싶습니다.

기백이 말했다. 5일을 후라고 하고, 3후를 절기라고 하고, 6기를 시라고 하고, 4시를 해라고 하는데, 각기 그 주인 노릇하는 (5행)을 따라서 다스립니다. 5운이 서로 이어지고 모두가 (차례로) 다스려서 기약된 날짜를 마치고 한 바퀴 돌아서 다시 시작됩니다. (그러면) 네 철이 서고 절기가 (규칙대로) 펴져서 마치 고리처럼 끝이 없습니다. 후 또한 똑같습니다. 그러므로 말하기를, 그 해의 (운기에 따라) 주운과 객운이 얹히는 것, (운기에 따라 간지로 구별하는) 기운의 지나침과 못 미침이 나타나는 것, (3양3음에 따라 자연 환경의) 허와 실이 일어나는 것을 알지 못하면 뛰어난 의원이라고 할 수 없습니다.

帝曰: 五運之始, 如環無端, 其太過不及如何. 岐伯曰: 五氣更立, 各有所勝, 盛虛之變, 此其常也. 帝曰: 平氣何如. 岐伯曰: 無過者也. 帝曰: 太過不及奈何. 岐伯曰: 在經有也. 帝曰: 何謂所勝. 岐伯曰: 春勝長夏, 長夏勝冬, 冬勝夏, 夏勝秋, 秋勝春, 所謂得五行時之勝, 各以氣, 命其臟.

황제가 말했다. 5운의 비롯됨은 고리처럼 끝이 없는데, 그 (운에 따른 기운의) 지나침과 못 미침은 어떻습니까?

기백이 말했다. 5가지 기운이 번갈아 서는데, (생생 상극의 법칙에 따라) 각기 이기는 바가 있어서, 드셈과 허함에 따르는 변화가 있습니다. 이것이 올바른 규칙입니다.

황제가 말했다. (지나침도 아니고 못 미침도 아닌) 평기는 어떻습니까?

기백이 말했다. (어느 쪽으로도 쏠리지 않아서) 허물이 없는 것입니다.

황제가 말했다. 지나침과 못 미침은 어떻습니까?

기백이 말했다. (여기에는 없고) 경전에 (따로) 있습니다.

황제가 말했다. 이긴다는 것은 무엇입니까?

기백이 말했다. (5행의 상극 관계에 따라) 봄이 장마철을 이기고, 장마철이 겨울을 이기고, 겨울이 여름을 이기고, 여름이 가을을 이기고, 가을이 봄을 이기는 것입니다. 이른바 철따라 5행의 기운이 상극관계를 얻어서 각자 그 기운으로써 갈무리해야 한다는 것입니다.

帝曰: 何以知其勝. 岐伯曰: 求其至也, 皆歸始春, 未至以至, 此謂太過, 則薄所不勝, 而乘所勝也, 命曰氣淫. 〔不分邪僻內生, 工不能禁.〕*
至而不至, 此謂不及, 則所勝妄行, 而所生受病, 所不勝薄之也, 命曰氣迫. 所謂求其至者, 氣至之時也. 謹候其時, 氣可與期, 失時反候, 五治不分, 邪僻內生, 工不能禁也.

황제가 말했다. 어떻게 그 (상극인) 이김을 알 수 있습니까?

기백이 말했다. (절기에 따라 기운이) 이르는 것을 구함(이 답)입니다. (그것이 이르는 것을 보기 위해서는) 모두가 봄이 시작되는 날을 기준으로 삼아야 합니다. 절기가 아직 이르지 않았는데, (운기 상 그 해의 1번째) 기운이 들면 이를 일러 지나침이라고 합니다. 그러면 나를 (천적처럼) 억누르는 5행에 대해서도 (고분고분 눌리는 게 아니라 도리어) 들이받고, 내가 억누르는 5행을 올라타서 더욱 짓눌러버립니다. (이를) 일러 기음이라고 하는데, (기운이 어지럽다는 뜻)입니다. (절기가) 이르렀는데 (운기 상 그 해의 1번째) 기운이 이르지 않으면 이를 일러 못 미침이라고 합니다. 그러면 (5행상 내가) 이기는 것이 제멋대로 하여 나를 낳아주는 (어미)쪽

이 탈을 일으키고, 나를 (천적처럼) 억누르는 5행이 (나를) 더욱 치받습니다. 이를 일러 기박이라고 하는데, 기가 부족하여 핍박을 받는다는 뜻입니다. 이른바 '그 이름을 구함' 이라는 것은 (절기에 따라 5운6기 상) 그 해의 첫 기운이 이르는 때를 말하는 것입니다. 삼가 그 때의 조짐을 살피면 절기에 따라 기운이 들어오는 기간과 함께 할 수 있으나, 때를 놓치고 절후의 흐름에 거스르면 5행에 따라서 다스리는 방법을 구분하지 못하고 안에서 몹쓸 기운이 치우치는 일이 생겨 (탈이 생기는 것을) 훌륭한 의원도 막을 수 없습니다.

帝曰: 有不襲乎? 岐伯曰: 蒼天之氣 不得無常也. 氣之不襲是謂非常
非常則變矣 帝曰: 非常而變奈何? 岐伯曰: 變至則病 所勝則微 所不
勝則甚 因而重感於邪則死矣. 故非其時則微 當其時則甚也.

황제가 말했다. (5행은 서로 물고 물리는 것인데 관계를) 이어받지 않는 것이 있습니까?

기백이 말했다. 푸른 하늘의 기운은 정상이 아닌 것이 없습니다. (절기에 따른) 기운이 (차례대로) 이어받지 않으면 이를 일러 정상이 아니라고 합니다. 정상이 아니면 변고(사람으로서는 어쩔 수 없는 천재지변 같은 것)가 일어납니다.

황제가 말했다. 정상이 아니면 변고가 일어난다는 것이 어떤 것입니까?

기백이 말했다. 변고가 이르면 탈이 납니다. (5행상) 내가 억누르는 것은 더 작아지고 (5행상) 나를 이기는 것은 더욱 심해집니다. 이런 상황으로 인해서 거듭하여 몹쓸 기운에 닿으면 죽습니다. 그러므로 그 때가 아니면 (탈은 더) 작아지고, 그 때와 맞으면 (탈은 더) 심해집니다.

9-4

帝曰: 善. 余聞氣合而有形, 因變以正名. 天地之運, 陰陽之化, 其於
萬物孰少孰多, 可得聞乎. 岐伯曰: 悉哉問也. 天至廣, 不可度, 地至
大, 不可量, 大神靈問, 請陳其方. 草生五色, 五色之變, 不可勝視. 草

生五味, 五味之美, 不可勝極. 嗜欲不同, 各有所通. 天食人以五氣, 地食人以五味. 五氣入鼻, 藏於心肺, 上使五色修明, 音聲能彰. 五味入口, 藏於腸胃, 味有所藏, 以養五氣, 氣和而生, 津液相成, 神乃自生.

황제가 말했다. 좋습니다. 내가 듣기에 (음과 양의) 기운이 어우러져 (만물의) 꼴을 만드는데, (그런) 변화로 인하여 이름을 바로잡는다고 했습니다. 하늘과 땅의 운기와 음과 양의 생겨남이 만물에 (작용할 때) 어느 것이 더 적고 더 많은지 들을 수 있습니까?

기백이 말했다. 어느 하나 빠진 것이 없는 물음입니다. 하늘은 너무나 넓어 헤아릴 수 없고, 땅은 너무나 커서 가늠할 수 없습니다. 크고도 신령스러운 (황제의) 물음에 (하늘을 헤아리고 땅을 가늠하는) 방법을 내놓겠습니다. 풀이 5빛깔을 낳으나 그 5빛깔의 생겨남을 다 볼 수는 없고, 풀이 5맛을 낳으나 5맛의 아름다움은 끝이 나지 않으니, 즐기고 바라는 것이 (사람이나 동물이나) 다 같지 않아도 각기 통하는 바가 있습니다. 하늘은 5기운으로 사람을 먹이고, 땅은 5맛으로 사람을 먹입니다. 5기운은 코로 들어가고 염통과 허파에 갈무리되어, 위로 5낯빛이 더욱 잘 밝고 빛나게 하고 소리가 또렷해지도록 합니다. 5맛은 입으로 들어가서 창자와 밥통에 갈무리되는데, 맛에는 갈무리되는 바가 있어 5가지 기운을 기릅니다. 기운들이 조화를 이루어 낳는데, 진과 액이 서로 만들어지고, 얼이 이에 저절로 생깁니다.

9-5

帝曰: 臟象何如. 岐伯曰: 心者, 生之本, 神之變*也, 其華在面, 其充在血脈, 爲陽中之太陽, 通於夏氣. 肺者, 氣之本, 魄之處也, 其華在毛, 其充在皮, 爲陽中之太陰, 通於秋氣. 腎者, 主蟄封藏之本, 精之處也, 其華在髮, 其充在骨, 爲陰中之少陰, 通於冬氣. 肝者, 罷極之

---

*   變은 處의 잘못이다. 뒤에 모두 處라고 나온다.

本, 魂之居也, 其華在爪, 其充在筋, 以生血氣, 其味酸, 其色蒼, 此爲
陽中之少陽, 通於春氣. 脾胃大腸小腸三焦膀胱者, 倉廩之本, 營之居
也, 名曰器, 能化糟粕, 轉味而入出者也, 其華在脣四白, 其充在肌,
其味甘, 其色黃, 此至陰之類通於土氣. 凡十一臟取決於膽也.

황제가 말했다. (5)장이 나타나는 모습(인 밑그림)은 어떻습니까?

기백이 말했다. 염통은 삶의 뿌리이고 얼이 머무는 곳입니다. 그 꽃은 얼굴
이고, 그 채움은 혈맥이며, 양 중의 태양이 되어 여름의 기운에 통합니다. 허파
는 기운의 뿌리이며, 넋이 머무는 곳입니다. 그 꽃은 터럭이며, 그 채움은 살갗
입니다. 양 중의 태음이 되어 가을의 기운에 통합니다. 콩팥은 벌레가 웅크리듯
이 갈무리하여 뚜껑을 딱 닫는 작용의 뿌리이고, 불거름이 머무는 곳입니다. 그
꽃은 머리카락이고, 그 채움은 뼈에 있습니다. 음 중의 소음이 되어 겨울의 기
운에 통합니다. 간은 (새로운 것을 시작하기 위하여 낡은 것의) 끝을 깨는 뿌리이고
혼이 머무는 곳입니다. 그 꽃은 손톱이고 그 채움은 힘줄에 있어서 피와 기운을
만들며, 그 맛은 신맛이고, 그 빛깔은 파랑입니다. 이것은 양 중의 소양으로 봄
의 기운에 통합니다. 비장·밥통·큰창자·삼초·오줌보는 (후천지기를 저장하
는) 창고의 뿌리이며, 영기가 머무는 곳입니다. 이를 일러 그릇(器)이라고 합니
다. 마치 술지게미를 만들 듯이 (곡식의 기운을) 맛으로 바꾸어서 들고 나게 하는
것입니다. 그 꽃은 입술과 입술 둘레의 하얀 선이고, 그 채움은 살이며, 그 맛은
단맛이고, 그 빛깔은 노랑입니다. 이것은 지극한 음의 종류로 분류되며 토의 기
운에 통합니다. 무릇 11장은 쓸개에서 결단을 골라 (각기 제 노릇을 함)니다.

9-6

故人迎一盛病在少陽, 二盛病在太陽, 三盛病在陽明, 四盛以上爲格
陽. 寸口一盛病在厥陰, 二盛病在少陰, 三盛病在太陰, 四盛已上爲關
陰. 人迎與寸口俱盛四倍以上爲關格, 關格之脈, **贏**不能極於天地之精
氣, 則死矣.

그러므로 인영(맥)이 (촌구맥보다) 1곱절 크면 탈이 소양에 있고, 2곱절이면 탈이 태양에 있고, 3곱절이면 탈이 양명에 있고, 4곱절 이상이면 격양이 됩니다. 촌구(맥)이 1곱절 크면 탈이 궐음에 있고, 2곱절이면 탈이 소음에 있고, 3곱절이면 탈이 태음에 있고, 4곱절 이상이면 관음이 됩니다. 인영맥과 촌구맥이 함께 4곱절 이상이면 관격이라고 합니다. 관격의 맥이 남아돌아서 하늘과 땅(이 주는) 불거름의 기운을 끝까지 쓸 수 없으면 죽습니다.[*]

오장생성편(五藏生成篇) 제10
- 5장의 생김과 이룸에 대한 말씀

10-1

心之合脈也, 其榮色也, 其主腎也. 肺之合皮也, 其榮毛也, 其主心也.
肝之合筋也, 其榮爪也, 其主肺也. 脾之合肉也, 其榮脣也, 其主肝也.
腎之合骨也, 其榮髮也, 其主脾也.

염통은 맥과 같은 일을 합니다. 그 (기운이) 빛나는 곳은 빛깔입니다. 그것을 부리는 주인은 (상극인) 콩팥입니다. 허파는 살갗과 같은 일을 합니다. 그 기운이 빛나는 곳은 털입니다. 그것을 부리는 주인은 (상극인) 염통입니다. 간은 힘줄과 같은 일을 합니다. 그 기운이 빛나는 곳은 손톱입니다. 그것을 부리는 주인은 (상극인) 허파입니다. 비장은 살과 같은 일을 합니다. 그 기운이 빛나는 곳은 입술입니다. 그것을 부리는 주인은 (상극인) 간입니다. 콩팥은 뼈와 같은 일을 합니다. 그 기운이 빛나는 곳은 머리카락입니다. 그것을 부리는 주인은 (상극

---

[*]   격과 관은 막힌다는 뜻이다. 양이 막히는 것을 격, 음이 막히는 것을 관이라고 하니, 관격은 음과 양이 모두 막힌 것을 말한다. 관음은 『영추』 「종시」편에 溢陰이라고 나오고, 관격은 「맥도」편에 나온다.

인) 비장입니다.[*]

10-2

是故多食鹹, 則脈凝泣而變色; 多食苦, 則皮稿而毛拔; 多食辛, 則筋
急而爪枯; 多食酸, 則肉胝䐢而脣揭; 多食甘, 則骨痛而髮落, 此五味
之所傷也. 故心欲苦, 肺欲辛, 肝欲酸, 脾欲甘, 腎欲鹹, 此五味之所
合也. 五臟之氣, 故色見靑如草茲者死, 黃如枳實者死, 黑如炲者死,
赤如衃血者死, 白如枯骨者死, 此五色之見死也; 靑如翠羽者生, 赤如
鷄冠者生, 黃如蟹腹者生, 白如豕膏者生, 黑如烏羽者生, 此五色之見
生也; 生於心, 如以縞裹朱, 生於肺, 如以縞裹紅, 生於肝, 如以縞裹
紺, 生於脾, 如以縞裹括蔞實, 生於腎, 如以縞裹紫, 此五臟所生之外
榮也. 色味當五臟: 白當肺辛, 赤當心苦, 靑當肝酸, 黃當脾甘, 黑當
腎鹹, 故白當皮, 赤當脈, 靑當筋, 黃當肉, 黑當骨.

이러므로 짠 것을 많이 먹으면 맥에서 (피가) 엉기고 빛깔이 바뀝니다. 쓴 것
을 많이 먹으면 살갗이 메마르고 털이 뽑힙니다. 매운 것을 많이 먹으면 힘줄이
팽팽해지고 손톱이 마릅니다. 신 것을 많이 먹으면 살이 군살처럼 뭉치고 입술
이 들립니다. 단 것을 많이 먹으면 뼈가 아프고 머리카락이 떨어집니다. 이것이
5가지 맛 때문에 다치는 것입니다. 그러므로 염통은 쓰기를 바라고, 허파는 맵
기를 바라고, 간은 시기를 바라고, 비장은 달기를 바라고, 콩팥은 짜기를 바랍
니다. 이것이 5맛이 서로 (5장과) 짝하는 바입니다.

그러므로 5장의 기운이 낯빛으로 나타나는데, 푸른빛이 무성한 풀처럼 짙푸
르면 죽고, 노란빛이 탱자열매처럼 진노랑이면 죽고, 검은 빛이 그을음처럼 검
으면 죽고, 빨간 빛이 금방 받아놓은 피처럼 핏빛이면 죽고, 흰 빛이 마른 뼈처

---

*   상극은 억압한다는 뜻인데, 억압 속에는 통제라는 의미만이 있는 것이 아니라 벗어나지 못하
    도록 제어하고 보호한다는 의미도 있다. 명리학에서도 관은 억압보다는 통제와 절제를 뜻한다.

럼 하야면 죽습니다. 이것이 5낯빛에 나타나는 죽음의 빛깔입니다. 푸른빛이
물총새의 깃처럼 빛나면 살고, 빨간 빛이 닭의 벼슬처럼 빛나면 살고, 노란빛이
게의 배처럼 빛나면 살고, 흰 빛이 돼지기름처럼 빛나면 살고, 검은 빛이 까마
귀 깃처럼 빛나면 삽니다. 이것이 5낯빛에 나타나는 삶의 빛깔입니다. 염통에
서 나오는 기운은 새빨간 옥돌을 흰 비단으로 싼 것 같고, 허파에서 나오는 기
운은 붉은 옥돌을 흰 비단으로 싼 것 같고, 간에서 나오는 기운은 감색 구슬을
흰 비단으로 싼 것 같고, 비장에서 나오는 기운은 하눌타리 열매를 흰 비단으로
싼 것 같고, 콩팥에서 나오는 기운은 자수정을 흰 비단으로 싼 것 같습니다. 이
것이 5장(의 기운)이 바깥으로 내비쳐 아롱지는 모습입니다.

빛깔과 맛은 5장과 어울립니다. 하양은 허파의 매움과 어울리고, 빨강은 염
통의 씀과 어울리고, 파랑은 간의 심과 어울리고, 노랑은 비장의 닮과 어울리
고, 검정은 콩팥의 짬과 어울립니다. 그러므로 하양은 살갗과 어울리고, 빨강은
맥과 어울리고, 파랑은 힘줄과 어울리고, 노랑은 살과 어울리고, 검정은 뼈와
어울립니다.

10-3

諸脈者皆屬於目, 諸髓者皆屬於腦, 諸筋者皆屬於節, 諸血者皆屬於
心, 諸氣者皆屬於肺, 此四肢八谿之朝夕也. 故人臥血歸於肝, 肝受血
而能視, 足受血而能步, 掌受血而能握, 指受血而能攝. 臥出而風吹之,
血凝於膚者爲痺, 凝於脈者爲泣, 凝於足者爲厥, 此三者, 血行而不得
反其空, 故爲痺厥也. 人有大谷十二分, 小溪三百五十四名, 少十二俞,
(多三百五十四穴)* 此皆衛氣所留止, 邪氣之所客也, 針石緣而去之.
모든 맥은 눈에 속하고, 모든 골수는 골(腦)에 속하고, 모든 힘줄은 뼈마디에

---

*　十二俞 뒤에는 354혈에 관한 글귀가 빠진 듯하다. 俞는 유혈을 뜻하지만 경락을 대표하는
　　혈이므로 경락이라고 이해해도 된다. 문맥상으로는 경락이라는 뜻이 더 정확하다.

속하고, 모든 피는 염통에 속하고, 모든 기운은 허파에 속합니다. 이것이 온몸 구석구석이 온종일 쓰이는 것입니다. 그러므로 사람이 (자려고) 누우면 피는 간으로 돌아가는데, 간이 피를 받아야 볼 수 있고, 다리가 피를 받아야 걸을 수 있고, 손이 피를 받아야 움켜쥘 수 있고, 손가락이 피를 받아야 잡을 수 있습니다. (밤에 위기는 몸속으로 들어가는데) 누워 잘 때 (이불을 덮지 못하고 몸이) 드러나면 바람을 쐬게 되는데, (바람의 몹쓸 기운 때문에) 피가 살갗에 엉기면 저리고 오그라드는 비증이 되고, 맥에서 엉기면 (어혈 같은) 물이 되고, 팔다리에서 엉기면 (손발이 싸늘해지는) 궐증이 됩니다. 이 3가지는 피가 움직이는데, 그 빈 곳으로 돌아오지 못하는 것입니다. 그러므로 앞의 3가지 탈을 앓습니다. 사람은 큰 골짜기 12가지가 있고, 작은 골짜기 354개가 있습니다. 적은 12가지와 많은 354혈 이것은 모두 (몸을 지키는) 위기가 머무르는 곳이고, 몹쓸 기운이 나그네처럼 깃드는 곳입니다. 바늘과 돌조각의 끝으로 이를 없애야 합니다.

10-4

診病之始, 五決爲紀, 欲知其始, 先建其母, 所謂五決者 五脈也. 是以頭痛癲疾, 下虛上實, 過在足少陰巨陽, 甚則入腎. 徇蒙招尤, 目冥耳聾, 下實上虛, 過在足少陽厥陰, 甚則入肝. 腹滿 脹, 支鬲胠脇, 下厥上冒, 過在足太陰陽明. 咳嗽上氣, 厥在胸中, 過在手陽明太陰. 心煩頭痛, 病在鬲中, 過在手巨陽少陰.

탈을 진단하는 처음에는 (뒤에서 말하는) 5가지 비결을 벼리로 삼아야 합니다. 그 처음을 알고자 하면 (그 처음을 낳은) 어미를 먼저 세워야 합니다. 이른바 5결이라는 것은 5맥입니다. 이런 까닭에 머리 아픈 것과 지랄은 아래가 허하고 위가 실해서 생기는 것이니, 탈의 원인은 발의 소음과 거양에* 있고, 증상이 심해

지면 (몹쓸 기운이) 콩팥으로 들어갑니다. 머리가 흐리멍덩하고 오락가락 하고, 눈이 아득해지고 귀 먹는 탈은 아래가 실하고 위가 허해서 생기는 것이니, 탈의 원인은 발의 소양과 궐음에 있고, 증상이 심해지면 (몹쓸 기운이) 간으로 들어갑니다. 배가 그득하고 부어오르며 횡격막과 겨드랑이와 옆구리가 떠받치듯이 아픈 탈은, 아래는 기운이 (끝까지 가지 않아) 손발이 싸늘해지는 궐증을 앓고 위는 무언가를 뒤집어 쓴 듯이 답답하고 아파서 생기는 것이니, 탈의 원인은 발의 태음과 양명에 있습니다. (기침이 끝없이 나는) 해수와 기운이 위로 쏠리는 탈, 그리고 (기운이 끝까지 뻗어나가지 못하는) 궐증이 가슴 복판에 있는 탈은 원인이 손의 양명과 태음에 있습니다. 마음이 번거롭고 머리가 아픈 것은 탈이 횡격막에 있는 것인데 탈의 원인은 손의 거양과 소음에 있습니다.

夫脈之小大, 滑澀浮沈, 可以指別; 五臟之象, 可以類推; 五臟相音, 可以意識; 五色微診, 可以目察. 能合脈色, 可以萬全. 赤脈之至也, 喘而堅, 診曰, 有積氣在中, 時害於食, 名曰心痺. 得之外疾, 思慮而心虛, 故邪從之. 白脈之至也, 喘而浮, 上虛下實, 驚, 有積氣在胸中, 喘而虛, 名曰肺痺, 寒熱, 得之醉而使內也. 靑脈之至也, 長而左右彈, 有積氣在心下, 肢胠名曰肝痺, 得之寒濕, 與疝同法, 腰痛足淸頭痛. 黃脈之至也, 大而虛, 有積氣在腹中, 有厥氣, 名曰厥疝, 女子同法, 得之疾使四肢, 汗出當風. 黑脈之至也, 上堅而大, 有積氣在小腹與陰, 名曰腎痺, 得之沐浴, 淸水而臥. 凡相五色之奇脈. 面黃目靑, 面黃目赤, 面黃目白, 面黃目黑者, 皆不死也. 面靑目赤, 面赤目白, 面靑目黑, 面黑目白, 面赤目靑, 皆死也.

무릇 맥의 크고 작음, 매끄러움과 껄끄러움, 뜸과 가라앉음은 손가락으로 (짚어서) 갈라(볼) 수 있습니다. (이를 바탕으로) 5장의 모습을 미루어 (여러 가지 탈을) 나눌 수 있고, 5장에서 나는 소리를 마음으로 들을 수 있고, 5가지 빛깔이 나타내는 숨은 증상을 눈으로 살펴볼 수 있는데, 이것들을 맥과 아울러 살펴볼

줄 알아야만 어느 경우에도 완전하다고 할 수 있습니다. (낯이) 붉고, 맥이 헐떡거리면서 단단하면 진단법에 이르기를, (고루 퍼지지 않고) 쌓인 기운이 복판에 있어서, 때로 밥 먹는데 방해를 받습니다. 이를 일러 심비라고 하는데, (비는 기운이 고루 퍼지지 않는 것을 뜻)합니다. 이것은 바깥에서 얻은 탈이기는 하나 생각이 깊어지고 마음이 허전한 까닭에 몹쓸 기운이 따라 들어온 것입니다. (낯이) 희고 맥이 헐떡거리면서 떠있으면 위가 허하고 아래가 실한 것인데, 놀라고 쌓인 기운이 가슴 속에 있어서 헐떡거리고 허전한 것은 일러 폐비 한열이라고 합니다. 이것은 술 취해서 (계집과 함부로 얼러서) 얻은 것입니다. (낯이) 푸르스름하고 맥이 길면서 (중지의) 왼쪽과 오른쪽이 튀면 (고루 퍼지지 못하고) 쌓인 기운이 가슴 밑에 있어 옆구리 치받치는 듯하니, 이를 일러 간비라고 합니다. 이는 추위와 축축함 때문에 얻은 탈로 (불두덩이 당기고 아픈) 산증과 똑같은 방식으로 생기는데, 허리가 아프고 발이 싸늘하며 머리가 아픕니다. (낯빛이) 누리끼리하고 맥이 큰데 허하면 (고루 퍼지지 못하여) 쌓인 기운이 뱃속에 있는 것이며, (기운이 퍼지지 못하는) 궐기가 있어 궐산이라고 이르는데 계집도 똑같은 방식으로 생깁니다. 이는 팔다리를 너무 급하게 움직여서 땀이 날 때 바람을 맞아서 얻은 탈입니다. (낯빛이) 검고 맥이 (멧돼지가 날뛰듯이) 단단하게 치솟으면서 크면 (고루 퍼지지 못하여) 쌓인 기운이 아랫배와 불두덩에 있는 것이며, 이를 일러 신비라고 합니다. 찬물로 목욕하고 바로 누워서 얻은 탈입니다. 무릇 5가지 빛깔이 나타내는 기이한 증상을 (관상 보듯이) 살펴야 합니다. 낯이 누렇고 눈이 파란 것, 낯이 누렇고 눈이 빨간 것, 낯이 누렇고 눈이 하얀 것, 낯이 누렇고 눈이 검은 것, 이런 사람들은 모두 죽지 않습니다. 낯이 푸르스름하고 눈이 빨간 것, 낯이 붉고 눈이 하얀 것, 낯이 파랗고 눈이 검은 것, 낯이 검고 눈이 푸른 것, 이런 사람들은 모두 죽습니다.

오장별론편(五臟別論篇) 제11

- 5장에 대한 다른 말씀

11-1

黃帝問曰: 余聞方士, 或以腦髓爲臟, 或以腸胃爲臟, 或以爲腑, 敢問更相反, 皆自謂是, 不知其道, 願聞其說. 岐伯對曰: 腦髓骨脈膽女子胞, 此六者, 地氣之所生也, 皆藏於陰而象於地, 故藏而不瀉, 名曰奇恒之府. 夫胃大腸小腸三焦膀胱, 此五者, 天氣之所生也, 其氣象天, 故瀉而不藏, 此受五臟濁氣, 名曰傳化之府, 此不能久留, 輸瀉者也. 魄門亦爲五臟使, 水穀不得久藏, 所謂五臟者, 藏精氣而不瀉也, 故滿而不能實. 六腑者, 傳化物而不藏, 故實而不能滿也. 所以然者 水穀入口則胃實而腸虛; 食下則腸實而胃虛. 故曰: 實而不滿, 滿而不實也.

황제가 물었다. 내가 듣기에 방사들* 중에 어떤 사람은 골과 골수를 장이라고 하고, 또 어떤 사람은 (크고 작은) 창자와 밥통이 장이라고도 하고, 또 어떤 사람은 (이런 것을) 부라고도 합니다. (이런 것들은) 서로 앞뒤가 맞지 않는데도 모두 자신이 옳다고 말하니, 그 이치를 잘 모르겠습니다. 원컨대 그에 대한 말씀을 듣고자 합니다.

기백이 대답했다. 골, 골수, 뼈, 맥, 쓸개, 아기집, 이 6가지는 땅의 기운이 낳은 것입니다. 모두가 음에서 갈무리되었고, 땅의 품성을 닮았습니다. 그러므로 갈무리하여 담아놓되 쏟지 않습니다. 이를 일러 기항지부라고 합니다. (5장 못지않게 하는 일이 일정한 장기라는 뜻입니다.) 무릇 밥통과 큰창자와 작은창자, 삼

---

*   방사: 모난 선비. 진리는 둥글어서 어느 한 쪽으로도 모가 나지 않는다. 그런 단계에 이르지 못하여 어느 한 쪽으로 재주가 있는 사람을 가리키는 말이다. 성인이나 현인 같은 말과 대비되어 얕보는 듯한 느낌을 지닌 말이다.

초, 오줌보, 이 다섯은 하늘의 기운이 낳은 것입니다. 그 기운이 하늘의 모습을 빼닮아서, 쏟되 담아놓지 않습니다. 이것은 5장의 흐린 기운을 받습니다. 이를 일러 (무언가로 탈바꿈시키는 장기라는 뜻의) 전화지부(傳化之府)라고 합니다. 이것은 (한 곳에) 오래 머무를 수 없어서 (어디론가) 나르고 내쏟는 것입니다. (허파의 기운을 받는 똥구멍인) 백문도 5장의 부림을 받기 때문에 물과 곡식을 담아둘 수 없습니다. 이른바 5장이라는 것은 (거친 기운을 걸러내고 남은, 생명의 재료인) 불거름을 갈무리하여 담되 내쏟지 않습니다. 그러므로 가득 차되 어떤 결과물을 만들지는 않습니다. 6부라는 것은 물질을 (다른 것으로) 옮겨서 생겨나게 하되, 담아둘 수 없습니다. 그러므로 어떤 (결과물인) 열매를 만들되 가득 채울 수 없습니다. 그러므로 물과 곡식이 입으로 들어오면 밥통은 채워지나 창자는 빕니다. 먹은 것이 내려가면 창자는 채워지나 밥통은 빕니다. 그러므로 말하기를, 실하되 차지 않고, 차되 실하지 않다고 합니다.

11-2

帝曰: 氣口何以獨爲五臟之主. 岐伯說: 胃者, 水穀之海, 六腑之大源也. 五味入口, 藏於胃, 以養五臟氣, 氣口亦太陰也. 是以五臟六腑之氣味, 皆出於胃, 變見於氣口. 故五氣入鼻, 藏於心肺, 心肺有病, 而鼻爲之不利也.

황제가 말했다. (맥을 짚는 여러 곳 중에서) 기구는 어찌하여 홀로 5장의 주인이 됩니까?

기백이 설명했다. 밥통이라는 것은 물과 곡식의 바다이고 6부의 큰 근원입니다. 5가지 맛은 입으로 들어와서 밥통에서 갈무리되었다가 5장의 기운을 기릅니다. 기구는 (위치가 손목의 수태음 폐경에 있으므로) 태음입니다. 이러므로 5장6부의 기운과 맛이 모두 위에서 나오고 기구에서 그 변화를 나타냅니다. 그러므로 5가지 기운은 코로 들어와서 염통과 허파에 갈무리됩니다. (그래서) 염통과 허파에 탈이 생기면 코가 불편해집니다.

凡治病必察其下, 適其脈, 觀其志意, 與其病也. 拘於鬼神者, 不可與
言至德; 惡於鍼石者, 不可與言至巧. 病不許治者, 病必不治, 治之無
功矣.

무릇 탈을 다스리는 것은 반드시 밑(에 숨어서 겉으로 드러나지 않는 것)을 잘 살
펴서, (그것이) 맥과 제대로 맞아 떨어지는가를 확인하고, (환자의) 마음가짐을 보
면서, 그 탈을 다루어야 합니다. (무당처럼) 귀신에 홀려서 (귀신에 의지하여 탈을
고치려는) 사람과는 (이 의술의) 지극한 법칙에 대해서 더불어 말할 수 없습니다.
바늘과 돌을 거리끼는 사람과는 (이 의술의) 지극한 재주에 대해서 더불어 말할
수 없습니다. 탈을 고치라고 허락하지 않는 자의 탈은 반드시 낫지 않으니, 고
쳐봤자 아무런 공덕이 없습니다.

이법방의론편(異法方宜論篇) 제12
– 여러 가지 치료법에 대한 말씀

黃帝問曰: 醫之治病也, 一病而治各不同, 皆愈何也. 岐伯對曰: 地勢
使然也. 故東方之域, 天地之所始生也, 魚**塩**之地, 海濱傍水, 其民食
魚而嗜鹹, 皆安其處, 美其食, 魚者使人熱中, **塩**者勝血, 故其民皆黑
色疏理, 其病皆爲癰瘍, 其治宜砭石, 故砭石者, 亦從東方來.

황제가 물었다. 의원이 탈을 다스리는 것이, 한 가지 탈에 다스리는 방법은
(사람마다) 똑같지 않은데, 모두 낫습니다. 어떻게 된 것입니까?

기백이 대답했다. 지역에 따라서 그렇게 된 것입니다. 그러므로 동쪽 지역
은 하늘과 땅이 만물을 처음 낳은 곳으로, 물고기와 소금의 땅입니다. 바다가

가깝고 물이 옆에 있으니, 그 백성들이 물고기를 먹고 짠 것을 즐겨서 모두가 제 사는 곳을 편안하게 여기고 먹을거리를 좋다고 여깁니다. 물고기라는 것은 사람으로 하여금 속에 열이 쌓이게 하고, 소금이라는 것은 피를 이깁니다. 그러므로 그곳에 사는 백성들은 모두 낯빛이 검고 살결이 성글어서 그 탈이 모두 (고름인) 악창이나 종기가 됩니다. 그 다스리는 것도 돌 조각이 마땅합니다. 그러므로 돌 조각이라는 것은 동쪽에서 온 것입니다.

西方者金玉之域, 沙石之處, 天地之所收引也, 其民陵居而多風, 水土剛强, 其民不衣而褐薦, 其民華食而脂肥, 故邪不能傷其形體, 其病生於內, 其治宜毒藥, 故毒藥者, 亦從西方來, 北方者, 天地所閉藏之域也, 其地高陵居, 風寒冰冽, 其民樂野處而乳食, 臟寒生滿病, 其治宜灸焫, 故灸焫者 亦從北方來.

서쪽은 쇠와 옥이 나는 지역이고, 모래와 돌이 많은 땅이어서 하늘과 땅이 (만물의 기운을) 거두어 당깁니다. 백성들은 언덕바지에 살아서 바람이 많고, 물과 흙은 (기름지지 못하고) 세니, 백성들은 천으로 짠 옷을 입지 않고 짐승들의 털이나 가죽옷을 입으며, 먹을거리도 (채식이 아니라) 고기가 주를 이루는 화식이어서 (몸이) 기름집니다. 그러므로 몹쓸 기운이 그들의 몸뚱이를 다치게 할 수 없어서 탈이 안에서 생기므로, 그 다스림도 독한 약이 마땅합니다. 그러므로 독한 약이라는 것은 서쪽에서 온 것입니다. 북쪽은 하늘과 땅이 (만물의 기운을) 닫아서 갈무리하는 곳입니다. 그 땅은 높고 (사람들은) 언덕바지에 살아서 바람이 차고 땅이 꽁꽁 얼어버립니다. 백성들은 기꺼이 들판에서 살며 (짐승의) 젖을 먹습니다. 그러므로 장기가 차서 뱃속이 그득한 탈이 생기므로 그 다스림도 뜸과 불태우는 것이 마땅합니다. 그러므로 뜸과 불태우는 것은 북쪽에서 온 것입니다.

南方者, 天地所長養, 陽之所盛處也, 其地下, 水土弱 霧露之所聚也, 其民嗜酸而食胕, 故其民皆致理而赤色, 其病攣痺, 其治宜微針, 故九

針者, 亦從南方來. 中央者, 其地平以濕, 天地所以生萬物也衆, 其民
食雜而不勞, 故其病多痿厥寒熱, 其治宜導引按蹻, 故導引按蹻者, 亦
從中央出也, 故聖人雜合以治, 各得其所宜, 故治所以異而病皆愈者,
得病之情, 知治之大體也.

남쪽은 하늘과 땅이 (만물의 기운을) 기르고 자라게 하는 곳이며, 양의 기운이
왕성한 곳입니다. 그 땅은 낮고 물과 흙은 (축축함으로 인하여 땅이 젖으므로) 약하
여 안개와 이슬이 많이 모이는 곳입니다. 백성들은 시큼한 것을 좋아하고 발효
음식을 먹습니다. 그러므로 그 백성들은 모두 살결이 치밀하고 낯이 붉으니, 그
탈은 뒤틀리고 저린 증세여서 그 다스림도 작은 침이 마땅합니다. 그러므로 9
침은 남쪽에서 온 것입니다. 복판은 땅이 평평하고 눅눅한 기운이 있어서 하늘
과 땅의 기운이 만물을 많이 낳는 곳이니, 백성들은 여러 가지를 (다양하게) 먹고
수고롭지 않습니다. 그러므로 탈은 늘어지는 위궐과 한열이 많아서 그 탈을 다
스림 또한 도인법이나 안교(스트레칭)가 마땅합니다. 그러므로 도인이나 안교는
또한 복판에서 나온 것입니다. 그러므로 성인이 (이들을 다) 모아서 탈을 다스리
는데 각기 마땅한 바가 있게 하였습니다. 그러므로 다스림이 각기 다른 데도 탈
이 낫는 것은 탈이 생긴 사정을 잘 알아서 그것을 고치는 큰 가닥을 알았기 때
문입니다.

이정변기론편(移精變氣論篇) 제13
- 기운만으로 고치는 옛 방법에 대한 말씀

13-1

黃帝問日: 余聞古之治病, 惟其移精變氣, 可祝由而已. 今世治病, 毒
藥治其內, 針石治其外, 或愈或不愈, 何也. 岐伯對日: 往古人居禽獸

之間, 動作以避寒, 陰居以避暑, 內無眷暮之累, 外無伸官之形, 此恬
憺之世, 邪不能深入也, 故毒藥不能治其內, 針石不能治其外, 故可移
精祝由而己. 當今之世不然, 憂患緣其內, 苦形傷其外, 又失四時之從,
逆寒暑之宜, 賊風數至, 虛邪朝夕, 內至五臟骨髓, 外傷空竅肌膚, 所
以小病必甚, 大病必死, 故祝由不能已也.

황제가 물었다. 내가 듣기에, 옛날에 탈을 다스리는 데는 오직 불거름(의 기운)을 (탈난 곳으로) 옮기고, (정체된 5장의) 기운을 (좋은 기운으로) 바꾸어도 탈난 까닭을 내쫓고 (탈이) 그치게 할 수 있었습니다. (그런데) 요즘에는 독한 약으로 안에서 다스리고 침이나 돌조각으로 밖에서 다스려도 어떤 경우에는 낫고 어떤 경우에는 낫지 않습니다. 어떻게 된 것입니까?

기백이 대답했다. 옛날 사람들은 온갖 짐승들 사이에서 살면서 움직임으로써 (몸을 덥혀) 추위를 피하고 그늘에 삶으로써 더위를 피하고, 안으로 (감정을 일으켜) 그리움이 쌓이도록 하는 일이 없고, 밖으로 벼슬 같은 것으로 남 앞에 잘난 체하려는 것이 없었습니다. 이것이 (맛이 없는 듯) 싱거운 세상에서 몹쓸 기운이 (몸 속) 깊이 들어올 수 없는 것이었습니다. 그러므로 불거름(의 기운)을 (탈난 곳으로) 옮기고, (정체된 5장의) 기운을 (좋은 기운으로) 바꾸어 주기만 해도 탈난 까닭을 내칠 수 있었습니다. 지금 세상은 그렇지 않아서 걱정근심이 그 안을 옭아매고 고단한 꼴이 그 밖을 다치게 하였습니다. 또 (갈마드는) 네 철을 따르는 것을 잃어버리고, 추위와 더위가 오가는 것에도 거슬러서, 도둑 같은 바람이 자주 들이치고 허한 기운이 아침저녁으로 생겨서, 안으로 5장과 골수까지 이르고 밖으로 9구멍과 살과 살갗을 다치게 합니다. 그러므로 작은 탈도 반드시 심해지고, 큰 탈은 반드시 죽습니다. (오늘날은) 탈의 원인을 건드리는 것만으로는 고칠 수 없습니다.

13-2

帝曰: 善. 余欲臨病人, 觀死生, 決嫌疑, 欲知其要, 如日月光, 可得聞

乎. 岐伯曰: 色脈者, 上帝之所貴也, 先師之所傳也. 上古使僦貸季, 理色脈而通神明, 合之金木水火土, 四時八風六合, 不離其常, 變化相移, 以觀其妙, 以知其要, 欲知其要, 則色脈是矣. 色以應日, 脈以應月, 常求其要, 則色脈其要也. 夫色之變化, 以應四時之脈, 此上帝之所貴, 以合於神明也, 所以遠死而近生, 生道以長 命曰聖王. 中古之治病, 至而治之, 湯液十日, 以去八風五痺之病, 十日不已, 治以草蘇草荄之枝, 本末爲助, 標本已得, 邪氣乃腹, 暮世之病也, 則不然, 治不本四時, 不知日月, 不審逆從, 病形已成, 乃慾微針其外, 湯液治其內, 粗工兇兇以爲可攻, 故病未已, 新病復起.

황제가 말했다. 좋습니다. 나는 아픈 사람을 고치고자 하는데 죽살이를 살펴보고 (탈에 대해) 꺼려지는 점과 의심나는 점을 또렷이 하고자 합니다. (이때) 그 중요한 점이 마치 해와 달이 빛나듯이 알고자 하는데 그에 대해 들을 수 있겠는지요?

기백이 말했다. 낯빛과 맥이라는 것은, 하느님이 귀하게 여긴 바입니다. (또) 앞선 스승들께서 전해주신 바입니다. 아득한 옛날에 추대계라는 사람으로 하여금 낯빛과 맥을 가지런히 (나누고 엮어서 귀신이 곡할 만큼) 신명이 통하게 하였는데, 이것이 5행인 금목수화토와 시간인 네 철, 그에 따른 8바람의 영향, 공간인 6합(상하4방)과 딱 맞아떨어졌습니다. (그 때 만든 보이지 않는) 틀과 한 치 오차 없이 맞물려서 생겨남과 바뀜이 서로 옮아가며 변화를 일으키고, 그럼으로써 (그 변화의) 오묘함을 (자세히) 보게 되고, 그럼으로써 그 (변화의) 중요한 점(인 자연의 규칙)을 알게 되었습니다. 그 요점을 알고자 하면, 낯빛과 맥이 바로 이것입니다. 낯빛은 해에 호응하고, 맥은 달에 호응합니다. 항상 그 요점을 구하고자 한다면 낯빛과 맥이 그 요점입니다. 무릇 낯빛의 변화는 네 철의 맥과 호응합니다. 이것은 하느님이 귀하게 여긴 것이며 신명에 딱 맞아 떨어지는 것입니다. 죽음을 멀리 하고 삶을 가까이 하는 까닭에, (시간이 갈수록) 삶의 이치가 (점차) 자라는 사람을 일러 '거룩한 임금'이라고 합니다.* 그 다음의 옛날에는 탈이

(생기기 전에 자연의 순리로 다스린 것이 아니라) 이르러서야 다스렸습니다. 탕액을 쓴 지 열흘이면 (철따라) 8방향에서 불어오는 바람이 일으키는 몹쓸 기운과 5비증을 없앨 수 있습니다.** 열흘이 되어도 낫지 않으면 또 다른 약물로 다스려서, 바탕과 끝이 서로 돕고 뿌리와 우듬지가 벌써 얻게 하여 몹쓸 기운이 이내 무릎 꿇었습니다. (그러나 이런 좋은 방법들이) 저물어가는 (요즘) 세상은 그렇지 않아서, (탈을) 다스림이 네 철에 바탕을 두지도 않고, 해와 달(이 사람에게 미치는 낮빛과 맥)도 알지 못하며, (기운의 상황에) 따라야 할 것과 거슬러야 할 것도 제대로 살피지 못합니다. 탈이 제 꼴을 벌써 이룬 (뒤에야) 이에 작은 침으로 밖을 다스리려고 하고, 탕약으로 안을 다스리려고 하니, 서툴기 짝이 없는 재주꾼들이 나서서 (탈을) 고칠 수 있다고 자신 있게 말합니다. 그러므로 탈이 낫지 않고, 새로운 탈이 다시 일어납니다.

13-3

帝曰: 願聞要道. 岐伯曰: 治之要極, 無失色脈, 用之不惑, 治之大則. 逆從到行, 標本不得, 亡神失國, 去故就新, 乃得眞人. 帝曰: 余聞其要於夫子矣. 夫子言不離色脈, 此余之所知也. 岐伯曰: 治之極於一. 帝曰: 何謂一. 岐伯曰: 一者 因得之. 帝曰: 奈何. 岐伯曰: 閉戶塞牖, 系之病者, 數問其情, 以從其意, 得神者昌, 失神者亡. 帝曰: 善.

황제가 말했다. 가장 중요한 이치를 듣고자 합니다.

기백이 말했다. 다스림의 가장 중요한 점은 낮빛과 맥을 잃지 않음에 있고, 이를 씀에 의혹됨이 없고, 큰 원칙으로 다스리는 것입니다. (몸의 원기에) 거스르고 따름이 거꾸로 가서 우듬지와 뿌리가 서로를 얻지 못하면 얼이 망가지고 몸을 잃습니다. (푸닥거리 같은 미신이나 요행에 의존하는 치료법 같은) 낡은 것을 버리

---

*   이상의 내용은 네 철에 따라서 맥과 낮빛을 일치시켜서 자연의 순리에 따르는 방식의 근본 치료를 했다는 것으로, 굳이 침이나 약을 쓰지 않았다는 뜻.

** 筋痺, 脈痺, 肌痺, 皮痺, 骨痺: 『素問 痺論』

고 (여기서 말하는 낯빛과 맥이라는) 새 것으로 나아가면 참사람을 얻습니다.

황제가 말했다. 나는 스승님께 그 중요한 핵심에 대해 들었습니다. 스승의 말씀은 낯빛과 맥에서 떠나지 않는데, 이것은 내가 하는 바가 바로 그것입니다.

기백이 말했다. (탈을) 다스림의 끝은 하나에 있습니다.

황제가 말했다. 무엇이 하나입니까?

기백이 말했다. 하나라는 것은, 원인을 얻는 것입니다.

황제가 말했다. 어떻게 합니까?

기백이 말했다. 문과 창문을 닫고 (오로지) 아픈 사람에게 매달려 그 (탈이 바뀌는) 정황을 자주 묻고 (낯빛과 맥을 살펴서) 그 뜻을 따르는 것입니다. (낯빛과 맥을 살펴서) 얼을 얻는 이는 정말 좋아질 것이요, 얼을 잃는 이는 망할 것입니다.

황제가 말했다. 좋습니다.

탕액료레논편(湯液醪醴論篇) 제14
- 약물과 약술에 대한 말씀

14-1

黃帝問曰: 爲五穀湯液及醪醴, 奈何. 岐伯對曰: 必以稻米, 炊之稻薪, 稻米者完, 稻薪者堅. 帝曰: 何以然. 岐伯曰: 此得天地之和, 高下之宜, 故能至完, 伐取得時, 故至堅也. 帝曰: 上古聖人作湯液醪醴, 爲而不用, 何也. 岐伯曰: 自古聖人之作湯液醪醴者, 以爲備耳. 夫上古作湯液, 故爲而弗服也. 中古之世, 道德稍衰, 邪氣時至, 服之萬全. 帝曰: 今之世不必已, 何也. 岐伯曰: 當今之世, 必齊毒藥攻其中, 鑱石鍼艾治其外也.

황제가 물었다. 5곡으로 탕액과 술(같은 발효음식)을 만드는 것은 어떻게 합니까?

기백이 대답했다. 반드시 볍쌀로서 해야 하고, 짚으로 때야 합니다. 볍쌀은 (곡식으로서) 완전하고 짚은 (불을 내기에 딱 좋을 만큼) 단단합니다.

황제가 말했다. 어째서 그렇습니까?

기백이 말했다. 이것은 (물에서 햇볕을 받고 자라므로) 하늘과 땅의 조화로움과 (기운이 어느 한쪽으로 치우치지 않고 제대로) 오르고 내리는 적절함을 얻었습니다. 그러므로 능히 완전함에 이를 수 있(는 곡물이)고, (곡식이 익는 가을철에) 베어 들여서 제 때를 얻었으므로 (불이 잘 피는) 단단함에 이를 수 있습니다.

황제가 말했다. 옛날의 성인들이 탕액과 술을 만들었는데, (그렇게) 하고서도 쓰지 않은 것은 어째서 그렇습니까?

기백이 말했다. 옛날부터 성인들이 탕액과 술을 만든 것은 (혹시 모를 사태를 대비하여) 준비한 것일 뿐이었습니다. 무릇 옛날에는 탕액을 만들었으되 그러므로 그것을 먹지는 않았습니다. 그 다음의 옛날에는 (사회의) 이치와 질서가 점차 시들해져서 몹쓸 기운이 때로 이르러서 이를 먹어야만 만전을 기할 수 있었습니다.

황제가 말했다. 지금 세상에서는 탕액을 먹어도 반드시 (탈이) 그치지 않으니, 어떻게 된 것입니까?

기백이 말했다. 오늘날의 세상에서는 반드시 독한 약으로 그 속을 다스려야 하고, 돌침과 쑥으로 그 밖을 고쳐야 합니다.*

14-2

帝曰: 形弊血盡而功不應者, 何? 岐伯曰: 神不使也. 帝曰: 何謂神不使? 岐伯曰: 鍼石道也, 精神不進, 志意不治, 故病不可愈. 今精壞神去, 營衛不可復收, 何者? 嗜欲無窮, 而憂患不止, 精氣 壞, 營泣衛除,

---

*   이곳의 문장은 좀 어수선하다.

故神去之而病不愈也.

황제가 말했다. (치료를 하는데 몸의) 꼴은 (누더기처럼) 해지고 피는 바닥나서 애쓴 보람이 나타나지 않는 것은 어떻게 된 것입니까?

기백이 말했다. 얼이 제 노릇을 하지 못해서 그런 것입니다.

황제가 말했다. 얼이 제 노릇을 못했다는 것은 어떤 것을 말하는 것입니까?

기백이 말했다. 침의 이치라는 것은, (콩팥의) 불거름(精)과 (염통의) 얼(神)이 나아가지 않으면 뜻(志意)도 다스리지 못합니다. 그러므로 탈이 나을 수 없는 것입니다. 이제 불거름(의 기운이) 무너지고 얼도 없어져서 (몸을 다스리는) 영(혈)과 위(기)가 다시 거두어지지 않는 것은 어떤 것입니까? 즐기고자 하는 것은 끝이 없고 걱정근심을 그치지 않아서, (목숨을 버티는) 불거름의 기운이 (부린 활시위처럼) 늘어지고 무너지며, 영(혈)은 뭉치고 위(기)는 사라집니다. 그러므로 얼이 사라져서 탈이 낫지 않습니다.

14-3

帝曰: 夫病之始生也, 極微極精, 必先入結於皮膚, 今良工皆稱曰病成, 名曰逆, 則鍼石不能治, 良藥不能及也. 今良工皆得其法, 守其數, 親戚兄弟遠近音聲日聞於耳, 五色日見於目, 而病不愈者 亦何暇不早乎.
岐伯曰: 病爲本, 工爲標. 標本不得, 邪氣不服, 此之謂也.

황제가 말했다. 무릇 탈이 처음 생길 때는 정말로 작고도 정말로 빈틈이 없어서, 반드시 먼저 살갗에 얽힙니다. 이제 훌륭한 재주꾼은 모두 이르기를, 탈이 생겼다고 하고 거슬렀다고 이름을 짓습니다. (그러나 얼을 살피지 않고 몸의 원기를) 거스르면 침으로 고칠 수 없고 좋은 약으로도 (낫는 데까지) 미치지 못합니다. 이제 훌륭한 재주꾼들이 모두 치료하는 법을 제대로 알고 그 방법을 제대로 지키는데 친척과 형제 멀고 가까운 이웃들의 목소리가 날마다 귀에 들리고 여러 낯빛이 날마다 눈에 보이는데도 탈이 낫지 않는 것은 어찌 (탈이 너무) 일찍 와서 (손쓸) 겨를이 없어서 그런 것이겠습니까?

기백이 말했다. 탈은 뿌리이고 (다스리는) 재주는 우듬지입니다. 우듬지와 뿌리가 (조화를) 얻지 못하면 몹쓸 기운이 무릎 꿇지 않는데, 이것을 말하는 것입니다.*

14-4

帝曰: 其有不從毫毛而生, 五臟陽, 以竭也. 津液充郭, 其魄獨居, 孤精於內, 氣耗於外, 形不可與衣相保, (此四極急而動中, 是氣拒於內, 而形施於外), 治之奈何. 岐伯曰: 平治於權衡, 去宛陳坐, 微動四極, 溫衣繆刺其處, 以復其形. 開鬼門, 潔淨府, 精以時服, 五陽已布, 疏滌五臟, 故精自生, 形自盛, 骨肉相保, 巨氣乃平. 帝曰: 善.

황제가 말했다. (지금까지 얼을 살펴서 탈을 보는 얘기를 했습니다. 그러나 살갗의) 터럭을 좇지 않아도 (안에서) 생기는 탈이 있어서, 5장의 양 기운이 메마릅니다. (이렇게 되면) 진액이 몸집을 채우지만 그 넋은 외따로 떨어져서 (진액을 소통시키지) 못하고, (생명의 불씨인) 불거름은 안에서 고립되고 (몸을 움직이는) 기운은 밖에서 타버려서, (몸의) 꼴이 옷과 함께 서로 보호하지를 못합니다. 이는 어찌 다스립니까?

기백이 말했다. (네 철에 따라 나타나는 맥인) 저울(權衡矩規)에서 다스립니다. 쌓여서 쓸모없어진 것은 없애고, 아직 쓸모가 있는 것은 펼쳐서 팔다리를 조금씩 움직이게 하고, 따뜻하게 옷을 입히고, 적절한 곳에 무자법으로 침을 놓아서, 그 (몸의) 꼴을 돌이키고, 땀을 내고 오줌길을 잘 열어서 불거름이 때에 맞춰 제 노릇을 하고, 5양이 벌써 펴져서 5장을 씻어주게 합니다. 그러므로 불거름이 저절로 생기고 몸집이 저절로 튼튼해져서 뼈와 살이 서로 돕고 (몸을 버티는) 큰 기운이 고르게 될 것입니다.

황제가 말했다. 좋습니다.

---

*   이곳도 문장이 매끄럽지 못하다.

옥판론요편(玉版論要篇) 제15

– 옥판에 새길 중요한 말씀

15-1

黃帝問曰: 余聞揆度奇恒, 所指不同, 用之奈何. 岐伯對曰: 揆度者, 度病之淺深也. 奇恒者, 言奇病也. 請言道之至數, 五色脈變, 揆度奇恒, 道在於一. 神轉不回, 回則不轉, 乃失其機. 至數之要, 迫近以微, 著之玉版, 命曰合玉機.

황제가 물었다. 내가 듣건대, 규탁과 기항은 서로 가리키는 바가 같지 않은데, 이를 쓰는 것은 어떻습니까?

기백이 대답했다. 규탁이라는 것은 탈의 얕고 깊음을 헤아리는 것입니다. 기항이라는 것은 (규탁으로 찾기 힘든) 기이한 탈(을 찾아내는 방법)입니다. 청컨대 이치의 지극한 헤아림은, 5낯빛과 맥(에 따라 치료 방법인) 규탁과 기항을 바꾸지만, 이치는 하나에 있다는 것입니다. 얼은 (불거름의 기운과 함께 온몸을 두루) 돌되, (가는 길이 있어서) 되돌아오지는 않습니다. (만약) 되돌아오면 (온몸을 두루) 돌지 않아서, 이에 (얼이 도는) 기틀을 잃습니다. 지극한 헤아림의 요점은 (낯빛이나 맥처럼) 가깝기도 하지만, (얼처럼) 미묘해서 눈에 잘 안 보일 만큼 작기도 합니다. (그러므로) 이를 옥돌 판에 새겨서 (북두칠성의 한 별인) 옥기라고 하겠습니다.

15-2

容色見上下左右, 各在其要. 其色見淺者, 湯液主治, 十日已. 其見深者, 必齊主治, 二十一日已. 其見大深者, 醪酒主治, 百日已. 色夭面脫不治, 百日盡已. 脈短氣絶死, 病溫虛甚死. 色見上下左右, 各在其要. 上爲逆, 下爲從. 女子右爲逆, 左爲從; 男子左爲逆, 右爲從. 易重

陽死, 重陰死. 陰陽反他, 治在權衡相奪, 奇恒事也, 揆度事也.

얼굴에는 빛이 상하좌우로 나타나는데 각기 그 중요한 점이 있습니다. 그 빛이 얕게 나타나는 사람은 탕액을 주로 하여 다스리는데 열흘이면 (탈이) 그치고, 그 (빛이) 깊게 나타나는 사람은 반드시 (약을) 지어서 주로 다스리는데 21일이면 (탈이) 그칩니다. 그 (빛이) 아주 깊은 사람은 약술로 하여 주로 다스리는데 100일이면 (탈이) 그칩니다. 얼굴에 (밝은 빛이) 끊어져 윤기가 없고 핼쑥하면 다스리기 어려워 100일이면 (목숨이) 그칩니다. 맥이 짧은 사람은 기운이 끊어지면 죽고, 온병을 앓는 사람은 기운이 허하면 죽습니다. (얼굴의) 빛깔이 상하좌우로 나타나는데 각기 그 중요한 점이 있습니다. (얼굴의) 위쪽에 나타나는 것은 (원기를) 거스르는 것이고, 아래쪽에 나타나는 것은 따르는 것입니다. 여자는 오른쪽에 나타나는 것이 거스르는 것이고, 왼쪽에 나타나는 것이 따르는 것입니다. 남자는 왼쪽에 나타나는 것이 거스르는 것이고, 오른쪽에 나타나는 것이 따르는 것입니다. 그런데 (이런 것이 바뀌어) 양이 거듭되면 죽고 음이 거듭되면 죽습니다. 음과 양이 남남처럼 등 돌린 상태이면 다스림이 (네 철에 따라 순조롭게 도와야 할 맥이 서로 자리를 빼앗는 증상인) 권형상탈에 있는데 (이것은 정상에서 벗어난) 기항의 일입니다.

15-3

搏脈痺躄, 寒熱之交. 脈孤爲消氣, 虛泄爲奪血. 孤爲逆, 虛爲從. 行奇恒之法, 以太陰始. 行所不勝曰逆, 逆則死; 行所勝曰從, 從則活. 八風四時之勝, 終而復始, 逆行一過, 不可復數. 論要畢矣.

(정상에 가깝게 일어나는) 규탁의 일이란, 맥이 잡히는데 (류머티즘 같은) 심한 통증이나 절름발이 (같은 마비) 증세나 한열이 뒤섞인 것들입니다. 맥이 (네 철과 조화를 이루지 못하고) 홀로 떨어지면 (5장의) 기운을 깎고, (맥이) 허하면 쏟는 탈이 생겨서 피까지도 빼앗깁니다. (맥이) 외로운 것은 (허한 것과 견줄 때) 거스르는 것이고, (맥이) 허한 것은 (외로운 것과 견줄 때) 따르는 것입니다. (이 같은) 기항의 법

도를 시행할 때는 태음(의 촌구맥)에서 (탈을 살펴보고 치료를) 시작해야 합니다. (5 행 상) 이기지 못하는 바를 시행하는 것을 일러 거스른다고 하는데, 거스르면 죽습니다. (5행 상) 이기는 바를 시행하는 것을 일러 따른다고 하는데, 따르면 삽니다. 8바람과 네 철이 서로 이기는 관계는 끝나면서 다시 시작됩니다. (이런 관계가) 거꾸로 작용하여 (제 때에 이루어지는 관계를 놓치고) 한 번 지나가버리면 (그 관계를 바로잡는) 셈을 다시 할 수 없습니다. (이것이) 논의의 요점입니다.*

진요경종론편(診要經終論篇) 제16
— 진단법과 12경맥에 대한 말씀

16-1

黃帝問曰: 診要何如. 岐伯對曰: 正月二月, 天氣始方, 地氣始發, 人氣在肝. 三月四月, 天氣正方, 地氣定發, 人氣在脾. 五月六月, 天氣盛, 地氣高, 人氣在頭. 七月八月, 陰氣始殺, 人氣在肺. 九月十月, 陰氣始氷, 地氣始閉, 人氣在心. 十一月十二月, 氷複地氣合, 人氣在腎.

황제가 물었다. 진단의 요점은 어떻습니까?

기백이 대답했다. 정월과 2월은 하늘의 기운이 막 펴지고 땅의 기운이 막 피어나는 까닭에 사람의 기운도 간에 있습니다. 3월과 4월은 하늘의 기운이 올바르게 펴지고 땅의 기운이 안정되게 피어나는 까닭에 사람의 기운도 비장에 있습니다. 5월과 6월은 하늘의 기운이 왕성해지고 땅의 기운도 높아지는 까닭에 사람의 기운은 머리에 있습니다. 7월과 8월은 음의 기운이 (식물의 목을 잘라서 나

---

*   여기서 쓰인 종과 역은 어떤 실체를 가리킨 것이 아니라 음양이나 허실처럼 둘을 비교한 관계 개념이다. 탈을 더 나쁘게 하는 것이 역이고 탈을 더 낫게 하는 것이 종이다.

락을 거두듯이) 막 숙살을 시작하기 때문에 사람의 기운이 허파에 있습니다. 9월과 10월은 음의 기운이 막 얼고 땅의 기운이 닫히기 때문에 사람의 기운이 염통에 있습니다. 11월과 12월은 얼음이 뒤덮이고 땅의 기운이 닫히는 까닭에 사람의 기운이 콩팥에 있습니다.

16-2

故春刺散俞, 及與分理, 血出而止, 甚者傳氣, 閒者環也. 夏刺絡俞, 見血而止, 盡氣閉環, 痛病必下. 秋刺皮膚, 循理, 上下同法, 神變而止. 冬刺俞竅於分理, 甚者直下, 閒者散下. 春夏秋冬, 各有所刺, 法其所在.

그러므로 봄에는 (침을 혈의 얕은 깊이인) 산유(散俞)까지 찌르거나 살결 틈의 깊은 곳까지도 찔러서 피가 나오게 하고 그칩니다. 심한 것은 (5행 상극 관계로) 기운을 옮기고 심하지 않은 것은 (상생 관계로) 기운을 (고리처럼) 돌립니다. 여름에는 (침을 중간 깊이인) 낙유(絡俞)까지 찌르고 피가 보이면 그칩니다. (몹쓸) 기운이 다 사라지고 (침놓은 혈이) 닫혀서 (기운이) 돌면 아픔과 탈이 반드시 떨어집니다. 가을에는 살갗을 찔러서 (살들의) 결을 따라야 합니다. (침을 찔러서 기운을) 올리거나 내리는 것은 법이 같으니, (얼굴에) 생기가 돌면 그칩니다. 겨울에는 살결의 틈에 (침을 혈의 가장 깊은 곳인) 유규(俞竅)까지 치릅니다. 심한 것은 곧바로 내리고 심하지 않은 것은 천천히 내립니다. 봄 여름 가을 겨울 각자 찌르는 바가 있는데, (몹쓸 기운이) 있는 곳을 찾아가서 원칙대로 합니다.*

16-3

春刺夏分, 脈亂氣微, 入淫骨髓, 病不能愈, 令人不嗜食, 又且少氣.

---

*   산유, 낙유, 유규는 혈의 깊이에 따라 붙은 이름임을 짐작할 수 있다. 경락을 도는 기는 철 따라 흐르는 깊이가 다르다. 그 깊이에 따라서 침을 놓아야 한다는 뜻이다. 임상을 해보지 않으면 이 말을 쉽게 이해할 수 없다.

春刺秋分, 筋攣逆氣, 環爲咳嗽, 病不愈, 令人時驚, 又且哭. 春刺冬分, 邪氣著藏, 令人脹, 病不愈, 又且欲言語. 夏刺春分, 病不愈, 令人解墮. 夏刺秋分, 病不愈, 令人心中欲無言, 惕惕如人將捕之. 夏刺冬分, 病不愈, 令人少氣, 時欲怒. 秋刺春分, 病不已, 令人惕然, 欲有所爲, 起而忘之. 秋刺夏分, 病不已, 令人益嗜臥, 且又善夢. 秋刺冬分, 病不已, 令人洒洒時寒. 冬刺春分, 病不已, 令人欲臥不能眠, 眠而有見. 冬刺夏分, 病不愈, 氣上發爲諸痺. 冬刺秋分, 病不已, 令人善渴.

봄에 (침을) 여름 깊이로 놓으면 맥이 어지러워지고 (몸을 지키는) 기운이 미약해서 (몹쓸 기운이) 골수까지 들어가 탈이 나을 수 없습니다. 사람으로 하여금 좋아하는 먹을거리를 못 먹게 하고 (그 결과, 봄에 발산해야 할) 기운이 적어 (시들해)집니다. 봄에 (침을) 가을 깊이로 놓으면 힘줄이 뒤틀리고 기운을 거스르게 되는데, (이런 현상이 쳇바퀴) 돌 (듯하여) 잦은 기침이 되고 탈이 낫지 않습니다. 사람으로 하여금 때때로 놀라게 하고 또 큰소리로 울게 합니다. 봄에 (침을) 겨울 깊이로 놓으면 몹쓸 기운이 (5)장에 붙어서 사람으로 하여금 배가 부르게 하고 탈이 낫지 않습니다. 또 자꾸 말을 하려고 합니다. 여름에 (침을) 봄 깊이로 찌르면 탈이 낫지 않고 사람으로 하여금 (힘이) 풀리고 축 처지게 합니다. 여름에 (침을) 가을 깊이로 찌르면 탈이 낫지 않고, 사람으로 하여금 가슴속에 말을 하지 않으려 하고 두려워하는데 사람들이 잡으러 오는 것 같이 합니다. 여름에 (침을) 겨울 깊이로 찌르면 탈이 낫지 않고 사람으로 하여금 기운이 적게 하여 때때로 성내려고 합니다. 가을에 (침을) 봄 깊이로 찌르면 탈이 그치지 않고 사람으로 하여금 뭘 하려고 하게 하지만 막상 일어서면 (그 일을) 잊어버리게 합니다. 가을에 (침을) 여름 깊이로 찌르면 사람으로 하여금 자꾸 누우려고 하고 또 꿈을 잘 꾸게 합니다. 가을에 (침을) 겨울 깊이로 찌르면 탈이 그치지 않고 사람으로 하여금 으슬으슬 하고 때로 추위를 타게 합니다. 겨울에 (침을) 봄 깊이로 놓으면 탈이 그치지 않고 사람으로 하여금 자려고 눕지만 잘 수 없고 잠자도 헛것이 보이게 합니다. 겨울에 (침을) 여름 깊이로 찌르면 탈이 낫지 않고 기운이 위로 피어서 여러 가지 비증을 앓게 합니다. 겨울이 (침을) 가을 깊이로 찌르면 탈이 그치지 않고 사람으로 하여금 자주 목마르게 합니다.

16-4

凡刺胸腹者, 必避五臟, 中心者, 環死; 中脾者, 五日死, 中腎者, 七日死; 中肺者, 五日死; 中膈者, 皆爲傷中, 其病雖愈, 不過一歲必死. 刺避五臟者, 知逆從也. 所謂從者, 膈與脾腎之處, 不知者反之. 刺胸腹者, 必以布憿著之, 乃從單布上刺, 刺之不愈復刺. 刺鍼必肅, 刺腫搖鍼, 經刺勿搖, 此刺之道也.

무릇 가슴과 배에 침을 찌를 때는 반드시 5장을 피해야 합니다. 염통을 (침에) 맞은 사람은 바로 (環) 죽고, 비장을 맞은 사람은 5일만에 죽고, 콩팥을 맞은 사람은 7일만에 죽고, 허파를 맞은 사람은 5일만에 죽고, 횡격막을 맞은 사람은 모두 속을 다치게 되어서 그 탈이 오히려 심해지다가 1년을 넘기지 못하고 죽습니다. 침놓는 데 5장을 피한다는 것은 거스름과 따름을 아는 것입니다. 이른바 따른다는 것은, 횡격막과 비장 콩팥 같은 (5장이) 있는 곳을 (아는 것이고), 알지 못한다는 것은 이와 반대입니다. 가슴과 배에 침을 놓을 때는 반드시 천으로 덮어야 하고, 그 얇은 천 위에 찌르는데 찔러서 낫지 않으면 다시 찌릅니다. 침을 찌를 때는 반드시 엄숙해야 합니다. 종기를 찌를 때는 침을 흔들어야 하고, 경락을 찌를 때는 흔들면 안 됩니다. 이것이 침놓는 이치입니다.

16-5

帝曰: 願聞十二經脈之終, 奈何. 岐伯曰: 太陽之脈, 其終也戴眼反折瘈瘲, 其色白, 絶汗乃出, 出則死矣. 少陽終者, 耳聾, 百節皆縱, 目睘絶系, 絶系一日半死, 其死也色先靑, 白乃死矣. 陽明終者, 口目動作, 善驚妄言, 色黃, 其上下經盛, 不仁則終矣. 少陰終者, 面黑齒長而垢, 腹脹閉, 上下不通而終矣. 太陰終者, 腹脹閉不得息, 善噫善嘔, 嘔則

逆 逆則面赤, 不逆則上下不通, 不通則面黑皮毛焦而終矣. 厥陰終者,
中熱嗌乾, 善溺心煩, 甚則舌卷, 卵上縮而終矣. 此十二經之所敗也.

황제가 말했다. 바라건대 12경맥의 끝마침에 대해 듣고 싶은데 어떻습니까?

기백이 말했다. 태양의 맥은 끝마침이 다음과 같습니다. (목숨이 끝나기 전에
반짝 하듯이 그 경맥의 특징이 잠시 또렷해지는데) 눈이 하얗게 뒤집히고, 몸도 (부린
활처럼) 뒤로 확 젖혀지며, 힘줄이 오그라들었다 펴졌다 하면서 떨립니다. 낯빛
은 하얘지고, (기운이 변한) 진땀이 나오는데, 그 땀이 나오면 죽습니다. 소양 맥
이 끝나면 귀가 안 들리고 뼈마디가 모두 늘어집니다. 눈으로 이어지는 모든 줄
이 끊어지고 끊어진 지 하루 반만에 죽습니다. 죽을 때 낯빛이 먼저 파래졌다가
하얘지면 이내 죽습니다. 양명 맥이 끝나면 입과 눈이 움직이고 자주 놀라면서
헛소리를 합니다. 낯빛은 노래지는데, 그 위아래의 경락(인 소양과 태양)이 (잠시)
드세어지는데, (마비된 듯 힘이 빠져 그 경락이 지나가는 손발을) 쓸 수가 없으면 죽습
니다. 소음 맥이 끝나면 낯빛이 검어지고 이빨이 자라며 (얼굴에) 때가 낍니다.
배가 붓고 (창자가) 막혀 위아래가 통하지 않으면 끝납니다. 태음맥이 끝나면 배
가 붓고 (창자가) 막혀 숨을 제대로 쉴 수 없고 트림과 구역질을 자주 합니다. 구
역질을 하면 (기운이) 거스르고 거스르면 얼굴이 붉어집니다. 거스르지 않으면
위아래가 통하지 않는데, (위아래가) 통하지 않으면 얼굴이 검어지고, 살갗과 털
이 시들해지면서 죽습니다. 궐음 맥이 끝나면 속에서 열이 나고 목구멍이 마르
며 오줌이 잦고 가슴이 번거롭습니다. 심하면 혀가 말리고 불두덩 위가 오그라
들면서 죽습니다. 이것이 12경락이 무너지는 바입니다.

맥요정미론편(脈要精微論篇) 제17
- 진단법과 맥에 대한 말씀

黃帝問曰: 診法何如. 岐伯對曰: 診法常以平旦, 陰氣未動, 陽氣未散, 飲食未進, 經脈未盛, 絡脈調勻, 氣血未亂, 故乃可診有過之脈. 切脈動靜而視精, 察五色. 觀五臟有餘不足, 六腑強弱, 形之盛衰, 以此參伍, 決死生之分.

황제가 물었다. (맥으로) 진단하는 법은 어떻습니까?

기백이 대답했다. 진단하는 법은 늘 아침에 해야 합니다. (이 때는) 음의 기운이 아직 움직이지 않고, 양의 기운이 아직 흩어지지 않고, 음식을 아직 먹지 않아 경락과 맥이 드세어지지 않고, 낙맥에도 (기운이) 고르게 펴져서 기운과 피가 아직 어지럽지 않습니다. 그러므로 허물이 있는 맥을 알아볼 수 있습니다. 맥을 눌러서 (기운의) 움직임과 고요함을 살피면서 눈빛을 보고, 5장이 나타내는 낯빛을 살핍니다. 5장에 기운이 남는가 모자라는가, 6부(의 활동)이 강한가 약한가, (몸을 버티는) 꼴의 기운이 드센가 풀죽었는가를 봅니다. 이런 것들로 모아서 죽살이의 푼수를 결정합니다.

夫脈者, 血之府也, 長則氣治, 短則氣病, 數則煩心, 大則病進, 上盛則氣高, 下盛則氣脹, 代則氣衰, 細則氣少, 澀則心痛, 渾渾革至如涌泉, 病進而色弊, 綿綿其去如弦絕, 死. 夫精明五色者 氣之華也. 赤欲如白裹朱 不欲如仔赭; 白欲如鵝羽, 不欲如鹽; 靑欲如蒼璧之澤, 不欲如藍; 黃欲如羅裹雄黃, 不欲如黃土; 黑欲如重漆色, 不欲如地蒼. 五色精微象見矣. 其壽不久也. 夫精明者, 所以視萬物, 別白黑 審短長, 以長爲短 以白爲黑, 如是則精衰矣.

무릇 맥이라는 것은 피의 곳간입니다. (맥이) 길면 기운이 (몸을 저절로) 다스리는 것이고, (맥이) 짧으면 기운이 탈난 것이고, 빠르면 가슴속이 번거로운 것이고, 크면 탈이 나아가는 것이고, 위쪽이 드세면 기운이 높아진 것이고, 아래쪽이 드세면 기운이 막혀서 뭉친 것이고, 맥이 오다가 가끔 쉬는 것은 기운이 풀죽은 것이고, 가느다란 것은 (기운이) 적은 것이고, 껄끄러우면 염통이 아픈 것입니다. 물이 막 용솟음치듯 (촌구 쪽으로 밀려) 오는 모습이 마치 샘솟는 것 같으면 탈이 (꽤) 나아가서 낯빛이 풀죽은 것이고, 가닥이 이어지는 듯이 (촌구 쪽에서 멀어져)가는 모습이 마치 시위가 끊어지는 것 같으면 죽습니다. 무릇 눈빛과 5가지 낯빛은 기운의 꽃입니다. 붉기는 마치 주사를 흰 비단으로 싼 것 같아야지 흙빛이 낀 빛깔과 같으면 안 됩니다. 희기는 마치 거위의 깃털 같아야지 소금과 같으면 안 됩니다. 푸르기는 파란 구슬의 윤기와 같아야지 쪽빛과 같으면 안 됩니다. 누르기는 웅황을 비단으로 싼 것 같아야지 황토와 같으면 안 됩니다. 검기는 옻칠을 여러 번 한 것 같아야지 지창과 같으면 안 됩니다. 다섯 가지 낯빛이 털끝만큼이라도 작은 조짐을 나타내면 목숨이 오래가지 못합니다. 무릇 눈(精明)이라는 것은 사물을 보고 하양과 검정을 구별하고 깊과 짧음을 살피는 까닭에, 긴 것을 짧다고 하고 흰 것을 검다고 하여, (증상이) 이와 같으면 (목숨을 살리는) 불거름이 풀죽은 것입니다.

17-3

五臟者, 中之守也. 中盛臟滿, 氣盛傷恐者, 聲如從室中言, 是中氣之濕也. 言而微 終日乃言復言者 此奪氣也. 衣被不斂 言語善惡 不避親疏者 此神明之亂也. 倉廩不藏者, 是門戶不要也. 水泉不止者, 是膀胱不藏也. 得守者生, 失守者死. 夫五臟者, 身之强也. 頭者, 精明之府, 頭傾視深, 精神將奪矣. 背者, 胸中之府, 背曲肩隨, 府將壞矣. 腰者, 腎之府, 轉搖不能, 腎將憊矣. 膝者, 筋之府, 屈伸不能, 行則僂附, 筋將憊矣. 骨者, 髓之府, 不能久立, 行則振掉, 骨將憊矣. 得强則生, 失强則死.

5장이라는 것은 속을 지키는 것입니다. (지키지 못하고) 속이 드세어져 (5)장이 가득 차고, 기운도 드세어져 두려움에 다친 사람은 목소리가 (주눅 들어서) 집안에서 (조용조용히) 말하는 것 같습니다. 이것은 속을 지키는 기운이 축축해서 그런 것입니다. 말을 하는데 목소리가 작고 하루 종일 같은 말을 되풀이하는 사람이 (있습니다.) 이는 기운을 **빼앗긴** 것입니다. 옷매무새가 잘 거두어지지 않고, 좋다 나쁘다는 말을 많이 하며, 가까이 해야 할 것과 멀리 해야 할 것을 피하지 않는 사람이 (있습니다.) 이는 밝은 얼(神明)이 어지러워서 그런 것입니다. (몸의) 창고인 (밥통과 큰창자)가 잠기지 않(아서 똥이 쏟아지)는 사람이 (있습니다.) 이것은 문짝(인 큰창자의 똥구멍)이 제 노릇을 못해서 그런 것입니다. (몸의) 샘물이 그치지 않(고 새나가)는 사람이 (있습니다.) 이것은 오줌보가 제대로 잠기지 않아서 그런 것입니다. (5장이) 지켜지면 살고, 지켜짐을 잃으면 죽습니다. 무릇 5장이라는 것은 몸을 굳세게 하는 것입니다. 머리는 맑은 얼(精明)이 깃드는 곳간입니다. 머리가 기우뚱해지고 (초점이 안 맞은 듯) 깊이 보면 불거름(精)과 얼(神)을 빼앗기려는 것입니다. 등짝은 가슴 속의 곳간입니다. 등이 굽고 어깨가 처지면 곳간이 장차 무너지려는 것입니다. 허리는 콩팥이 깃드는 곳간입니다. 돌리고 움직이는 것이 잘 안 되면 콩팥이 장차 고달프게 될 것입니다. 무릎은 힘줄의 곳간입니다. 구부리고 펴는 동작이 잘 안 되고 걸을 때 허리를 바짝 구부리고 지팡이를 짚어야 한다면 힘줄이 장차 고달프게 될 것입니다. 뼈라는 것은 골수가 깃드는 곳간입니다. 오래 설 수 없고 걸을 때 비칠거리면 뼈가 장차 고달프게 될 것입니다. (5장으로 몸이) 굳세어지면 살지만, 그렇지 못하면 죽습니다.

17-4

岐伯曰: 反四時者, 有餘爲精, 不足爲消. 應太過, 不足爲精; 應不足, 有餘爲消. 陰陽不相應, 病名曰關格. 帝曰: 脈其四時動奈何. 知病之所在奈何. 知病之所變奈何. 知病乍在內奈何. 知病乍在外奈何. 請問此五者, 可得聞乎. 岐伯曰: 請言其與天運轉大也. 萬物之外, 六合之內, 天地之變, 陰陽之應, 彼春之暖, 爲夏之暑, 彼秋之忿, 爲冬之怒, 四變之動, 脈與之上下, 以春應中規, 夏應中矩, 秋應中衡, 冬應中權.

是故冬至四十五日陽氣微上, 陰氣微下; 夏至四十五日, 陰氣微上陽氣微下. 陰陽有時, 與脈爲期, 期而相失, 知脈所分, 分之有期, 故知死時. 微妙在脈, 不可不察, 察之有紀, 從陰陽始, 始之有經, 從五行生, 生之有度, 四時爲宜, 補瀉勿失, 與天地如一, 得一之情, 以知死生. 是故聲合五音, 色合五行, 脈合陰陽. 是知陰盛則夢涉大水恐懼, 陽盛則夢大火燔灼, 陰陽俱盛則夢相殺毀傷, 上盛則夢飛下盛則夢墮, 甚飽則夢予甚飢則夢取, 肝氣盛則夢怒, 肺氣盛則夢哭, 短蟲多則夢聚衆, 長蟲多則夢相擊毀傷. 是故持脈有道, 虛靜爲保. 春日浮, 如魚之游在波, 夏日在膚, 泛泛乎萬物有餘, 秋日下膚, 蟄蟲將去, 冬日在骨, 蟄蟲周密, 君子居室. 故曰: 知內者按而紀之, 知外者終而始之. 此六者, 持脈之大法.

기백이 말했다. 네 철을 따르지 않는 사람은, (기운이) 남으면 찰지게 되고, (기운이) 모자라면 시들해집니다. 호응이 지나친 사람은 (기운이) 모자라면 찰지게 되고, 호응이 모자라는 사람은 (기운이) 남으면 시들합니다. (이것은) 음과 양이 서로 호응하지 않는 것입니다. 이런 탈을 일러 관격이라고 합니다.*

황제가 말했다. 맥이 네 철에 따라 뛰는 바는 어떻습니까? 탈이 있는 곳을 아는 바는 어떻습니까? 탈이 바뀌는 바를 아는 것은 어떻습니까? 탈이 밖에 있는 것을 아는 바는 어떻습니까? 탈이 안에 있는 것을 아는 바는 어떻습니까? 청컨대 이 5가지를 들을 수 있는지 여쭙니다.

기백이 말했다. 그것(맥)은 하늘의 운수와 더불어 도는 큰 것입니다. 만물의 바깥이고 (전후좌우와 상하인) 6합의 안에서 하늘과 땅의 바뀜에 음과 양이 호응하는 것입니다. 저 봄의 따스함이 이 여름의 무더위가 되고, 이 가을의 분한 마음이 저 겨울의 노여운 마음이 됩니다. 이런 4가지 변화의 움직임에 맥이 함께 하여 오르락내리락합니다. 그러므로 봄의 맥은 (원을 그리는) 굽자에 호응하여

---

* 　이곳은 앞뒤의 글과 어울리지 않는다. 끼어든 문장으로 보인다.

(싹처럼 연약하고 부드러운 느낌)이고, 여름의 맥은 (곧은 선을 그리는) 꺾자에 호응하여 (모나고 단단한 느낌)이고, 가을의 맥은 저울대에 호응하여 (깃털만 대도 어느 한쪽으로 기울 만큼 민감한 느낌)이고, 겨울의 맥은 저울추에 호응하여 (무거운 느낌)입니다. 이런 까닭에 동지부터 45일(인 입춘에 이르기까지) 양의 기운은 조금씩 올라가고 음의 기운은 조금씩 내려갑니다. 하지부터 45일(인 입추에 이르기까지) 음의 기운은 조금씩 올라가고 양의 기운은 조금씩 내려갑니다. (이와 같이) 음과 양에는 (작용하는) 철이 있어 맥과 더불어 정해진 기간 동안 (톱니바퀴처럼) 맞물려 도니, 그 맞물림을 서로 잃으면, 맥이 나뉘는 바를 알게 되는데, 나뉨에도 (네 철에 따른) 기약이 있습니다. 그러므로 (4맥과 음양이 서로 맞지 않는 것을 보고) 그 죽는 때를 알 수 있습니다. 작아도 (어느 하나 빠뜨리지 않는) 오묘함이 맥에 있어서 살피지 않을 수 없습니다. 이를 살핌에는 (그물로 치면) 벼리(에 해당하는 법칙이 있)는데, 음과 양의 시작을 따르는 것입니다. 이를 시작함에는 (베틀로 치면) 씨줄(에 해당하는 원칙)이 있는데, 5행(의 상생관계)를 따릅니다. (5행의 상생관계에 따라) 낳음에는 규칙이 있는데, 네 철이 (그에) 마땅한 것입니다. (철따라 꼭 맞는) 보탬과 덞(의 원칙)을 잃지 않아야, 하늘땅과 더불어 하나 같이 하게 되고, 그 하나를 얻는 상황이 되면, 죽살이를 알 수 있습니다. 이 까닭에 (사람의) 목소리는 (자연의) 5소리와 꼭 들어맞고, 빛깔은 5행과 꼭 들어맞고, 맥은 음양과 꼭 들어맞습니다. 음이 드세면 꿈에 큰물을 건너면서 두려워하고, 양이 드세면 꿈에 큰불이 나서 몸이 화끈거리고, 음과 양이 모두 드세면 꿈에 서로 죽이려고 싸워 다치게 하며, 밥통이 드세면 꿈에 날아다니고, 아래가 드세면 꿈에 떨어지고, 매우 배가 부르면 꿈에 다른 사람에게 물건을 주고, 몹시 배가 고프면 꿈에 남의 물건을 빼앗고, 간의 기운이 드세면 꿈에 성내고, 허파의 기운이 드세면 꿈에 울고, 작은 벌레가 많으면 꿈에 많은 사람을 불러 모으고, 큰 벌레가 많으면 꿈에 서로 싸워서 다칩니다.* 이런 까닭에 맥을 짚는 데는 (꼭 지켜야 할) 이치가 있습니

---

*   중간의 꿈 이야기는 문맥에 안 맞는다. 덧붙인 문장이 잘못 끼어든 듯하다.

다. (마음을) 비우고 (정신을) 고요히 하는 것이 지켜야 할 것입니다. 봄날에는 (맥이) 떠서 마치 물고기가 물살에서 헤엄치는 것과 같고, 여름날에는 (맥이) 살갗에 있어서 마치 물이 넘쳐나듯이 만물에 남아도는 것과 같고, 가을날에는 (맥이) 살갗 아래에 있어서 마치 겨울잠을 자는 벌레들이 장차 숨으려는 것과 같고, 겨울날에는 (맥이 살 속의) 뼈에 있어서 마치 겨울잠 자는 벌레들이 똘똘 뭉쳐있는 것과 같으니, 군자는 (밖으로 나돌아 다니지 않고) 집안에 머무릅니다. 그러므로 말하기를, 안을 안다는 것은 (맥을) 짚어서 (살림의) 벼리를 세우는 것이고, 밖을 안다는 것은 음양5행에 따라서 (사람이) 네 철에 (하늘땅과) 하나 되(어 사)는 것이라고 했습니다. 이 6가지는 맥을 짚는 큰 법칙입니다.

17-5

心脈搏堅而長, 當病舌卷不能言; 其軟而散者, 當消環自已. 肺脈搏堅而長, 當病唾血; 其軟而散者, 當病灌汗, 至令不復也. 肝脈搏堅而長, 色不靑, 當病墜若搏, 因血在脇下, 令人喘逆; 其軟而散色澤者, 當病溢飮, 溢飮者, 渴暴多飮而易入肌皮腸胃之外也. 胃脈搏堅而長 其色赤 當病折髀, 其軟而散者 當病食痺. 脾脈搏堅而長, 其色黃, 當病少氣; 其軟而散色不澤者, 當病足 腫, 若水狀也. 腎脈搏堅而長, 其色黃而赤者, 當病折腰, 其軟而散者, 當病少血至令不復也. 帝曰: 診得心脈而急, 此爲何病, 病形何如. 岐伯曰: 病名心疝. 少腹當有形也. 帝曰: 何以言之? 岐伯曰: 心爲牡臟, 小腸爲之使, 故曰少腹當有形也. 帝曰: 診得胃脈, 病形何如? 岐伯曰: 胃脈實則脹, 虛則泄.

염통의 맥은, 굳세면서 길게 잡히면 마땅히 그 탈은 혀가 말려서 말을 할 수 없습니다. 연하고 흩어지는 사람은 마땅히 기운이 사그라졌다가 돌아오면서 (탈이) 저절로 그칩니다. 허파의 맥은, 굳세면서 길게 잡히면 마땅히 가래와 피가 섞여 나옵니다. (맥이) 연하면서 흩어지는 사람은 마땅히 그 탈이 땀을 줄줄 흘리는데 돌이킬 수 없는 지경에 이릅니다. 간의 맥은, 굳세고 길게 잡히면서 낮빛이 푸르지 않으면 마땅히 탈은 떨어지거나 두들겨 맞은 것이어서 피가 옆구리에 있는데 그로 말미암아 헐떡거리면서 (기운이) 거스르는 것입니다. (맥이) 연하고 부드러운데 낯빛이 반질반질한 사람은 (담음 같은) 물기가 넘쳐나는 일음이라는 탈이니, 그것은 목이 말라 갑자기 많은 물을 마셔서 진액이나 피 대신 물기가 살과 살갗 창자나 밥통 같은 것의 밖으로 들어간 것입니다. 밥통의 맥은, 굳세고 길게 잡히면서 그 낯빛이 붉으면 넓적다리가 부러질 듯이 아픕니다. (맥이) 연하고 흩어지는 사람은 마땅히 탈이 (기혈순환이 안 되어 먹어도 명치끝이 막힌 것 같이 아픈) 식비입니다. 비장의 맥은, 굳세고 길게 잡히면서 낯빛이 노래면 마땅히 그 탈은 기운이 적은 것입니다. (맥이) 연하고 흩어지는데 낯빛이 반질반질하지 않은 사람은 발과 정강이가 붓는 것이 마치 물 모양 같습니다. 콩팥의 맥이 굳세고 길게 잡히는데 그 낯빛이 누렇거나 붉은 것은 마땅히 그 탈이 허리가 꺾인 것이고, (맥이) 연하고 흩어지는 사람은 마땅히 그 탈이 피가 적어서 돌이킬 수 없는 지경에 이른 것입니다.

황제가 말했다. 진단하여 염통의 맥을 얻었는데 급합니다. 이것은 어떤 탈이고, 그 탈의 꼴은 어떻습니까?

기백이 말했다. 탈의 이름은 염통이 일으킨 산증입니다. 아랫배에 그 탈의 꼴이 나타납니다.

황제가 말했다. 어찌하여 그렇게 말씀하십니까?

기백이 말했다. 염통은 수컷인 양을 상징하는 장기이고, 작은창자가 이의 부림을 받습니다. 그러므로 말하기를 (작은창자가 든) 아랫배에 마땅히 그 (탈의) 꼴이 나타납니다.

황제가 말했다. 진단하여 밥통의 맥을 얻었습니다. 그 탈의 꼴은 어떠합니까?

기백이 말했다. 밥통의 맥이 실하면 (몸이) 붓고, 허하면 (설사처럼) 쏟습니다.

帝曰: 病成而變何謂. 岐伯曰: 風成爲寒熱, 癉成爲消中, 厥成爲巓疾,

久風爲飧泄, 脈風成爲癘, 病之變化, 不可勝數. 帝曰: 諸癰腫筋攣骨
痛, 此皆安生. 岐伯曰: 此寒氣之腫, 八風之變也. 帝曰: 治之奈何. 岐
伯曰: 此四時之病, 以其勝治之愈也. 帝曰: 有故病五臟發動, 因傷脈
色, 各何以知其久暴至之病乎. 岐伯曰: 悉乎哉問也. 徵其脈小色不奪
者, 新病也; 徵其脈不奪其色奪者, 此久病也; 徵其脈與五色俱奪者,
此久病也; 徵其脈與五色俱不奪者, 新病也. 肝與腎脈并至, 其色蒼赤,
當病毀傷, 不見血, 已見血, 濕若中水也.

황제가 말했다. 탈이 이루어져서 (다른 형태로) 바뀌는 것은 무엇을 말하는 것
입니까?

기백이 말했다. 바람은 (탈을) 이루면 추위와 더위가 오락가락하는 탈이 되
고, 독한 부스럼은 (탈을) 이루면 (몸속의 진액이 메말라서 갑자기 마르는) 소중이 되
고, (기운이 모자라서 손발까지 뻗어가지 못하다가 갑자기 쏠리는) 궐은 (탈을) 이루면
(기운이 머리로 치밀어서 온몸을 부르르 떠는) 지랄이 되고, 오래된 바람은 (탈을) 이
루면 (목극토로 비위를 억압하여 설사 같은) 잔설이 되고, 맥에 파고든 바람은 (탈을)
이루면 (온몸이 썩는) 문둥병이 되니, 탈(이 다른 모습으로) 바뀜은 가히 헤아릴 수
가 없습니다.

황제가 말했다. 악창과 부스럼, 힘줄 경련, 뼈가 아픈 것, 이것들은 어찌하
여 생깁니까?

기백이 말했다. 이것들은 찬 기운 때문에 붓는 것이고, (철따라 일어나는) 8바
람이 일으키는 변고입니다.

황제가 말했다. 이것들을 다스리는 방법은 어떠합니까?

기백이 말했다. 이것은 네 철이 일으키는 탈입니다. 그러므로 그 탈을 이기
는, (예컨대 뜨거우면 식히고, 차면 덥히는) 방법으로 다스리면 낫습니다.

황제가 말했다. 오래 묵은 탈에는 5장이 움직여서 그로 인해 낯빛과 맥을 다
친 경우가 있습니다. 각기 어떻게 하여 오래 된 탈인지, 느닷없이 이른 탈인지
알 수 있는지요?

기백이 말했다. 물음치고는 참 어느 하나 빠짐이 없습니다. 맥이 적고 낯빛이 (윤기를) 빼앗기지 않은 것은 새 탈입니다. 맥은 빼앗기지 않았는데 낯빛이 빼앗긴 것은 묵은 탈입니다. 맥과 더불어 5가지 낯빛을 빼앗긴 것은 묵은 탈입니다. 맥과 더불어 5가지 낯빛을 빼앗기지 않은 것은 새 탈입니다. 간과 콩팥의 맥이 함께 이르고 낯빛이 푸르고 붉으면 마땅히 탈은 (몸을) 다치게 해서 피가 나타나지 않은 것이고, 피가 나타났으면 마치 물의 기운에 곧장 얼어맞은 것처럼 축축한 기운으로 생긴 것입니다.*

<h3>17-7</h3>

尺內兩旁, 則季脇也. 尺外以候腎, 尺裏以候腹. 中附上左, 外以候肝, 內以候鬲; 右外以候胃, 內以候脾. 上附上右, 外以候肺, 內以候胸中; 左外以候心, 內以候膻中. 前以候前, 後以候後. 上竟上者, 胸喉中事也; 下竟下者, 少腹腰股膝脛足中事也.

(양쪽 손목에 있는) 척(부) 안의 양옆은 (몸에서 가슴뼈와 허리뼈가 만나는) 옆구리 부분(에 해당)합니다. (그) 척의 겉에서는 콩팥을 살피고, 척의 속에서는 뱃속을 살핍니다. (손목에서) 돋은 (뼈) 위(는 촌관척 중에서 관인데,) (환자 기준으로) 왼쪽 (관)은 겉에서는 간을 살피고, 속에서는 횡격막 (부근)을 살피며, 오른쪽 (관)은 겉에서는 밥통을 살피고, 속에서는 비장을 살핍니다. 돋은 뼈(上附) 위(인 관보다 엄지쪽으로 더) 위(인 곳은 촌인데) 오른쪽 (촌)은 겉에서 허파를 살피고 안에서는 가슴속을 살피며, 왼쪽 (촌)은 겉에서 염통을 살피고 안에서는 전중을 살핍니다. (손목에서 느껴지는 맥은 몸과 호응하므로 손목의) 앞으로써 (몸의) 앞을 살피고, (손목의) 뒤로써 (몸의) 뒤를 살핍니다. (손목의 맨 위인 촌보다 더) 위쪽에서는 가슴과 목구멍 속의 일을 살피고, (손목의 맨 아래인 척보다 더) 아래쪽에서는 아랫배, 허리, 넓

---

* 이곳의 문장도 어수선하다. 맥을 얘기하는 곳에서 각종 병증을 나열하는 것으로 보아 짜깁는 과정에서 무언가 뒤섞인 듯하다.

적다리, 무릎, 정강이 속의 일을 살핍니다.

粗大者, 陰不足陽有餘, 爲熱中也. 來疾去徐, 上實下虛, 爲厥巓疾;
來徐去疾, 上虛下實, 爲惡風也. 故中惡風者, 陽氣受也. 有脈俱沈細
數者, 少陰厥也; 沈細數散者, 寒熱也; 浮而散者, 爲胊仆. 諸浮而躁
者, 皆在陽, 則爲熱, 其有躁者在手. 諸細而沈者, 皆在陰, 則爲骨痛;
其有靜者在足. 數動一代者, 病在陽之脈也, 泄及便膿血. 諸過者, 切
之, 澀者, 陽氣有餘也. 滑者陰氣有餘也. 陽氣有餘,, 爲身熱無汗, 陰
氣有餘, 爲多汗身寒, 陰陽有餘, 則無汗而寒. 推而外之, 內而不外,
有心腹積也. 推而內之, 外而不內, 身有熱也. 推而上之, 上而不下,
腰足淸也. 推而下之, 下而不上, 頭項痛也. 按之至骨, 脈氣少者, 腰
脊痛而身有痺也.

(맥이) 거칠고 큰 것은 음이 모자라고 양이 남는 것으로, (속에) 열이 가득 찬
것입니다. 올 때 빠르고 갈 때 느린 것은 위가 실하고 아래가 허한 것으로, (기운
이 끝까지 뻗지 못하는) 궐(증으로 위로 쏠린 기운에 골이 눌려서 부르르 떠는) 지랄이 됩니
다. 올 때 느리고 갈 때 빠른 것은 위가 허하고 아래가 실한 것으로, 오풍이
되는데, (오풍이란 바람을 싫어하며 심하게 떨리는 증상)입니다. 그러므로 오풍에 맞
은 사람은 양의 기운이 허하여 (탈을) 받은 것입니다. 맥이 깊고 가늘고 빠른 특
징을 모두 갖춘 것은 소음(의 기운이 모자라서 끝까지 뻗어가지 못하는) 궐증입니다.
(맥이) 깊고 가늘고 빠른 데다가 (이따금) 흩어지기까지 하는 것은 한열(이 오락가
락하는 것)입니다. (맥이) 뜨고 흩어진 것은 아찔(하여 쓰러질 듯)한 현기증이 납니
다. 여러 (맥이) 뜨면서 시끄러운 것은 (탈의 원인이) 모두 양에 있는 것인데, (그렇
게 되면) 증상은 열이 되고, (맥이) 시끄러운 것은 (탈이) 손에 있습니다. 여러 (맥
이) 가늘고 깊은 것은 (탈의 원인이) 모두 음에 있는 것인데, (그렇게 되면) 뼈아픈
증상이 나타나고, (맥이) 고요한 것은 (탈이) 발에 있습니다. (맥이) 빠르게 움직이

는데, 한 번씩 (끊어질 듯 말 듯한) 대맥이 나타나는 것은 탈이 양의 맥에 있는 것으로, 심한 설사를 하고 피고름이 섞인 똥을 쌉니다. (몸에) 여러 허물이 있는 사람은 (맥을) 짚습니다. (맥이) 껄끄러운 사람은 양의 기운이 남는 것입니다. (맥이) 매끄러운 사람은 음의 기운이 남는 것입니다. 양의 기운이 남으면 몸에 열이 나는데 땀은 나지 않고, 음의 기운이 남으면 땀은 많이 나는데 몸은 춥습니다. 음과 양이 모두 남으면 땀도 없고 춥습니다. (맥이) 밀어서 겉으로 가는데, 속에만 있고 겉으로 가지 못하면 명치 밑에 적이 있는 것입니다. (맥이) 밀어서 속으로 가는데, 겉에만 있고 속으로 가지 못하면 몸에 열이 있는 것입니다. (맥이) 밀어서 위로 가는데 올라가서 아래로 내려가지 못하면 허리와 다리가 서늘합니다. (맥이) 밀어서 아래로 가는데, 내려가서 올라오지 못하면 머리와 목이 아픕니다. 뼈에 이르도록 (손가락을) 누르는데도 맥의 기운이 적으면 등뼈가 아프면서 몸에는 (움츠러드는) 비증이 있는 것입니다.

평인기상론편(平人氣象論篇) 제18
- 고른 사람의 맥에 대한 말씀

18-1

黃帝問曰: 平人何如; 岐伯對曰: 人一呼脈再動, 一吸脈亦再動, 呼吸定息, 脈五動, 閏以太息, 命曰平人. 平人者, 不病也. 常以不病調病人, 醫不病. 故爲病人平息以調之爲法. 人一呼脈一動, 一吸脈一動, 曰少氣. 人一呼脈三動, 一吸脈三動而躁, 尺熱曰病溫, 尺不熱脈滑曰病風, 脈澁曰痺. 人一呼脈四動以上曰死, 脈絶不至曰死, 乍疏乍數曰死.

황제가 물었다. (탈 없이 몸 상태가) 고른 사람은 어떻습니까?

기백이 대답했다. 사람은, 1번 내쉴 때 맥이 2번 뛰고, 1번 들이쉴 때 또한 맥이 2번 뜁니다. 날숨과 들숨을 숨쉬기로 정하면 (쉬는 틈이 있어) 맥은 5번 뜁니다. (들숨과 날숨 사이의 맥까지) 모아서 큰 숨쉬기로 정하는데, 이를 일러 (숨과 맥이) 고른 사람이라고 합니다. 고른 사람은 탈나지 않습니다. 늘 탈나지 않은 사람(의 숨을 기준)으로 탈난 사람을 가늠하는데, (환자와 비교할 때) 의원은 탈나지 않았습니다. 그러므로 탈난 사람을 위하여 (의원의) 고른 숨으로 이를 가늠하여 기준을 삼습니다. 날숨 1번에 맥이 1번 뛰고, 들숨 1번에 맥이 1번 뛰면 기운이 적다고 합니다. 날숨 1번에 맥이 3번 뛰고, 들숨 1번에 맥이 3번 뛰는데 시끄럽고 척이 뜨거우면 온병을 앓는다고 합니다. 척이 뜨겁지 않고 맥이 매끄러우면 바람을 앓는다고 합니다. 맥이 껄끄러우면 (움츠러들어서 아픈) 비증이라고 합니다. 1번 날숨에 맥이 4번 뛰는 것을 죽는다고 하고, 맥이 끊어져 오지 않는 것을 죽는다고 하고, 갑자기 성글다가 갑자기 빠른 것을 죽는다고 합니다.

18-2

平人之常氣稟於胃, 胃者, 平人之常氣也, 人無胃氣曰逆, 逆者死. 春胃微弦曰平, 弦多胃少曰肝病, 但弦無胃曰死. 胃而有毛曰秋病, 毛甚曰今病. 臟眞散於肝, 肝臟筋膜之氣也. 長夏胃微軟弱曰平, 弱多胃少曰脾病, 但代無胃曰死. 軟弱有石曰冬病, 弱甚曰今病. 臟眞濡於脾, 脾藏肌肉之氣也. 夏胃微鉤曰平, 鉤多胃少曰心病, 但鉤無胃曰死. 胃而有石曰冬病, 石甚曰今病. 臟眞通於心, 心藏血脈之氣也. 秋胃微毛曰平. 毛多胃少曰肺病, 但毛無胃曰死. 毛而有弦曰春病, 弦甚曰今病. 臟眞高於肺, 以行營衛陰陽也. 冬胃微石曰平, 石多胃少曰腎病, 但石無胃曰死. 石而有鉤曰夏病, 鉤甚曰今病. 臟眞下於腎, 腎藏骨髓之氣也. 胃之大絡, 名曰虛里. 貫膈絡肺, 出於左乳下, 其動應衣, 脈宗氣也. 盛喘數絶者, 則病在中, 結而橫, 有積矣; 絶不至, 曰死. 乳之下其動應衣, 宗氣泄也.

(숨과 맥이) 고른 사람은 늘 밥통에서 기운을 받습니다. 밥통이라는 것은 고

른 사람의 평상시 기운입니다. 사람에게 밥통(의 기운)이 없으면 (원기의 흐름을) 거스르고, 거스르면 죽습니다. 봄에는 밥통(의 기운)에서 약간 활시위 같은 맥이 느껴지면 고르다고 합니다. 활시위 같은 맥이 많고 밥통(의 기운)이 적으면 간의 탈이라고 하고, 활시위 같은 맥만 있고 밥통(의 기운)이 없으면 죽음이라고 합니다. 밥통(의 기운)이 있으면서 깃털 같은 맥이면 가을의 탈이라고 하고, 깃털 같은 맥이 심하면 지금의 탈이라고 합니다. (5)장의 참 기운이 간에서 (온몸으로) 흩어지니, 간은 힘줄과 막의 기운을 갈무리합니다. 장마철에는 밥통(의 기운)에서 맥이 연약한 조짐을 나타내는 것을 일러 고르다고 합니다. 약한 맥이 많고 밥통(의 기운)이 적으면 비장의 탈이라고 하고, (끊어질 듯 말 듯한) 대맥만 있고 밥통(의 기운)이 없으면 죽는다고 합니다. 연약한데 돌 같은 맥이 있으면 겨울의 탈이라고 하고, 약한 맥이 심하면 지금의 탈이라고 합니다. (5)장의 참 기운은 비장에서 (온몸으로) 스며드는데, 비장은 살의 기운을 갈무리합니다. 여름에는 밥통(의 기운)에 갈고리 같은 맥이 약하게 느껴지면 고르다고 합니다. 갈고리 같은 맥이 많고 밥통(의 기운)이 적으면 염통의 탈이라고 하고, 갈고리 같은 맥만 있고 밥통(의 기운)이 없으면 죽는다고 합니다. 밥통(의 기운)이 있고 돌 같은 맥이 있으면 겨울의 탈이라고 하고, 돌 같은 맥이 심하면 지금의 탈이라고 합니다. (5)장의 참 기운은 염통으로 통하는데, 염통은 피와 맥의 기운을 갈무리합니다. 가을에는 밥통(의 기운)에서 깃털 같은 맥이 약하게 느껴지면 고르다고 합니다. 깃털 같은 맥이 많고 밥통(의 기운)이 적으면 허파의 탈이라고 하고, 깃털 같은 맥만 있고 밥통(의 기운)이 없으면 죽는다고 합니다. 맥이 깃털 같으면서 활시위 같으면 봄의 탈이라고 하고, 활시위 같은 맥이 심하면 지금의 탈이라고 합니다. (5)장의 참 기운은 허파에서 (몸의) 높은 곳까지 올라감으로써, 영(혈)과 위(기)가 음(경락)과 양(경락)으로 운행하게 합니다. 겨울에는 밥통(의 기운)에서 돌 같은 맥이 약하게 느껴지면 고르다고 합니다. 돌 같은 맥이 많고 밥통(의 기운)이 적으면 콩팥의 탈이라고 하고, 돌 같은 맥만 있고 밥통(의 기운)이 없으면 죽는다고 합니다. 돌 같은 맥에 갈고리 같은 맥이 있으면 여름의 탈이라고 하고, 갈고리 같은 맥이 심하면 지금의 탈이라고 합니다. (5)장의 참 기운은 콩팥에서 (온몸으로) 내려가는데, 콩팥은 뼈와 골수의 기운을 갈무리합니다. 밥통의 대락은 허리(虛里)라고 합니다. 횡격막을 꿰고 허파로 이어져 왼쪽 젖 아래로 나와 그 (염통이 뛰는) 움직임이 옷에 호응하는데, (이것은 집으로 치면 용마루 같고 산으로 치면 산마루 같은) 맥의 가장 큰 기운입니다. (맥이) 드세면서 헐떡거리고 자주 끊어지는 것은 탈이 속에 있는 것이고, (뭉치듯) 맺히면서 가로 막히는 것은 적이 있는 것입니다. (맥이) 끊어져서 이르지 않는 것은 죽는다고 합니다.

18-3

欲知寸口太過與不及. 寸口之脈中手短者, 曰頭痛. 寸口脈中手長者, 曰足脛痛. 寸口脈中手促上擊者, 曰肩背痛. 寸口脈沈而堅者, 曰病在中. 寸口脈浮而盛者, 曰病在外. 寸口脈沈而弱, 曰寒熱及疝瘕少腹痛. 寸口脈沈而橫〔堅〕, 曰脇下有積. 腹中有橫積痛. 寸口脈沈而澁, 曰寒熱. 脈盛滑堅者, 曰病在外, 脈小實而堅者, 病在內. 脈小弱以澁, 謂之久病. 脈滑浮而疾者, 謂之新病. 脈急者, 曰疝瘕少腹痛. 脈滑曰風, 脈澁曰痺. 緩而滑曰熱中, 盛而緊曰脹. 脈從陰陽, 病易已, 脈逆陰陽, 病難已. 脈得四時之順, 曰病無他. 脈反四時及不閒臟, 曰難已.

(황제가 물었다.) 촌구(맥)의 지나침과 못 미침에 대해 알고자 합니다.

(기백이 대답했다.) 촌구의 맥이 손에 닿는데 짧은 것은 머리가 아프다고 하고, 촌구 맥이 손에 닿는데 긴 것은 다리가 아프다고 합니다. 촌구 맥이 손에 닿는데 급하게 위로 치받는 것은 어깻죽지와 등이 아프다고 하고, 촌구 맥이 깊게 가라앉고 단단한 것은 탈이 속에 있다고 하고, 촌구 맥이 뜨고 드센 것은 탈이 밖에 있다고 합니다. 촌구 맥이 깊고 약한 것은 더위와 추위가 오락가락 하고 불두덩이 당겨서 아랫배가 아프다고 하고, 촌구 맥이 깊고 가로막힌 듯한 것은 옆구리 밑에 적이 있거나 뱃속에 가로로 적이 있다고 합니다. 촌구 맥이 깊고 껄끄러우면 추위와 더위가 오락가락한다고 합니다. 맥이 드세고 매끄럽고 단단

한 것은 탈이 밖에 있는 것이고, 맥이 작고 실하면서 단단한 것은 탈이 안에 있다고 합니다. 맥이 작고 약하면서 껄끄러운 것은 오래 묵은 탈이라고 하고, 맥이 매끄럽고 뜨고 빠른 것은 새 탈이라고 합니다. 맥이 급한 것은 불두덩이 당기며 아랫배가 아프다고 합니다. 맥이 매끄러운 것은 바람이라고 하고, 맥이 껄끄러운 것은 비증(痺)이라고 합니다. 느리면서 매끄러운 것은 속에 열이 뭉쳤다고 하고, 드세면서 팽팽한 것은 부어오른다고 합니다.* 맥이 음과 양을 따르면 쉽게 낫고, 맥이 음과 양을 거스르면 낫기 어렵습니다. 맥이 네 철을 따르면 탈에 덧날 것이 없다고 합니다. 맥이 네 철을 따르지 않고 (1년을 다섯으로 나눈 사이마다 5행이 작용하지 않아서) 갈무리되지 않으면 낫기 어렵다고 합니다.

臂多靑脈, 曰脫血. 尺脈緩澀, 謂之解 安臥. 脈盛 謂之脫血. 尺澀脈滑, 謂之多汗. 尺寒脈細, 謂之後泄. 脈尺粗常熱者, 謂之熱中. (肝見庚辛死, 心見壬癸死, 脾見甲乙死, 肺見丙丁死, 腎見戊己死, 是爲眞臟見, 皆死.)** 頸脈動喘疾咳 曰水, 目裏微腫如臥蠶起之狀曰水. 溺黃赤安臥者黃疸, 已食如肌者黃疸. 面腫曰風, 足脛腫曰水. 目黃者曰黃疸. 婦人手少陰, 脈動甚者, 姙子也. 脈有逆從四時. 未有臟形, 春夏而脈瘦, 秋冬而脈浮大, 命曰逆四時也. 風熱而脈靜, 泄而脫血脈實, 病在中脈虛, 病在外脈堅澀者, 皆難治, 命曰反四時也.

팔뚝에 파란 맥이 많은 것을 피를 빼앗겼다고 합니다. 척맥이 느리고 껄끄러운 것은 풀리고 나른해지고 눕기를 좋아한다고 합니다. 맥이 드센 것을 피를 빼앗겼다고 합니다. 척이 껄끄럽고 맥이 매끄러운 것을 땀이 많다고 합니다. 척이 차고 맥이 가는 것을 뒤가 샌다고 합니다. 맥과 척이 거칠고 늘 뜨거운 것을 속에 열이 뭉쳤다고 합니다. 목(의 인영) 맥이 뛰면서 헐떡거리고 기침을 해대는

---

* 이곳의 앞부분은 대화체인데 황제와 기백이 말한다는 부분이 빠졌다. 원래 산문으로 된 것을 대화체로 바꾸면서 빠뜨린 것으로 추정된다.

** 중간의 괄호 친 원문은 잘 못 끼어든 문장인 듯하다.

것을 일러 물(水)이라고 하고, 눈 속이 조금 부어서 마치 누에가 일어나려는 듯한 모양을 보이는 것을 수종(水)이라고 합니다. 오줌이 노랗거나 빨갛고 눕기 좋아하는 것은 황달이 생긴 것이고, 벌써 먹었는데도 굶주린 것 같이 하는 것도 밥통의 황달입니다. 얼굴이 붓는 것을 바람이라고 하고, 다리와 정강이가 붓는 것을 물이라고 하고, 눈이 노란 것을 황달이라고 합니다. 부인의 수소음 맥이 심하게 뛰는 것은 아이 밴 것입니다. 맥에는 네 철을 거스르거나 따르는 것이 있습니다. 아직 (5)장의 기운이 (맥에서 제) 꼴을 갖추지 못하여, 봄 여름에 맥이 (충실해야 하는데도) 마르고, 가을 겨울에 맥이 (가라앉아야 하는데도) 뜹니다. (이런 경우를) 일러 네 철을 거스른다고 합니다. 풍열병인데도 맥이 고요하고, (기운이) 새나가고 피를 빼앗겼는데도 맥이 실하고, 탈이 속에 있는데도 맥은 허하고, 탈이 겉에 있는데도 맥은 단단하고 껄끄러운 것은 모두 다스리기 어렵습니다. (이를) 일러 네 철에 어긋난다고 합니다.

18-4

人以水穀爲本, 故人絕水穀則死, 脈無胃氣亦死. 所謂無胃氣者, 但得眞臟脈不得胃氣也. 所謂脈不得胃氣者, 肝不弦, 腎不石也. 太陽脈至, 洪大以長; 少陽脈至, 乍數乍疏, 乍短乍長; 陽明脈至, 浮大而短. 夫平心脈來, 累累如連珠, 如循琅玕, 曰心平, 復以胃氣爲本. 病心脈來, 喘喘連屬, 其中微曲, 曰心病, 死心脈來, 前曲後居, 如操帶鉤, 曰心死. 平肺脈來, 厭厭聶聶, 如落楡莢, 曰肺平, 秋以胃氣爲本. 病肺脈來, 不上不下, 如循鷄羽, 曰肺病. 死肺脈來, 如物之浮, 如風吹毛, 曰肺死. 平肝脈來, 軟弱招招, 如揭長竿末梢, 曰肝平, 春以胃氣爲本. 病肝脈來, 盈實而滑, 如循長竿, 曰肝病. 死肝脈來, 急益勁, 如新張弓弦, 曰肝死. 平脾脈來, 如柔相離, 如鷄踐地 ,曰脾平, 長夏以胃氣爲本. 病脾脈來, 實以盈數, 如鷄擧足, 曰脾病. 死脾脈來, 銳堅如鳥之喙, 如鳥之距, 如屋之漏, 如水之流, 曰脾死. 平腎脈來, 喘喘累累

如鉤, 按之而堅, 曰腎平, 冬以胃氣爲本. 病腎脈來, 如引葛, 按之益堅, 曰腎病. 死腎脈來, 發如奪索, 辟辟石彈石, 曰腎死.

사람은 물과 곡식(의 기운)으로 (목숨의) 바탕을 삼습니다. 그러므로 사람은 물과 곡식(의 기운)이 끊어지면 죽습니다. 맥에서도 (물과 곡식을 받아들이는) 밥통의 기운이 없으면 또한 죽습니다. 이른바 밥통의 기운이 없다는 것은, (맥에서) 다만 진장맥만 느껴지고 밥통의 기운이 느껴지지 않는 것입니다. 이른바 맥이 밥통의 기운을 얻지 못했다는 것은 (활시위 같아야 할) 간의 맥이 활시위 같지 않고, (돌 같아야 할) 콩팥의 맥이 돌 같지 않은 것입니다. 무릇 정상인 (사람의 경우)에 염통의 맥이 오는 것은 겹겹이 이어지는 모양이 마치 구슬을 이어놓은 것 같고, 막대 모양의 구슬(이 이어진 것)을 만지는 것 같습니다. (이것을) 염통이 (한쪽으로 쏠리지 않고) 고르다고 합니다. 여름에는 밥통의 기운을 바탕으로 삼으니, 탈난 때 염통의 맥이 오는 모양은 숨 가빠서 헐떡거리며 연달아 들어오는데 그 속이 조금 굽어서 (모가 난 듯이 느껴)집니다. (이를) 염통의 탈이라고 합니다. 죽을 때 염통의 맥이 오는 모양은 앞은 굽(어 모난 듯하)고 뒤는 주저앉아서 마치 허리띠의 걸쇠를 쓰다듬는 것과 같습니다. (이를) 염통이 죽었다고 말합니다. 정상인 (사람의 경우)에 허파의 맥이 오는 것은 여유롭고 가볍게 오는 것이 마치 느릅나무 꼬투리가 (저절로) 벗겨지는 것 같습니다. (이를) 허파가 (한쪽으로 쏠리지 않고) 고르다고 합니다. 가을에는 밥통의 기운을 (목숨의) 바탕으로 삼습니다. 탈난 허파의 맥이 오는 것은 오르지도 내리지도 않아서 마치 닭의 깃털을 더듬는 것 같습니다. (이를) 허파가 탈났다고 합니다. 죽을 때 허파의 맥이 오는 것은 물건이 떠있는 것 같고, 깃털이 바람에 날리는 것 같습니다. (이를) 허파가 죽었다고 합니다. 정상인 (사람의 경우)에 간의 맥이 오는 것은 연약하고 낭창거리는 모습이 마치 긴 장대의 끝을 들어 올리는 것 같습니다. (이를) 간이 (한쪽으로 쏠리지 않고) 고르다고 합니다. 봄에는 밥통의 기운을 (목숨의) 바탕으로 삼습니다. 탈났을 때 간의 맥이 오는 것은 가득차고 충실하며 매끄러운 모습이 긴 장대(의 중간)을 만지는 것 같습니다. (이를) 간이 탈났다고 합니다. 죽을 때 간의 맥이 오는 것은 급하고 더욱 더 뻣뻣해져 마치 새로 활을 얹어놓은 시위 같습니다. (이를)간이 죽었다고 합니다. 정상인 (사람의 경우)에 비장의 맥이 오는 것은 조화롭고 부드럽지만 (제 노릇대로) 서로 떨어져 마치 닭이 (땅을) 내딛는 것 같(이 여럿으로 고르게 갈라짐)니다. (이를) 비장이 (한쪽으로 쏠리지 않고) 고르다고 합니다. 장마철에는 비장의 기운을 (목숨의) 바탕으로 삼습니다. 탈났을 때 비장의 맥이 오는 모습은 실하여 가득차고 빨라서 마치 닭이 발을 (땅에서) 들어 올리는 것 같습니다. (이를) 비장이 탈났다고 합니다. 죽을 때 비장의 맥이 오는 것은 날카롭고 단단하기가 새의 부리 같고 새의 며느리발톱 같습니다. 집이 새는 것 같고 물이 (그냥) 흘러가는 것 같습니다. (이를) 비장이 죽었다고 합니다. 정상인 (사람의 경우)에 콩팥의 맥이 오는 것은 헐떡거리면서 겹겹인 모양이 마치 갈고리 같은 맥인데 누르면 단단해집니다. (이를) 콩팥이 (한쪽으로 쏠리지 않고) 고르다고 합니다. 겨울에는 밥통의 기운으로 (목숨의) 바탕을 삼습니다. 탈났을 때 콩팥의 맥이 오는 것은 칡을 당기는 것 같아서 누르면 더욱 단단해집니다. (이를) 콩팥이 탈났다고 합니다. 죽을 때 콩팥의 맥이 오는 것은 펴지는 모양이 마치 (움켜쥔) 새끼줄을 빼앗기는 것 같고, 활로 쏘는 돌이 튕겨나가서 (손이) 얼얼한 것 같습니다. (이를) 콩팥이 죽었다고 합니다.

옥기진장론편(玉機眞藏論篇) 제19
- 몸을 별 보듯 봄에 대한 말씀

19-1

黃帝問曰: 春脈如弦, 何如而弦. 岐伯對曰: 春脈者, 肝也, 東方木也, 萬物之所以始生, 故其氣來軟弱, 輕虛而滑, 端直以長, 故曰弦, 反此者病. 帝曰: 何如而反. 岐伯曰: 其氣來實而强, 此謂太過 病在外. 其

氣來不實而微, 此謂不及, 病在中. 帝曰: 春脈太過與不及, 其病皆何如? 岐伯曰: 太過則令人善忘, 忽忽眩冒而巓疾, 其不及, 則令人胸痛引背, 下則兩脇胠滿.

황제가 물었다. 봄 맥은 마치 활시위 같은데, 어찌하여 활시위 같은 것입니까?

기백이 대답했다. 봄 맥이라는 것은 간(의 상태를 나타내는 것)입니다. 동쪽은 (5행상) 목입니다. 만물이 처음 생기는 까닭에 그 기운 오는 모양이 말랑말랑하고 약합니다. 가볍고 비었으면서도 매끄럽고 끝이 곧아서 깁니다. 그러므로 활시위라고 합니다. 이와 거꾸로 된 것은 탈난 것입니다.

황제가 말했다. 어떤 것이 거꾸로 된 것입니까?

기백이 말했다. 그 기운이 오는데 충실하고 셉니다. 이것은 지나치다고 하는데 탈이 겉에 있는 것입니다. 그 기운이 오는데 충실하지 않고 미약합니다. 이것은 못 미친다고 하는데 탈이 속에 있는 것입니다.

황제가 말했다. 봄 맥은 지나침과 못 미침이 있는데, 그 탈은 모두 어떻습니까?

기백이 말했다. (봄 맥이) 지나치면 사람으로 하여금 잘 잊게 하고 문득 아찔하며 마치 머릿속을 보자기로 싸맨 것 같이 지끈거리며 지랄을 앓게 합니다. 못 미치면 사람으로 하여금 가슴이 아프고 등을 당기게 하며 아래쪽으로는 양쪽 옆구리가 가득 찬 듯합니다.

帝曰: 善. 夏脈如鉤, 何如而鉤? 岐伯曰: 夏脈者心也, 南方火也, 萬物之所以盛長也, 故其氣來盛去衰, 故曰鉤, 反此者病. 帝曰: 何如而反. 岐伯曰: 其氣來盛去亦盛, 此謂太過, 病在外. 其氣來不盛去反盛, 此謂不及, 病在中. 帝曰: 夏脈太過與不及, 其病皆何如. 岐伯曰: 太過則令人身熱而膚痛, 爲浸淫, 其不及則令人煩心, 上見咳唾, 下爲氣泄.

황제가 말했다. 좋습니다. 여름 맥은 갈고리 같은데, 어찌하여 갈고리라고 합니까?

기백이 말했다. 여름 맥이라는 것은 염통(의 상태를 나타내는 것)입니다. 남쪽은 (5행 상) 화입니다. 만물이 드세게 자라는 곳입니다. 그러므로 그 기운이 올 때 드센데 갈 때는 풀죽습니다. 그러므로 갈고리라고 말합니다. 이와 거꾸로 된 것은 탈난 것입니다.

황제가 말했다. 어찌하여 반대인 것입니까?

기백이 말했다. 그 기운이 올 때는 드센데 갈 때 또한 드셉니다. 이것이 지나치다고 하는데 탈은 겉에 있습니다. 그 기운이 올 때 드세지 못한데 갈 때는 거꾸로 드셉니다. 이것을 못 미친다고 하는데 탈은 속에 있습니다.

황제가 말했다. 여름 맥은 지나침과 못 미침이 있는데, 그 탈은 모두 어떻습니까?

기백이 말했다. 지나치면 사람으로 하여금 몸에 열이 나고 살갗이 아프게 하여 (살이 무너지는) 침음이 되게 합니다. 못 미치면 사람으로 하여금 마음을 번거롭게 하여 위로 기침이 나고 아래로는 방귀를 뀌면서 기운이 새나갑니다.

帝曰: 善. 秋脈如浮, 何如而浮. 岐伯曰: 秋脈者, 肺也, 西方金也, 萬物之所以收成也, 故其氣來輕虛以浮, 來急去散, 故曰浮, 反此者病. 帝曰: 何如而反. 岐伯曰: 其氣來毛而中央堅, 兩傍虛, 此謂太過, 病在外, 其氣來毛而微, 此謂不及, 病在中. 帝曰: 秋脈太過與不及, 其病皆何如. 岐伯曰: 太過則令人逆氣而背痛, 慍慍然, 其不及則令人喘, 呼吸少氣而咳, 上氣見血, 下聞病音.

황제가 말했다. 좋습니다. 가을 맥은 뜬 것 같습니다. 어찌하여 뜹니까?

기백이 말했다. 가을 맥은 허파(의 상태를 나타내는 것)입니다. 서쪽은 (5행 상) 금입니다. 만물을 거두어서 (결실을) 이룹니다. 그러므로 기운이 올 때 가볍고 허하여 뜨는데, 올 때는 급하고 갈 때는 흩어집니다. 그러므로 뜬다고 합니다. 이와 거꾸로 나타나는 것은 탈난 것입니다.

황제가 말했다. 어떤 것이 거꾸로 된 것입니까?

기백이 말했다. 그 기운 오는 것이 깃털 같으면서 가운데가 단단한데 양 옆은 빈 것은, 이를 일러 지나치다고 하는데 탈이 겉에 있는 것입니다. 그 기운 오는 것이 깃털 같으면서 미약한 것은, 이것을 못 미친다고 하는데 탈이 속에 있는 것입니다.

황제가 말했다. 가을 맥은 지나침과 못 미침이 있는데, 그 탈은 모두 어떻습니까?

기백이 말했다. 지나치면 사람으로 하여금 기운을 거스르게 하여 등이 아프고, 기분이 (폭발 직전처럼) 터지려고 합니다. 못 미치면 사람으로 하여금 헐떡거리게 하고 숨 쉴 때 기운이 모자라서 기침을 하게 하는데, 기운이 위로 치밀어서 피가 보이고 아래로는 탈났을 때 나는 소리가 들립니다.

帝曰: 善. 冬脈如營, 何如而營. 岐伯曰: 冬脈者, 腎也, 北方水也, 萬物之所以合藏也, 故其氣來沈以搏, 故曰營, 反此者病. 帝曰: 何如而反. 岐伯曰: 其氣來如彈石者, 此謂太過, 病在外, 其去如數者, 此謂不及, 病在中. 帝曰: 冬脈太過與不及, 其病皆何如. 岐伯曰: 太過則令人解㑊, 脊脈痛, 而少氣不欲言, 其不及則令人心懸, 如病飢, 眇中淸, 脊中痛, 少腹滿, 小便變. 帝曰: 善.

황제가 말했다. 좋습니다. 겨울 맥은 (밖에서 볼 때는 무겁고 고요한데 안에서는 활발하게 움직이는) 병영 같은데, 어떻게 하여 (군대의) 병영입니까?

기백이 말했다. 겨울 맥이라는 것은 콩팥(의 상태를 나타내는 것)입니다. 북쪽은 (5행 상) 수입니다. 만물을 모아서 갈무리합니다. 그러므로 기운 오는 것은 깊이 가라앉고서도 칩니다. 그러므로 병영이라고 합니다. 이와 반대인 것은 탈 난 것입니다.

황제가 말했다. 어떤 것이 반대입니까?

기백이 말했다. 그 기운 오는 것이 활로 쏘는 돌 같은 것 이것이 지나치다고 하는데 탈은 겉에 있습니다. 가는 것이 빠른 맥과 같은 것은 못 미침이라고 하는데 탈이 속에 있습니다.

황제가 말했다. 겨울 맥은 지나침과 못 미침이 있는데, 그 탈은 모두 어떻습니까?

기백이 말했다. 지나치면 사람으로 하여금 등과 맥이 풀리고 늘어지게 하여 추맥이 아프고 기운이 부족하여 말을 하려 하지 않습니다. 못 미치면 사람으로 하여금 가슴에 무언가 매달린 듯하게 하는데 마치 탈에 걸려 굶주린 듯하여, 허구리가 싸늘하고 등뼈 속이 아프고 아랫배가 그득한 것 같으며 오줌 빛깔이 바뀝니다.

황제가 말했다. 좋습니다.

帝曰: 四時之序, 逆從之變異也, 然脾脈獨何主. 岐伯曰: 脾脈者土也, 孤臟, 以灌四傍者也. 帝曰: 然而脾善惡, 可得見之乎. 岐伯曰: 善者 不可得見, 惡者可見. 帝曰: 惡者何如可見. 岐伯曰: 其來如水之流者, 此謂太過, 病在外, 如鳥之喙者, 此謂不及, 病在中. 帝曰: 夫子言脾 爲孤臟, 中央以灌四傍. 其太過與不及, 其病皆何如. 岐伯曰: 太過則 令人四支不舉, 其不及則令人九竅不通, 名曰重強.

황제가 말했다. (앞서 본) 네 철의 질서는 (사람의 기운이) 따르고 거스르면서 바뀌고 달라진 것입니다. 그런데 비장 맥만이 (이들에 휩쓸리지 않고) 홀로 어찌 주인 노릇을 합니까?

기백이 말했다. 비장의 맥이라는 것은 (5행 상) 토입니다. (네 철에 배속되거나 다른 장기와 짝을 이루지 않는) 외딴 장기로서 (운화 작용을 하여 나머지) 넷을 (촉촉이) 적셔줍니다.

황제가 말했다. 그러면 비장의 좋고 나쁨을 볼 수 있습니까?

기백이 말했다. 좋은 것은 볼 수 없지만 나쁜 것은 볼 수 있습니다.

황제가 말했다. 나쁜 것은 어찌하여 볼 수 있습니까?

기백이 말했다. 그 (기운) 오는 것이 물의 흐름과 같음은 지나침이라고 하는데 탈이 겉에 있습니다. (그 기운 오는 것이) 새의 부리 같음은 못 미침이라고 하는데 탈이 속에 있습니다.

황제가 말했다. 스승님께서 말씀하시기를, 비장은 (다른 장기와 짝을 이루지 않는) 외딴 장기여서 중앙으로서 (나머지) 넷을 (촉촉이) 적신다고 하셨습니다. (비장 맥에도) 지나침과 못 미침이 있는데, 그 탈은 모두 어떻습니까?

기백이 말했다. 지나치면 사람으로 하여금 팔다리를 들지 못하게 하고 못 미치면 사람으로 하여금 9구멍이 통하지 않게 하는데, 거듭 굳세다고 합니다.

帝瞿然而起, 再拜而稽首曰, 善. 吾得脈之大要. 天下至數, 五色脈變, 揆度奇恒 道在於一. 神轉不廻, 廻則不轉, 乃失其機, 至數之要, 迫近以微. 著之玉版, 藏之藏府, 每旦讀之, 名曰玉機.

황제가 두려워하는 듯이 일어나 2번 절하고 머리를 조아려서 말했다. 좋습니다. 나는 맥에 관한 큰 가닥을 얻었습니다. 천하의 지극한 헤아림은, 5낯빛과 맥(에 따라 치료 방법인) 규탁과 기항을 바꾸지만, 이치는 하나에 있다는 것입니다. 얼은 (불거름의 기운과 함께 온몸을 두루) 돌되, (가는 길이 있어서) 되돌아오지는 않습니다. (만약) 되돌아오면 (온몸을 두루) 돌지 않아서, 이에 (얼이 도는) 기틀을 잃습니다. 지극한 헤아림의 요점은 (낯빛이나 맥처럼) 가깝기도 하지만, (얼처럼) 미묘해서 눈에 잘 안 보일 만큼 작기도 합니다. (그러므로) 이를 옥돌 판에 새겨서 이를 깊은 곳집에 넣어두고 날마다 아침에 이를 읽으며 (북두칠성의 한 별인) 옥기라고 하겠습니다.*

19-2

五臟受氣於其所生, 傳之於其所勝, 氣舍於其所生, 死於其所不勝. 病

---

*   이 부분은 「옥판론요편 제15」에 나오는 문장과 한두 글자만 다르고 거의 같다. 아마도 서로 달랐던 글을 편집할 때 주제의 일관성을 드러내려고 일부러 집어넣은 것 같다.

之且死, 必先傳行至其所不勝, 病乃死. 此言氣之逆行也, 故死. 肝受
氣於心, 傳之於脾, 氣舍於腎, 至肺而死. 心受氣於脾, 傳之於肺, 氣
舍於肝, 至腎而死. 脾受氣於肺, 傳之於腎, 氣舍於心, 至肝而死. 肺
受氣於腎, 傳之於肝, 氣舍於脾, 至心而死. 腎受氣於肝, 傳之於心,
氣舍於肺, 至脾而死. 此皆逆死也. 一日一夜, 五分之, 此所以占死生
之朝暮也.

(원래) 5장은 자신을 낳아준 어미로부터 기운을 받아서 자식에게 넘겨주어야
하는데, 탈이 났을 때의 (5)장은 (제가) 낳아준 것에서 기운을 받아, (제가) 이기는
곳에게 이를 넘겨줍니다. (탈났을 때의 몹쓸) 기운은 (제가) 낳아준 곳에서 (둥지 틀
고) 머물렀다가 (제가) 이기지 못하는 곳에 (이르렀을 때) 죽습니다. 탈나서 죽는데
반드시 먼저 (이렇게 기운이) 옮겨가는 쪽으로 다니다가 (제가) 이기지 못하는 곳
에 이르면 탈이 곧 죽음이 됩니다. 이것이 기운이 거꾸로 돈다고 말하는 것입니
다. 그러므로 죽습니다. 간은 염통에서 탈난 기운을 받아 비장으로 넘겨주고,
탈난 기운은 콩팥에 머무르다가 허파에 이르러서 죽습니다. 염통은 비장에서
탈난 기운을 받아 허파로 넘겨주고, 탈난 기운은 간에 머무르다가 콩팥에 이르
러서 죽습니다. 비장은 허파에서 탈난 기운을 받아 콩팥으로 넘겨주고, 탈난 기
운은 염통에 머무르다가 간에 이르러서 죽습니다. 허파는 콩팥에서 탈난 기운
을 받아 간으로 넘겨주고, 탈난 기운은 비장에 머무르다가 염통에 이르러서 죽
습니다. 콩팥은 간에서 탈난 기운을 받아 염통으로 넘겨주고, 탈난 기운은 허파
에 머무르다가 비장에 이르러서 죽습니다. 이는 모두 (기운이) 거꾸로 돌아서 죽
는 것입니다. 한 낮과 한 밤은 (5행에 따라) 다섯으로 나누니, 이는 죽살이의 빠
르고 늦음을 점치는 까닭입니다.

黃帝曰: 五臟相通, 移皆有次, 五臟有病, 則各傳其所勝. 不治, 法三
月若六月, 若三日若六日, 傳五臟而當死, 是順傳其所勝之次. 故曰:
別於陽者, 知病從來, 別於陰者, 知死生之期, 言知至其所困而死.

황제가 말했다. 5장은 서로 통하여 (기운이) 옮겨가는데 모두 차례가 있어서, 5장에 탈이 들면 각기 그 이기는 곳으로 넘겨줍니다. (탈의 기운을) 다스리지 않으면 (심각한 결과에 이르는데) 3달을 기준으로 삼지만 6달로 삼기도 하고, 또는 3일과 6일로 하기도 하는데, (이 기간이면) 5장에 (서로) 넘겨주어 죽음을 맞게 됩니다. 이것이 (탈의 기운을) 이기는 것으로 넘겨주는 차례입니다. 그러므로 말하기를, 양(의 조짐)에서 찾아낸 것으로는 탈이 온 곳을 알고, 음(의 조짐)에서 찾아낸 것으로는 죽살이의 시기를 안다고 하는데, (이는 꼼짝달싹 못하게) 갇혀서 (마침내) 죽음에 이르는 것을 안다고 말한 것입니다.

是故風者, 百病之長也, 今風寒客於人, 使人毫毛畢直, 皮膚閉而爲熱, 當是之時, 可汗而發也; 或痺不仁腫病, 當是之時, 可湯熨及火灸刺而去之. 弗治, 病入舍於肺, 名曰肺痺, 發咳上氣. 弗治, 肺卽傳而行之肝, 病名曰肝痺, 一名曰厥, 脇痛出食. 當是之時, 可按若刺耳. 弗治, 肝傳之脾, 病名曰脾風, 發癉, 腹中熱, 煩心, 出黃, 當此之時, 可按可藥可浴. 弗治, 脾傳之腎, 病名曰疝瘕, 少腹冤熱而痛, 出白, 一名曰蠱, 當此之時, 可按可藥. 弗治, 腎傳之心, 病筋脈相引而急, 病名曰瘛, 當此之時, 可灸可藥. 弗治, 滿十日, 法當死. 腎因傳之心, 心卽復反傳而行之肺, 發寒熱, 法當三歲死, 此病之次也.

이런 까닭에 바람이라는 것은 온갖 탈의 우두머리입니다. 이제 찬바람이 사람에게 깃들면 사람으로 하여금 솜털이 곤두서게 하고 살갗이 모두 닫혀 (갇힌 기운이) 열을 일으킵니다. 이때에는 땀을 내서 (몹쓸 기운을) 내쫓으면 됩니다. 또는 (움츠러드는) 비증이나 (나무처럼 딱딱해져서 마비되는) 불인, (뚱뚱) 붓는 탈(腫)이 생기는데, 이때는 따뜻한 (약)물(을 마시거나 담그)고 찜질을 하고 뜸을 떠서 이를 없앨 수 있습니다. (만약 이를) 다스리지 않으면 탈은 허파로 들어가서 둥지 트는데, 이름을 (허파의 기운이 오그라든다는 뜻의) 폐비라고 합니다. 기침이 나고 기운이 위로 치밉니다. (이를) 다스리지 않으면 허파는 곧 (탈난 기운을) 간으로 넘겨주는데, 이름을 간비라고도 하고 궐이라고도 합니다. (이 증상은) 옆구리가 아프고 먹은 것을 게웁니다. 이때는 주물러주거나 침을 놓을 뿐입니다. (이를) 다스리지 않으면 간은 (탈난 기운을) 비장에게 넘겨주는데, 이름을 비장의 바람(脾風)이라고 합니다. 황달 같은 게 생겨서 뱃속이 뜨겁고 가슴이 번거로우며 오줌이 노랗습니다. 이때는 주물러주기, 약물, 목욕 같은 것을 할 수 있습니다. (이를) 다스리지 않으면 비장은 콩팥에게 (탈난 기운을) 넘겨주는데, 이름을 산가(疝瘕)라고 합니다. 아랫배가 뜨겁고 아프며 희뿌연 오줌이 나오는데, 다른 이름으로는 (증상이 벌레가 꿈틀대는 것 같다고 하여) 벌레(蠱)라고 합니다. 이때는 주무르거나 약을 쓸 수 있습니다. (이를) 다스리지 않으면 콩팥은 (몹쓸 기운을) 염통으로 옮겨주는데, 심줄과 맥이 서로 잡아당기듯 하면서 다급해집니다. 이름을 지랄(瘛)이라고 하는데, 이때는 뜸을 뜨고 약을 쓸 수 있습니다. (이를) 다스리지 않으면 열흘을 채우고 죽음을 맞는 것이 원칙입니다. 콩팥이 원인이 되어 (탈을) 염통으로 넘겨주면 염통은 다시 되돌려주려 하다가 (콩팥이 받지 않으므로 탈은) 허파로 넘어갑니다. 추위와 열이 오락가락하다가 3년째 죽음을 맞는 것이 원칙입니다. 이것이 탈이 넘어가는 차례입니다.

然其卒發者, 不必治於傳, 或其傳化有不以次. 不以次入者, 憂恐悲喜怒, 令不得以其次, 故令人有大病矣. 因而喜, 大虛則腎氣乘矣, 怒則肝氣乘矣, 悲則肺氣乘矣, 恐則脾氣乘矣, 憂則心氣乘矣, 此其道也. 故病有五, 五五二十五變, 及其傳化. 傳, 乘之名也.

그러나 갑작스레 생긴 것은 반드시 (탈이 위에서 말한 대로) 넘겨지는 것에서 다스려지지 않거나, 또는 (탈이) 넘어가고 바뀌는 데 차례를 따르지 않는 것들이 있습니다. 차례를 따르지 않고 들어오는 것들은 근심, 무서움, 슬픔, 기쁨, 노여움(같은 감정)입니다. (이것들은 앞서 말한) 차례를 따르지 않게 하는 까닭에 사람으로 하여금 큰 탈이 생기게 합니다. 어떤 원인으로 기뻐서 (기운이) 크게 허해지면 콩팥의 기운이 날뜁니다. 성내면 간의 기운이 날뜁니다. 슬프면 허파의 기운이 날뜁니다. 무서우면 비장의 기운이 날뜁니다. 걱정근심이 있으면 염통의 기운이 날뜁니다. 이것이 (감정이 탈을 일으키는) 이치입니다. 그러므로 탈에는 (5장에 따라) 5가지가 있는데, (이것들이 서로에게 영향을 주어) 5의 5는 25가지로 모습이 바뀌고 넘겨주어서 (다른 것으로) 생겨납니다. 넘겨줌이란, (한 장기의 탈이 다른 장기로 넘어가서) 올라탄 것을 이른 것입니다.

19-3

大骨枯槁, 大肉陷下, 胸中氣滿, 喘息不便, 其氣動形 期六月死, 眞臟脈見, 乃予之期日. 大骨枯槁 大肉陷下, 胸中氣滿, 喘息不便, 內痛引肩項, 期一月死, 眞臟脈見, 乃予之期日. 大骨枯槁, 大肉陷下, 胸中氣滿, 喘息不便, 內痛引肩項, 身熱脫肉破, 眞臟見, 十月之內死. 大骨枯槁, 大肉陷下, 肩隨肉消, 動作益衰, 眞臟未見, 期一歲死, 見其眞臟, 乃予之期日. 大骨枯槁, 大肉陷下, 胸中氣滿, 腹內痛, 心中不便, 肩項身熱 ,破 脫肉, 目匡陷, 眞臟見, 目不見人, 立死, 其見人者, 至其所不勝之時則死.

(툭 불거진) 큰 뼈가 메마르고 (큰 뼈 둘레의) 큰 살이 무너져 주저앉고, 가슴 속에 기운이 가득차서 헐떡거리며 숨쉬기가 불편하고, 그 기운이 몸을 들썩이면 6달 만에 죽습니다. (여기에다) 진장맥이 나타나면 죽는 날을 알 수 있습니다. 큰 뼈가 메마르고 (큰 뼈 둘레의) 큰 살이 무너져 주저앉고, 가슴 속에 기운이 가득차서 헐떡거리며 숨쉬기가 불편하고, (가슴)속이 아프고 어깨와 목이 당기면 1달 만에 죽습니다. (여기에다) 진장맥이 나타나면 죽는 날을 알 수 있습니다. 큰 뼈가 메마르고 (큰 뼈 둘레의) 큰 살이 무너져 주저앉고, 가슴 속에 기운이 가득차서 헐떡거리며 숨쉬기가 불편하고, (가슴)속이 아프고 어깨와 목이 당기면서 몸이 열나고 살이 (몰라보게) 빠지고 (허벅지 같이 두툼한 곳의) 살이 흐너지고 진장맥이 나타나면 10달 안에 죽습니다. 큰 뼈가 메마르고 (큰 뼈 둘레의) 큰 살이 무너져 주저앉고, 어깨가 처지고 살이 빠지고 몸놀림이 날로 시들하고, 진장맥이

나타나지 않으면 1년만에 죽습니다. 큰 뼈가 메마르고 (큰 뼈 둘레의) 큰 살이 무너져 주저앉고, 가슴속에 기운이 가득 차고 뱃속이 아프고 마음속이 불편하고, 어깨와 목 같은 몸에서 열나고 (허벅지처럼) 두툼한 살이 흐너지고 살이 (몰라보게) 빠지고 눈자위가 움푹 꺼지고, 진장맥이 나타나는데 사람을 알아보지 못하면 곧 죽고, 알아보는 사람은 (5행의 상극관계에서) 못 이기는 바의 때에 이르면 죽습니다.

急虛身中卒至, 五臟絕閉, 脈道不通, 氣不往來, 譬於墮溺, 不可爲期. 其脈絕不來, 若人一息, 五六至, 其形肉不脫, 眞臟雖不見, 猶死也. 眞肝脈至, 中外急如循刀刃, 責責然如按琴瑟弦, 色靑白不澤, 毛折, 乃死. 眞心脈至, 堅而搏, 如循薏苡子, 累累然, 色赤黑不澤, 毛折, 乃死. 眞肺脈至, 大而虛, 如以毛羽中人膚, 色白赤不澤, 毛折, 乃死. 眞腎脈至, 搏而絕, 如指彈石, 辟辟然, 色黑黃不澤, 毛折, 乃死. 眞脾脈至, 弱而乍數乍疏, 色黃靑不澤, 毛折, 乃死. 諸眞臟脈者, 皆死不治也.

너무 빨리 허해지는 증상이 몸속에 갑자기 생겨서 5장(의 기운)이 끊어지거나 막히고, 맥도 길이 뚫리지 않아서 기운이 오가지 못하면, (높은 곳에서) 떨어지거나 (물에) 빠진 것과 견줄 수 있으니 (언제 죽을지 날을) 기약할 수 없습니다. 그 맥이 끊어져 (아예) 오지 않거나 1번 숨쉬기에 (맥이) 5~6번 이르면 그 몰골이 크게 다치지 않고 진장맥이 비록 나타나지 않더라도 오히려 죽습니다. 간의 진장맥이 오는 모양은, 안팎이 모두 급하기가 마치 칼날을 더듬는 것 같고, 그 빡빡함이 마치 가야금이나 비파의 줄을 누르는 것 같습니다. 낯빛이 푸르고 흰데 윤나지 않고 털이 꺾여서 이에 죽습니다. 염통의 진장맥이 오는 모양은, 굳세고 치는 것이 마치 율무를 더듬는 것 같고 겹겹이 이어집니다. 낯빛이 검붉은데 윤기가 나지 않고 털이 꺾여서 이에 죽습니다. 허파의 진장맥이 오는 모양은, 크고 (속이) 빈 것이 깃털로 사람의 살갗을 찌르는 것 같습니다. 낯빛은 희고 붉은데 윤기가 나지 않고 털이 꺾여서 이에 죽습니다. 콩팥의 진장맥이 오는 모양은, 치고 끊기는 것이 (활로 쏘는) 돌을 손가락으로 잡은 것 같이 얼얼합니다. 낯빛은 검누런데 윤기가 나지 않고 털이 꺾여서 이에 죽습니다. 비장의 진장맥이 오는 모양은, 약하면서 뵈고 성글기가 잠깐씩 오락가락합니다. 낯빛은 누렇고 푸른데 윤기가 나지 않고 털이 꺾여서 이에 죽습니다. 뭇 진장맥이라는 것은 모두 죽고 고치지 못합니다.

黃帝曰: 見眞臟曰死, 何也? 岐伯曰: 五臟者, 皆稟氣於胃, 胃者五臟之本也, 臟氣者, 不能自致於手太陰, 必因於胃氣, 乃至於手太陰也. 故五臟各以其時自爲, 而至於手太陰也. 故邪氣勝者, 精氣衰也. 故病甚者, 胃氣不能與之俱至於手太陰. 故眞臟之氣獨見, 獨見者, 病勝臟也, 故曰死. 帝曰: 善.

황제가 말했다. 진장맥이 나타나면 죽는다고 하는데 어찌된 것입니까?

기백이 말했다. 5장이라는 것은 모두 밥통에서 기운을 받으니, 밥통이라는 것은 5장의 밑바탕입니다. (5)장의 기운이라는 것은 스스로 수태음에 이를 수 없고, 반드시 밥통의 기운을 말미암아야만 이에 수태음에 이릅니다. 그러므로 5장은 각기 (하루나 네 철에서 자신에 해당하는) 그 때로써 스스로 (작용)하여 수태음에 이릅니다. 그러므로 몹쓸 기운이 이긴다는 것은 불거름의 기운이 풀죽(어서 자신을 지킬 힘이 줄어든 것)입니다. 그러므로 탈이 심한 사람은 밥통의 기운이 (5장의 기운과) 더불어 수태음에 이를 수 없습니다. 그러므로 (밥통의 기운이 사라진 채) 장기만의 기운이 홀로 나타나고, (이렇게) 홀로 나타나는 사람은 탈이 (5)장을 이긴 것입니다. 그러므로 죽습니다.

황제가 말했다. 좋습니다.

19-4

黃帝曰: 凡治病, 察其形氣色澤, 脈之盛衰, 病之新故, 乃治之, 無後

其時. 形氣相得, 謂之可治; 色澤以浮 謂之易已; 脈從四時, 謂之可
治; 脈弱以滑, 是有胃氣, 命日易治; 取之以時. 形氣相, 謂之難治; 色
夭不澤, 謂之難已; 脈實以堅, 謂之益甚; 脈逆四時, 爲不可治. 必察
四難, 而明告之. 所謂逆四時者, 春得肺脈, 夏得腎脈, 秋得心脈, 冬
得脾脈. 其至皆懸絕沈澀者 命日逆四時. 未有臟形 於春夏而脈沈澀,
秋冬而脈浮大, 名日逆四時也. 病熱脈靜, 泄而脈大, 脫血而脈實, 病
在中, 脈實堅, 病在外, 脈不實堅者, 皆難治.

황제가 말했다. 무릇 탈을 다스림은 꼴과 기운의 조화, 낯빛의 윤택함, 맥의
드셈과 풀죽음, 탈의 새로움과 묵음을 살펴야 하고, 이를 다스림에 때가 너무
늦지 않도록 해야 합니다. 꼴과 기운이 서로 조화를 이루면 이를 일러 다스릴
수 있다고 합니다. 낯빛이 윤기는 있으나 떠였으면 이를 일러 (탈이) 쉽게 그친
다고 합니다. 맥이 네 철을 따르면 이를 일러 다스릴 수 있다고 합니다. 맥이 약
한데 매끄러우면 이것은 밥통의 기운이 있는 것이니 쉽게 다스린다고 합니다.
이를 고르는 것은 제 때(에 맞춤으)로써 해야 (잘 다스려짐)니다. 꼴과 기운이 서로
어긋나면 이를 일러 다스리기 어렵다고 합니다. 낯빛이 흐리멍덩하고 윤기가
나지 않으면 이를 일러 (탈이) 그치기 어렵다고 합니다. 맥이 실하여 굳세면 이
를 일러 더욱 심하다고 합니다. 맥이 네 철을 거스르면 다스릴 수 없습니다. 반
드시 4가지 어려움을 살펴서 이를 분명히 알려야 합니다. 이른바 네 철을 거스
른다는 것은, 봄에 허파의 맥을 얻고, 여름에 콩팥의 맥을 얻고, 가을에 염통의
맥을 얻고, 겨울에 비장의 맥을 얻는 것입니다. 그 (맥의) 이르는 것이 모두 매달
리고 끊어지고 가라앉고 껄끄러운 것도 네 철을 거스른다고 합니다. 그 (맥이 제
철에 맞는) 장기의 꼴을 아직 갖추지 않아서, 봄 여름에 맥이 가라앉고 껄끄럽고,
가을 겨울에 맥이 크고 뜨는 것도 네 철에 거스른다고 합니다. 탈난 증세는 뜨
거운데 맥은 고요하거나, (새나가듯이 기운이) 빠져나가는데 맥은 크거나, 피를
앗기는데도 맥이 실하거나, 탈은 속에 있는데 맥은 실하고 굳세거나, 탈은 겉에
있는 데 맥은 실하고 굳세지 못한 것은 모두 다스리기 어렵습니다.

黃帝曰: 余聞虛實以決死生, 願聞其情. 岐伯曰: 五實死, 五虛死. 帝曰: 願聞五實五虛. 岐伯曰: 脈盛, 皮熱, 腹脹, 前後不通, 悶瞀, 此謂五實. 脈細, 皮寒, 氣少, 泄利前後, 飮食不入, 此謂五虛. 帝曰: 其時有生者, 何也. 岐伯曰: 漿粥入胃, 泄注止, 則虛者活, 身汗得後利, 則實者活, 此其候也.

황제가 말했다. 나는 허와 실로써 죽살이를 결정한다고 들었습니다. 바라건대 그 사정을 듣고 싶습니다.

기백이 말했다. 5가지 실은 죽고, 5가지 허도 죽습니다.

황제가 말했다. 5가지 실과 5가지 허에 대해 듣고 싶습니다.

기백이 말했다. 맥이 드센 것, 살갗이 뜨거운 것, 배가 부은 것, 똥오줌이 막히는 것, 가슴이 번거롭고 눈이 잘 안 보이는 것, 이것을 5실이라고 합니다. 맥이 가는 것, 살갗이 찬 것, 기운이 적은 것, 똥오줌이 새는 것, 먹을 것을 못 먹는 것, 이것이 5허입니다.

황제가 말했다. 그런 때에도 사는 사람이 있는 것은 어찌된 것입니까?

기백이 말했다. 장과 죽이 밥통으로 들어가고 설사와 새는 오줌이 멎으면 허한 사람이 삽니다. 몸에 땀나고 똥 누는데 어려움이 없으면 실한 사람이 삽니다. 이것이 그 조짐입니다.

삼부구후론편(三部九候論篇) 제20
- 3부9후에 대한 말씀

20-1

黃帝問曰: 余聞九鍼于夫子, 衆多博大, 不可勝數. 余願聞要道, 以屬子孫, 傳之後世, 著之骨髓, 藏之肝肺, 歃血而受, 不敢妄泄. 令合天

道, 必有終始, 上應天光星辰歷紀, 下副四時五行貴賤更互, 冬陰夏陽,
以人應之奈何, 願聞其方. 岐伯對曰: 妙乎哉問也. 此天地之至數. 帝
曰: 願聞天地之至數, 合於人形血氣, 通決死生, 爲之奈何. 岐伯曰:
天地之至數, 始於一, 終於九焉. 一者天, 二者地, 三者人, 因而三之,
三三者九, 以應九野. 故人有三部, 部有三候, 以決死生, 以處百病,
以調虛實, 而除邪疾.

황제가 말했다. 나는 스승님에게 9침에 대해 들었는데, (내용이) 너무 많고
넓고도 커서 제대로 헤아려 알 수 없습니다. 바라건대 나는 중요한 이치를 듣고
자 합니다. 그리하여 자손에게 알려주고 이를 후세에 전하고, 이를 뼈와 골수에
새기고, 이를 간과 허파에 갈무리하고, (맹세의) 피를 마시고 받아들여, 감히 망
령되이 새나가게 하지 않겠습니다. (9침의 이치는) 하늘의 이치에 (한 치 오차 없이)
딱 들어맞게 하는데, 반드시 처음과 끝이 있고, 위로는 해와 달과 뭇별들이 (그
물의) 벼리처럼 도는 것에 호응하고, 아래로는 네 철과 5행이 (일에 따라) 귀함과
천함을 서로 바꾸며 (하늘의 질서를) 따르고, 겨울은 음의 노릇을 하고 여름은 양
의 노릇을 하게 합니다. 사람이 이에 호응하는 것은 어찌합니까? 바라건대 그
방법을 듣고자 합니다.

기백이 말했다. 정말 오묘합니다. 물음이! 이것은 하늘과 땅의 지극한 속셈
입니다.

황제가 말했다. 바라건대, 하늘과 땅의 지극한 속셈이 사람의 꼴과 피와 기운
에 딱 들어맞아서 죽살이를 결정하게 되는데 이를 어찌 하는지 듣고 싶습니다.

기백이 말했다. 하늘과 땅의 지극한 속셈은, 1에서 비롯하여 9에서 끝납니
다. 하나는 하늘이고, 둘은 땅이고, 셋은 사람인데, (이들로) 인하여 셋씩 되고,
셋을 세 번 한 것이 9이니, 이것은 (중국을 囲처럼 나눈) 9들판에 호응합니다. 그
러므로 사람에게는 3부분 있고, 부분에는 3조짐이 있어서, 죽살이를 결정하고
온갖 탈을 처리하며 허와 실을 조절함으로써 몹쓸 기운과 탈을 없앱니다.

帝曰: 何謂三部. 岐伯曰: 有下部, 有中部, 有上部, 部各有三候. 三候
者, 有天 有地 有人也. 必指而導之, 乃以爲眞. 上部天 兩額之動脈,
上部地 兩頰之動脈, 上部人 耳前之動脈. 中部天 手太陰也, 中部地
手陽明也, 中部人 手少陰也. 下部天 足厥陰也, 下部地 足少陰也, 下
部人 足太陰也. 故下部之天以候肝, 地以候腎, 人以候脾胃之氣. 帝
曰: 中部之候, 奈何. 岐伯曰: 亦有天, 亦有地, 亦有人, 天以候肺, 地
以候胸中之氣, 人以候心. 帝曰: 部以何候之, 岐伯曰: 亦有天, 亦有
地, 亦有人. 天以候頭角之氣, 地以候口齒之氣, 人以候耳目之氣. 三
部者, 各有天, 各有地, 各有人. 三而成天, 三而成地, 三而成人, 三而
三之, 合則爲九, 九分爲九野, 九野爲九臟 故神臟五, 形臟四, 合爲九
臟. 五臟已敗, 其色必夭, 夭必死矣. 帝曰: 以候奈何. 岐伯曰: 必先度
其形之肥瘦, 以調其氣之虛實, 實則瀉之, 虛則補之. 必先去其血脈而
後調之, 無問其病, 以平爲期.

황제가 말했다. 어떤 것을 3부분이라고 합니까?

기백이 말했다. 아랫부분이 있고 가운뎃부분이 있고 윗부분이 있는데, (그)
부분에는 각기 3조짐이 있습니다. 3조짐이라는 것은 하늘이 있고, 땅이 있고,
사람이 있습니다. 반드시 이를 손가락으로 (직접) 가리키고 (실제로) 이끌어야만
(이런 막연한 말들을) 참된 것으로 여길 수 있습니다. 윗부분의 하늘은 양쪽 이마
의 동맥 뛰는 곳(인 함염)이요, 윗부분의 땅은 양쪽 뺨의 동맥 뛰는 곳(인 대영)이
요, 윗부분의 사람은 귀 앞의 동맥 뛰는 곳(인 이문 화료)입니다. 가운뎃부분의
하늘은 수태음(인 태연)이요, 가운뎃부분의 땅은 수양명(인 합곡)이요, 가운뎃부
분의 사람은 수소음(인 신문)입니다. 아랫부분의 하늘은 족궐음(인 태충)이요, 아
랫부분의 땅은 족소음(인 태계)이요, 아랫부분의 사람은 족태음(인 기문)입니다.
그러므로 아랫부분의 하늘은 간을 살피고, 땅은 콩팥을 살피고, 사람은 비장의
기운을 살핍니다.

황제가 말했다. 가운뎃부분의 조짐은 어떻습니까?

기백이 말했다. 또한 하늘이 있고, 땅이 있고, 사람이 있습니다. 하늘은 허파를 살피고, 땅은 가슴속의 기운을 살피고, 사람은 염통을 살핍니다.

황제가 물었다. 윗부분에서는 어떤 조짐을 살핍니까?

기백이 말했다. (윗부분에도) 하늘이 있고, 땅이 있고, 사람이 있습니다. 하늘은 이마 모서리(로 올라오는 족소양)의 기운을 살피고, 땅은 입과 이빨(로 올라오는 족양명)의 기운을 살피고, 사람은 귀와 눈(으로 올라오는 수소양)의 기운을 살핍니다. 세 부분은 각기 하늘이 있고, 각기 땅이 있고, 각기 사람이 있습니다. 셋이 (각 부분의) 하늘을 이루고, 셋이 (각 부분의) 땅을 이루고, 셋이 (각 부분의) 사람을 이루는데, 셋이 셋씩을 하여 모두 9가 됩니다. 9로 나누어서 9들판이 되고, 9들판은 9장기가 됩니다. 그러므로 얼을 담은 장기가 5이고 꼴을 갖춘 장기가 4이어서 이를 합치면 9장이 됩니다. 5장이 벌써 무너지면 그 낯빛이 반드시 흐리멍덩해지고, (낯빛이) 흐리멍덩해지면 반드시 죽습니다.

황제가 말했다. (조짐을) 살피는 것은 어떻게 합니까?

기백이 말했다. 반드시 먼저 그 꼴의 뚱뚱함과 깡마름을 헤아려서 기운의 허함과 실함을 조절하는데, 실하면 덜어내고 허하면 채웁니다. 반드시 그 혈맥(의 막힘)을 없앤 뒤에 조절하는데, 그 탈이 어떤지를 묻지 말고 (맥이) 고르게 될 때까지 합니다.

20-3

帝曰: 決死生奈何. 岐伯曰: 形盛脈細, 少氣不足以息者, 危. 形瘦脈大, 胸中多氣者, 死. 形氣相得者, 生. 參伍不調者, 病. 三部九候皆相失者, 死. 上下左右之脈, 相應如參舂者, 病甚. 上下左右, 相失不可數者, 死. 中部之候雖獨調, 與衆臟相失者, 死. 中部之候相減者, 死. 目內陷者死. 帝曰: 何以知病之所在. 岐伯曰: 察九候, 獨小者病, 獨大者病. 獨疾者病, 獨遲者病. 獨熱者病, 獨寒者病, 獨陷下者病. 以

左手足上, 去踝五寸按之, 庶右手足當踝而彈之, 其應過五寸以上, 蠕
蠕然者, 不病. 其應疾, 中手渾渾然者, 病, 中手徐徐然者, 病. 其應上
不能至五寸, 彈之不應者, 死. 是以脱肉身不去者, 死. 中部乍疏乍數
者, 死. 其脈代而鉤者, 病在絡脈. 九候之相應也. 上下若一 , 不得相
失. 一候後則病, 二候後則病甚, 三候後則病危. 所謂後者, 應不俱也.
察其腑臟, 以知死生之期.

황제가 말했다. 죽살이를 결정하는 것은 어떻습니까?

기백이 말했다. (겉으로 나타난) 꼴은 드센데 맥은 가늘어서 기운 없어서 숨을
제대로 쉬지 못하는 사람은 위태롭습니다. 꼴은 말랐는데 맥은 커서 가슴속에
기운이 많은 사람은 죽습니다. 꼴과 기운이 서로 돕는 사람은 삽니다. (하늘 땅
사람) 셋과 5(행)이 조화롭지 않은 사람은 탈난 것입니다. 3부9후가 서로를 잃은
사람은 죽습니다. 상하좌우의 맥이 서로 호응하는 모양이 마치 세 사람이 절구
질하는 것처럼 엇박자를 내면 탈이 아주 심한 것입니다. 상하좌우가 서로를 잃
어서 맥을 셀 수가 없는 사람은 죽습니다. 가운뎃부분의 조짐이 비록 홀로 조화
를 이루어도 뭇 장기와 더불어 (조화를) 잃으면 죽습니다. 가운뎃부분의 조짐이
서로 소멸하는 사람은 죽습니다. 눈 안쪽이 꺼진 사람도 죽습니다.

황제가 말했다. 어찌 하면 탈이 있는 곳을 알 수 있습니까?

기백이 말했다. 9군데의 조짐을 살피는데, (그 맥이) 홀로 작은 것은 탈난 것
이고, 홀로 큰 것도 탈난 것입니다. (그 맥이) 홀로 빠른 것도 탈난 것이고, 홀로
느린 것도 탈난 것입니다. (그 맥의 자리가) 홀로 뜨거운 것도 탈난 것이고, 홀로
차가운 것도 탈난 것이며, 홀로 주저앉은 것도 탈난 것입니다. 왼손으로 다리를
거슬러 올라가 복사뼈로부터 5촌 되는 자리를 누르고, 오른손으로 다리의 복사
뼈를 튕겨서, 그 반응이 5촌 이상 지나가야 하는데 (벌레가) 꿈틀꿈틀 (거리는 듯)
해야 탈이 없는 것입니다. 그 반응이 빠르고 손에 닿는 느낌이 세면서도 어지러
운 것이나 손에 닿는 느낌이 느린 것은 탈이 있는 것입니다. 그 반응이 5촌까지
이를 수 없거나 튕겨도 반응이 없는 사람은 죽습니다. 이러므로 살이 갑자기 빠

지고 몸을 추스르지 못하는 사람은 죽습니다. 가운뎃부분(의 맥)이 갑자기 뵈고 갑자기 성근 사람도 죽습니다. 그 맥이 (끊어질 듯 말 듯한) 대맥이거나 갈고리 같은 맥인 사람은 탈이 낙맥에 있는 것입니다. 9(자리의) 조짐은 서로 호응합니다. 위와 아래가 하나같아서 서로 잃지 않습니다. 1조짐이 뒤처지면 탈난 것이요, 2조짐이 뒤처지면 탈이 심한 것이요, 3조짐이 뒤처지면 위험한 것입니다. 이른바 뒤처졌다는 것은 다른 곳들과 함께 호응하지 못하는 것입니다. (이런 상태를 근거로) 장부를 살펴서 죽살이의 시기를 알 수 있습니다.

必先知經脈, 然後知病脈, 眞藏脈見者, 勝死. 足太陽氣絶者, 其足不可屈伸, 死必戴眼. 帝曰: 冬陰夏陽奈何. 岐伯曰: 九候之脈皆沈細旋絶者 爲陰, 主冬, 故以夜半死. 盛躁喘數者爲陽, 主夏, 故以日中死. 是故寒熱病者, 以平旦死. 熱中及熱病者, 以日中死. 病風者, 以日夕死. 病水者, 以夜半死. 其脈, 乍疏乍數, 乍遲乍疾者, 日乘四季死. 形肉已脫, 九候雖調, 猶死. 七診雖見, 九候皆從者不死. 所言不死者, 風氣之病, 及經月之病, 似七診之病, 而非也. 故言不死. 若有七診之病, 其脈候亦敗者, 死矣. 必發噦噫, 必審問其所始病, 與今之所方病, 而後各切循其脈, 視其經絡浮沈, 以上下逆從循之. 其脈疾者不病, 其脈遲者病, 脈不往來者, 死, 皮膚著者, 死.

반드시 먼저 경맥을 알아야 하고, 그런 뒤에 탈난 맥을 아는데, 진장맥이 나타나는 사람은 죽습니다. 족태양의 기운이 끊어진 사람은 그 다리를 굽었다 폈다 할 수 없고, 죽을 때 반드시 눈동자가 뒤집힙니다.

황제가 말했다. 겨울에 음(의 노릇)을 하고 여름에 양(의 노릇)을 한다는 것은 어떻습니까?

기백이 말했다. 9후의 맥이 모두 가라앉고 가늘고 매달리고 끊어진 것은 음이 되어서 겨울을 주관합니다. 그러므로 한밤중에 죽습니다. (9후의 맥이) 드세고 시끄럽고 헐떡거리고 빠른 것은 여름을 주관합니다. 그러므로 한낮에 죽습니다. 이러므로 추위와 열이 오락가락하는 탈을 앓는 사람은 아침에 죽고, 속에 열이 뭉쳤거나 열병을 앓는 사람은 한낮에 죽고, 바람을 앓는 사람은 저녁에 죽고, 물(로 인한 탈)을 앓는 사람은 한밤중에 죽고, 그 맥이 잠깐 성글고 잠깐 뵈고 잠깐 빠르고 잠깐 느리고 하는 사람은 해가 (1년으로 치면) 네 철(에 해당하는 진술 축미 시간)를 탈 때에 죽습니다. 꼴을 볼 때 살이 벌써 다 빠져 뼈만 남았어도 9 후가 조화를 이루면 오히려 삽니다. (앞서 말한) 7가지 증상이 비록 나타나지만 9 후가 모두 따라서 조화로운 사람은 죽지 않으니, 죽지 않는다고 하는 것은 바람의 기운으로 인한 탈이나 달거리로 인한 탈이 7증상의 탈과 비슷하기는 하지만 7가지 증상의 탈은 아닙니다. 그러므로 죽지 않는다고 말합니다. 만약 7가지 증상의 탈이 있는데, 그 맥의 조짐 또한 무너졌으면 죽습니다. (이런 여러 가지 탈이 나타나면) 딸꾹질과 트림을 하니, 반드시 그 탈이 비롯된 바와 지금 바야흐로 탈난 바를 살펴서 묻고, 그런 뒤에 그 맥을 짚고 더듬어서 경락의 가라앉음과 뜸을 보고, 오르는지 내리는지 거스르는지 따르는지 하는 것을 더듬어봅니다. 그 맥이 빠른 것은 탈이 아니고 그 맥이 느린 것은 탈이며, 맥이 오가지 않는 사람은 죽고 살갗이 (뼈에 달라붙어서) 드러나는 사람은 죽습니다.

20-4

帝曰: 其可治, 奈何. 岐伯曰: 經病者 治其經, 孫絡病者 治其孫絡血. 血病身有痛者, 治其經絡. 其病者 在奇邪, 奇邪之脈則繆刺之, 留瘦不移, 節而刺之. 上實下虛, 切而從之, 索其結絡脈, 刺出其血, 以見通之. 瞳子高者, 太陽不足, 戴眼者, 太陽已絕, 此決死生之要, 不可不察也. 手指及手外踝上五指, 留針.＊

황제가 말했다. 그 다스릴 수 있는 것은 어떻습니까?

＊　〈不可不察也. 手指及手外踝上五指, 留針〉은 내용이 어울리지 않는 문장으로 잘못 끼어든 것 같다.

기백이 말했다. 경락에 탈이 있는 사람은 그 경락을 다스리고, 손락에 탈이 있는 사람은 그 손락의 피를 다스립니다. 피에 탈이 나서 몸이 아픈 사람은 그 경락과 손락을 다스립니다. 그 탈이라는 것이 (경락이나 장부까지 들어가지 못하여) 이상한 기운에 있어서 몹쓸 기운의 맥이 잡히면 이를 무자법으로 찔러서 (고침) 니다. (몹쓸 기운이) 머물러서 (몸이) 삐쩍 마르고 (다른 것으로) 옮겨가지 않으면 뼈 마디 (부근의 혈을) 찔러서 (고침)니다. 위가 실하고 아래가 허한 것은 이를 (손으로) 눌러서 따라가며, 그 (몹쓸 기운이) 맺힌 낙맥을 찾아서, 그 (뭉친) 피를 침으로 찔러 빼내서 통하게 합니다. 눈동자가 높이 올라간 것은 태양(의 기운)이 모자라는 것이고, 눈을 (허옇게) 뒤집은 것은 태양(의 기운)이 벌써 끊어진 것입니다. 이것이 죽살이를 결정하는 요점이니, 살피지 않을 수 없습니다.

경맥별론편(經脈別論篇) 제21
- 경맥에 대한 또 다른 말씀

21-1

黃帝問曰: 人之居處動靜勇怯, 脈亦爲之變乎. 岐伯對曰: 凡人之驚恐恚勞動靜, 皆爲變也. 是以夜行則喘出於腎, 淫氣病肺, 有所墮恐, 喘出於肝 淫氣害脾. 有所驚恐, 喘出於肺, 淫氣傷心. 渡水跌仆, 喘出於腎與骨, 當是之時, 勇者氣行則已, 怯者則着而爲病也. 故曰: 診病之道, 觀人勇怯, 骨肉皮膚, 能知其情, 以爲診法也. 故飮食飽甚, 汗出於胃. 驚而奪精, 汗出於心, 持重遠行, 汗出於腎, 疾走恐懼,, 汗出於肝, 搖體勞苦, 汗出於脾. 故春秋冬夏, 四時陰陽, 生病起於過用, 此爲常也.

황제가 물었다. 사람이 어디 사는지, 움직이기를 좋아하는지 그렇지 않은

지, 용감한지 겁 많은지 하는 것에 따라서 맥 또한 변합니까?

기백이 대답했다. 무릇 사람은 놀라거나 무서워하거나 노여워하거나 수고롭거나 움직이기를 좋아하거나 그렇지 않거나 모두 (맥이) 바뀝니다. 이러므로 밤에 돌아다니면 (기운이 잘 흐르지 못하고) 헐떡거림이 콩팥에서 나와서 (잘못) 스민 기운이 (콩팥의 어미인) 허파를 탈나게 합니다. 떨어지기 두려워하는 바가 있으면 (기운이 잘 흐르지 못하고) 헐떡거림이 간에서 나와서 (잘못) 스며든 기운이 (상극인) 비장을 해칩니다. 놀라서 두려운 바가 있으면 (기운이 잘 흐르지 못하고) 헐떡거림이 허파에서 나와서 (잘못) 스며든 기운이 (상극인) 염통을 다치게 합니다. 물을 건너다가 발을 헛디뎌 넘어지면 (기운이 잘 흐르지 못하고) 헐떡거림이 콩팥과 뼈에서 나옵니다. 이때를 맞아서 용감한 사람은 기운이 (제 가는 길로) 가면 그만이지만, 겁 많은 사람은 기운이 (통하지 않고) 뭉쳐서 탈이 됩니다. 그러므로 탈을 진단하는 이치는 사람이 용감한지 겁 많은지, 뼈 살 살갗(의 상태를) 보고 그 정황을 알아서 진단하는 법으로 삼는다고 했습니다. 먹고 마시는 것이 심하면 밥통에서 땀이 나오고, 놀라서 불거름(의 기운)을 빼앗기면 땀이 염통에서 나오고, 무거운 것을 들고 멀리 가면 땀이 콩팥에서 나오고, 너무 빨리 달려서 두려움이 생기면 땀이 간에서 나오고, 몸을 (가만 두지 못하고) 부려서 고달프게 하면 땀이 비장에서 나옵니다. 그러므로 봄 가을 겨울 여름이 네 철과 음양(을 따라가는데) 탈이 생기는 것은 지나치게 쓰는 데서 일어나니, 이것이 (자연의) 법칙입니다.

21-2

食氣入胃, 散精於肝, 淫氣於筋. 食氣入胃, 濁氣歸心, 淫精於脈. 脈氣流經, 經氣歸於肺, 肺朝百脈, 輸精於皮毛. 毛脈合精, 行氣於府, 府精神明, 留於四藏, 氣歸於權衡. 權衡以平, 氣口成寸, 以決死生. 飮入於胃, 游溢精氣, 上輸於脾, 脾氣散精, 上歸於肺, 通調水道, 下輸膀胱, 水精四佈, 五經幷行, 合於四時, 五臟陰陽, 揆度以爲常也.

먹은 기운이 밥통으로 들어오면 간에서 불거름(의 기운)을 흩뜨려서 그 기운을 힘줄에 스미게 하고, 먹은 기운이 밥통으로 들어오면 흐린 기운이 염통으로 돌아가 불거름(의 기운)을 맥에 스미게 합니다. 맥의 기운은 경락으로 흐르고 경락의 기운은 허파로 돌아가는데, 허파는 모든 맥을 다스려서 불거름(의 기운)을 살갗의 털까지 나릅니다. (두 기운이) 털과 맥에서 (생명의 밑거름인) 불거름(精)을 만들어서 (단전 같은) 곳집에 기운을 가게 하면 곳집의 불거름은 신명이 4장기에 머무르게 하여 기운이 저울대와 저울추(처럼 잘 어울리는 상태)로 돌아갑니다. (불거름과 기운이) 저울질하듯 고르게 되면 (맥을 짚는 손목에 있는) 기운의 입구가 (제대로 된 크기인) 촌을 이루어 (이것으로) 죽살이를 결정합니다. 마실 것이 밥통으로 들어오면 (그것이) 불거름과 기운을 넘치게 하여 위로 비장으로 나르고, 비장의 기운이 불거름을 흩뜨려서 위로 허파에 이르게 하면 (허파는) 물길이 통하도록 조절하여 아래로 오줌보로 나릅니다. (이렇게 진액 같은) 물(로 바뀐) 불거름(의 기운)이 5(장의) 경락과 함께 운행하는데, 네 철과 5장의 음양 작용에 딱 맞아서 (탈을) 살피고 헤아리는 법칙으로 삼습니다.

21-3

太陽臟獨至, 厥喘虛氣逆, 是陰不足陽有餘也, 表裏當俱瀉, 取之下兪. 陽明臟獨至, 是陽氣重倂也, 當瀉陽補陰, 取之下兪. 少陽臟獨至, 是厥氣也, 蹻前卒大, 取之下兪. 少陽獨至者, 一陽之過也. 太陰臟搏者, 用心省眞, 五脈氣少, 胃氣不平, 三陰也, 宜治其下兪, 補陽瀉陰. 一陰獨嘯, 少陰厥也, 陽并於上, 四脈爭張氣歸於腎, 宜治其經絡, 瀉陽補陰. 一陰至, 厥陰之治也, 眞虛 心, 厥氣留薄, 發爲白汗, 調食和藥, 治在下兪.

(맥에) 태양의 장기가 (소음과 짝을 이루지 못하고) 홀로 이르러 기운이 끝까지 뻗지 못하고 헐떡거리고 허하며 기운이 거스르면 이것은 음이 모자라고 양이 남는 것입니다. (탈이 이제 막 시작되는 것이므로) 겉과 속을 다 같이 덜어내야 하는

데, 아래(팔다리)의 유혈을 고릅니다. (맥에) 양명의 장기가 홀로 이르면 이것은 양의 기운이 (먼저 들어온 태양과) 겹쳐서 (둘이 하나로) 아우른 것입니다. 마땅히 양을 덜고 음을 보태야 하는데, 아래(팔다리)의 유혈을 고릅니다. (맥에) 소양의 장기가 홀로 이르면 이것은 (기운이 다음 단계로 뻗어가지 못하는) 궐기입니다. 교맥의 앞(인 소양맥이) 갑자기 부어오르니, 아래(팔다리)의 유혈을 고릅니다. (맥에) 소양이 홀로 이르는 것은 1양이 지나친 것입니다. (맥에) 태음의 장기가 치받는 것은 마음이 (헛된 것에 휘둘리지 않고) 참된 것을 살피도록 해야 하는데, 5장의 맥에 기운이 부족하고 밥통의 기운이 고르지 않으면 3음(이 문제)입니다. 마땅히 아래(팔다리)의 유혈을 고르되, 양을 보태고 음을 덜어냅니다. (맥에) 2음만 홀로 휘파람처럼 (가늘게 오는 것)은 소음(의 기운이 끝까지 뻗지 못하는) 궐입니다. (콩팥이 허하여 상화인) 양이 위로 쏠리고 (소음과 태양을 뺀 나머지) 4맥이 다투어 기운을 베풀어서 콩팥으로 돌아(가 기댑)니다. 마땅히 그 경락을 다스려야 하는데, 양을 덜어내고 음을 보탭니다. (맥에) 1음이 이르는 것은 궐음이 다스리는 것입니다. 참(기운)이 허하여 가슴이 답답하고, 뻗지 못한 기운이 머무르다가 (탈이) 나타나면 식은땀을 줄줄이 흘립니다. 먹는 것을 조절하고 약으로 조화를 이루게 하는데, 다스림은 아래(팔다리)의 유혈에 있습니다.

21-4

帝曰: 太陽臟何象. 岐伯曰: 象三陽而浮也. 帝曰: 少陽臟何象. 岐伯曰: 象一陽也. 一陽臟者, 滑而不實也. 帝曰: 陽明臟何象. 岐伯曰: 象大浮也. 太陰臟搏, 言伏鼓也. 二陰搏至, 腎沈不浮也.

황제가 말했다. (맥에서) 태양의 장기는 어떻게 드러납니까?

기백이 말했다. 3양을 본떠서 뜹니다.

황제가 말했다. (맥에서) 소양의 장기는 어떻게 드러납니까?

기백이 말했다. 1양을 본뜹니다. (맥에서) 1양의 장은 매끄러우면서 실하지 않습니다.

황제가 말했다. (맥에서) 양명의 장기는 어떻게 드러납니까?

기백이 말했다. 크고 뜬 것을 본뜹니다. (맥에서) 태음의 장기가 치는 것은 엎드려서 북을 두드리는 것이라고 말합니다. 2음은 치면서 이르는데 콩팥(의 맥)은 가라앉아 뜨지 않습니다.

장기법시론편(藏氣法時論篇) 제22
- 5장의 기운이 네 철을 따름에 대한 말씀

22-1

黃帝問曰: 合人形以法四時五行而治, 何如而從, 何如而逆. 得失之意願聞其事. 岐伯對曰: 五行者, 金木水火土也, 更貴更賤, 以知死生, 以決成敗, 而定五臟之氣, 間甚之時, 死生之期也. 帝曰: 願卒聞之. 岐伯曰: 肝主春, 足厥陰少陽主治, 其日甲乙, 肝苦急, 急食甘以緩之. 心主夏, 手少陰太陽主治, 其日丙丁, 心苦緩, 急食酸以收之. 脾主長夏, 足太陰陽明主治, 其日戊己, 脾苦濕, 急食苦以燥之. 肺主秋, 手太陰陽明主治, 其日庚辛, 肺苦氣上逆, 急食苦以泄之. 腎主冬, 足少陰太陽主治, 其日壬癸, 腎苦燥, 急食辛以潤之, 開腠理, 致津液通氣也.

황제가 물었다. 사람의 꼴을 네 철과 5행에 꼭 맞추어서 다스리는데, 어떻게 하는 것이 (네 철에) 따름이고 어떻게 하는 것이 (네 철에) 거스름입니까? 바라건대 얻음과 잃음의 뜻(이 무엇인지) 그 일에 대해서 듣고 싶습니다.

기백이 대답했다. 5행이라는 것은 금 목 수 화 토입니다. (이것들은 그 노릇이)한 번은 귀해졌다가 한 번은 천해지니,* (그럼으로써) 죽살이를 알고 성공과 실

---

*   귀나 천은, 운기학에서 쓰는 용어로, 다음과 같은 뜻이다. 貴=盛, 賤=衰

패를 결정합니다. 5장의 기운이 (철 따라) 사이 두고 심해지는 때를 정하여 죽살이를 기약할 수 있습니다.

황제가 말했다. 바라건대 모두 듣고 싶습니다.

기백이 말했다. 간은 봄을 주관하므로, 발의 궐음과 소양이 주로 다스리니, 그 날짜는 (천간으로) 갑과 을입니다. (목인) 간이 급한 것을 괴로워하면 재빨리 (토인) 단 것을 먹어서 이를 느슨하게 합니다. 염통은 여름을 주관하므로, 손의 소음과 태양이 주로 다스리니, 그 날짜는 (천간으로) 병과 정입니다. (화인) 염통이 너무 늘어지는 것을 괴로워하면 재빨리 (목인) 신맛을 먹어서 이를 거둡니다. 비장은 장마철을 주관하므로, 발의 태음과 양명이 주로 다스리니, 그 날짜는 (천간으로) 무와 계입니다. (토인) 비장이 너무 축축한 것을 괴로워하면 재빨리 (화인) 쓴 맛을 먹어서 이를 말립니다. 허파는 가을을 주관하므로, 손의 태음과 양명이 주로 다스리니, 그 날짜는 (천간으로) 경과 신입니다. (금인) 허파가 기운이 거슬러 오르는 것을 괴로워하면 재빨리 (화인) 쓴 것을 먹어서 이를 쏟아냅니다. 콩팥은 겨울을 주관하므로, 발의 소음과 태음이 주로 다스리는데, 그 날짜는 (천간으로) 임과 계입니다. (수인) 콩팥이 너무 메마른 것을 괴로워하면 재빨리 (금인) 매운 것을 먹어서 이를 촉촉하게 하는데, (이렇게 철 따라) 살결을 열고 진액을 흐르게 하고 기운을 소통시킵니다.

22-2

病在肝, 愈於夏, 夏不愈, 甚於秋, 秋不死, 持於冬, 起於春, 禁當風, 肝病者, 愈在丙丁, 丙丁不愈, 加於庚辛, 庚辛不死, 持於壬癸, 起於甲乙. 肝病者, 平旦慧, 下晡甚, 夜半靜. 肝欲散, 急食辛以散之, 用辛補之, 酸瀉之.

탈이 간에 있으면 여름에 낫는데, 여름에 낫지 않으면 가을에 더 심해지고, 가을에 죽지 않으면 겨울에 지속되다가 봄에 일어납니다. 마땅히 바람 쐬는 것을 막아야 합니다. (목인) 간의 탈은 (화인) 병정 일에 낫는데, 병정 일에 낫지 않으면 (금인) 경신 일에 더하고, 경신 일에 죽지 않으면 (수인) 임계 일에 지속되다가, (목인) 갑을 일에 일어납니다. 간의 탈은 아침에 샛별처럼 반짝 하다가, 오후에 심해지고 나서 한밤중에 안정됩니다. 간이 흩뜨리고자 하면 급히 매운맛을 먹어서 흩트리니, 매운맛을 써서 채우고 신맛을 써서 덜어 냅니다.

病在心, 愈在長夏, 長夏不愈, 甚於冬, 冬不死, 持於春, 起於夏, 禁溫食熱衣. 心病者, 愈在戊己, 戊己不愈, 加於壬癸, 壬癸不死, 持於甲乙, 起於丙丁. 心病者, 日中慧, 夜半甚, 平旦靜. 心欲軟 急食鹹以軟之, 用鹹補之, 甘瀉之.

탈이 염통에 있으면 늦여름에 낫는데, 늦여름에 낫지 않으면 겨울에 심해지고, 겨울에 죽지 않으면 봄에 지속되다가, 여름에 일어납니다. 따뜻한 음식과 더운 옷을 금합니다. 염통의 탈은 무기 일에 낫는데, 무기 일에 낫지 않으면 임계 일에 심해지고, 임계 일에 죽지 않으면 갑을 일에 지속되다가, 병정 일에 일어납니다. 염통의 탈은 한낮에 반짝 하다가 밤중에 심해지고, 아침에 안정됩니다. 염통이 부드럽고자 하면 급히 짠맛을 먹어서 부드럽게 하니, 짠맛을 써서 보태고 단맛을 써서 덜어냅니다.

病在脾, 愈在秋, 秋不愈, 甚於春, 春不死, 持於夏, 起於長夏, 禁溫食飽食, 濕地濡衣. 脾病者, 癒在庚辛, 庚辛不愈, 加於甲乙, 甲乙不死, 持於丙丁, 起於戊己. 脾病者, 日昳慧, 日出甚, 下晡靜. 脾欲緩, 急食甘以緩之, 用苦瀉之 甘補之.

탈이 비장에 있으면 가을에 낫는데, 가을에 낫지 않으면 봄에 심해지고, 봄에 죽지 않으면 여름에 지속되다가, 늦여름에 일어납니다. 따뜻한 음식과 배부르게 먹는 것, 축축한 자리, 젖은 옷을 금합니다. 비장의 탈은 경신 일에 낫는데, 경신 일에 낫지 않으면 갑을 일에 더해지고, 갑을 일에 죽지 않으면 병정 일에 지속되다가, 무기 일에 일어납니다. 비장의 탈은 해 기울 무렵에 반짝하다가 해 돋을 무렵에 심해지고 나서, 저녁에 안정됩니다. 비장이 느슨해지려고 하면 급히 단맛을 먹어서 느슨해지게 하니, 쓴맛을 써서 덜어내고 단맛을 써서 보탭니다.

病在肺, 愈於冬, 冬不愈, 甚於夏, 夏不死, 持於長夏, 起於秋, 禁寒飮食, 寒衣. 肺病者, 愈在壬癸, 壬癸不愈, 加於丙丁, 丙丁不死, 持於戊己, 起於庚辛. 肺病者, 下晡慧, 日中甚, 夜半靜. 肺欲收 急食酸以收之, 用酸補之, 辛瀉之.

탈이 허파에 있으면 겨울에 낫는데, 겨울에 낫지 않으면 여름에 심해지고, 여름에 죽지 않으면 늦여름에 지속되다가, 가을에 일어납니다. 찬 음식과 추운 옷차림을 금합니다. 허파의 탈은 임계 일에 낫는데, 임계 일에 낫지 않으면 병정 일에 더해지고, 병정 일에 죽지 않으면 무기 일에 지속되다가, 경신 일에 일어납니다. 허파의 탈은 저녁에 반짝하다가 한낮에 심해지고, 밤중에 안정됩니다. 허파가 거두고자 하면 급히 신맛을 먹어서 거두게 하니, 신맛을 써서 보태고 매운 맛을 써서 덜어냅니다.

病在腎, 愈在春, 春不愈, 甚於長夏, 長夏不死, 持於秋, 起於冬, 禁犯焠 熱食溫炙衣. 腎病者, 愈在甲乙, 甲乙不愈, 甚於戊己, 戊己不死, 持於庚辛, 起於壬癸. 腎病者, 夜半慧, 四季甚, 下晡靜. 腎欲堅, 急食苦以堅之, 用苦補之, 鹹瀉之.

탈이 콩팥에 있으면 봄에 낫는데, 봄에 낫지 않으면 늦여름에 심해지고, 늦여름에 죽지 않으면 가을에 지속되다가, 겨울에 일어납니다. 몸을 지지는 것과 뜨거운 음식, 따뜻한 옷차림을 범하는 것을 금합니다. 콩팥의 탈은 갑을 일에 낫는데, 갑을 일에 낫지 않으면 무기 일에 심해지고, 무기 일에 죽지 않으면 경신 일에 지속되다가, 임계 일에 일어납니다. 콩팥의 탈은 밤중에 반짝하다가 4 기운이 바뀌는 무렵에 심해지고 나서, 저녁에 안정됩니다. 콩팥이 굳세고자 하

면, 급히 매운맛을 먹어서 굳세게 하니, 쓴맛을 써서 보태고 짠맛을 써서 덜어
냅니다.

夫邪氣之客於身也, 以勝相加, 至其所生而愈, 至其所不勝而甚, 至於
所生而持, 自得其位而起, 必先定五臟之脈, 乃可言間甚之時, 死生之
期也.

무릇 몹쓸 기운이 몸에 깃드는 데는, (5행의 상극인) 이김으로 서로 더하는데
(나를) 낳아주는 곳에 이르러 낫고, (내가) 이기지 못하는 곳에 이르러 심해집니
다. (나를) 낳아주는 곳에 이르러 지키다가 자신(과 같은 5행)의 자리를 얻어서 일
어납니다. 반드시 먼저 5장의 맥을 정해야만, 이에 (철 따라 탈이) 심해지는 때를
말할 수 있고, 죽살이의 시기를 알 수 있습니다.

22-3

肝病者, 兩脇下痛引少腹, 令人善怒, 虛則目 無所見, 耳無所聞, 善
恐, 如人將補之, 取其經, 厥陰與少陽; 氣逆, 則頭痛耳聾不聰頰腫,
取血者. 心病者, 胸中痛, 脇支滿, 脇下痛, 膺背肩胛間痛, 兩臂內痛,
虛則胸腹大, 脇下與腰相引而痛, 取其經, 少陰太陽, 舌下血者. 其變
病, 刺郄中血者. 脾病者, 身重善飢肉痿, 足不收, 行善瘈, 脚下痛, 虛
則腹滿腸鳴, 飱泄食不化, 取其經 太陰陽明少陰血者. 肺病者, 喘咳逆
氣, 肩背痛, 汗出, 尻陰股膝, 髀腨 足皆痛, 虛則少氣, 不能報息, 耳
聾嗌乾, 取其經, 太陰足太陽之外, 厥陰內血者. 腎病者, 腹大脛腫,
喘咳身重, 寢汗出憎風, 虛則胸中痛, 大腹小腹痛, 淸厥意不樂, 取其
經, 少陰太陽血者.

간의 탈은 양 옆구리 아래가 아프면서 아랫배를 당겨 사람으로 하여금 자주
성나게 합니다. 간의 기운이 허하면 눈이 어두워져 보이는 것이 없으며 귀는 들
리는 것이 없고, 잘 두려워하는 것이 마치 사람이 장차 잡아가려 하는 것 같으

니, 그 경맥을 고르는데 궐음과 소양입니다. 기운이 거스르면 머리가 아프고 귀가 먹고 잘 안 들리고 뺨이 부으니, (치료 대상으로) 피를 고릅니다. 염통의 탈은 가슴속이 아프고, 옆구리가 결리면서 그득하고, 옆구리 아래가 아프고, 가슴과 등의 견갑 사이가 아프고, 양쪽 팔뚝 안쪽이 아픕니다. 염통의 기운이 허하면 가슴과 배가 불룩하게 커지고 옆구리 아래와 허리가 서로 땅기며 아프니, 그(에 맞는) 경맥을 고르는데 소음과 태양입니다. (염통의 상태를 잘 나타내는) 혀 밑의 피를 (뽑기도 하는데), (다른 것으로) 바뀌는 탈에는 극혈을 찔러 피를 뺍니다. 비장의 탈은 몸이 무겁고, 잘 굶주리고, 살이 시들고, 발을 제대로 가누지 못하고, 자주 힘줄이 오그라들어 발바닥이 아픕니다. (비장의 기운이) 허하면 배가 그득하고, 창자에서 소리가 나고, 설사를 하고, 음식을 소화하지 못하니, 그(에 맞는) 경맥을 고르는데 태음과 양명이고, (비장의 운화를 나르는 콩팥인) 소음의 피도 고릅니다. 허파의 탈은 헐떡거리며 기침을 하고, 기운이 거슬러 오르고, 어깨와 등이 아프고, 꽁무니와 사타구니·넓적다리·무릎에서 땀이 나며 넓적다리 바깥쪽·장딴지·정강이·발이 모두 아픕니다. (허파의 기운이) 허하면 기운이 적어 헐떡거리게 되고 귀가 먹고 목구멍이 마르니, 그 경맥으로 태음과 족태양의 밖과 궐음의 안쪽에서 피를 고릅니다. 콩팥의 탈은 배가 커지고, 정강이가 부으며 헐떡거리고, 기침을 하고, 몸이 무겁고, 잘 때 땀이 나고, 바람을 싫어합니다. (기운이) 허하면 가슴속이 아프고, 윗배와 아랫배가 아프고, 팔다리가 싸늘하여 (기운이 끝까지) 뻗지 못하고, 뜻이 즐겁지 않으니, 그 경맥으로 소음과 태양의 피를 고릅니다.

22-4

肝色靑, 宜食甘, 粳米牛肉棗葵皆甘. 心色赤, 宜食酸, 小豆犬肉李韭皆酸. 肺色白, 宜食苦, 麥羊肉杏薤皆苦. 脾色黃, 宜食鹹, 大豆豬肉栗藿皆鹹. 腎色黑, 宜食辛, 黃黍雞肉桃葱皆辛. 辛散, 酸收, 甘緩, 苦堅, 鹹軟. 毒藥攻邪, 五穀爲食, 五果爲助, 五畜爲益, 五菜爲充, 其味

合而服之, 以補精益氣. 此五者, 有辛酸甘苦鹹, 各有所利, 或散或收, 或緩或急, 或堅或軟, 四時五臟病, 隨五味所宜也.

간의 빛깔은 파랑으로 마땅히 단맛을 먹어야 하니, 멥쌀 · 소고기 · 대추 · 아욱은 모두 답니다. 염통의 빛깔은 빨강으로 마땅히 신맛을 먹어야 하니, 팥 · 개고기 · 오얏 · 부추는 모두 십니다. 허파의 빛깔은 하양으로 마땅히 쓴맛을 먹어야 하니, 보리 · 양고기 · 살구 · 염교는 모두 씁니다. 비장의 빛깔은 노랑으로 마땅히 짠맛을 먹어야 하니, 콩 · 돼지고기 · 밤 · 콩잎은 모두 짭니다. 콩팥의 빛깔은 검정으로 마땅히 매운맛을 먹어야 하니, 좁쌀 · 닭고기 · 복숭아 · 파는 모두 맵습니다. 매운맛은 흩어지게 하고, 신맛은 거둬들이고, 단맛은 느슨하게 하여 (치우친 것들을) 고르게 하고, 쓴맛은 굳고 단단하게 하고, 짠맛은 부드럽게 합니다. 독한 약이 몹쓸 기운을 치면, 5곡은 (바른 기운을) 먹이고, 5과일은 (바른 기운을) 도우며, 5집짐승은 (바른 기운을) 더하고, 5푸성귀는 채우니, 그 맛이 몸 속에서 모아져서 불거름(精)을 보태고 기운을 더욱 나게 합니다. 이 5가지는 매움 · 심 · 닮 · 씀 · 짬의 5맛을 두는데 각기 이로운 바가 있어서, 혹은 흩뜨리고 혹은 거두며, 혹은 느슨하게 하여 (치우친 것들을) 고르게 하고 혹은 급하게 하며, 혹은 단단하게 하고 혹은 부드럽게 하니, 네 철과 5장의 탈은 5가지 맛을 어떻게 하느냐에 따릅니다.

의명오기론편(宜明五氣論篇) 제23
- 5장의 기운을 밝힘에 대한 말씀

23-1

五味所入: 酸入肝, 辛入肺, 苦入心, 鹹入腎, 甘入脾, 是爲五入. 五氣所病: 心爲噫, 肺爲咳, 肝爲語, 脾爲吞, 腎爲欠爲嚏, 胃爲氣逆爲噦

爲恐, 大腸小腸爲泄, 下焦溢爲水, 膀胱不利爲癃, 不約爲遺溺, 膽爲怒, 是爲五病. 五精所并: 精氣并於心則喜, 并於肺則悲, 并於肝則憂, 并於脾則畏, 并於腎則恐, 是謂五并, 虛而相并者也. 五臟所惡: 心惡熱, 肺惡寒, 肝惡風, 脾惡濕, 腎惡燥, 是謂五惡. 五臟化液: 心爲汗, 肺爲涕, 肝爲淚, 脾爲涎, 腎爲唾, 是爲五液. 五味所禁: 辛走氣, 氣病無多食辛, 鹹走血, 血病無多食鹹, 苦走骨, 骨病無多食苦, 甘走肉, 肉病無多食甘, 酸走筋, 筋病無多食酸, 是爲五禁, 無令多食. 五病所發: 陰病發於骨, 陽病發於血, 陰病發於肉, 陽病發於冬, 陰病發於夏, 是謂五發. 五邪所亂; 邪入於陽則狂, 邪入於陰則痺, 搏陽則爲巓疾, 搏陰則爲瘖, 陽入之陰則靜, 陰出之陽則怒, 是爲五亂. 五邪所見: 春得秋脈, 夏得冬脈, 長夏得春脈, 秋得夏脈, 冬得長夏脈, 名曰陰出之陽, 病善怒不治, 是謂五邪, 皆同命死不治. 五臟所藏: 心藏神, 肺藏魄, 肝藏魂, 脾藏意, 腎藏志, 是謂五臟所藏. 五勞所傷: 久視傷血, 久臥傷氣, 久坐傷肉, 久立傷骨, 久行傷筋, 是謂五勞所傷. 五臟所主: 心主脈, 肺主皮, 肝主筋, 脾主肉, 腎主骨, 是爲五臟所主. 五脈應象: 肝脈弦, 心脈鉤, 脾脈代, 肺脈毛, 腎脈石, 是謂五臟之脈.

5가지 맛은 들어가는 곳이 있습니다. 신맛은 간으로 들어가고, 매운맛은 허파로 들어가고, 쓴맛은 염통으로 들어가고, 짠맛은 콩팥으로 들어가고, 단맛은 비장으로 들어갑니다. 이를 일러 5듦(入)이라 합니다. 5기운이 탈나는 바가 있습니다. 염통이 탈나면 한숨을 쉬고, 허파가 탈나면 기침을 하고, 간이 탈나면 말을 (많이) 하고, 비장이 탈나면 삼키고, 콩팥이 탈나면 하품과 재채기를 하고, 밥통이 탈나면 기운이 거슬러 올라 딸꾹질을 하며 두려워하고, 큰창자가 탈나면 설사를 하고, 하초가 탈나면 넘쳐서 물이 생기고, 오줌보가 탈나면 오줌이 제대로 나오지 않아 느른해지는 탈이 되고, (오줌보의 노릇이) 제대로 묶이지 못하면 (함부로) 새어나오고, 쓸개에 탈나면 성냅니다. 이를 일러 5탈(病)이라고 합니다. (콩팥에서 받은) 5가지 불거름(의 기운)이 5장에서 (각기) 아우르는 바가 있습니다. 불거름의 기운이 염통에 아우르면 기뻐하고, 허파에 아우르면 슬퍼하고, 간에 아우르면 근심하고, 비장에 아우르면 두려워하고, 콩팥에 아우르면 무서워합니다. 이를 일러 5아우름(並)이라 하니 (불거름의 기운이 고루 퍼지지 못하고 쏠려서 한 장기의 기운이) 허해서 서로 아우른 것입니다. 5장이 꺼리는 바가 있습니다. 염통은 뜨거움을 꺼려하고, 허파는 추위를 꺼려하고, 간은 바람을 꺼려하고, 비장은 축축함을 꺼려하고, 콩팥은 메마름을 꺼려합니다. 이를 일러 5꺼림(惡)이라 합니다. 5장이 진액을 생겨나게 하는 것이 있습니다. 염통은 땀을 내고, 폐는 콧물을 내고, 간은 눈물을 내고, 비는 군침을 내고, 콩팥은 가래침을 냅니다. 이를 일러 5액이라 합니다. 5맛은 금하는 바가 있습니다. 매운맛은 기운으로 달려가니 기운의 탈에는 매운맛을 많이 먹지 말아야 합니다. 짠맛은 피로 달려가니 피의 탈에는 짠맛을 많이 먹지 말아야 합니다. 쓴맛은 뼈로 달려가니 뼈의 탈에는 쓴맛을 많이 먹지 말아야 합니다. 단맛은 살로 달려가니 살의 탈에는 단맛을 많이 먹지 말아야 합니다. 신맛은 힘줄로 달려가니 힘줄의 탈에는 신맛을 많이 먹지 말아야 합니다. 이를 일러 5금(禁)이라고 하니 많이 먹지 말아야 합니다. 5가지 탈이 나는 바가 있습니다. 음의 탈은 뼈에서 나고, 양의 탈은 피에서 나고, 음의 탈은 살에서 나고, 양의 탈은 겨울에 나고, 음의 탈은 여름에 납니다. 이를 일러 5탈남(發)이라 합니다. 5가지 몹쓸 기운이 어지럽히는 바가 있습니다. 몹쓸 기운이 양으로 들어가면 미치고, 몹쓸 기운이 음으로 들어가면 저리며, 몹쓸 기운이 양과 부딪치면 지랄병을 앓고, 음과 부딪치면 벙어리가 되며, 몹쓸 기운이 양에서 음으로 들어가면 조용하고, 음에서 양으로 나오면 성냅니다. 이를 일러 5어지러움(亂)이라고 합니다. 5가지 몹쓸 기운이 나타나는 바가 있습니다. 봄에 가을의 맥이 나타나고, 여름에 겨울의 맥이 나타나고, 장마철에 봄의 맥이 나타나고, 가을에 여름의 맥이 나타나고, 겨울에 장마철의 맥이 나타나는 것인데, (이를)일러 음이 양으로 나왔다고 합니다. 탈로 자주 성내서 다스리기 어려우니, 이를 일러 5가지 몹쓸 기운(邪)이라고 하는데, 모두 한가지로 죽는다고 하여 다스리지 않습니다. 5장에 서리는 바가 있습니다.

염통에는 얼이 서리고, 허파에는 넋이 서리고, 간에는 혼이 서리고, 비장에는 '새긴 뜻'(意)이 서리고, 콩팥에는 '먹은 뜻'(志)이 서립니다. 이를 일러 5장에 서리는 바(所藏)라 합니다. 5장이 주관하는 바가 있습니다. 염통은 맥을 주관하고, 허파는 살갗을 주관하고, 간은 힘줄을 주관하고, 비장은 살을 주관하고, 콩팥은 뼈를 주관하니, 이를 일러 5주관함(主)라고 합니다. 5가지 수고로움으로 다치는 바가 있습니다. 오래 보면 피를 다치고, 오래 누우면 기운을 다치고, 오래 앉으면 살을 다치고, 오래 서면 뼈를 다치고, 오래 걸으면 힘줄을 다칩니다. 이를 일러 5수고로움(勞)이 다치는 바라고 합니다. 5가지 맥이 호응하여 본뜸(象)이 있습니다. 간의 맥은 활시위 같고, 염통의 맥은 갈고리 같고, 비장의 맥은 부드럽고, 허파의 맥은 깃털 같고, 콩팥의 맥은 돌 같습니다. 이를 5장의 맥이라고 합니다.

혈기형지론편(血氣形志論篇) 제24
— 피 기운 꼴 뜻에 따른 증상과 치료에 대한 말씀

24-1

夫人之常數, 太陽常多血少氣, 少陽常少血多氣, 陽明常多氣多血, 少陰常少血多氣, 厥陰常多血少氣, 太陰常多氣少血, 此天之常數. 足太陽與少陰爲表裏, 少陽與厥陰爲表裏, 陽明與太陰爲表裏, 是爲足陰陽也. 手太陽與少陰爲表裏, 少陽與心主爲表裏, 陽明與太陰爲表裏, 是爲手之陰陽也. 今知手足陰陽所苦, 凡治病必先去其血, 乃去其所苦, 伺之所欲, 然後瀉有餘, 補不足.

무릇 (다음은) 사람에게 갖추어진 일정한 원칙입니다. 태양은 늘 피가 많고 기운이 적습니다. 소양은 늘 피가 적고 기운이 많습니다. 양명은 늘 기운도 피도 많습니다. 소음은 늘 피가 적고 기운이 많습니다. 궐음은 늘 피가 많고 기운이 적습니다. 태음은 늘 기운이 많고 피가 적습니다. 이것은 하늘이 정해준 일정한 원칙입니다. 족태양과 소음은 안팎이 되고, 소양과 궐음은 안팎이 되고, 양명과 태음은 안팎이 됩니다. 이것은 발의 음과 양입니다. 수태양과 소음은 안팎이 되고, 소양과 심주는 안팎이 되고, 양명과 태음은 안팎이 됩니다. 이것이 손의 음과 양입니다. 이제 (기운과 피가 고르지 않아서) 손발의 음(경락)과 양(경락)이 괴로운 바를 알았으니, 무릇 탈을 다스릴 때는 반드시 먼저 그 (뭉친) 피를 없애고, 이에 그 괴로운 바를 없애서, (각 경락이) 바라는 것을 찾은 뒤에, 남은 것을 덜어내고 모자란 것을 보탭니다.

24-2

欲知背俞, 先度其兩乳間, 中折之, 更以他草度, 去半已, 卽以兩隅相拄也, 乃擧以度其背, 令其一隅居上, 齊脊大柱, 兩隅在下, 當其下隅者, 肺之俞也. 復下一度 心之俞也. 復下一度, 左角肝之俞也, 右角脾之俞也. 復下一度, 腎之俞也. 是爲五臟之俞, 灸刺之度也.

등의 유(혈)을 알려면, 먼저 그 사람의 양젖꼭지 사이를 (풀줄기로) 재서 (이를) 반으로 꺾고, 다시 다른 풀로 (양젖꼭지 사이를) 재서 반을 잘라 내버립니다. 양끝을 서로 맞대(면 세모가 됩)니다. 이에 (그것을) 들어다가 그 등을 재는데, 그 한 모서리가 위로 가게 하여 등뼈의 큰 기둥(인 대추)에 올려놓습니다. 두 모서리가 아래에 있고, 그 아래 모서리에 마땅한 곳이 허파의 유혈입니다. 다시 (세모를) 한 번 내리면 염통의 유혈입니다. 다시 (세모를) 한 번 내리면 왼쪽 모서리는 간의 유혈이고 오른쪽 모서리는 비장의 유혈입니다. 다시 (세모를) 한 번 내리면 콩팥의 유혈입니다. 이것이 5장의 유혈이니, 뜸뜨고 침놓는 기준(度)입니다.

24-3

形樂志苦, 病生於脈, 治之以灸刺. 形樂志樂, 病生於肉, 治之以針石. 形苦志樂, 病生於筋, 治之以熨引. 形苦志苦, 病生於咽嗌, 治之以百藥. 形數驚恐, 經絡不通, 病生於不仁, 治之以按摩醪藥. 是謂五形志也.

몸이 즐겁고 '먹은 뜻'이 괴로우면 탈이 맥에서 생기니 이를 침뜸으로 다스립니다. 몸이 즐겁고 먹은 뜻도 즐거우면 탈이 살에서 생기니 이를 침과 돌로 다스립니다. 몸이 괴롭고 뜻이 즐거우면 탈이 힘줄에서 생기니 이를 찜질*과 도인법으로 다스립니다. 몸도 괴롭고 먹은 뜻도 괴로우면 탈이 목구멍에서 생기니 이를 온갖 약으로 다스립니다. 몸이 자주 놀라고 두려워하면 경락이 통하지 못하니 탈이 마비증세로 나타나니 이를 안마와 발효약으로 다스립니다. 이것이 5가지 꼴(形)과 '먹은 뜻'(志)입니다.

24-4

刺陽明出血氣, 刺太陽出血惡氣, 刺少陽出氣惡血, 刺太陰出氣惡血, 刺少陰出氣惡血, 刺厥陰出血惡氣也.

양명을 찌를 때는 피와 기운을 냅니다. 태양을 찌를 때는 피를 내고 기운은 내지 않습니다. 소양을 찌를 때는 기운을 내고 피를 내지 않습니다. 태음을 찌를 때는 기운을 내고 피를 내지 않습니다. 소음을 찌를 때는 기운을 내고 피를 내지 않습니다. 궐음을 찌를 때는 피를 내고 기운을 내지 않습니다.

---

*   정확히는, 가루약이나 약재를 가루 내어 뜨겁게 불에 데운 다음에 아픈 곳에 갖다 대는 방법
       이다. 요즘으로는 핫팩에 가깝다.

보명전형론편(寶命全形論篇) 제25

— 하늘을 따라 몸을 보전함에 대한 말씀

25-1

帝曰問曰: 天復地載, 萬物悉備, 莫貴於人, 人以天地之氣生, 四時之法成, 君王衆庶, 盡欲全形, 形之疾病, 莫知其情, 留淫日深, 著於骨髓, 心私慮之, 余欲針除其疾病, 爲之奈何. 岐伯對曰: 夫塩之味鹹者, 其氣令器津泄, 絃絶者, 其音嘶敗, 木敷者, 其葉發, 病甚者 其聲噦. 人有此三者, 是謂壞府, 毒藥無治, 短針無取. 此皆絶皮傷內, 血氣爭黑.*

황제가 물었다. 하늘은 뒤덮고 땅은 실어서 만물이 모두 갖추어졌는데, 사람보다 더 귀한 것이 없음은 사람은 하늘과 땅의 기운으로 생겨서 네 철을 본받아서 이루어졌기 때문입니다. 임금과 뭇 백성이 제 (몸의) 꼴을 온전히 하려고 다하지만 (몸)꼴의 탈에 대해 그 사정을 알지 못하여, (몹쓸 기운이 몸으로) 스며듦이 날로 깊어져서 뼈와 골수에 달라붙으니, 마음속으로 사사로이 이를 걱정합니다. 내가 침으로 그 탈을 없애고 싶은데 이를 어찌합니까?

기백이 대답했다. 무릇 소금의 맛이 짠 것은 그 (짠) 기운이 (몸이라는) 그릇으로 하여금 진액을 새나가게 합니다. (거문고) 줄이 끊어지는 것은 그 소리가 메이거나 아예 나지 않게 합니다. 나무가 한껏 퍼진 것은 (머지 않아) 그 잎사귀가 뽑히게 합니다. 탈이 깊은 사람은 그 소리가 (다 펴지 못하여) 딸꾹질을 합니다. 사람에게는 이 3가지가 있는데, 이를 일러 (기운의) 곳집이 무너졌다고 합니다. 독한 약으로도 다스릴 수 없고, 짧은 침으로도 고르게 할 수 없습니다. 이것은

---

* 黑은 異의 오자로 본다. 이 곳의 문맥도 좀 이상하다.

모두 살갗(으로 가는 길)을 끊고 안을 다치게 하여 (서로 이끌어야 할) 피와 기운이 다투어서 다르게 (된 결과)입니다.

帝曰: 余念其痛, 心爲之亂惑反甚, 其病不可更代, 百姓聞之, 以爲殘賊, 爲之奈何. 岐伯曰: 夫人生於地, 懸命於天, 天地合氣, 命之曰人. 人能應四時者, 天地爲之父母; 知萬物者, 謂之天子. 天有陰陽, 人有十二節; 天有寒暑, 人有虛實. 能經天地陰陽之化者, 不失四時; 知十二節之理者, 聖智不能欺也; 能存八動之變, 五勝更立; 能達虛實之數者, 獨出獨入, 呿吟至微, 秋毫在目.

황제가 말했다. 내가 그 아픔을 생각하니, 마음이 어지러워지고 의혹됨이 도리어 심해져서 그 탈이 바뀔 수가 없습니다. 백성들이 이를 듣고 (임금이 아니라) 몹쓸 도적이라고 여길 것이니 이를 어찌합니까?

기백이 말했다. 무릇 사람은 땅에서 생겨서 하늘에다 목숨을 걸어놓으니, 하늘과 땅이 기운을 딱 맞추어야만 이를 일러 사람이라고 합니다. (누가 이래라 저래라 하지 않아도) 사람이 네 철에 호응할 수 있는 것은 하늘과 땅을 어버이로 삼기 때문인데, (이 중에서도) 만물을 아는 사람을 일러 하늘의 아들(天子)이라고 합니다. 하늘에는 음과 양이 있고 땅에는 12마디(인 달)이 있어서 (그에 따라) 하늘에는 추위와 더위가 있고 사람에게는 허와 실이 있습니다. 하늘과 땅, 음과 양의 생겨남(化)을 베틀로 삼을 수 있는 사람은 네 철을 잃지 않고, 12마디의 다스림을 아는 사람은 거룩하고도 슬기로워서 속일 수 없습니다. 8가지 (바람의) 변화와 5(행이 서로) 이겨서 다시 섬을 마음 깊이 새길 수 있고, 허와 실을 셈하는 데 통달할 수 있는 사람은 (보통 사람과 달리, 자연의 법칙 속으로) 홀로 나고 홀로 들어 지극히 작은 것까지 맛볼 수 있고, 가을날의 깃털처럼 작은 것도 눈으로 다 봅니다.

帝曰: 人生有形, 不離陰陽, 天地合氣, 別爲九野, 分爲四時, 月有大
小, 日有短長, 萬物並至, 不可勝量, 虛實呿吟 敢問其方. 岐伯曰: 木
得金而伐, 火得水而滅, 土得木而達, 金得火而缺, 水得土而絕, 萬物
盡然, 不可勝竭. 故針有懸布天下者五, 黔首共餘食, 莫知之也. 一曰
治神, 二曰知養身, 三曰知毒藥爲眞, 四曰制砭石大小, 五曰知腑臟血
氣之診. 五法俱立, 各有所先, 今末世之刺也. 虛者實之, 滿者泄之,
此皆衆工所共知也. 若夫法天則地, 隨應而動, 和之者若響, 隨之者若
影, 道無鬼神, 獨來獨往.

황제가 말했다. 사람이 나서 (몸의) 꼴에 갇히면 음과 양(의 그물)으로부터 못
벗어납니다. 하늘과 땅이 기운을 모아서 (만물을 낳았는데, 그것을 공간으로) 갈라
서 9들로 만들고, (그것을 시간으로) 나누어서 네 철로 만들었으며, 달에는 크고
작은 것을 (번갈아 오게) 두고, 날에는 (철 따라 낮의 길이가) 길고 짧은 것을 두었는
데, 만물이 (이러한 법칙들과) 아울러서 이르면 (보통 사람은 이런 법칙들을) 잘 헤아
릴 수 없고 (사람한테서 일어나는) 허와 실에 대해서 입도 뻥긋 못하고 읊조릴 수
도 없습니다. 감히 그 방법에 대해서 묻습니다.

기백이 말했다. 나무는 쇠를 얻으면 베어지고, 불은 물을 얻으면 꺼지고, 흙
은 나무를 얻으면 뚫리고, 쇠는 불을 얻으면 이지러지고, 물은 흙을 얻으면 끊
어지니, 만물이 다 그와 같아서 이루 다 말할 수 없습니다. 그러므로 침에는 온
천하 사람들이 다 알라고 헝겊에다가 써서 (현수막처럼) 내다 걸어놓은 것이 5이
지만, (벼슬이 없는) 민머리 백성들은 (글을 몰라서) 남은 음식을 (침 삯으로) 바치면
서도 이를 알지 못합니다. 1번째가 마음을 다스리는 것, 2번째가 몸을 기를 줄
아는 것, 3번째가 독한 약(을 쓰는 방법을 알아서 그것)이 좋은 것임을 아는 것, 4번
째가 돌조각을 (탈에 따라) 크고 작게 만드는 것, 5번째가 (5)장(6)부의 피와 기운
을 진단할 줄 아는 것입니다. (이) 5가지 법이 같이 서서 각기 먼저 할 바가 있으
나 지금은 말세의 침술(이 판을 칩)니다. 허한 것은 충실하게 하고 가득 찬 것은

새나가게 하는 것, 이것은 모두 의원이라면 누구나 다 아는 바입니다. 만약 (탈을 다스림에) 하늘(의 이치)를 본받고 땅(의 이치)를 따르면, (그 안에 사는 사람의 몸이) 따르고 호응하여 (탈이) 움직여서 (저절로 낫습니다.) 이와 어울림이 메아리와 같고, 이를 따름이 그림자와 같아서, (자연의) 이치에는 귀신이 (부리는 조화가) 없어도 (그 이치를 따라) 홀로 오고 홀로 가(므로 탈이 나지 않습)니다.

25-4

帝曰: 願聞其道. 岐伯曰: 凡刺之眞, 必先治神. 五臟已定, 九候已備, 後乃存針, 衆脈不見, 衆凶弗聞, 外內相得, 無以形先, 可玩往來, 乃施於人. 人有虛實, 五虛勿近, 五實勿遠, 至其當發, 間不容瞚, 手動若務. 針耀而勻, 靜意視義, 觀適之變, 是謂冥冥, 莫知其形, 見其烏烏, 見其稷稷, 從見其飛, 不知其誰, 伏如橫弩, 起如發機. 帝曰: 何如而虛, 何如而實. 岐伯曰: 刺虛者須其實, 刺實者須其虛, 經氣已至, 愼守勿失, 深淺在志, 遠近若一, 如臨深淵, 手如握虎, 神無營於衆物.

황제가 말했다. 바라건대 그 이치에 대해 듣고 싶습니다.

기백이 말했다. 무릇 진짜 침은 반드시 먼저 마음을 다스려야 합니다. 5장이 벌써 안정되고 9조짐이 벌써 갖추어진 뒤에 이에 침을 잡습니다. 여러 맥이 나타나지 않으면 (그에 따른) 병증도 (알아) 듣지 못합니다. 밖(인 병증)과 안(인 맥)이 서로 맞아서 (탈의 겉)모양이 앞서지 않(고 맥과 조화를 이루어)야만 (기운이) 오고가는 것을 가늠할 수 있어서, 이에 사람에게 침을 놓습니다. 사람에게는 허와 실이 있어서, 5가지 허는 (침을) 가까이하지 말아야 하고 5가지 실은 (침을) 멀리하지 말아야 합니다.* (더듬는 손끝에서 기운이) 피어나기에 이르러서는 눈 깜빡할 틈도 허용하지 않는데, 손놀림은 마치 제 할 일을 하는 듯이 합니다. 침은 (벼락

치듯) 번쩍(耀) 하다가 (기운에 맞춰) 고르게 되는데,* (환자를 살피려고 먹은) 뜻(意)을 고요히 하고 (탈의 움직임이 나타내는) 뜻(義)을 보아서 (기운이) 바뀌는 것을 살피며 따라갑니다. 이를 일러 아득하다고 (하는데, 남의 눈에는 안 보이지만, 내 속으로는 훤히 보이는 것을) 말합니다. (이 경지에서는) 탈의 겉모습을 알지 못해도 (허하거나 실한 기운이) 까마귀 떼처럼 모이는 것을 보고, (기운이) 자라나는 곡식처럼 우거지는 것을 보고, (기운이) 흩어지는 것을 봅니다. (기운과 내가 혼연일체가 되어) 그것이 누구인지를 알지 못하나, (침을 놓는 과정은 눈 깜빡일 틈도 없어) 엎드린 것은 가로누운 쇠뇌 같다가, 일어나는 것은 방아쇠 같습니다.

황제가 말했다. 어떻게 하면 허하고 어떻게 하면 실합니까?

기백이 말했다. 허한 것을 찌르려면 실해지기를 기다리고, 실한 것을 찌르려면 허해지기를 기다려야 합니다. 경맥의 기운이 벌써 이르면 삼가 (기운이 온 것을) 지켜 놓치지 말아야 합니다. (침 찌르기의) 깊고 얕음은 (혈을 고른 의원의) 먹은 뜻(志)에 있고, (5실의) 멂과 (5허의) 가까움은 하나같아서, (마음은) 깊은 연못을 앞에 둔 듯이 (조심해야) 하고, 손은 범을 잡은 듯이 (과감)하여, 얼이 사물에 얽매이지 않아야 합니다.

팔정신명론편(八正神明論篇) 제26
- 여덟 바람과 신명에 대한 말씀

---

* 원문 〈針耀而匀〉의 耀는 대부분 빛난다고 번역하는데 문제가 있다. 원문 편집자의 오류일지도 모르겠는데, 침이 빛난다는 것은 앞뒤가 맞지 않는다. 耀가 맞는다면, 침을 찔러서 득기가 되면 잠시 침이 찌릿! 하다가 고요해지는 것을 말하는 것 같다. 이 부분의 묘사는 득기를 모르면 이해하기 어려운 부분이다. 그래서 그런지 역대 주석가들의 의견이 다 달라서, 내 멋대로 풀이했다.

黃帝問曰: 用針之服, 必有法則焉. 今何法何則. 岐伯對曰: 法天則地, 合以天光. 帝曰: 願卒聞之. 岐伯曰: 凡刺之法, 必候日月星辰, 四時八正之氣, 氣定乃刺之. 是故天溫日明, 則人血淖液而衛氣浮, 故血易瀉 氣易行; 天寒日陰, 則人血凝泣而衛氣沈. 月始生, 則血氣始精, 衛氣始行; 月郭滿 則血氣實, 肌肉堅; 月郭空, 則肌肉減, 經絡虛, 衛氣去, 形獨居, 是以因天時而調血氣也. 是以天寒無刺, 天溫無疑. 月生無瀉, 月滿無補, 月郭空無治, 是謂得時而調之. 因天之序, 盛虛之時, 移光定位, 正立而待之. 故日月生而瀉, 是謂臟虛; 月滿而補, 血氣揚溢, 絡有留血, 命日重實; 月郭空而治, 是謂亂經. 陰陽相錯, 眞邪不別, 沈以留止, 外虛內亂, 淫邪乃起.

황제가 물었다. 침놓는 일에는 반드시 지켜야 할 법칙이 있습니다. 이제 무엇이 본받아야 할 법이고, 무엇이 따라야 할 규칙입니까?

기백이 대답했다. 하늘을 본받고 땅을 따르는데, (하늘과 땅 사이의) 자연 현상과 딱 맞아야 합니다.

황제가 말했다. 바라건대 그에 대해 모두 듣고자 합니다.

기백이 말했다. 무릇 침놓는 법은, 해와 달과 (빛나는) 별(星)과 (빛나지 않는) 별(辰)과 네 철과 8정의 기운을 살펴서 기운이 자리를 잡으면 이에 찌릅니다. 이런 까닭에 날이 따뜻하고 해가 밝으면 사람도 피가 (엉기지 않고) 잘 풀리고 (몸을 지키는 기운인) 위기가 겉으로 뜹니다. 그러므로 피는 잘 흐르고 기운은 잘 돕니다. (반대로) 날이 춥고 해가 어두우면 사람도 피가 엉기고 위기도 가라앉습니다. 달이 차기 시작하면 피와 기운도 새록새록 차기 시작하고 위기도 돌기 시작합니다. 달이 꽉 차면 피와 기운도 무르익고 살도 꿋꿋해집니다. 달이 텅 비면 살이 줄고 경락이 허전하고 위기도 사라져서 (몸의) 꼴만 홀로 남습니다. 이런 까닭에 하늘이 돌아가는 때에 맞추어 피와 기운을 조절합니다. 이러므로 날이 추우면 (침을) 찌르지 말고 날이 따뜻하면 머뭇거리지 말며, 달이 차기 시작하면 덜어내지 말고 달이 차면 보태지 말고 달이 비면 다스리지 않습니다. 이를 일러 때에 맞춰 조절한다고 합니다. 하늘의 질서에 따라 (경락의 기운이) 드세고 허한 때가 있으니, 해시계의 그림자가 옮겨가는 것에 맞춰 (침놓을) 자리를 정하고, (몸과 마음을) 똑바로 세워서 침놓을 순간을 기다립니다. 그러므로 해와 달이 막 생길 때 (침으로 몸의 기운을) 덜어내는 것을 장기가 허하다(臟虛)고 하고, 달이 가득 찼을 때 (기운을) 보태어 피와 기운이 마구 흘러 넘쳐서 낙맥까지 피가 머무르게 되는 것을 거듭 실하다(重實)고 하고, 달이 비었을 때 다스리면 이를 일러 경락을 어지럽힌다(亂經)고 합니다. 음과 양이 뒤섞이고 좋은 기운과 몹쓸 기운이 갈라지지 않으면, (기운이) 가라앉고 (피가 돌지 않아서) 멈추고 밖은 허하고 안은 어지러워서 갖가지 몹쓸 기운이 이에 일어납니다.

帝曰: 星辰八正, 何候. 岐伯曰: 星辰者, 所以制日月之行也. 八正者, 所以八風之虛邪以時至者也. 四時者, 所以分春秋冬夏之氣所在, 以時調之也, 八正之虛邪而避之勿犯也. 以身之虛而逢天之虛 兩虛相感, 其氣至骨, 入則傷五臟, 工候救之, 弗能傷也, 故曰: 天忌不可不知也.

황제가 말했다. (보이는) 별과 (안 보이는) 별, 그리고 8정은 어떻게 살핍니까?

기백이 말했다. 별이라는 것은 마름질하듯이 (하늘을 나누어서) 해와 달이 가는 길을 (1년 동안 보여주는) 까닭입니다. 8정이라는 것은 8가지 바람이 일으키는 허한 기운이 때맞춰 이르는 것인 까닭입니다. 네 철이라는 것은 봄과 가을, 겨울과 여름의 기운이 있는 바를 나누어서 때맞춰 이를 조절하는 것인 까닭입니다. 8정의 허한 기운은 피해야지 범하면 안 됩니다. 몸(의 기운)이 허할 때 하늘(의 기운)이 허함을 만나서 두 허함이 서로 맞물리면, 그 기운이 뼈에 이르고 (몸에) 들어가면 5장을 다치게 하니, 의원이 이를 잘 살펴서 구제하면 다치지 않게 할 수 있습니다. 그러므로 하늘이 꺼리는 바는 꼭 알아야 한다고 했습니다.

帝曰: 善. 其法星辰者, 余聞之矣, 願聞法往古者. 岐伯曰: 法往古者, 先知針經也. 驗於來今者, 先知日之寒溫, 月之虛盛, 以候氣之浮沈, 而調之於身, 觀其立有驗也. 觀其冥冥者, 言形氣營衛之不形於外, 而工獨知之, 以日之寒溫, 月之虛盛, 四時氣之浮沈, 參伍相合而調之, 工常先見之, 然而不形於外, 故曰: 觀於冥冥焉. 通於無窮者, 可以傳於後世也, 是故工之所以異也, 然而不形見於外, 故俱不能見也, 視之無形, 嘗之無味, 故謂冥冥, 若神髣髴. 虛邪者, 八正之虛邪氣也. 正邪者, 身形若用力, 汗出腠理開, 逢虛風, 其中人也微, 故莫知其情 莫見其形. 上工救其萌牙, 必先見三部九候之氣, 盡調不敗而救之, 故曰: 上工. 下工救其已成, 救其已敗. 救其已成者, 言不知三部九候之相失, 因病而敗之也; 知其所在者, 知診三部九候之病脈處而治之, 故曰: 守其門戶焉, 莫知其情, 而見邪形也.

황제가 말했다. 좋습니다. 별을 본받는 것에 대해 나는 들었습니다. 바라건 대 지나간 옛것을 본받는 것에 대해 듣고자 합니다.

기백이 말했다. 지나간 옛것이라는 것은 먼저 침의 경전에 대해 알아야 합 니다. 이제 와서 (우리가) 겪는 것은 날씨가 차거나 따뜻한 것 달이 비고 차는 것 을 알고, 기운이 뜨거나 가라앉는 것을 살펴서 몸에서 이를 조절하면 그 효험이 있음을 보는 것입니다. 그 아득함을 본다는 것은, 꼴의 기운을 이루는 영(혈)과 위(기)가 밖으로 모습을 드러내지 않아도 의원이 홀로 그것을 아는 것을 말하는 것입니다. 날씨가 찬가 따뜻한가, 달이 비었는가 찼는가, 네 철의 기운이 떴는 가 가라앉았는가, 하는 것들을 여러 가지로 참고하고 그것들이 서로 딱 들어맞 게 해서 조절하는데, 의원이 이를 늘 먼저 아나 밖으로는 모습이 드러나지 않습 니다. 그러므로 아득함에서 보는 것은 끝이 없는 곳에 통하는 것이지만 후세에 전할 수 있다고 합니다. 이런 까닭에 의원은 남다르다는 것입니다. 그러나 모습 이 겉으로 드러나지 않는 까닭에 누구나 볼 수 있는 것은 아닙니다. (눈으로) 보아도 꼴이 없고, (혀로) 핥아도 맛이 없습니다. 그러므로 아득하다고 하는데, (모양은 없는데도 작용이 있는 그것은) 마치 신과 똑같습니다. 허하여 몹쓸 기운이라는 것은 8정이 만드는 허한 기운(이어서 몸에 큰 영향을 미칩)니다. 바르나 몹쓸 기운이라는 것은 몸이 어쩌다 힘을 써서 땀나고 살결이 열렸는데 (마침) 허한 바람을 만나서 그것이 사람을 맞추(는 경우를 말하)는데 (아주) 드물어서, 그 정황을 알지 못하고 그 꼴을 보지 못합니다. (수준) 높은 의원은 그 (탈의) 싹을 구하는데, 먼저 3부9후의 기운을 (맥에서) 보고 다 조절하여 실패하지 않게 이를 구제합니다. 그러므로 높은 의원(上工)이라고 합니다. (수준) 낮은 의원은 벌써 이루어진 것에서 (낫기를) 구하고, 벌써 어그러진 것에서 (탈을) 구합니다. 이미 이루어진 것에서 구한다는 것은, 3부9후가 서로 잃음을 알지 못하고 탈이 다 되어 (다스림에) 실패함을 말합니다. 그 있는 바를 안다는 것은 3부9후의 탈난 맥이 어느 곳인가를 진단해서 이를 다스리는 것을 아는 것입니다. 그러므로 (탈이 들어오는) 문을 지킨다고 합니다. (문을 지키면) 탈의 실정은 알지 못해도, 몹쓸 기운의 꼴은 봅니다.

帝曰: 余聞補瀉, 未得其意. 岐伯曰: 瀉必用方, 方者以氣方盛也, 以月方滿也, 以日方溫也, 以身方定也, 以息方吸而內針, 乃復候其方吸而轉針, 乃復候其方呼而徐引針, 故曰: 瀉必用方, 其氣而行焉. 補必用員, 員者, 行也, 行者, 移也, 刺必中其滎, 復以吸排針也, 故員與方, 非針也. 故養神者, 必知形之肥瘦, 營衛血氣之盛衰, 血氣者, 人之神, 不可不謹養.

황제가 말했다. 나는 보태고 덜어내는 것에 대해 들었지만, 아직 그 '새긴 뜻'을 얻지는 못했습니다.

기백이 말했다. 덞에는 반드시 (바야흐로라는 뜻의) 방(方)을 쓰는데, 방이라는 것은 기운이 바야흐로 드세어진 상황(을 나타내는 말)입니다. 달이 바야흐로 찹니다. 날씨가 바야흐로 따뜻합니다. 몸이 바야흐로 제 자리를 잡습니다. 숨이 바야흐로 들이쉴 때 침을 안으로 (넣고), 다시 기다려서 숨이 바야흐로 들이쉴 때를 침을 돌리고, 이에 다시 기다려서 숨이 바야흐로 내쉴 때 침을 뺍니다. 그러므로 덞에는 반드시 (바야흐로라는 뜻의) 방을 써야 하고, 그래야만 기운이 잘 돈다고 말합니다. 보탬에는 반드시 (둥글다는 뜻의) 원을 씁니다. 원이란 돈다는 것이고, 돈다는 것은 옮겨간다는 것입니다. 찌를 때는 반드시 (위기보다 더 깊은 곳에 있는) 영(혈의 움직임)을 맞추고, 다시 들이쉴 때 침을 뽑습니다. 그러므로 원이나 방은 침(의 모양)이 아닙니다. 그러므로 정신을 기르는 것은 반드시 꼴의 살찜과 마름, 영(혈)과 위(기) 피와 기운의 드셈과 풀죽음을 알아야 합니다. 피와 기운이라는 것은 사람의 얼이어서 삼가 기르지 않을 수 없습니다.

26-3

帝曰: 妙乎哉論也. 合人形於陰陽四時, 虛實之應, 冥冥之期, 其非夫子孰能通之, 然夫子數言形與神, 何謂形. 何謂神. 願卒聞之. 岐伯曰: 請言形, 形乎形, 目冥冥, 問其所病, 索之於經, 慧然在前, 按之不得, 不知其情, 故曰形. 帝曰: 何謂神. 岐伯曰: 請言神, 神乎神, 耳不聞目明, 心開而志先 慧然獨悟, 口弗能言, 俱視獨見, 適若昏, 昭然獨明, 若風吹雲, 故曰神. 三部九候爲之原, 九針之論, 不必存也.

황제가 말했다. 말씀이 참말로 오묘합니다. 사람의 꼴을 음양과 네 철에 (한 치 오차 없이) 딱 맞추어 허와 실이 호응하니, 아득함 속에서 (귀신같이) 알아맞히는 것은 스승이 아니면 누가 이를 꿰뚫겠습니까? 그러나 스승께서 자주 꼴과 얼에 대해 말씀하셨는데 어떤 것이 꼴이고 어떤 것이 얼입니까? 바라건대 남김없이 듣고자 합니다.

기백이 말했다. 청컨대 꼴에 대해서 말씀 드리면, 꼴은 꼴일 뿐입니다. 그래서 눈으로 보면 아득합니다. 그 탈난 바를 (환자에게) 물어서 이를 (이미 알려진 진단법의) 큰 가닥에서 찾으면 (눈)앞에 샛별처럼 또렷이 드러납니다. (그러나) 이를 (좀 더) 짚고자 하면 (원하는 것을) 얻지 못하고 그 정황을 알지 못합니다. 그러므로 (겉으로 드러난) 꼴이라고 말합니다.

황제가 말했다. 그러면 무엇을 얼이라고 말합니까?

기백이 말했다. 청컨대 얼에 대해서 말씀 드리면, 얼은 얼일 뿐입니다. 귀로
는 들리지 않습니다. 눈이 밝아지고 마음이 열리고 '먹은 뜻'이 나아가면 샛별
같이 또렷해져서 홀로 깨닫습니다. 말로는 말할 수 없고 (누구나) 다 보지만 (마
음이 열린 사람만) 홀로 알아보는데, 마치 어둠 속에서 환히 밝아서 홀로 또렷한
것 같고, 바람이 불어서 구름(이 걷히는 것) 같습니다. 그러므로 얼이라고 합니
다. 3부9후를 바탕으로 삼으면 9침에 대한 이야기는 필요 없습니다.

이합진사론편(離合眞邪論篇) 제27
– 참 기운과 몹쓸 기운의 흩어짐과 모임에 대한 말씀

27-1

黃帝問日: 余聞九針九篇. 夫子乃因而九之, 九九八十一篇, 余盡通其
意矣. 經言氣之盛衰, 左右傾移, 以上調下, 以左調右, 有餘不足, 補
瀉於榮輸, 余知之矣. 此皆榮衛之傾移, 虛實之所生, 非邪氣從外入於
經也, 余願聞邪氣之在經也. 其病人何如. 取之奈何. 岐伯對日: 夫聖
人之起度數, 必應於天地, 故天有宿度, 地有經水, 人有經脈. 天地溫
和, 則經水安靜; 天寒地凍, 則經水凝泣; 天暑地熱, 則經水沸溢; 卒
風暴起 則經水波涌而隴起. 夫邪之入於脈也, 寒則血凝泣, 暑則氣淖
澤, 虛邪因而入客, 亦如經水之得風也, 經之動脈, 其至也, 亦時隴起,
其行於脈中, 循循然, 其至寸口中手也, 時大時小, 大則邪至, 小則平.
其行無常處, 在陰與陽, 不可爲度, 從而察之, 三部九候, 卒然逢之,
早遏其路. 吸則內針, 無令氣忤, 靜以久留, 無令邪布, 吸則轉針, 以

得氣爲故, 候呼引針 呼盡乃去, 大氣皆出, 故命曰瀉. 帝曰: 不足者補
之, 奈何. 岐伯曰: 必先捫而循之, 切而散之, 推而按之, 彈而怒之, 抓
而下之, 通而取之, 外引其門, 以閉其神. 呼盡內針, 靜以久留, 以氣
至爲故, 如待所貴, 不知日暮, 其氣以至, 適而自護, 候吸引針, 氣不
得出, 各在其處, 推闔其門, 令神氣存, 大氣留止, 故命曰補.

황제가 물었다. 나는 9침에 대한 9편에 대해 들었습니다. 스승께서는 이를 9
번하여, 9의 9는 81편이라고 하였는데, 나는 그 뜻을 다 통달하였습니다. 경에
이르기를, 기운의 드세어짐과 풀죽음이 왼쪽과 오른쪽으로 기울어서 옮겨갈 때
는 위로써 아래를 조절하고 왼쪽으로써 오른쪽을 조절하며, (기운이) 남거나 모
자랄 때는 (5수혈의) 영(혈)과 수(혈)에서 보태고 덜어낸다고 했는데, 나는 그것을
압니다. 이것은 모두 영(혈)과 위(기)가 기울어서 (어느 한쪽으로) 옮겨가고 허와
실이 생기는 바(에 대해서 말한 것)이지, 몹쓸 기운이 바깥에서 경락으로 들어온
것이 아닙니다. 나는 몹쓸 기운이 경락에 있는 것에 대해서 듣고자 합니다. 사
람을 탈나게 하는 것은 어떠하며, (다스리기 위해) 이를 고르는 것은 어떠합니까?

기백이 대답했다. 무릇 성인은 법도의 셈(度數)을 일으키는데 반드시 하늘과
땅에 호응하도록 하였습니다. 그러므로 하늘에는 별자리가 있고, 땅에는 (베틀
의) 씨줄(처럼 중요한) 물길이 있으며, 사람에게는 경락과 맥이 있습니다. 하늘과
땅이 따스하면 씨줄 같은 물길이 안정되고, 하늘이 차고 땅이 얼면 씨줄 같은
물이 업니다. 하늘이 무덥고 땅이 뜨거우면 씨줄 같은 물길은 끊어 넘치고 갑자
기 바람이 거칠게 일어나면 물길은 물결이 쳐서 물이랑이 솟구칩니다. 무릇 몹
쓸 기운이 맥으로 들어가는 것이 (이와 같아서), 추우면 피가 엉기고 더우면 녹아
흘러서, 허한 기운이 이로 인하여 몸속에 들어와 둥지 트는 것이 또한 물길이
바람을 얻는 것과 같습니다. (맥에 나타나는 기운은) 경락 중에서 (3부9후 맥이 느껴
지는 몇 곳에) 이르면 크게 일렁이다가 그것이 맥 속으로 들어가면 순조로운데,
그것이 (손목의) 촌구에 이르면 (맥 짚는) 손을 찌릅니다. (그 맥은) 때로 크고 때로
작은데, 큰 것은 몹쓸 기운이 이른 것이고, 작은 것은 (몹쓸 기운이 없어서) 고른

것입니다. 그 (혈맥)의 흐름에는 일정한 곳이 없어서 어떤 때는 음에 있고 어떤 때는 양에 있어 헤아릴 수가 없으니, 이를 따라가면서 살펴서 3부9후에서 갑자기 이를 만나거든 일찌감치 그 길을 막아야 합니다. 숨을 들이쉬면 침을 (밀어) 넣어서 기운이 어지럽지 않게 하고, 고요히 하여 오래 머물게 함으로써 몹쓸 기운으로 하여금 (널리) 펴지지 않게 합니다. 숨을 들이쉬면 침을 돌리되 득기(得氣)를 기준(故)으로 하고, 내쉬기를 기다려서 침을 뽑는데, 날숨이 다하면 이에 (침을) 떼서 큰 기운이 모두 나오게 합니다. 이를 일러 덜어낸다고 합니다.

황제가 말했다. 모자라는 것은 보탠다고 하는데 이것은 어떻게 합니까?

기백이 말했다. 반드시 먼저 (손끝으로) 더듬으면서 따라가고, 눌러서 (뭉친 기운을) 흩뜨리고, 밀어서 매만지고, 튕겨서 올라오게 하고, 움켜서 끌어내리고, 뚫리게 하여 (치우친 것을) 고릅니다. 바깥에서 문을 당겨서 얼을 닫고, 날숨이 다할 때 침을 (밀어)넣어서 고요히 하여 오래 기다리는데, 그 까닭은 기운이 이르게 하려는 것입니다. (그렇게 하는 것이) 마치 귀한 것을 기다리느라 해가 저무는 것을 모르는 것 같이 합니다. 기운이 이르면 맞아서 (그것이 흩어지지 않도록) 스스로 지키다가, 들숨을 기다려서 침을 뽑고 기운이 나가지 않도록 하는데 각기 그렇게 하는 곳이 있습니다. 그 문을 밀어 닫고 얼과 기운으로 하여금 있게 하여 큰 기운이 머무르면 멎습니다. 그러므로 (이를 일러) 보탠다고 합니다.

27-2

帝曰: 候氣奈何. 岐伯曰: 夫邪去絡入於經也, 舍於血脈之中, 其寒溫未相得, 如涌波之起也, 時來時去, 故不常在. 故曰: 方其來也, 必按而止之, 止而取之, 無逢其沖而瀉之, 眞氣者, 經氣也. 經氣太虛, 故曰其來不可逢, 此之謂也. 故曰: 候邪不審, 大氣已過, 瀉之則眞氣脫, 脫則不復, 邪氣復至, 而病益蓄. 故曰: 其往不可追, 此之謂也. 不可挂以髮者, 待邪之至時, 而發針瀉矣, 若先若後者, 血氣已盡, 其病不可下, 故曰: 知其可取如發機, 不知其取如扣椎, 故曰: 知機道者, 不

可拦以髮, 不知機者扣之不發, 此之謂也. 帝日: 補瀉奈何. 岐伯日:
此攻邪也. 疾出以去盛血, 而復其眞氣, 此邪新客溶溶, 未有定處也,
推之則前, 引之則止, 逆而刺之, 溫血也, 刺出其血, 其病立已.

황제가 말했다. 기운을 살피는 것은 어떻게 합니까?

기백이 말했다. 무릇 몹쓸 기운은 낙맥을 지나서 경맥으로 들어갑니다. (몹쓸 기운이) 혈맥 속에 깃들면 추위와 따스함이 아직 서로 (힘을) 얻지 못해 (부딪히면) 마치 큰 물결이 일어나는 것 같습니다. (몹쓸 기운이) 때로 오고 때로 가는 것이 일정한 규칙이 없어서 '바야흐로 온다'고 한 것입니다. (이 때는) 반드시 이를 눌러서 멈추게 하고, 이를 멈추어서 침놓는데, (몹쓸 기운이) 들이치는 것을 맞받아서 덜어내지 말아야 합니다. 참 기운이라는 것은 경맥의 기운이기도 한데, (그렇게 하면) 경맥의 기운이 크게 허해집니다. 그러므로 그 오는 것을 맞받아치지 말라는 것은 이것을 말하는 것입니다. 몹쓸 기운을 기다리는데 잘못 살펴서 큰 기운이 벌써 지나간 뒤에 이를 덜어내면 참 기운을 빼앗기고, (참 기운을) 빼앗기면 돌이키지 못하는데, (이때) 몹쓸 기운이 다시 이르면 탈은 더욱 쌓입니다. 그러므로 가는 것을 뒤쫓지 말라는 것이 이것을 말하는 것입니다. (탈을 다스리는 것이 민감하여) '터럭 하나도 걸어놓을 수 없다'는 것은 몹쓸 기운이 이르는 때를 기다렸다가 침을 뽑아서 (정확히) 덜어낸다는 것이나, '먼저 (다스려)도 (결과는) 같고, 나중(에 다스려)도 (결과는) 같다'는 것은 (환자의) 피와 기운이 다하여 그 탈을 끌어내릴 수 없는 것입니다. 그러므로 침놓을 순간을 아는 것이 마치 방아쇠를 당기는 것 같(이 정확하)고, 침놓을 순간을 알지 못하는 것이 몽둥이로 두드(려도 느끼지 못하)는 것 같다고 합니다. 그러므로 침놓는 (원칙이자 기운이 움직이는 낌새인) 기틀을 아는 사람은 터럭 한 올도 올려놓을 수 없는 것 같고, 침놓는 기틀을 알지 못하는 사람은 몽둥이로 두드려도 깨닫지 못하는 것 같다고 했는데, 이것을 말합니다.

황제가 말했다. 보태고 덜어내는 것은 어떻게 합니까?

기백이 말했다. 이것은 몹쓸 기운을 덜어내는 것입니다. (몸에) 탈이 나서 (탈과 싸우느라) 드세어진 피를 없애고, 참 기운을 돌아오게 하는 것입니다. 이것은 몹쓸 기운이 (몸에) 새로 깃들어서 질펀한데 아직 자리 잡지 않았(을 때 하는 방법)입니다. 밀면 앞으로 가고 당기면 그 자리에 멎어서 거꾸로 침을 찌르면 피가 따뜻해집니다.* 침을 찔러서 피를 빼면 탈이 낫습니다.

27-3

帝曰: 善. 然眞邪以合, 波隴不起, 候之奈何. 岐伯曰: 審捫循三部九候之盛虛而調之. 察其左右, 上下相失, 及相減者, 審其病臟以期之. 不知三部者, 陰陽不別, 天地不分. 地以候地, 天以候天, 人以候人, 調之中府, 以定三部. 故曰: 刺不知三部九候病脈之處, 雖有大過且至, 工不能禁也. 誅罰無過, 命曰大惑, 反亂大經, 眞不可復, 用實爲虛, 以邪爲眞, 用針無義, 反爲氣賊, 奪人正氣. 以從爲逆, 榮衛散亂, 眞氣已失, 邪獨內著, 絕人長命, 予人天殃. 不知三部九候, 故不能久長 因不知合之四時五行, 因加相勝, 釋邪攻正, 絕人長命. 邪之新客來也, 未有定處, 推之則前, 引之則止, 逢而瀉之, 其病立已.

황제가 말했다. 좋습니다. 그러나 참 기운과 몹쓸 기운이 맞물렸는데도 물결이 일어나지 않으면 이를 살피는 것은 어떻게 합니까?

기백이 말했다. 3부9후의 맥이 드세거나 허한 것을 살피고 문지르고 따라서 이를 조절합니다. (그럼으로써) 왼쪽과 오른쪽, 위와 아래가 서로 잃거나 서로 줄게 하는 것을 살피는 것은, 그 탈난 장기를 살펴서 (치료를) 기약하는 것입니다. 3부를 알지 못하는 것은 음과 양이 갈리지 않고 하늘과 땅이 나뉘지 않은 것입니다. 땅으로 땅을 살피고, 하늘로 하늘을 살피고, 사람으로 사람을 살펴서, 중부(인 5장6부)를 조절하고자 3부를 정하였습니다. 그러므로 침놓는데 3부9후의 탈과 맥이 일어나는 곳을 모르면 비록 큰 탈이 있고 (그것이) 이르더라도 의원은

---

* 〈推之則前 引之則止, 逆而刺之 溫血也.〉은 있으나마나한 문장 같다.

(그것을) 막을 수 없습니다. 죽이고 벌주는데 허물이 없는 것을 일러 큰 의혹이라고 하는데, (마치 이처럼) 도리어 큰 틀을 어지럽히면 참 기운을 되돌리지 못합니다. 실을 썼는데 허가 되고, 몹쓸 기운을 참 기운으로 여겨서, 침을 쓰는데 마음속에 (자신이 정한) 뜻이 없으면 도리어 기운을 (훔쳐가는) 도적놈을 위해주고 사람의 올바른 기운을 빼앗습니다. (기운이 제 길을) 따르는 것을 거스른다고 여기고 영(혈)과 위(기)를 흩뜨리고 어지럽히면, 참 기운은 벌써 (자리를) 잃어버리고 몹쓸 기운이 홀로 안에 들러붙어, 사람의 긴 목숨을 끊고 사람에게 재앙을 가져다줍니다. 3부9후를 모르고서는 오래 갈 수 없습니다. 네 철과 5행이 (5운6기의 변화로 생기는 주운과 객운이) 더해져서 서로 이기는 (상극)관계와 딱 맞아떨어진다는 것을 모르면, 몹쓸 기운을 놓아주고 바른 기운을 쳐서 사람의 긴 목숨을 끊습니다. 몹쓸 기운이 (처음) 깃드는데 올 때는 아직 정해진 곳이 없습니다. 이를 밀면 앞서가고 당기면 그치니, (이렇게 하여) 마주치면 덜어냅니다. 그러면 그 탈이 그칩니다.

통평허실론편(通評虛實論篇) 제28
- 허와 실의 탈과 치료에 대한 말씀

28-1

黃帝問曰: 何謂虛實. 岐伯對曰: 邪氣盛則實. 精氣奪則虛. 帝曰: 虛實何如. 岐伯曰: 氣虛者, 肺虛也. 氣逆者, 足寒也. 非其時則生, 當其時則死. 餘臟皆如此. 帝曰: 何謂重實. 岐伯曰: 所謂重實者, 言大熱病, 氣熱脈滿, 是謂重實. 帝曰: 經絡俱實何如. 何以治人. 岐伯曰: 經絡皆實, 是寸脈急而尺緩也, 皆當治之. 故曰: 滑則從, 澀則逆也. 夫虛實者, 皆從其物類始. 故五臟骨肉滑利, 可以長久也. 帝曰: 經氣不

足, 經氣有餘, 如何. 岐伯曰: 絡氣不足, 經氣有餘者, 脈口熱而尺寒也. 秋冬爲逆, 春夏爲從, 治主病者. 帝曰: 經虛絡滿, 何如. 岐伯曰: 經虛絡滿者, 尺熱滿脈口寒澁也. 此春夏死, 秋冬生也. 帝曰: 治此者, 奈何. 岐伯曰: 絡滿經虛, 灸陰刺陽, 經滿絡虛, 刺陰灸陽. 帝曰: 何謂重虛. 岐伯曰: 脈虛上虛尺虛, 是謂重虛. 帝曰: 何以治之. 岐伯曰: 所謂氣虛者, 言無常也. 尺虛者, 行步恇然. 脈虛者, 不像陰也. 如此者, 滑則生, 澁則死也.

황제가 물었다. 어떤 것을 허와 실이라고 말합니까?

기백이 대답했다. 몹쓸 기운이 드세면 실이고, 불거름의 기운을 빼앗기면 허입니다.

황제가 말했다. 허와 실은 어떻습니까?

기백이 말했다. 기운이 허한 것은 허파(의 기운)이 허한 것입니다. 기운이 거스르면 발이 차갑습니다. (이러면) 철이 아니면 살지만, 철을 (제대로) 맞으면 죽습니다. 나머지 장기도 모두 이와 같습니다.

황제가 말했다. 거듭 실하다는 것은 무엇을 말하는 것입니까?

기백이 말했다. 거듭 실하다는 것은 큰 열이 나는 탈을 말하는 것입니다. 기운이 뜨겁게 달아오르고 맥이 (부글부글 끓어서) 가득한 것, 이것을 일러 거듭 실하다고 합니다.

황제가 말했다. 경맥과 낙맥이 함께 실한 것은 어떻게 합니까? 어떻게 사람을 다스립니까?

기백이 말했다. 경맥과 낙맥이 함께 실한 것, 이것은 촌의 맥이 급하고 척의 맥이 느린 것입니다. (급한 것과 느린 것) 모두 마땅히 다스려야 합니다. 그러므로 매끄러운 것은 따르고, 껄끄러운 것은 거스른다고 했습니다. 무릇 허와 실이라는 것은 모두 사물의 갈래를 따라서 말미암습니다. 그러므로 (허와 실이 비롯되는) 5장과 뼈와 살이 매끄럽고 이로워야만 오래 갈 수 있습니다.

황제가 말했다. 낙(맥)의 기운이 모자라고 경(맥)의 기운이 남는 것은 어떻습니까?

기백이 말했다. 낙(맥)의 기운이 모자라고 경(맥)의 기운이 남는 것은 맥(보는 곳의) 입(구인 촌)구가 뜨겁고 척이 차가운 것입니다. 가을과 겨울에는 따름이 되고, 봄과 여름에는 거스름이 되니, 탈을 주관하는 것(5장)을 다스립니다.

황제가 말했다. 경(맥)은 허한데 낙(맥)은 가득 찬 것은 어떻습니까?

기백이 말했다. 경(맥)은 허한데 낙(맥)은 가득 찬 것은 척은 뜨겁고 가득 찼는데 맥구는 차고 껄끄러운 것입니다. 이것은 봄 여름에 죽고 가을 겨울에 삽니다.

황제가 말했다. 이를 다스리는 것은 어떻습니까?

기백이 말했다. 낙(맥)이 가득 차고 경(맥)이 허한 것은 음을 침놓고 양을 뜸 뜹니다. 경(맥)이 가득차고 낙(맥)이 허한 것은 음을 뜸뜨고 양을 침놓습니다.

황제가 말했다. 거듭 허하다는 것은 어떤 것입니까?

기백이 말했다. 맥이 허하고 기운이 허하고 척이 허한 것을 거듭 허하다고 합니다.

황제가 말했다. 어떻게 다스려야 합니까?

기백이 말했다. 이른바 기운이 허하다는 것은 일정함이 없음을 말합니다. 척이 허하다는 것은 걸음걸이가 휘청거리는 것입니다. 맥이 허하다는 것은 음(의 기운)이 드러나지 않는 것입니다. 이와 같은 사람들은 (맥이) 매끄러우면 살고 껄끄러우면 죽습니다.

28-2

帝曰: 寒氣暴上, 脈滿而實, 何如. 岐伯曰: 實而滑則生, 實而逆則死.
帝曰: 脈實滿, 手足寒, 頭熱, 何如. 岐伯曰: 春秋則生, 冬夏則死. 脈浮而澁, 澁而身有熱者死. 帝曰: 其形盡滿, 何如. 岐伯曰: 其形盡滿者, 脈急大堅, 尺澁而不應也. 如是者, 故從則生, 逆則死. 帝曰: 何謂從則生, 逆則死. 岐伯曰: 所謂從者, 手足溫也. 所謂逆者, 手足寒也.
帝曰: 乳子而病熱, 脈懸小者, 何如. 岐伯曰: 手足溫則生, 寒則死. 帝

曰: 乳子中風熱, 喘鳴肩息者, 脈何如. 岐伯曰: 喘鳴肩息者, 脈實大
也. 緩則生, 急則死. 帝曰: 腸澼便血 何如. 岐伯曰: 身熱則死, 寒則
生. 帝曰: 腸澼下白沫 何如. 岐伯曰: 脈沈則生, 脈浮則死. 帝曰: 腸
澼下膿血 何如. 岐伯曰: 脈懸絕則死, 滑大則生. 帝曰: 腸澼之屬, 身
不熱, 脈不懸絕 何如. 岐伯曰: 滑大者曰生, 懸澀者曰死, 以臟期之.
帝曰: 癲疾 何如. 岐伯曰: 脈搏大滑, 久自已, 脈小堅急, 死不治. 帝
曰: 癲疾之脈, 虛實何如. 岐伯曰: 虛則可治, 實則死. 帝曰: 消癉虛實
何如. 岐伯曰: 脈實大, 病久可治, 脈懸小堅, 病久不可治.

황제가 말했다. 찬 기운이 갑자기 치밀어 오르는데 맥이 가득 차고 실하면
어떻습니까?

기백이 말했다. 실한데 (맥이) 매끄러우면 살고, 실한데 거스르면 죽습니다.

황제가 말했다. 맥이 실하고 가득한데 손발이 싸늘하고 머리가 뜨거우면 어
떻습니까?

기백이 말했다. 봄 가을이면 살고, 겨울 여름이면 죽습니다. 맥이 떴는데 껄
끄럽고, 껄끄러운데 몸에 열이 있는 사람은 죽습니다.

황제가 말했다. 그 꼴이 (살이나 붓기로) 다 채워서 (뚱뚱한) 사람은 어떻습니
까?

기백이 말했다. 그 꼴이 (살로) 다 채워진 사람은 맥이 급하고 크고 굳세지만
척이 껄끄러워서 호응하지 않습니다. 이와 같은 사람은 따르면 살고 거스르면
죽습니다.

황제가 말했다. 무엇을 일러 따르면 살고 거스르면 죽는다는 것입니까?

기백이 말했다. 이른바 따른다는 것은 손발이 따뜻한 것입니다. 이른바 거
스른다는 것은 손발이 찬 것입니다.

황제가 말했다. 아이 낳고서 열나는 탈이 생겼는데 맥이 매달리고 작은 것
은 어떻습니까?

기백이 말했다. 손발이 따뜻하면 살고, 차면 죽습니다.

황제가 말했다. 아이 낳고서 바람을 맞아서 열나는데, 그렁그렁하면서 어깨를 들썩이며 기침을 하는 것은 맥이 어떻습니까?

기백이 말했다. 그렁그렁하면서 어깨를 들썩이며 기침을 하는 사람은 맥이 실하고 큽니다. 늘어지면 살고 급하면 죽습니다.

황제가 말했다. 창자가 빨래하듯이 되어 피똥을 싸는 것은 어떻습니까?

기백이 말했다. 몸이 열나면 죽고 차면 삽니다.

황제가 말했다. 창자가 빨래하듯이 되어 곱똥을 쏟는 것은 어떻습니까?

기백이 말했다. 맥이 가라앉으면 살고 맥이 뜨면 죽습니다.

황제가 말했다. 창자가 빨래하듯이 되어 고름 똥을 싸면 어떻습니까?

기백이 말했다. 맥이 매달려있고 끊어지면 죽고, (맥이) 매끄럽고 크면 삽니다.

황제가 말했다. 창자가 빨래하듯이 된 것들이 몸에 열도 나지 않고 맥도 매달리거나 끊어지지 않으면 어떻습니까?

기백이 말했다. (맥이) 매끄럽고 큰 사람은 산다고 하고, (맥이) 매달리고 껄끄러운 사람은 죽는다고 하는데, 장(의 상태)로 (죽을 날짜를) 내다봅니다.

황제가 말했다. 지랄은 어떻습니까?

기백이 말했다. 맥이 (의원의 손)을 치고 크고 매끄러운데, 오래 되면 저절로 낫습니다. 맥이 작고 굳세고 급하면 죽고 다스리지 못합니다.

황제가 말했다. 지랄의 맥은 허와 실이 어떻습니까?

기백이 말했다. 허하면 다스릴 수 있고 실하면 죽습니다.

황제가 말했다. (당뇨인) 소갈과 황달의 허와 실은 어떻습니까?

기백이 말했다. 맥이 실하고 크면 탈이 오래 되어도 다스릴 수 있습니다. 맥이 매달리고 작고 굳세면 탈이 오래 되어 고칠 수 없습니다.

28-3

帝曰: 形度·骨度·脈度·筋度, 何以知其度也. 岐伯曰: 春亟治經絡,

夏亟治經俞, 秋亟治六腑. 冬則閉塞者, 閉塞者, 用藥而少鍼石也. 所謂少鍼石者, 非癰疽之謂也. 癰疽不得傾時回. 癰不知所, 按之不應手, 乍來乍已, 刺手太陰傍三痏, 與纓脈各二. 掖癰大熱, 刺足少陽五, 刺而熱不止, 刺手心主三, 刺手太陰經絡者大骨之會各三. 暴癰筋緛, 隨分而痛, 魄汗不盡, 胞氣不足, 治在經俞. 腹暴滿, 按之不下, 取手太陽經絡者, 胃之募也, 少陰俞去脊椎三寸傍五, 用圓利鍼. 霍亂, 刺(足少陰)俞傍五, 足陽明及上傍三. 刺癇驚脈五, 鍼手太陰各五, 刺經太陽五, 刺手少陰經絡傍者一, 足陽明一, 上跨五寸刺三鍼.

황제가 말했다. 꼴을 재고, 뼈를 재고, 맥을 재고, 힘줄을 재는데, 어떻게 그 재는 것(인 규칙)을 알 수 있습니까?

기백이 말했다. 봄에는 먼저 경락을 다스리고, 여름에는 먼저 경유를 다스리고, 가을에는 먼저 6부를 다스리는데, 겨울이면 (기운을) 막은 것을 닫아야 합니다. 막은 것을 닫아야 한다는 것은 약을 쓰되 침이나 돌조각은 될수록 적게 써야 한다는 것입니다. 이른바 침이나 돌조각을 적게 쓴다는 것은 악창까지 쓰지 말라는 말이 아닙니다. 악창은 (한시가 급한 탈이어서) 잠시라도 뜸을 들이면 돌이키기 어렵습니다. 악창이 있는 곳을 알지 못하고 이를 눌러도 손에 닿지 않고 금방 나타났다가 금방 없어지면, 수태음의 옆(인 위경)에 3번 침 자국을 내고, 더불어 갓끈이 지나가는 곳에 있는 혈에 2번 침놓습니다. 겨드랑이에 악창이 생겨 크게 열나면 족소양을 5번 침놓는데 침을 놓아도 열이 그치지 않으면 수심주를 3번 찌르고 수태음을 각기 3번 찌릅니다.* 갑자기 생긴 악창 때문에 힘줄이 오그라들고, (힘줄이) 갈라지는 (결을) 따라서 아프며, 흥건한 땀이 그치지 않으면 아기집(胞)의 기운이 모자라는 것이니, 다스림(의 방법)은 경유에 있습니

---

* 　수태음의 옆은 족양명 위경이다. 수태음의 운문이나 중부 옆에 기호·고방·옥예·응창·유중·유근 같은 혈이 있다. 纓脈은 갓끈 맬 때 갓끈이 닿는 부위에 가까운 혈을 말하는데 인영·수돌·기사이다. 〈刺手太陰經絡者大骨之會各三〉의 〈經絡者大骨之會〉는 잘못 끼어든 문장 같아서 풀지 않았다.

다. 배가 갑자기 그득한데 이를 문질러도 내려가지 않으면 수태양 경락과 위의 모혈을 고르는데, 소음유는 등뼈를 지나서 3촌 옆에 있고 5번 찌르되 원리침을 씁니다. (갑자기 체한) 곽란에는 (족소음의) 유(혈인 신유)에 침을 5번 놓고, 족양명의 유혈을 3번 찌릅니다. 간질로 놀라는 것을 침놓는 맥은 5이니, 수태음을 각각 5번 침놓고, 태양경에 5번 찌르고, 수소음 경락 옆을 1번 찌르고, 족양명을 1번, 복사뼈 위쪽 5촌에 침을 3번 찌릅니다.

28-4

凡治消癉 仆擊 偏枯 痿厥, 氣滿發逆, 肥貴人, 則高粱之疾也; 隔塞閉絕, 上下不通, 則暴憂之病也; 暴厥而聾, 偏塞閉不通, 內氣暴薄也; 不從內外中風之病, 故瘦留著也; 蹠跛, 寒風濕之病也. 黃帝曰: 黃疸 暴痛 癲狂 厥狂, 久逆之所生也. 五臟不平, 六腑閉塞之所生也; 頭痛 耳鳴 九竅不利, 腸胃之所生也.

무릇 소갈(인 당뇨, 바람 맞자 갑자기 꺼꾸러지는) 부격, (반신불수인) 편고, (오그라들거나 뻗치는) 위궐 같은 탈을 다스리는데, 기가 가득 차서 거꾸로 치밀(어 손발이 차)고 살찌고 지위가 높은 사람이면 기름진 음식 때문에 생긴 탈입니다. 횡격막이 막히고 닫히고 끊어져서 (기운이) 위와 아래가 통하지 않으면 갑작스런 근심으로 생긴 탈입니다. 갑자기 궐증이 생겨서 귀먹고 (몸의) 한쪽이 막히고 닫혀서 통하지 않으면 속의 기운이 갑자기 치받은 것입니다. 속(의 탈)을 따르지 않고 바깥에서 바람을 맞은 탈이면 야위고 (기운이) 달라붙습니다. 절룩거리는 것은 추위와 바람과 축축함이 한꺼번에 온 탈입니다.

황제가 말했다. 황달, 갑자기 아픈 것, 지랄, 미친 것은 (기운이) 오래도록 거슬러서 생긴 것입니다. 5장이 고르지 않고 6부가 닫히고 막혀서 생기는 것입니다. 머리 아픈 것, 귀울이, 9구멍이 잘 트이지 않는 것은 창자와 밥통에서 생기는 탈입니다.

태음양명론편(太陰陽明論篇) 제29

— 태음과 양명에 대한 말씀

29-1

黃帝問曰: 太陰陽明爲表裏, 脾胃脈也, 生病而異者, 何也. 崎伯對曰: 陰陽異位, 更虛更實, 更逆更從, 或從內, 或從外, 所從不同, 故病異名也. 帝曰: 願聞其異狀也. 崎伯曰: 陽者, 天氣也, 主外; 陰者, 地氣也, 主內. 故陽道實, 陰道虛. 故凡賊風虛邪者, 陽受之; 飮食不節起居不時者, 陰受之; 陽受之, 則入六府, 陰受之, 則入五藏. 入六府, 則身熱不時臥, 上爲喘呼; 入五藏則 滿閉塞, 下爲飧泄, 久爲腸澼. 故喉主天氣 咽主地氣. 故陽受風氣, 陰受濕氣. 故陰氣從足上行至頭, 而下行循臂至指端; 陽氣從手上行至頭, 而下行至足. 故曰: 陽病者, 上行極而下, 陰病者, 下行極而上, 故傷於風者, 上先受之, 傷於濕者, 下先受之.

황제가 물었다. 태음과 양명은 겉과 속이 되니, 비장과 밥통의 맥입니다. 탈이 생기는데 (서로) 다른 것은 어떻습니까?

기백이 대답했다. 음과 양은 자리가 달라서 1번은 허해지고 1번은 실해집니다. 1번은 거스르고 1번은 따릅니다. 또는 안을 따르고 또는 밖을 따라서, 따르는 바가 같지 않습니다. 그러므로 탈의 이름이 다릅니다.

황제가 말했다. 바라건대 그 다른 모습에 대해 듣고 싶습니다.

기백이 말했다. 양이라는 것은 하늘의 기운이고 바깥을 주관합니다. 음이라는 것은 땅의 기운이고 안을 주관합니다. 그러므로 양의 이치는 실하고 음의 이치는 허합니다. 그러므로 도적 같은 바람과 허한 기운은 양이 받아들이고, 먹는 것을 절제하지 못하고 자고 일어나는 것에 때를 못 맞추는 것은 음이 받아들입니다. 양이 받으면 6부로 들어가고 음이 받으면 5장으로 들어갑니다. 6부로 들어가면 몸에서 열이 나고 제 때에 눕지 못하고 위로는 헐떡거리면서 내쉽니다. 5장으로 들어가면 배가 부어올라 가득 차고 닫히고 막혀 아래로 내리쏟는데 오래 되면 창자를 빨래한 듯이 됩니다. (공기가 드나드는) 숨구멍은 하늘의 기운을 주관하고, (밥이 넘어가는) 목구멍은 땅의 기운을 주관합니다. 그러므로 양은 바람의 기운을 받고, 음은 축축한 기운을 받습니다. 그러므로 음의 기운은 발을 따라 위로 올라가 머리에 이르렀다가 팔을 따라서 아래로 내려가 손가락 끝에 이르고, 양의 기운은 손을 따라서 위로 가 머리에 이르렀다가 아래로 내려가서 발에 이릅니다. 그러므로 양의 탈은 위로 올라가는 것이 끝나면 내려오고, 음의 탈은 아래로 내려가는 것이 끝나면 올라갑니다. 그러므로 바람에 다치는 것은 위에서 먼저 받아들이고, 축축함에 다치면 아래에서 먼저 받아들입니다.

29-2

帝曰: 脾病而四支不用, 何也. 崎伯曰: 四支皆稟氣於胃, 而不得至經, 必因於脾, 乃得稟也. 今脾病不能爲胃行其津液, 四支不得稟水穀氣, 氣日以衰, 脈道不利, 筋骨肌肉, 皆無氣以生, 故不用焉. 帝曰: 脾不主時, 何也. 崎伯曰: 脾者, 土也, 治中央, 常以四時長四藏, 各十八日寄治, 不得獨主於時也, 脾藏者, 常著胃土之精也, 土者, 生萬物而法天地, 故上下至頭足 不得主時也. 帝曰: 脾與胃以膜相連耳, 而能爲之行其津液, 何也. 崎伯曰: 足太陰者, 三陰也. 其脈貫胃, 屬脾絡嗌, 故太陰爲之行氣於三陰. 陽明者 表也, 五藏六府之海也. 亦爲之行氣於三陽. 藏府各因其經, 而受氣於陽明, 故爲胃行其津液. 四支不得稟水穀氣, 日以益衰, 陰道不利, 筋骨肌肉, 故不用焉.

황제가 말했다. 비장의 탈은 팔다리를 못 쓰는데 어떻게 된 겁니까?

기백이 말했다. 팔다리는 모두 밥통에서 기운을 받는데, 경락에 (곧장) 이르지 못하므로, 반드시 비장이 (무언가를) 해주어야만 이에 받을 수 있습니다. 이제 비장이 탈나서 밥통을 위해 진액을 나를 수 없으니, 팔다리가 물과 곡식의 기운을 받을 수 없어 기운이 날로 풀죽고 맥의 길도 흐르지 않아 힘줄 뼈 살이 모두 기운이 없어서 살지 못합니다. 그러므로 (팔다리를) 쓰지 못하는 것입니다.

황제가 말했다. 비장이 (1년 중의 어느 한) 철을 주관하지 않는 것은 어떻습니까?

기백이 말했다. 비장이라는 것은 토입니다. (토는) 복판을 다스리는데 (우두머리이므로) 늘 네 철로써 4장기를 거느려서, 네 철의 마지막 18일에 (환절기로) 붙어서 다스리지, 홀로 어느 한 철에 주인 노릇할 수 없습니다. 비장이라는 것은, 밥통에서 만드는 땅의 기운을 (다른 장기에게) 입힙니다. (5행의) 토라는 것은 만물을 낳고 하늘과 땅을 본받습니다. 그러므로 위와 아래로 머리와 다리에 이르되, 어느 한 철의 주인노릇을 할 수 없습니다.

황제가 말했다. 비장은 밥통과 더불어 막으로 서로 이어졌을 따름입니다. 그러나 이를 위하여 진액을 나르게 할 수 있는데 어떻게 된 것입니까?

기백이 말했다. 족태음이라는 것은 3음입니다. 그 맥은 밥통을 꿰고 비장까지 들어가고 목구멍에 잇닿습니다. 그러므로 태음은 이를 위해 그 진액을 나를 수 있습니다. 양명이라는 것은 (태음의) 겉입니다. 5장6부의 바다입니다. 또한 이를 위해 3양까지 기운을 나릅니다. 장과 부는 각기 그 경락이 있어서 양명한 테서 기운을 받습니다. 그러므로 밥통을 위하여 그 진액을 나릅니다. 팔다리가 물과 곡식의 기운을 받지 못하면 기운이 날로 풀죽고 맥의 길도 흐르지 않아 힘줄 뼈 살이 모두 쓰지 못하는 것입니다.

양명맥해론편(陽明脈解論篇) 제30
- 양명경맥 풀이에 대한 말씀

黃帝問曰: 足陽明之脈病, 惡人與火, 聞木音則惕然而驚, 鐘鼓不爲動, 聞木音而驚, 何也. 願聞其故. 岐伯對曰: 陽明者, 胃脈也, 胃者, 土也, 故聞木音而驚者, 土惡木也. 帝曰: 善. 其惡火, 何也. 岐伯曰: 陽明主肉, 其脈血氣盛, 邪客之則熱, 熱甚則火. 帝曰: 其惡人何也. 岐伯曰: 陽明厥則喘而惋, 惋則惡人. 帝曰: 或喘而死者, 或喘而生者, 何也. 岐伯曰: 厥逆連臟則死, 連經則生.

황제가 물었다. 족양명의 맥이 탈나면 사람과 불을 싫어하고 나무소리를 들으면 두려워하며 깜짝 놀랍니다. 쇠북소리에도 흔들리지 않는데, 나무 소리를 들으면 깜짝 놀라니 어찌 된 겁니까? 바라건대 그 까닭을 듣고 싶습니다.

기백이 대답했다. 양명이라는 것은 밥통의 맥입니다. 밥통이라는 것은 토입니다. 그러므로 나무 소리를 듣고서 깜짝 놀라는 것은 흙이 나무를 싫어하는 것입니다.

황제가 말했다. 좋습니다. 불을 싫어하는 것은 어쩐 일입니까?

양명은 살을 주관합니다. 그 맥이 피와 기운이 드센데, 몹쓸 기운이 이에 깃들면 열이 나고, 열이 심하면 불입니다.

황제가 말했다. 사람을 싫어하는 것은 어떻게 된 것입니까?

기백이 말했다. 양명(기운)이 (끝까지) 뻗어가지 못하면 헐떡거리고 답답합니다. 가슴이 답답하면 사람을 싫어합니다.

황제가 말했다. 어떤 사람은 헐떡거리면서도 살고, 어떤 사람은 헐떡거리면서 죽는데, 어떻게 된 일입니까?

기백이 말했다. (기운이) 뻗지 못하여 거꾸로 흐르는데, 그것이 (5)장으로 이어지면 죽고 경락으로 이어지면 삽니다.

帝曰: 善. 病甚則, 棄衣而走, 登高而歌, 或至不食數日, 逾垣上屋, 所

上之處, 皆非其素所能也, 病反能者, 何也. 岐伯曰: 四肢者, 諸陽之本也, 陽盛則四肢實, 實則能登高也. 帝曰: 其棄衣而走者 何也. 岐伯曰: 熱盛於身, 故棄衣欲走也. 帝曰: 其妄言罵詈, 不避親疏而歌者, 何也. 岐伯曰: 陽盛則使人妄言罵詈不避親疏而欲食, 不欲食故妄走也.

황제가 말했다. 좋습니다. 탈이 심하면 옷을 벗어버리고 내달리고 높은 곳에 올라가서 노래 부르거나, 혹은 먹지 않은 지 며칠에 이르렀는데도 담장을 넘고 지붕에 올라가는데, 올라가는 곳이 모두 평소에는 오를 수 있는 곳이 아닙니다. 탈났는데 도리어 이렇게 할 수 있는 것은 어찌 된 일입니까?

기백이 말했다. 팔다리라는 것은 모든 양의 바탕입니다. 양이 드세면 팔다리가 충실하고, 충실하면 높은 곳에 오를 수 있습니다.

황제가 말했다. 옷을 벗고 내닫는 것은 어찌 된 것입니까?

기백이 말했다. 몸에 열이 드센 까닭에 옷을 벗고 내달리는 것입니다.

황제가 말했다. 망령되게 말하고 욕하고 꾸짖으며, (옆 사람이) 친하고 어색하고를 가리지 않고 노래하는 것은 어째서 그렇습니까?

기백이 말했다. 양이 드세면 사람으로 하여금 망령되이 말하고 욕하고 꾸짖게 하고, 친하고 어색한 것을 가리지 않게 하고, 음식을 먹게 합니다. 음식을 먹지 않고자 하는 까닭에 달아납니다.

열론편(熱論篇) 제31
- 열의 탈에 대한 말씀

31-1

黃帝問曰: 今夫熱病者, 皆傷寒之類也, 或愈或死, 其死皆以六七日之間, 其愈皆以十日以上者, 何也. 不知其解, 願聞其故. 岐伯對曰: 巨

陽者, 諸陽之屬也, 其脈連於風府, 故爲諸陽主氣也. 人之傷於寒也, 則爲熱病, 熱雖甚不死, 其兩感於寒而病者, 必不免於死.

황제가 물었다. 이제 무릇 열로 탈난 사람은 모두 추위로 다친 부류입니다. 어떤 이는 낫고 어떤 이는 죽으며, 그 죽음은 모두 6~7일 사이이고, 그 낫는 것은 모두 10일 이상인 것은 어째서 그렇습니까? 그 풀이를 모르겠으니, 바라건대 그 까닭을 듣고 싶습니다.

기백이 대답했다. 거양이란 것은 모든 양이 잇대는 것입니다. 그 맥이 풍부에 이어진 까닭에 모든 양을 위하여 기운을 주관합니다. 사람이 추위에 다치면 열나는 탈이 됩니다. 열이 비록 심해도 죽지는 않지만, (음과 양) 그 두 짝이 모두 추위에 젖어들어 탈난 사람은 죽음을 면할 수 없습니다.

31-2

帝曰: 願聞其狀. 岐伯曰: 傷寒一日, 巨陽受之, 故頭項痛 腰脊强, 二日陽明受之, 陽明主肉, 其脈俠鼻, 絡於目, 故身熱目痛而鼻乾, 不得臥也. 三日少陽受之, 少陽主膽, 其脈循脇絡於耳, 故胸脇痛而耳聾. 三陽經絡, 皆受其病, 而未入於臟者, 故可汗而已. 四日太陰受之, 太陰脈布胃中, 絡於嗌, 故腹滿而嗌乾. 五日少陰受之, 少陰脈貫腎, 絡於肺, 系舌本, 故口燥舌乾而渴. 六日厥陰受之, 厥陰脈循陰器而絡於肝. 故煩滿而囊縮. 三陰三陽, 五臟六腑皆受病, 榮衛不行, 五臟不通, 則死矣.

황제가 말했다. 바라건대 그 모습에 대해 듣고 싶습니다.

기백이 말했다. 추위에 다친 지 1일만에 거양이 이를 받습니다. 그러므로 머리와 목이 아프고 허리와 등이 뻣뻣해집니다. 2일만에 양명이 이를 받습니다. 양명은 살을 주관하므로, 그 맥이 코를 끼고 눈까지 이어집니다. 그러므로 몸이 열나고 눈이 아프며 코가 메말라서, 제대로 누울 수 없습니다. 3일만에 소양이 이를 받습니다. 소양은 쓸개를 주관하므로, 그 맥이 옆구리를 끼고 귀까지 이어집니다. 그러므로 가슴과 옆구리가 아프고 귀가 먹습니다. 세 양경락이 모두 탈을 받았으나 아직 장에 들어가지 않은 까닭으로 땀을 내서 (탈이) 그치게 할 수 있습니다. 4일만에 태음이 이를 받습니다. 태음맥은 밥통 속에 퍼져있고 목구멍까지 이어집니다. 그러므로 배가 가득차고, 목구멍이 메마릅니다. 5일만에 소음이 이를 받습니다. 소음맥은 콩팥을 꿰고 허파에 이어지고 혀뿌리까지 가지 칩니다. 그러므로 입이 메마르고 혀가 말라서 목이 탑니다. 6일만에 궐음이 이를 받습니다. 궐음맥은 불두덩을 돌아서 간으로 이어집니다. 그러므로 (가슴이) 번거롭고 가득 차며 불두덩이 오그라듭니다. 3양3음과 5장6부가 다 탈을 받아서 영(혈)과 위(기)가 다니지 않고 5장이 뚫리지 않으면 죽습니다.

31-3

其不兩感於寒者, 七日巨陽病衰, 頭痛少愈; 八日陽明病衰, 身熱少愈; 九日少陽病衰, 耳聾微聞; 十日太陰病衰, 腹減如故, 則思飮食; 十一日少陰病衰 渴止不滿 舌乾已而嚏; 十二日厥陰病衰, 囊縱, 少腹微下, 大氣皆去, 病日已矣. 帝曰: 治之奈何. 岐伯曰: 治之各通其臟脈, 病日衰已矣. 其未滿三日者, 可汗而已, 其滿三日者, 可泄而已.

(음과 양이) 모두 추위에 닿은 사람은 7일만에 거양의 탈이 한풀 꺾여서 머리 아픈 것도 조금 나아지고, 8일만에 양명의 탈이 한풀 꺾여서 몸에 열나는 것이 조금 나아지고, 9일만에 소양의 탈이 한풀 꺾여서 귀 먹은 것이 조금 들리고, 10일만에 태음의 탈이 한풀 꺾여서 (불렀던) 배가 예전처럼 줄면 먹을 것이 생각나고, 11일만에 소음의 탈이 한풀 꺾여서 목마름이 멎고 가득 찬 느낌이 없어지고 입 마른 것이 그치고 재채기하고, 12일만에 궐음의 탈이 한풀 꺾이면 (오그라들었던) 불두덩이 늘어지고 아랫배가 조금 내려가고 큰 기운이 모두 사라지면 탈이 날로 그칩니다.

황제가 말했다. 이를 다스리는 것은 어떻게 합니까?

기백이 말했다. 이를 다스리는 것은 그 장기와 경맥을 각기 통하게 하면 탈이 날로 풀죽다가 그칩니다. 3일을 아직 채우지 않은 사람은 땀을 내서 그치게 할 수 있고, 3일이 넘은 사람은 (아래로) 쏟게 하여 그치게 할 수 있습니다.

帝曰: 熱病已愈, 時有所遺者, 何也. 岐伯曰: 諸遺者, 熱甚而强食之, 故有所遺也. 若此者, 皆病已衰而熱有所藏, 因其穀氣相薄, 兩熱相合, 故有所遺也. 帝曰: 善. 治遺奈何. 岐伯曰: 視其虛實, 調其逆從, 可使必已矣. 帝曰: 病熱當何禁之. 岐伯曰: 病熱少愈, 食肉則復, 多食則遺, 此其禁也.

황제가 말했다. 열나는 탈이 이미 나았는데, 때로 남은 것이 있는 것은 어떻습니까?

기백이 말했다. 모든 남은 것은 열이 심한데 억지로 먹인 것입니다. 그런 까닭에 남은 것이 있습니다. 이와 같은 것은 모두 탈이 벌써 한풀 꺾였는데 열이 감추어진 것이 있어서 곡식의 기운으로 인하여 (감추어진 열과) 서로 치받음으로써 두 열이 서로 맞았기 때문입니다. 그러므로 (아직) 남은 것이 있습니다.

황제가 말했다. 좋습니다. 남은 것을 다스리는 것은 어떻게 합니까?

기백이 말했다. 그 허와 실을 보고, 그 거스름과 따름을 조절하면 반드시 (탈을) 그치게 할 수 있습니다.

황제가 말했다. 탈로 열이 나면 마땅히 무엇을 금지시켜야 합니까?

기백이 말했다. 탈로 생긴 열이 조금 나아졌는데 고기를 먹으면 되돌아가고, 많이 먹으면 (열이) 남습니다. 이것이 그 꺼려야 할 것입니다.

帝曰: 其病兩感於寒者, 其脈應與其病形何如. 岐伯曰: 兩感於寒者, 病一日則巨陽與少陰俱病, 則頭痛口乾而煩滿; 二日則陽明與太陰俱病, 則腹滿身熱, 不欲食譫言; 三日則少陽與厥陰俱病, 則耳聾囊縮而厥, 水漿不入, 不知人, 六日死. 帝曰: 五臟已傷, 六腑不通, 榮衛不

行, 如是之後, 三日乃死, 何也. 岐伯曰: 陽明者, 十二經脈之長也, 其
血氣盛, 故不知人, 三日其氣乃盡, 故死矣. 凡病傷寒而成溫者, 先夏
至日者, 爲病溫, 後夏至日者, 爲病暑, 暑當與汗皆出, 勿止.

황제가 말했다. 그 탈이 (음과 양) 둘 다 추위에 닿은 것은, 그 맥의 호응과 그
탈의 꼴이 어떻습니까?

기백이 말했다. (음과 양) 둘 다 추위에 닿은 것은, 탈이 1일이면 거양과 소음
이 함께 탈나는데 머리가 아프고 입이 메마르고 가슴이 번거롭고 가득합니다.
2일이면 양명과 태음이 함께 탈나는데, 배가 가득하고 몸이 열나고 먹으려 하
지 않고 헛소리를 합니다. 3일이면 소양과 궐음이 함께 탈 나는데, 귀먹고 불두
덩이 당겨지고 (기운이) 뻗지 못하여 물이나 마실 거리를 못 들이키고 사람을 알
아보지 못하다가 6일만에 죽습니다.

황제가 말했다. 5장이 벌써 다치고 6부가 막히고 영(혈)과 위(기)가 흐르지 않
는데 이와 같이 된 뒤 3일이면 이내 죽는데 어찌 된 것입니까?

기백이 말했다. 양명이라는 것은 12경맥의 우두머리입니다. 그 피와 기운이
드센 까닭에 사람을 알아보지 못하고 3일에 그 기운이 다하면 이에 죽습니다.
무릇 탈이 추위에 다쳐서 온병을 이루는 것은, 하지 날에 앞서는 것은 온병이
되고, 하지 날에 뒤따르는 것은 더위로 생긴 탈(暑病)이 되니, 더위 탈은 마땅히
땀과 더불어 모두 나오게 해야 하니, (땀을) 그치게 하면 안 됩니다.

자열론편(刺熱論篇) 제32
- 열나는 탈을 침놓는 법에 대한 말씀

32-1

肝熱病者: 小便先黃, 腹痛多臥, 身熱, 熱爭則狂言及驚, 脇滿痛, 手

足躁, 不得安臥, 庚辛甚, 甲乙大汗, 氣逆則庚辛死. 刺足厥陰少陽,
其逆則頭痛員員, 脈引沖頭也. 心熱病者, 先不樂, 數日乃熱, 熱爭則
卒心痛, 煩悶善嘔, 頭痛面赤無汗, 壬癸甚, 丙丁大汗, 氣逆則壬癸死,
刺手少陰太陽. 脾熱病者, 先頭重頰痛 煩心顔靑, 欲嘔身熱, 熱爭則腰
痛, 不可用俯仰, 腹滿泄, 兩頷痛, 甲乙甚, 戊己大汗, 氣逆則甲乙死,
刺足太陰陽明. 肺熱病者, 先淅然, 厥起毫毛, 惡風寒, 舌上黃身熱, 熱
爭則喘咳, 痛走胸膺背, 不得大息, 頭痛不堪, 汗出而寒, 丙丁甚, 庚
辛大汗, 氣逆則丙丁死, 刺手太陰陽明, 出血如大豆, 立已. 腎熱病者,
先腰痛胻痠, 苦渴, 數飮身熱, 熱爭則項痛而强, 胻寒且痠, 足下熱,
不欲言, 其逆則項痛, 員員淡淡然, 戊己甚, 壬癸大汗, 氣逆則戊己死,
刺足少陰太陽. 諸汗者, 至其所勝日汗出也. 肝熱病者, 左頰先赤, 心
熱病者, 顔先赤, 脾熱病者, 鼻先赤, 肺熱病者, 右頰先赤; 腎熱病者,
頤先赤. 病雖未發, 見赤色者刺之, 名曰治未病. 熱病從部所起者, 至
期而已; 其刺之反者, 三周而已; 重逆則死. 諸當汗者, 至其所勝日,
汗大出也. 諸治熱病, 以飮之寒水, 乃刺之, 必寒應之, 居止寒處, 身
寒而止也.

간이 열나는 탈에 걸린 사람(의 증상)은 (이렇습니다.) 오줌이 먼저 노랗고, 배
가 아프고 자주 눕고, 몸이 열나고, 열이 다투면 미친 듯이 말하고 놀라고, 옆구
리가 그득하고 아프고 손발을 가만 두지 못하고, 편안히 눕지를 못합니다. (천간
으로) 갑이나 을(의 날)에 큰 땀이 나는데, 기운이 거스르면 경이나 신(의 날)에 죽
습니다. 발의 궐음과 소양에 침놓는데, (기운이) 거스르면 머리가 아프고 빙글빙
글 돕니다. 맥은 당겨져서 머리를 치받습니다.

염통이 열나는 탈에 걸린 사람(의 증상)은 (이렇습니다.) 먼저 마음이 즐겁지
못하다가 여러 날이 지나서 이에 열이 나고, 열이 다투면 갑자기 가슴이 아프며
번거롭고 답답하여 자주 구역질을 하고, 머리가 아프며 얼굴이 붉고 땀이 나지
않습니다. (천간으로) 임이나 계(의 날)에 심하고, 정(의 날)에 크게 땀이 나는

데, 기운이 거스르면 임(이나) 계(의 날)에 죽습니다. 손의 소음과 태양에 침놓습니다.

비장이 열나는 탈에 걸린 사람(의 증상)은 (이렇습니다.) 먼저 머리가 무겁고 뺨이 아프다가 가슴이 번거롭고 낯빛이 푸르게 되고, 구역질을 하려 하며 몸이 뜨겁고, 열이 다투면 허리가 아파서 구부리거나 펼 수 없고, 배가 그득하면서 설사를 하고, 양쪽 턱이 아픕니다. (천간으로) 갑이나 을(의 날)에 심하고 무나 기(의 날)에 크게 땀이 나는데, 기운이 거스르면 갑이나 을(이 오는 날)에 죽습니다. 발의 태음과 양명에 침놓습니다.

허파가 열나는 탈에 걸린 사람(의 증상)은 (이렇습니다.) 먼저 오싹하니 싸늘해지면서 소름이 끼치고, 바람과 추위를 싫어하고, 혓바닥에 누런 이끼가 끼며 몸이 뜨겁고, 열이 다투면 숨을 헐떡이며 기침을 하고, 아픔이 가슴과 등으로 뻗치며 숨을 크게 쉴 수 없고, 머리가 아파 견디지 못하고, 땀이 나면서 추위를 느낍니다. (천간으로) 병이나 정(의 날)에 심하고 경이나 신(이 오는 날)에 크게 땀이 나며, 기운이 거스르면 병이나 정(의 날)에 죽습니다. 손의 태음과 양명에 침놓아서 콩알만큼 피를 내면 곧 낫습니다.

콩팥이 열나는 탈에 걸린 사람(의 증상)은 (이렇습니다.) 먼저 허리가 아프고 다리가 시리다가 목마른 증상으로 고통스러워 물을 자주 마시고, 몸이 뜨겁고, 열이 다투면 뒷목이 아프면서 뻣뻣해지고, 다리가 차고 또 시큰거리며 발바닥이 뜨겁고, 말을 하지 않으려 하고, 그 (기운이) 거스르면 뒷목이 아프면서 어질어질 울렁울렁합니다. (천간으로) 무와 기(의 날)에 심하고 임과 계(의 날)에 크게 땀이 나는데, 기운이 거스르면 무와 기(의 날)에 죽습니다. 발의 소음과 태양에 침놓습니다. 모든 땀이 나는 것은 그 이기는 바의 날에 이르러 납니다.

간이 열나는 탈에 걸린 사람은 왼쪽 뺨이 먼저 붉어집니다. 염통이 열나는 탈에 걸린 사람은 이마가 먼저 붉어집니다. 비장이 열나는 탈에 걸린 사람은 코가 먼저 붉어집니다. 허파가 열나는 탈에 걸린 사람은 오른쪽 뺨이 먼저 붉어집니다. 콩팥이 열나는 탈에 걸린 사람은 턱이 먼저 붉어집니다. 탈이 비록 아직 나타나지 않았다 할지라도 붉은 빛을 드러내는 사람을 침놓으니, 이를 일러 탈이 아직 생기기 전에 다스린다고 합니다. 열나는 탈이 부위를 따라 일어나는 것은 (그 장기가 주관하는) 날에 이르러 그치고, 그 침놓은 것이 (치료의 이치와) 거꾸로 된 것은 (5장이 하루씩 돌아가며 천간과 짝을 이루므로 5일씩) 3번 돌아와야 낫게 되는데, (치료의 이치를) 거듭하여 거꾸로 적용하면 죽습니다. 모든 마땅히 땀이 나야 할 것은, 그 이기는 바의 날에 이르러서 땀이 크게 납니다. 모든 열나는 탈을 다스림은 찬 물을 마시게 하고, 이에 침을 놓고서 반드시 시원하게 옷을 입히며, 시원한 곳에 머물게 하여, 몸이 서늘해지면 (치료를) 그칩니다.

32-2

熱病先胸脇痛, 手足躁, 刺足少陽, 補足太陰, 病甚者爲五十九刺. 熱病始手臂病者, 刺手陽明太陰而汗出止. 熱病始於頭首者, 刺項太陽而汗出止. 熱病始於足脛者, 刺足陽明, 而汗出止. 熱病先身重骨痛, 耳聾好瞑, 刺足少陰, 病甚爲五十九刺. 熱病先眩冒而熱, 胸脇滿, 刺足少陰少陽. 太陽之脈色, 榮觀骨. 熱病也, 榮未交, 日今且得汗, 待時而已. 與厥陰脈爭見者, 死期不過三日. 其熱病內連腎, 少陽之脈色也. 少陽之脈色, 榮頰前, 熱病也. 榮未交, 日今且得汗, 待時而已. 與少陰脈爭見者, 死期不過三日.

열나는 탈은, 먼저 가슴과 옆구리가 아프고 손발을 가만두지 못하면, 족소양을 찌르고 족태음을 보태는데, 탈이 심한 사람은 59찌르기를 합니다.* 열나는 탈이 시작될 때 팔뚝에 탈난 사람은 수양명과 태음을 찔러서 땀을 내면 그칩니

---

*   五十九刺는, 『素問 水熱穴論』에 나온다. "帝曰, 夫子言治熱病五十九兪, 余論其意, 未能領別其處, 願聞其處, 因聞其說. 岐伯曰, 頭上五行, 行五者, 以越諸陽之熱逆也. 大杼, 膺兪, 缺盆, 背兪, 此八者, 以瀉胸中之熱也. 氣街, 三里, 巨虛上下廉, 此八者, 以瀉胃中之熱也. 雲門, 髃骨, 委中, 髓空, 此八者, 以瀉四支之熱也. 五藏兪傍五, 此十者, 以瀉五藏之熱也. 凡此五十九穴者, 皆熱之左右也."

다. 열나는 탈이 머리에서 시작된 사람은 목의 태양을 찔러서 땀내면 그칩니다.
열나는 탈이 발에서 시작된 사람은 족양명을 찔러서 땀내면 그칩니다. 열난 탈
이 먼저 몸이 무겁고 뼈가 아프고 자꾸 잠자려고 하면 족소음을 찌르는데, 탈이
심하면 59찌르기를 합니다. 열나는 탈이 먼저 (눈이) 캄캄하고 (머리가) 모자를 뒤
집어 쓴 듯하며 열나고 가슴과 옆구리가 가득하면 족소음과 소양을 찌릅니다.
태양의 맥은 낯빛이 관골을 빛나게 합니다. 열나는 탈에서 (그 관골이) 아직 빛나
지 않으면 이제 또한 땀을 내서 때를 기다리면 그친다고 합니다. (이것이) 궐음맥
과 더불어 다투는 것으로 나타나는 사람은 죽음이 3일을 지나지 못합니다.

32-3

熱病氣穴, 三椎下間主胸中熱, 四椎下間主膈中熱, 五椎下間主肝熱,
六椎下間主脾熱, 七椎下間主腎熱. 榮在骶也, 項上三椎陷者中也. 頰
下逆觀爲大瘕, 下牙車爲腹滿, 觀後爲脇痛, 頰上者, 膈上也.

열나는 탈의 기운을 다스리는 혈은 (다음과 같습니다.) 3번째 뼈 밑의 사이는
가슴속의 열을 다스리고, 4번째 뼈 밑의 사이는 횡격막 속의 열을 다스리고, 5
번째 뼈 밑의 사이는 간의 열을 다스리고, 6번째 뼈 밑의 사이는 비장의 열을
다스리고, 7 번째 뼈 밑의 사이는 콩팥의 열을 다스립니다. 영(혈)을 다스리는
것은 꽁무니 (밑의 장강)이고, 목 위 3번째 뼈가 꺼진 곳 가운데입니다. (발그레한
빛깔이) 뺨 밑에서 관골 쪽으로 거슬러 가면 (배에) 큰 적취가 있는 것이고, 하아
거(인 협거)에 있으면 배가 가득한 것이고, 관골의 뒤쪽이면 옆구리가 아픈 것이
며, 뺨 위(쪽에 있는) 것은 횡격막 위쪽입니다.

평열병론편(評熱病論篇) 제33
- 열나는 탈의 증상과 치료에 대한 말씀

黃帝問曰: 有病溫者, 汗出輒復熱, 而脈躁疾, 不爲汗衰, 狂言不能食, 病名爲何. 岐伯對曰: 病名陰陽交, 交者死也. 帝曰: 願聞其說. 岐伯曰: 人所以汗出者, 皆生於穀, 穀生於精, 今邪氣交爭於骨肉而得汗者是邪却而精勝也. 精勝, 則當能食而不復熱, 復熱者邪氣也, 汗者, 精氣也. 今汗出而輒復熱者, 是邪勝也. 不能食者, 精無俾也. 病而留者, 其壽可立而傾也. 且夫熱論曰: 汗出而脈尙躁盛者死. 今脈不與汗相應, 此不勝其病也. 其死明矣. 狂言者是失志, 失志者死, 今見三死, 不見一生 雖愈必死也.

황제가 물었다. 온병을 앓는 사람 중에서 어떤 이는 땀이 나도 문득 열이 되살아나고 맥이 시끄럽고 빠른데, (이렇게) 땀이 나도 풀죽지 않고 미친 소리를 하고 먹을 수도 없으면 탈 이름이 어떻습니까?

기백이 대답했다. 탈의 이름은 음양교입니다. (음양)교에 걸린 사람은 죽습니다.

황제가 말했다. 바라건대 그에 대한 설명을 듣고 싶습니다.

기백이 말했다. 사람이 땀이 나는 까닭은 모두 곡식(의 기운)에서 생기는 것인데, 곡식(의 기운)은 불거름(의 기운)에서 생깁니다. 이제 몹쓸 기운이 뼈와 살에서 (불거름의 기운과) 뒤섞여 싸우다가 땀이 나는 것은 몹쓸 기운이 물러가고 불거름(의 기운)이 이긴 것입니다. 불거름이 이기면 마땅히 먹을 수 있고 다시 열나지 않습니다. 열이 다시 나는 것은 몹쓸 기운(이 하는 짓)입니다. 땀이라는 것은 불거름의 기운입니다. 이제 땀이 나는데도 문득 다시 열나는 것은 몹쓸 기운이 이긴 것입니다. 먹을 수 없는 것은 불거름이 (더 이상) 부릴 (5장의 기운)이 없기 때문입니다. 탈이 잠시 뜸한 것은 목숨이 (잠시) 선 (듯하지만, 바로) 기울어집니다. 또한 「열론」에서 말하기를, 땀이 났는데 맥이 오히려 시끄럽고 드센 사람은 죽는다고 하였는데, 이제 맥이 땀과 더불어 서로 어울리지 못하니, 이것이 그 탈을 이기지 못한 것입니다. 죽을 것이 분명합니다. 미친 소리를 하는 것은

'먹은 뜻'(志)을 잃은 것이고, 먹은 뜻을 잃으면 죽습니다. 이제 3번 죽는 것을 보고 1번 사는 것을 보지 못하니, 비록 낫는 듯해도 반드시 죽습니다.

33-2

帝曰: 有病身熱汗出煩滿, 煩滿不爲汗解, 此爲何病. 岐伯曰: 汗出而身熱者風也, 汗出而煩滿不解者厥也, 病名曰風厥. 帝曰: 願卒聞之. 岐伯曰: 巨陽主氣, 故先受邪, 少陰與其爲表裏也, 得熱則上從之, 從之則厥也. 帝曰: 治之奈何. 岐伯曰: 表裏刺之, 飮之服湯.

황제가 말했다. 어떤 탈은 몸이 열나고 땀이 나고 (가슴이) 번거롭고 가득한데, 번거롭고 가득한 것이 땀을 내어도 풀리지 않습니다. 이것은 어떤 탈입니까?

기백이 말했다. 땀이 나고 몸이 열나는 것은 바람입니다. 땀이 나고 가슴이 번거롭고 가득한 것이 풀리지 않는 것은 궐증입니다. (그러니 이 2가지가 겹쳐진) 탈의 이름은 풍궐(風厥)이라고 합니다.

황제가 말했다. 바라건대 그에 대해 모두 듣고 싶습니다.

기백이 말했다. 거양은 기운을 주관하는 까닭에 먼저 몹쓸 기운을 받고 소음은 그와 더불어 겉과 속을 이룹니다. 열을 얻으면 (기운이) 이를 따라서 올라가니, 이를 따르면 (기운이 갑자기 쏠리는) 궐이 됩니다.

황제가 말했다. 이를 어떻게 다스립니까?

기백이 말했다. 겉과 속을 찌르고 탕을 마시게 합니다.

33-3

帝曰: 勞風爲病何如. 岐伯曰: 勞風法在肺下, 其爲病也, 使人强上瞑視, 唾出若涕, 惡風而振寒, 此爲勞風之病. 帝曰: 治之奈何. 岐伯曰: 以救俛仰, 巨陽引精者三日, 中年者五日, 不精者七日, 咳出靑黃涕. 其狀如膿, 大如彈丸, 從口中若鼻中出, 不出則傷肺, 傷肺則死也.

황제가 말했다. (몸이) 수고로워서 바람맞아서 생긴 탈은 어떻습니까?

기백이 말했다. (몸이) 수고로워서 바람맞은 것은 법대로 하면 허파의 아래 (쪽 장기)에 있어야 합니다. 그 탈의 됨됨이는, 위쪽이 뻣뻣해지고, 앞이 캄캄하고, 가래가 콧물처럼 나오고, 바람을 싫어하고, 추워서 떱니다. 이것이 (몸이) 수고로워서 바람맞은 탈입니다.

황제가 말했다. 이를 어떻게 다스립니까?

기백이 말했다. (뻣뻣해진) 고개를 숙이고 쳐들 (수 있게) 함으로써 (고치는데), 거양이 불거름(의 기운)을 끌어당기는 사람은 3일만에, 중년인 사람은 5일만에, 불거름(의 기운)이 없는 사람은 7일만에, 기침을 하면서 푸르고 누런 콧물을 흘립니다. 그 모습이 마치 고름 같고 크기는 탄환만해서 입으로 나오거나 코를 통해 나옵니다. 만약 나오지 않는 경우에는 허파를 다치게 하고, 허파를 다치면 죽습니다.

33-4

帝曰: 有病腎風者, 面胕厖然, 壅害於言, 可刺不? 岐伯曰: 虛不當刺, 不當刺而刺, 後五日其氣必至. 帝曰: 其至何如, 岐伯曰: 至必少氣時熱, 時熱從胸背上至頭, 汗出, 手熱, 口乾, 苦渴, 小便黃, 目下腫, 腹中鳴. 身重難以行, 月事不來, 煩而不能食, 不能正偃, 正偃則咳, 病名曰風水, 論在刺法中. 帝曰: 願聞其說. 岐伯曰: 邪之所湊, 其氣必虛, 陰虛者, 陽必湊之, 故少氣時熱而汗出也. 小便黃者, 少腹中有熱也. 不能正偃者, 胃中不和也. 正偃則咳甚, 上迫肺也. 諸有水氣者, 微腫先見於目下也. 帝曰: 何以言, 岐伯曰: 水者, 陰也, 目下亦陰也. 腹者至陰之所居, 故水在腹者, 必使目下腫也. 眞氣上逆, 故口苦舌乾, 臥不得正偃, 正偃則咳出淸水也. 諸水病者, 故不得臥, 臥則驚, 驚則咳甚也. 腹中鳴者, 病本於胃也. 薄脾則煩, 不能食, 食不下者, 胃脘隔也. 身重難以行者, 胃脈在足也. 月事不來者, 胞脈閉也, 胞脈者屬

心, 而絡於胸中, 今氣上迫肺, 心氣不得下通, 故月事不來也. 帝曰: 善.

황제가 말했다. 콩팥에 바람맞아서 탈난 사람이 얼굴은 붓고 떠있고 (기운이) 막히고, 말이 막히는데 침놓(아서 고칠 수) 없겠지요?

기백이 말했다. (기운이) 허하여 마땅히 찌르지 못합니다. 찌르기가 마땅하지 않는데도 찌르면 5일 뒤에 반드시 그 기운이 이릅니다.

황제가 말했다. 그 이르는 것은 어떻습니까?

기백이 말했다. (몹쓸 기운이) 이르면 반드시 기운이 없고 때로 열나는데, 때로 열이 가슴과 등을 따라서 머리까지 올라갑니다. 땀나고, 손에 열나고, 입이 마르고, 쓰면서도 목마르고, 오줌이 누렇고, 눈 밑이 붓고, 뱃속이 꾸르륵거리고, 몸이 묵지근해서 돌아다니기가 어렵고, 달거리가 오지 않고, (가슴이) 번거로워서 먹을 수 없고, 똑바로 누울 수 없고, 똑바로 누우면 기침을 합니다. 탈의 이름은 바람물(風水)이라고 하는데, 설명은 자법(『水熱穴論』) 중에 있습니다.

황제가 말했다. 바라건대 그 설명을 듣고 싶습니다.

기백이 말했다. 몹쓸 기운이 모여드는 곳에는 (몸을 지키는) 기운이 반드시 허하니, 음의 기운이 허한 곳에는 양의 기운이 반드시 모여듭니다. 그러므로 기운이 없고 때로 열나면서 땀이 납니다. 오줌이 누런 것은 아랫배 속에 열이 있는 것입니다. 똑바로 눕지 못하는 것은 밥통 속이 화평하지 못한 것입니다. 똑바로 누우면 기침이 심해지는 것은 (몹쓸 기운이) 위로 올라가 허파를 찍어 누르는 것입니다. 모든 물의 기운이 있는 경우에는 희미한 붓기가 먼저 눈 밑에 나타납니다.

황제가 말했다. 무엇을 말하는 것입니까?

기백이 말했다. 물이라는 것은 음입니다. 눈 밑 또한 음입니다. 배라는 것은 지극한 음이 머무는 곳입니다. 그러므로 물이 배에 있는 것은 반드시 눈 밑을 붓게 합니다. 참 기운이 위로 거스르는 까닭에 입이 쓰고 혀가 마르며, 누워도 똑바로 눕지 못하고, 똑바로 누우면 기침을 하면서 맑은 물이 나옵니다. 여러 물(로 생긴) 탈은 누울 수 없고, 누우면 놀라고, 놀라면 기침이 심해집니다. 뱃속이 꾸르륵거리는 것은 탈의 뿌리가 밥통에 있습니다. 비장을 치면 (가슴이) 번거로워서 먹을 수 없고, 먹은 것이 내려가지 않는 것은 위완이 막힌 것입니다. 몸이 무거워서 나다닐 수 없는 것은 밥통의 맥이 다리에 있습니다. 달거리가 오지 않는 것은 아기집이 막힌 것입니다. 아기집의 맥은 염통으로 이어져서 가슴에서 가지 쳐 퍼지는데, 이제 위로 허파를 찍어 눌러서 염통의 기운이 아래로 통하지 않는 까닭에 달거리가 오지 않는 것입니다.

황제가 말했다. 좋습니다.

역조론편(逆調論篇) 제34
– 기운이 거슬러서 생기는 탈에 대한 말씀

34-1

黃帝問曰: 人身非常溫也, 非常熱也, 爲之熱而煩滿者, 何也. 岐伯對曰: 陰氣少而陽氣勝也, 故熱而煩滿也. 帝曰: 人身非衣寒也, 中非有寒氣也, 寒從中生者, 何. 岐伯曰: 是人多痺氣也, 陽氣少陰氣多, 故身寒如從水中出.

황제가 물었다. 사람의 몸은 늘 (속에) 열이 쌓인 것도 아닙니다. 늘 (살갗이) 뜨거운 것도 아닙니다. (그런데) 열이 나면 가슴이 번거롭고 가득한 것은 어찌 된 것입니까?

기백이 대답했다. 음의 기운이 적고 양의 기운이 이긴 것입니다. 그러므로 열이 나고 (가슴이) 번거롭고 가득한 것입니다.

황제가 말했다. 사람의 몸이 옷이 (얇아서) 추운 것이 아닙니다. (그렇다고) 속에 차가운 기운이 있는 것도 아닙니다. (그런데) 찬 (기운이) 속에서부터 생기는 것은 어찌 된 것입니까?

기백이 말했다. 이 사람은 (움츠러들고 잘 펴지지 않는) 비증의 기운이 많은 것입니다. 양의 기운이 적고 음의 기운이 많은 까닭에 몸이 차기가 마치 물속에서 나온 듯합니다.

34-2

帝曰: 人有四支熱, 逢風寒, 如炙如火者, 何也. 岐伯曰: 是人者陰氣虛, 陽氣盛, 四肢者, 陽也, 兩陽相得而陰氣虛少, 少水不能滅盛火, 而陽獨治, 獨治者不能生長也, 獨勝而止耳, 逢風而如炙如火者, 是人當肉爍也. 帝曰: 人有身寒, 陽火不能熱, 厚衣不能溫, 然不凍慄, 是爲何病. 岐伯曰: 是人者, 素腎氣勝, 以水爲事, 太陽氣衰, 腎脂枯木不長, 一水不能勝兩火. 腎者, 水也, 而生於骨, 腎不生, 則髓不能滿, 故寒甚至骨也. 所以不能凍慄者, 肝一陽也, 心二陽也, 腎孤臟也, 一水不能勝二火, 故不能凍慄, 病名曰骨痺, 是人當攣節也.

황제가 말했다. 사람이 팔다리가 뜨거운데, 바람과 추위를 만나면 마치 지지는 듯하고 불타는 듯한 것은 어째서 그렇습니까?

기백이 말했다. 이 사람은 음의 기운이 모자라고 양의 기운이 드센 것입니다. 팔다리라는 것은 양입니다. 두 양이 서로 도와서, 음의 기운이 허하고 적어지니, 적은 물로 큰 불을 끌 수 없어서 (음을 이긴) 양이 홀로 다스리기 때문입니다. (음 없이 양이) 홀로 다스리는 것은 생겨나고 자라게 할 수 없습니다. 오직 이기고서야 그칠 따름입니다. 찬바람을 쐬었는데도 도리어 지지는 듯하고 불타는 듯한 사람은 마땅히 살이 타서 마르게 됩니다.

황제가 말했다. 사람이 몸이 차서 양의 기운으로도 뜨겁게 할 수 없고, 두꺼운 옷으로도 따뜻하게 할 수 없습니다. 그러나 (몸이) 얼거나 떨지는 않으니, 이는 무슨 탈입니까?

기백이 말했다. 이 사람은 평소 콩팥의 기운이 (다른 장기를) 이기는데, (방사처럼) 물(의 기운을 쓰는 것)을 일로 삼아서 태양의 기운이 풀죽고 콩팥의 기름이 고목처럼 말라서 자라지 못하게 하니, 1물이 2불을 이길 수 없는 까닭입니다.

콩팥은 물입니다. 뼈에서 낳으니, 콩팥이 낳지 않으면 골수가 찰 수 없습니다. 그러므로 추위가 심지어 뼈까지 이릅니다. 얼거나 떨게 할 수 없는 까닭은 간이 1양이며, 염통이 2양이나, 콩팥이 외로운 장기이니, 1물이 2불을 이길 수 없기 때문입니다. 그러므로 얼거나 떨게 하지 못하는 것입니다. 이런 탈의 이름을 골비(骨痺)라고 합니다. 이 사람은 마땅히 뼈마디가 뒤틀립니다.

34-3

帝曰: 人之肉苛者, 雖近亦絮, 猶尚苛也, 是謂何疾. 岐伯曰: 榮氣虛, 衛氣實也, 榮氣虛則不仁, 衛氣虛則不用, 榮衛俱虛, 則不仁且不用, 肉如故也. 人與志不相有, 曰死.

황제가 말했다. 사람의 살이 저린 것이 비록 솜을 가까이 해도 오히려 더욱 저려지는데, 이것은 어떤 탈을 이르는 것입니까?

기백이 말했다. (이바지 기운인) 영기가 허하고 (지킴이 기운인) 위기가 실한 것입니다. 영기가 허하면 (마비된 듯) 느낌이 없(어서 팔다리를 쓸 수 없)고 위기가 허하면 (기운이 없어서 팔다리를) 쓰지 못합니다. 영기와 위기가 같이 허하면 느낌이 없고 쓰지 못하니, 살은 전(故)과 같습니다. 사람과 '먹은 뜻'(志)이 서로 따르지 못하면 죽는다고 합니다.

34-4

帝曰: 人有逆氣不得臥而息有音者, 有不得臥而息無音者, 有起居如故息有音者, 有得臥行而喘者, 有不得臥不能行而喘者, 有不得臥臥而喘者, 皆何臟使然, 願聞其故. 岐伯曰: 不得臥而息有音者, 是陽明之逆也. 足三陽者下行, 今逆而上行, 故息有音也. 陽明者, 胃脈也. 胃者, 六腑之海, 其氣亦下行, 陽明亦, 不得從其道, 故不得臥也. 下經曰: 胃不和, 則臥不安, 此之謂也. 夫起居如故而息有音者, 此肺之絡脈逆也. 絡脈不得隨經上下, 故留經而不行, 絡脈之病人也微, 故起居如故

而息有音也. 夫不得臥, 臥則喘者, 是水氣之客也. 夫水者, 循津液而
流也. 腎者水臟主津液, 主臥與喘也. 帝曰: 善.

황제가 말했다. 기운을 거슬러서 눕지 못하고 숨 쉬는데 소리가 나는 사람
이 있고, 눕지는 못하지만 숨 쉬는데 소리가 안 나는 사람이 있고, 움직임은 전
(故)과 같으나 숨 쉬는데 소리가 나는 사람이 있고, 눕거나 나다닐 수 있으나 숨
이 차는 사람이 있고, 눕지도 못하고 나다니지도 못하면서 숨이 차는 사람이 있
고, 눕지 못하는데 눕기만 하면 숨 차는 사람이 있으니, 이 모든 것은 어느 장기
로 하여금 그렇게 한 것입니까?

기백이 말했다. 눕지 못하고 숨 쉬는데 소리가 나는 사람, 이는 양명의 기운
이 거스른 것입니다. 족3양이라는 것은 아래로 가는데, 이제 거슬러 위로 가기
때문에 숨 쉴 때 소리가 나는 것입니다. 양명은 밥통의 맥입니다. 밥통은 6부의
바다이니, 그 기운이 또한 아래로 가는데, 양명 또한 그 길을 거스르지 못하는
까닭에 눕지 못하는 것입니다. 「하경」에 이르기를, 밥통이 고르지 못하면 누워
도 편안하지 않다고 하였으니, 이를 말한 것입니다. 무릇 움직임은 전과 같으나
숨 쉬는데 소리가 나는 사람, 이것은 허파의 낙맥이 거스른 것입니다. 낙맥은
경맥을 따라 오르내리지 못하는 까닭에 경맥에 머물러 흐르지 못하되, 낙맥이
사람을 탈나게 하는 것은 드문 까닭에, 움직임은 전과 같으나 숨 쉴 때 소리가
나는 것입니다. 무릇 눕지 못하고 누우면 숨이 차는 사람은 물의 기운이 쳐들어
온 것입니다. 무릇 물이라고 하는 것은 진액을 따라 흐르는 것입니다. 콩팥은
물의 장기로 진액을 주관하니, 눕는 것과 헐떡거림을 주관합니다.

황제가 말했다. 좋습니다.

학론편(瘧論篇) 제35
- 학질에 대한 말씀

黃帝問曰: 夫痎瘧皆生於風, 其蓄作有時者, 何也. 岐伯對曰: 瘧之始發也, 先起於毫毛, 伸欠乃作, 寒慄鼓頷, 腰脊俱痛, 寒去則內外皆熱, 頭疼如破, 渴欲冷飮. 帝曰: 何氣使然. 願聞其道. 岐伯曰: 陰陽上下交爭, 虛實更作, 陰陽相移也. 陽並於陰, 則陰實而陽虛, 陽明虛則寒慄鼓頷也; 巨陽虛, 則腰背頭項疼; 三陽俱虛, 則陰氣勝, 陰氣勝, 則骨寒而痛; 寒生於內, 故中外皆寒; 陽盛則外熱, 陰虛則內熱, 則喘而渴, 故欲冷飮也. 此皆得之夏傷於暑, 熱氣盛, 藏於皮膚之內, 腸胃之外, 皆榮氣之所舍也. 此令人汗空疏, 腠理開, 因得秋氣, 汗出遇風, 及得之以浴, 水氣舍於皮膚之內, 與衛氣並居, 衛氣者盡日行於陽, 夜行於陰, 此氣得陽而外出, 得陰而內薄, 內外相薄, 是以日作.

황제가 물었다. 무릇 (일정 간격으로 기침이 나는) 해학은 모두 바람에서 생기는데, (조용히) 쌓임과 (갑자기) 발작함에 때가 있는 것은 어찌 된 것입니까?

기백이 대답했다. 학질이 처음 일어나는데, 먼저 솜털에서 일어나서 기지개 켜고 하품 할 때 이에 발작합니다. (곧) 추워서 덜덜 떨고 턱을 딱딱 부딪치고 허리뼈가 모두 아픈데, 추위가 사라지면 안팎이 모두 열나면서 머리가 깨질듯이 아프고, 목이 말라서 차가운 마실 거리를 마시려고 합니다.

황제가 말했다. 어떤 기운이 그렇게 합니까? 바라건대 그 이치를 듣고 싶습니다.

기백이 말했다. 음과 양이 위아래에서 서로 다투고, 허와 실이 번갈아 일어나고, 음과 양이 서로 옮겨갑니다. 음이 양에 아우르면 음은 실해지고 양은 허해집니다. 양명이 허하면 추워서 몸이 떨리고 턱을 딱딱 부딪칩니다. 거양이 허하면 허리와 등, 머리, 뒷목이 아프고, 3양이 모두 허하면 음의 기운이 이기는데, 음의 기운이 이기면 뼈가 시리면서 아프고, 찬 기운이 안에서 생기는 까닭에 속과 밖이 모두 차갑습니다. 양이 드세면 밖에서 열이 나고, 음이 허하면 안에서 열이 나고, 안과 밖이 모두 열나면 숨을 헐떡이고 목이 말라서 차가운 마실 거리를 마시고자 합니다. 이는 모두 여름에 무더위에 다쳐서 얻은 것이니, 열나는 기운이 드세어 살갗의 안과 창자의 밖에 엉기는데, 이곳은 영기가 깃드는 곳입니다. 이것이 사람의 땀구멍으로 하여금 성글게 하고 살결로 하여금 열리게 하는데, 가을에 기운을 얻음으로 인하여 땀이 날 때에 바람을 만나거나, 땀이 난 상태에서 목욕을 하면, 물의 기운이 살갗의 안쪽에 둥지 틀어서, 위기와 더불어 머무릅니다. 위기는 낮이 다하도록 양(의 자리)에서 돌아다니다가, 밤에는 음(의 자리)에서 돌아다닙니다. 이(학질) 기운이 양을 얻어서 밖으로 나가고, 음을 얻어서 안에서 부닥치는데, 안과 밖이 서로 얽힙니다. 이러므로 날마다 발작합니다.

35-2

帝曰: 其間日而作者, 何也. 岐伯曰: 其氣之舍深, 內薄於陰, 陽氣獨發, 陰邪內著, 陰與陽爭不得出, 是以間日而作也. 帝曰: 善. 其作日晏與其日早者, 何氣使然. 岐伯曰: 邪氣客於風府, 循膂而下, 衛氣一日一夜大會於風府, 其明日日下一節, 故其作也晏, 此先客於脊背也. 每至於風府, 則腠理開, 腠理開, 則邪氣入, 邪氣入, 則病作, 以此日作稍益晏也. 其出於風府日下一節, 二十五日下至骶骨, 二十六日入於脊內, 注於伏膂之脈, 其氣上行, 九日出於缺盆之中, 其氣日高, 故作日益早也, 其間日發者, 由邪氣內薄於五臟, 橫連募原也. 其道遠, 其氣深, 其行遲, 不能與衛氣俱行, 不得皆出, 故間日乃作也.

황제가 말했다. 날을 걸러서 발작하는 것은 어떤 까닭입니까?

기백이 말했다. 그 기운이 깃든 곳이 깊어서 안으로 음에 묶이면, 양의 기운은 홀로 피고 음의 몹쓸 기운은 안에 들러붙으니, 음이 양과 더불어 다투어서 나갈 수 없습니다. 이러한 까닭에 날을 걸러서 발작합니다.

황제가 말했다. 좋습니다. 그 발작이 날로 늦어지는 것과 그 날로 빨라지는 것은 어떤 기운이 그렇게 합니까?

기백이 말했다. (맨 처음에) 몹쓸 기운이 풍부(혈)에 깃들었다가, 등골뼈를 따라서 내려가는데, 위기는 하루 낮과 하루 밤을 지나서 풍부에서 크게 만나고, 그 다음 날에는 하루에 한 마디씩 내려갑니다. 그러므로 발작이 늦어집니다. 이는 먼저 등뼈와 등에 깃듭니다. 매번 풍부(혈)에 이르면 살결이 열리고, 살결이 열리면 몹쓸 기운이 들어오고, 몹쓸 기운이 들면 탈이 발작하니, 이로써 날로 발작이 점점 더 늦어집니다. 그 풍부에서 출발하여 하루에 한 마디를 내려가니, 25일만에 내려가 꼬리뼈에 이르고, 25일만에 등뼈 안쪽에 들어가, 등골뼈 속의 맥에 흘러들고 나서는, 그 기운이 위로 가서 9일만에 결분(혈)의 가운데로 나오니, 그 기운이 날로 높아지는 까닭에 발작이 날로 더욱 빨라집니다. 그 날을 걸러서 발작하는 것은 몹쓸 기운이 안에서 5장과 부딪히는데 모원으로 가로 이어지는 데서 말미암습니다. (모원은 가슴과 장기 사이의 막이 있는 곳입니다.) 그 길이 멀고 그 기운이 깊으며 그 운행이 느려서 위기와 더불어 나다닐 수 없으며, 모두 나가지 못합니다. 그러므로 날을 걸러서 이에 발작합니다.

35-3

帝曰: 夫子言衛氣每至於風府, 腠理乃發, 發則邪氣入, 入則病作. 今衛氣日下一節, 其氣之發也 不當風府, 其日作者, 奈何. 岐伯曰: 此邪氣客於頭項, 循膂而下者也, 故虛實不同, 邪中異所, 則不得當其風府也. 故邪中於頭項者, 氣至頭項而病; 中於背者, 氣至背而病; 中於腰脊者, 氣至腰脊而病; 中於手足者, 氣至手足而病. 衛氣之所在與邪氣相合, 則病作. 故風無常府, 衛氣之所發, 必開其腠理, 邪氣之所合, 則其府也.

황제가 말했다. 스승께서 말하기를, 위기가 매번 풍부에 이르면 살결이 열리고, 열리면 몹쓸 기운이 들어오고, 들면 탈이 발작한다고 했습니다. 이제 위기가 날마다 한 마디를 내려가서 그 기운이 피는 것이 풍부에(서 시작한 것과) 딱 맞지 않는데, 날마다 발작하는 것은 어떻습니까?

기백이 말했다. 이는 몹쓸 기운이 머리와 목에 (처음) 깃들어서 등골뼈를 따라서 내려간 것입니다. 그러므로 허함과 실함이 같지 않아서 몹쓸 기운에 맞은 것이 자리를 달리하면 그 풍부에 딱 맞지 않을 수 있습니다. 그러므로 몹쓸 기운이 머리와 목에 맞은 것은 기운이 머리와 목에 이르러서 탈이 발작합니다. 등에 맞은 것은 기운이 등에 이르러서 탈이 발작하고, 허리와 등에 맞은 것은 기운이 허리와 등에 이르러서 탈이 발작하고, 손발에 맞은 것은 기운이 손발에 이르러서 탈이 발작하니, 위기가 있는 곳이 몹쓸 기운과 더불어 서로 딱 맞닥뜨리면 탈이 발작합니다. 그러므로 바람은 붙박인 곳집이 없어, 위기가 피는 곳에서 반드시 그 살결을 열고, 몹쓸 기운과 서로 딱 마주치는 곳이 곧 그 곳집입니다.

35-4

帝曰: 善. 夫風之與瘧也, 相似同類, 而風獨常在, 瘧得有時而休者, 何也. 岐伯曰: 風氣留其處, 故常在. 瘧氣隨經絡, 沈以內薄, 故衛氣應乃作. 帝曰: 瘧先寒而後熱者, 何也. 岐伯曰: 夏傷於大暑 其汗大出, 腠理開發, 因遇夏氣凄滄之水, 寒藏於腠理皮膚之中, 秋傷於風, 則病成矣. 夫寒者, 陰氣也, 風者, 陽氣也, 先傷於寒而後傷於風, 故先寒而後熱也, 病以時作, 名曰寒瘧. 帝曰: 先熱而後寒者何也. 岐伯曰: 此先傷於風, 而後傷於寒. 故先熱而後寒也, 亦以時作, 名曰溫瘧. 其但熱而不寒者, 陰氣先絕, 陽氣獨發, 則少氣煩寃, 手足熱而欲嘔, 名曰癉瘧.

황제가 말했다. 좋습니다. 무릇 바람이 학질과 더불어 서로 비슷하고 같은 갈래인데, 바람은 홀로 늘 있고, 학질은 때로 쉼이 있는 것은, 어찌 된 것입니까?

기백이 말했다. 바람의 기운은 그 자리에 머무르는 까닭에 늘 있고, 학질의 기운은 경락을 따라서 가라앉아 안에서 머무르는 까닭에 (지킴이인) 위기가 호응해야만 이에 발작합니다.

황제가 말했다. 학질이 먼저 추운 뒤에 열나는 것은 어떻습니까?

기백이 말했다. 여름에 큰 더위에 다쳐서 땀이 크게 나고 살결이 열려 있는데, 여름인데도 기운이 싸늘한 물의 기운을 만나, 추위가 살결과 살갗의 속에 숨었다가, 가을에 바람한테 다치면 탈이 이루어집니다. 무릇 추위는 음의 기운이고 바람은 양의 기운입니다. 먼저 추위에 다친 뒤에 바람에 다칩니다. 그러므로 먼저 추위가 오고 뒤에 열이 납니다. 탈이 때때로 발작하니, 이를 일러 추운 학질(寒瘧)이라고 합니다.

황제가 말했다. 먼저 열이 나고 뒤에 추위가 오는 것은 어떻습니까?

기백이 말했다. 이는 먼저 바람에 다친 뒤에 추위에 다친 것입니다. 그러므로 먼저 열이 나고 뒤에 춥습니다. 또한 때때로 발작하니 이를 일러 따뜻한 학질(溫瘧)이라고 합니다. 단지 열만 나고 춥지 않은 것은, 음의 기운이 먼저 끊어지고 양의 기운이 홀로 피어, 곧 기운이 적고, 가슴이 번거롭고, 손발에 열이 나고, 구역질을 하려 하니, 이를 일러 단학(열나는 학질)이라고 합니다.*

35-5

帝曰: 夫經言有餘者瀉之, 不足者補之. 今熱爲有餘, 寒爲不足, 夫瘧者之寒, 湯火不能溫也, 及其熱 冰水不能寒也, 此皆有餘不足之類. 當此之時, 良工不能止, 必須其自衰, 乃刺之, 其故何也. 願聞其說. 岐伯曰: 經言無刺熇熇之熱, 無刺渾渾之脈, 無刺漉漉之汗, 故爲其病逆未可治也. 夫瘧之始發也, 陽氣並於陰, 當是之時, 陽虛而陰盛, 外無氣, 故先寒慄也. 陰氣逆極則復出之陽, 陽與陰復並於外, 則陰虛而陽實, 故先熱而渴. 夫瘧氣者, 並於陽則陽勝, 並於陰則陰勝, 陰勝則寒, 陽勝則熱, 瘧者, 風寒之氣, 不常也, 病極則復. 至病之發也, 如火之熱, 如風雨不可當也. 故經言曰: 方其盛時必毀, 因其衰也, 事必大昌,

---

*   瘧은 당뇨를 가리키기도 하는데, 여기서는 열만 나는 증상이므로 열난다는 뜻이다. 뒤에 나온다.

此之謂也. 夫瘧之未發也, 陰未並陽, 陽未並陰, 因而調之, 眞氣得安, 邪氣乃亡, 故工不能治其已發, 爲其氣逆也. 帝曰: 善. 攻之奈何. 早晏何如. 岐伯曰: 瘧之且發也, 陰陽之且移也, 必從四末始也. 陽已傷, 陰從之, 故先其時緊束其處, 今邪氣不得入, 陰氣不得出, 審候見之在孫絡盛堅而血者皆取之, 此眞往而未得並者也. 帝曰: 瘧不發其應, 何如. 岐伯曰: 瘧氣者, 必更盛更虛, 當氣之所在也. 病在陽則熱而脈躁; 在陰則寒而脈靜; 極則陰陽俱衰, 衛氣相離, 故病得休; 衛氣集則復病也.

황제가 말했다. 무릇 경전에 말하기를, 남은 것은 덜어내고 모자란 것은 보탠다고 하는데, 지금 열나는 것은 남는 것으로 여기고 추운 것은 모자란 것으로 여겨집니다. 무릇 학질의 추위는 이글거리는 불로도 따뜻하게 할 수 없고, 열나는 데 미쳐서는 얼음 같은 물로도 식힐 수 없습니다. 이는 모두 남거나 모자라는 갈래인데, 이때를 당해서는 훌륭한 의원이라도 그치게 할 수 없고, 반드시 그 (탈이) 저절로 풀죽은 (때)를 기다려 이에 침놓아야 하니, 그 까닭은 무엇입니까? 바라건대 그에 대해 설명을 듣고 싶습니다.

기백이 말했다. 경전에 이르기를, 활활 타오르는 듯이 열나는 것을 침놓지 말며, 홍수처럼 거침없이 사납게 흐르는 맥을 찌르지 말며, 비 오듯이 줄줄 흐르는 듯이 땀나는 것을 찌르지 말라고 하였습니다. 그러므로 그 (한창 거센) 탈에 거슬러서는 아직 다스릴 수 없습니다. 무릇 학질이 처음 생기는데, 양의 기운이 음을 아우르니, 이때를 당하여 양은 허해지고 음이 드세어져서 바깥쪽에 기운이 없습니다. 그러므로 먼저 춥고 떨립니다. 음의 기운이 끝까지 거스르면, 다시 나와 양으로 가서, 양이 음과 더불어 다시 밖에서 아우르면, 음은 허해지고 양은 실해집니다. 그러므로 먼저 열이 나고서 목이 마릅니다. 무릇 학질의 기운이라는 것은 양에 아우르면 양이 이기고 음에 아우르면 음이 이기는 것이어서, 음이 이기면 춥고 양이 이기면 열납니다. 학질이라는 것은 바람과 추위의 기운이 일정하지 않은 것입니다. 탈이 끝에 가면 다시 이릅니다. (그 증세는) 불처럼 뜨거우며 비바람처럼 사나워서 당할 수 없습니다. 그러므로 경에 이르기를, 바야흐로 그 드셀 때에 다스리면 반드시 몸을 다치게 하니, 그 한풀 꺾였을 때 다스려야 일이 반드시 크게 번성한다고 하였으니, 이를 이른 것입니다. 무릇 학질이 아직 발작하지 않을 때에 음은 아직 양을 아우르지 않았고, 양은 아직 음을 아우르지 않았으니, 이로 인하여 조절하면 (몸의) 참 기운이 편안할 수 있어서, 몹쓸 기운이 이에 망합니다. 그러므로 의원이 벌써 발작한 것을 다스릴 수 없다고 하는 것은 그 탈의 기운에 거스르기 때문입니다.

황제가 말했다. 좋습니다. 이를 치는 것은 어떻게 하고, (다스리는 때의) 이름과 늦음은 어떻습니까?

기백이 말했다. 학질이 또 발작하려고 하는 것은 음과 양이 옮기려 하는 것(과 일치하)므로 반드시 (발작은 몸의) 네 끝(을 떠는 것)으로부터 시작하니 (이를 다스리는 것도 네 끝에서 시작해야 합니다.) 양이 벌써 다치면 음이 쫓아갑니다. 그러므로 (학질이 발작하는) 그 때에 앞서서 (발작할) 그 자리를 꼭 묶어서, 몹쓸 기운으로 하여금 들어갈 수 없게 하고, (다친 양을 쫓아가려는) 음의 기운이 나오지 못하게 합니다. (그리고) 조짐을 살펴보고 손맥과 낙맥에 드세고 단단하고 피가 있는 것이 있으면 이것을 모두 고릅니다. 이것은 참 (기운이) 가서 음과 양이 아직 (서로를) 아우르지 못한 것입니다.

황제가 말했다. 학질이 발작하지 않으면 그 대응을 어떻게 합니까?

기백이 말했다. 학질의 기운이 반드시 드세졌다가 허해졌다가 하는 것은 기운이 있는 바를 따릅니다. 탈이 양에 있으면 열이 나면서 맥이 시끄럽고, 음에 있으면 추우면서 맥이 고요한데, 끝에 이르면 음과 양이 함께 풀죽고, 위기와 서로 떨어집니다. 그러므로 탈이 쉬게 됩니다. 위기가 모이면 다시 탈이 되풀이됩니다.

35-6

帝曰: 時有間二日或至數日發, 或渴或不渴, 其故何也. 岐伯曰: 其間日者, 邪氣與衛氣客於六腑, 而有時相失不能相得, 故休數日乃作也.

瘧者, 陰陽更勝也, 或甚或不甚, 故或渴或不渴. 帝曰: 論言夏傷於暑,
秋必病瘧, 今瘧不必應者, 何也. 岐伯曰: 此應四時者也. 其病異形者,
反四時也. 其以秋病者寒甚, 以冬病者寒不甚, 以春病者惡風, 以夏病
者多汗.

황제가 말했다. 때로 이틀을 사이 두거나, 혹 여러 날에 이르러 발작하고,
혹 목이 마르기도 하고 안 마르기도 하니, 그 까닭은 무엇입니까?

기백이 말했다. 그 날을 사이 두는 것은 몹쓸 기운이 위기와 더불어 6부에
깃들어서, 때로 (몹쓸 기운과 위기가) 서로 놓쳐 (발작하는 때를) 서로 얻을 수 없(는
경우가 있습니다.) 그러므로 여러 날을 쉬고 나서 이에 발작합니다. 학질은 음과
양이 서로 이깁니다. (그 이김이) 혹 심하기도 하고 혹 심하지 않기도 한 까닭에,
혹 목이 마르기도 하고 안 마르기도 합니다.

황제가 말했다. 「음양응상대론」에 이르기를, 여름에 더위에 다치면 가을에
반드시 학질을 앓는다고 하였는데, 지금 학질이 반드시 서로 호응하지 않는 것
은 무엇입니까?

기백이 말했다. 이는 네 철에 호응하는 것입니다. 그 탈이 꼴을 달리하는 것
은 네 철에 거스르기 때문입니다. 가을에 탈나는 것은 추위가 심하고, 겨울에
탈나는 것은 추위가 심하지 않고, 봄에 탈나는 것은 바람을 싫어하고, 여름에
탈나는 것은 땀이 많이 납니다.

35-7

帝曰: 夫病溫瘧與寒瘧而皆安舍, 舍於何臟. 岐伯曰: 溫瘧者, 得之冬
中於風, 寒氣藏於骨髓之中, 至春則陽氣大發, 邪氣不能自出, 因遇大
暑, 腦髓爍, 肌肉消, 腠理發泄, 或有所用力, 邪氣與汗皆出, 此病藏
於腎, 其氣先從內出之於外也. 如是者, 陰虛而陽盛, 陽盛則熱矣. 衰
則氣復反入, 入則陽虛, 陽虛則寒矣, 故先熱而後寒, 名曰溫瘧. 帝曰:
癉瘧何如. 岐伯曰: 癉瘧者, 肺素有熱, 氣盛於身, 厥逆上沖, 中氣實而

不外泄, 因有所用力, 腠理開, 風寒舍於皮膚之內, 分肉之間而發, 發則陽氣盛, 陽氣盛而不衰, 則病矣. 其氣不及於陰, 故但熱而不寒, 氣內藏於心, 而外舍於分肉之間, 今人消爍脫肉, 故命曰癉瘧. 帝曰: 善.

황제가 말했다. 무릇 온학과 한학을 앓으면 모두가 어디에 깃들며, 어떤 장기에 깃듭니까?

기백이 말했다. 온학이라는 것은 겨울에 바람에 맞아서 찬 기운이 뼈와 골수 안에 숨었다가, 봄에 이르면 양의 기운이 크게 펼쳐지는데, 몹쓸 기운이 스스로 나가지 못하고, 큰 더위를 만나 뇌수가 녹을 듯하고, 살이 삭고, 살결이 열려 땀이 나가는데, 혹 힘을 쓰는 바가 있으면 몹쓸 기운이 땀과 더불어 모두 나갑니다. 이는 탈의 기운이 콩팥에 숨어 있다가 그 기운이 먼저 안으로부터 나와 밖으로 갑니다. 이와 같은 것은 음은 허약해지고 양은 드센 것인데, 양이 드세면 열이 납니다. 한풀 꺾이면 기운이 다시 돌이켜 들어가는데, 들어가면 양이 허해지니, 양이 허하면 춥습니다. 그러므로 먼저 열난 뒤에 추우니, 이를 일러 온학이라고 합니다.

황제가 말했다. 단학은 어떠합니까?

기백이 말했다. 단학은 평소 허파에 열이 있는데, 기운이 몸에서 드세고, 기운이 거슬러서 위로 치미는 것입니다. 몸 안의 기운은 충실하지만 밖으로 내쏟지 않아서, (어떤 일로) 인해서 힘을 쓰는 바가 있는데 살결이 열리면 바람과 추위가 살갗의 안쪽과 나뉜 살들의 사이에 깃들었다가 발작하는 것입니다. 발작하면 양의 기운은 드세어지고, 양의 기운이 드세어져서 풀죽지 않으면 탈이 납니다. 그 기운이 음에 미치지 못하는 까닭에 단지 열만 나며 춥지 않고, 기운이 안에서 염통에 숨었다가 밖으로 나뉜 살들 사이에 깃들어서 사람으로 하여금 살을 삭게 하고, 뼈와 골수를 녹게 하고, 살을 떨어져나가게 하기 때문에, 이를 일러 부스럼이 생기는 학질이라는 뜻의 단학이라 합니다.

황제가 말했다. 좋습니다.

자학론편(刺瘧論篇) 제36
- 학질에 침놓기에 대한 말씀

36-1

足太陽之瘧, 令人腰痛頭重, 寒從背起, 先寒後熱, 熇熇喝喝然, 熱止汗出難已, 刺郄中出血. 足少陽之瘧, 令人身體解肌, 寒不甚, 熱不甚, 惡見人, 見人心惕惕然, 熱多汗出甚, 刺足少陽. 足陽明之瘧, 令人先寒洒淅, 洒淅寒甚, 久乃熱, 熱去汗出, 喜見日月光火氣, 乃快然, 刺足陽明趾上跗. 足太陰之瘧, 令人不樂, 好太息, 不嗜食, 多寒熱汗出, 病至則善嘔, 嘔已乃衰, 卽取之. 足少陰之瘧, 令人嘔吐甚, 多寒熱, 熱多寒少, 欲閉戶牖而處, 其病難已. 足厥陰之瘧, 令人腰痛, 少腹滿, 小便不利, 如癃狀, 非癃也. 數便, 意恐懼, 氣不足, 腹中悒悒, 刺足厥陰.

족태양의 학질은, 사람으로 하여금 허리가 아프고 머리가 무겁게 하고 추위가 등을 따라서 일어납니다. 먼저 춥고 뒤에 열나는데 후끈후끈하게 달아오르고 바짝바짝 타는 듯하다가, 열이 그치면서 땀이 나는데 잘 낫지 않습니다. 극중을 찔러서 피를 냅니다. 족소양의 학질은, 사람으로 하여금 몸이 늘어지게 하는데 추위도 심하지 않고 열도 심하지 않습니다. 사람을 보기 싫어하는데, 사람을 보면 마음이 두려워하고, 열이 많아지면서 땀이 심하게 납니다. 족소양을 찌릅니다. 족양명의 학질은, 사람으로 하여금 먼저 오싹오싹하게 추워하는데, 오싹오싹 추운 것이 오래 되다가 열이 납니다. 열이 물러가면서 땀이 나며 햇볕과 불 쬐기를 좋아하고, 이를 보면 상쾌해지는 듯합니다. 족양명의 발가락 위와 발등을 찌릅니다. 족태음 (비경)의 학질은, 사람으로 하여금 마음이 즐겁지 않게 하여, 자주 크게 숨을 쉬고, 음식을 먹으려 하지 않고, 자주 추웠다가 열나고,

땀이 납니다. 탈이 이르면 자주 구역질을 하다가 구역질이 그치면 (탈의) 기운이 한풀 꺾이니, 바로 그 때 침놓습니다. 족소음의 학질은, 사람으로 하여금 구역질이 심하게 하며, 자주 추웠다가 열나는데 열이 많고 추위를 덜타고, 문과 창을 닫고 (방구석에) 처박히려 하니, 그 탈이 잘 낫지 않습니다. 족궐음의 학질은 사람으로 하여금 허리가 아프고 아랫배가 그득하게 하고, 오줌이 잘 안 나오는 것이 마치 (느른해지는) 융과 같으나 융은 아닙니다. 오줌이 잦고, 생각에 두렵고 무서운 느낌이 많고, 기운이 모자라고 뱃속이 답답하니, 족궐음에 침놓습니다.

36-2

肺瘧者, 令人心寒, 寒甚熱, 熱間善驚, 如有所見者, 刺手太陰陽明. 心瘧者, 令人煩心甚, 欲得淸水, 反寒多, 不甚熱, 刺手少陰. 肝瘧者, 令人色蒼蒼然太息, 其狀若死者, 刺足厥陰見血. 脾瘧者, 令人寒, 腹中痛, 熱則腸中鳴, 鳴已汗出, 刺足太陰. 腎瘧者, 令人洒洒然, 腰脊痛, 婉轉大便難, 目眴眴然, 手足寒, 刺足太陽少陰. 胃瘧者, 令人且病也, 善飢而不能食, 食而支滿腹大, 刺足陽明太陰橫脈出血.

허파의 학질은 사람으로 하여금 가슴이 서늘하게 하는데, 추위가 심하다가 열나고, 열나는 사이에 자주 놀라며 마치 헛것이 보이는 것이 있는 것 같습니다. 손의 태음과 양명을 찌릅니다. 염통의 학질은 사람으로 하여금 가슴이 번거롭게 하는데, 시원한 물을 마시려고 하나 도리어 추위가 많고 열은 심하지 않습니다. 수소음을 찌릅니다. 간의 학질은 사람으로 하여금 얼굴에 푸른빛이 나타나고, 크게 숨을 몰아쉬게 하는데, 그 모습이 마치 죽은 듯합니다. 족궐음을 찔러서 피를 봅니다. 비장의 학질은 사람으로 하여금 추울 때는 뱃속이 아프다가 열이 날 때는 뱃속에서 꾸륵꾸륵 소리가 나게 하는데, 뱃속에서 소리 나는 것이 그치고서 땀이 납니다. 족태음을 찌릅니다. 콩팥의 학질은 사람으로 하여금 오싹오싹하게 하고, 허리와 등줄기가 아파서 몸을 구부리고 뒹굴고, 똥 누기가 어려우며 눈앞이 어질어질하고 손발이 찹니다. 발의 태양과 소음을 찌릅니다. 밥통의 학질은 사람으로 하여금 또한 탈나게 합니다. 자주 배고파하면서도 잘 먹지 못하고, 음식을 먹고 나서는 가득하고 배가 불룩해집니다. 발의 양명과 태음의 가로(로 맺힌) 낙맥을 찔러서 피를 냅니다.

36-3

瘧發身方熱, 刺趾上動脈, 開其空, 出其血, 立寒, 瘧方欲寒, 刺手陽明太陰, 足陽明太陰. 瘧脈滿大急, 刺背俞, 用中針傍伍胠俞各一, 適肥瘦出其血也. 瘧脈小實急, 灸脛少陰 刺指井. 瘧脈滿大急, 刺背俞, 用伍胠俞背俞各一, 適行至於血也. 瘧脈緩大虛, 便宜用藥, 不宜用鍼, 凡治瘧 先發如食頃, 乃可以治, 過之則失時也, 諸瘧而脈不見, 刺十指間出血, 血去必已, 先視身之赤, 如小豆者 盡取之. 十二瘧者, 其發各不同時, 察其病形, 以知其何脈之病也. 先其發時, 如食頃而刺之, 一刺則衰, 二刺則知, 三刺則已. 不已, 刺舌下兩脈出血, 不已, 刺郄中盛經出血, 又刺項已下挾脊者必已. 舌下兩脈者, 廉泉也.

학질이 발작하여 몸이 바야흐로 열나면, 발등 위 맥 뛰는 곳을 찔러서 그 (혈의) 구멍을 열고 피를 냅니다. 그러면 서늘해집니다. 학질이 바야흐로 추워지려고 하면 수양명과 수태음과 족양명과 족태음을 찌릅니다. 학질의 맥이 가득하고 크고 급하면 등의 유혈을 찌르는데, 중간 크기의 침으로 (겨드랑이 쪽 방광 2선의) 유혈에도 각각 한 번씩 침놓아, 살찌고 마른 것에 맞추어서 피를 냅니다. 학질의 맥이 작고 실하고 급하면, 다리의 소음에 뜸뜨고, 손가락의 정(혈)을 찌릅니다. 학질의 맥이 가득하고 크고 급하면 등의 유(혈)을 찌르는데, (겨드랑이 쪽 방광 2선의) 유(혈과) 등의 유(혈)에 각각 한 번씩 찔러서, 적절하게 (치료)하여 피를 냅니다. 학질의 맥이 느슨하고 크고 허하게 나타나면 곧 마땅히 약을 써야 할 것이요, 침을 쓰면 안 됩니다. 무릇 학질을 다스리는데 발작하기 앞서 밥 한 끼 먹을 때쯤이어야 이에 다스릴 수 있을 것이요, 그 시기를 지나쳐버리면 때를 잃습니다. 뭇 학질을 앓으면서 맥이 드러나지 않으면 10손가락을 찔러서 피를 내는데, 피가 모두 제거되면 반드시 낫습니다. 먼저 몸의 붉기가 팥알 같은 것을 살펴보고 이를 모두 없애야 합니다. 12가지 학질이라는 것은 그 발작함이 각각 때를 같이하지 않으니, 탈의 꼴을 잘 살펴서 그것이 어떤 경맥의 탈인지를 알아야 합니다. (그래서) 발작하는 때에 앞서 한 끼니쯤 먼저 찌릅니다. 1번 찌르면 탈이 한풀 꺾이고, 2번 찌르면 (나아지는 것을) 알고, 3번 찌르면 (탈이) 그칩니다. 낫지 않으면 혓바닥 밑의 두 맥을 찔러서 피를 냅니다. 그래도 낫지 않으면 극중의 드센 경락을 찔러서 피를 내고, 또 뒷덜미 아래 협척을 찌르면 반드시 낫습니다. 혓바닥 아래의 양쪽 맥은 염천(혈)입니다.

36-4

刺瘧者, 必先問其病之所先發者, 先刺之. 先頭痛及重者, 先刺頭上及額兩眉間出血. 先項背痛者 先刺之. 先腰脊痛者 先郄中出血. 先手臂痛者 先刺手少陰陽明十指間. 先足脛酸痛者, 先刺足陽明十指間出血. 風瘧, 瘧發則汗出惡風, 刺三陽經背俞之血者. 痠痛甚, 按之不可, 名曰胕髓病, 以鑱針, 針絕骨出血, 立已. 身體小痛, 刺至陰, 諸陰之井無出血, 間日一刺. 瘧不渴, 間日而作, 刺足太陽, 渴而間日作, 刺足少陽, 濕瘧汗不出, 爲五十九刺.

학질을 찌르는 것은 반드시 먼저 그 탈이 먼저 발작한 바를 물어서 먼저 찌릅니다. 먼저 머리가 아프고 무거운 사람은 먼저 머리 위와 이마 양눈썹 사이 (의 혈)을 찔러서 피를 냅니다. 먼저 목과 등덜미가 아픈 사람은 먼저 목과 등덜미(의 혈)을 찌릅니다. 먼저 허리와 등뼈가 아픈 사람은 먼저 극중을 찔러서 피를 냅니다. 먼저 손과 팔뚝이 아픈 사람은 먼저 수소음, 수양명과 10손가락 사이를 찌릅니다. 먼저 정강이가 시고 아픈 사람은 먼저 족양명과 열 손가락 사이를 찔러서 피를 냅니다. 바람맞은 학질은 학질이 발작하면 땀이 나고 바람을 싫어하니, 족3양경(중 어디가 문제인가 살펴서 경락을 고르고) 등의 유혈 중에서 어혈이 뭉친 곳을 찌릅니다. 정강이가 시고 아픈 것이 심하여 누를 수 없는 것을 일러, (탈이 골수까지 깊어졌다는 뜻의) 부수병(胕髓病)이라고 하는데, 참침으로 절골 (혈)을 찔러 피를 내면 곧 낫습니다. 몸이 조금 아프면 지음(혈)을 찌릅니다. 뭇 음 경락의 정혈은 피를 내지 말고 하루를 걸러서 한 번씩 침을 놓습니다. 학질 에 목이 마르지 않고 하루를 걸러서 발작하면 족태양에 침을 놓고, 목이 마르면 서 하루를 걸러서 발작하면 족소양을 찌르고, 온학에 땀이 나지 않으면 59찌르 기를 합니다.

기궐론편(氣厥論篇) 제37
– 기운이 갑자기 쏠려서 생기는 탈에 대한 말씀

37-1

黃帝問曰: 五臟六腑, 寒熱相移者, 何. 岐伯曰: 腎移寒於肝, 癰腫少氣, 脾移寒於肝, 癰腫筋攣, 肝移寒於心, 狂隔中. 心移寒於肺, 肺消, 肺消者飲一溲二, 死不治. 肺移寒於腎, 爲涌水, 涌水者, 按腹不堅, 水氣客於大腸, 疾行則鳴濯濯, 如囊裏漿水之病也.

황제가 물었다. 5장6부가 추위와 열을 서로 옮기는 것은 어떻습니까?

기백이 대답했다. 콩팥이 추위를 간에 옮기면 악창과 종기가 생기며 기운이 없습니다. 비장이 추위를 간에 옮기면 악창과 종기가 생기며 힘줄이 뒤틀립니다. 간이 추위를 염통으로 옮기면 미친병이 생기며 중초가 막힙니다. 염통이 추위를 허파로 옮기면 허파의 소갈증이 생깁니다. 허파의 소갈은 마시는 것이 하나라면 오줌으로 나가는 것이 둘인지라 죽고 다스릴 수 없습니다. 허파가 추위를 콩팥으로 옮기면 물이 (내려가야 하는데) 솟구칩니다. 물이 솟구치는 탈은 배를 누르면 단단하지 않지만, 물의 기운이 큰창자에 깃들어서, 빨리 걸으면 소리가 출렁출렁 울리는 것이, 마치 주머니에 물을 넣어둔 것 같은 탈입니다.

脾移熱於肝, 則爲驚衄, 肝移熱於心, 則死, 心移熱於肺, 傳爲膈消,
肺移熱於腎, 傳爲柔痓*. 腎移熱於脾, 傳爲虛, 腸澼死, 不可治.

비장이 열을 간에 옮기면 놀라면서 코피가 납니다. 간이 열을 염통에 옮기
면 (거의) 죽습니다. 염통이 열을 허파로 옮기면 격막에 열이 몰려서 답답하여
자꾸 물을 마시는 소갈을 앓습니다. 허파가 열을 콩팥으로 옮기면 뼈가 뻣뻣해
지는 부드러운 풍병을 앓습니다. 콩팥이 열을 비장으로 옮기면 전하여 (창자를
빨래한 듯한) 장벽을 앓으니, 죽고 다스릴 수 없습니다.

胞移熱於膀胱, 則癃溺血. 膀胱移熱於小腸, 膈腸不便, 上爲口糜, 小
腸移熱於大腸, 爲虙瘕, 爲沉. 大腸移熱於胃, 善食而瘦入, 謂之食亦.
胃移熱於膽, 亦曰食亦, 膽移熱於腦, 則辛頞鼻淵, 鼻淵者, 濁涕不下
止也, 傳爲衄衊瞑目, 故得之氣厥也.

아기집이 열을 오줌보에 옮기면 (오줌이 막히는) 융이 되거나 오줌에 피가 섞
여 나옵니다. 오줌보가 열을 작은창자에 옮기면 창자가 막혀서 똥을 누지 못하
여 (열이) 위로 가서 입이 짓무릅니다. 작은창자가 열을 큰창자에 옮기면 뱃속의
적취가 되고 치질이 됩니다. 큰창자가 열을 밥통에 옮기면 잘 먹으면서도 몸이
마르니, 이를 일러 식역이라고 합니다. (운화가 안 되는 것입니다.) 밥통이 열을 쓸
개로 옮기는데, 또한 식역이라고 합니다. 쓸개가 열을 (머릿속의) 골로 옮기면 코
를 맵게 해서 콧물이 굅니다. 콧물이 괸다는 것은 흐린 물이 흘러내려 그치지
않는 것입니다. 옮겨서 코피가 나고 눈이 어두워집니다. 그러므로 기운(이 끝까
지 뻗지 못하는) 궐에서 얻은 것입니다.

---

*   柔痓의 柔는 勁風의 勁과 대비되어 붙은 말이다.

해론편(咳論篇) 제38

– 기침에 대한 말씀

38-1

黃帝問曰: 肺之令人咳, 何也. 岐伯對曰: 五臟六腑皆令人咳, 非獨肺也. 帝曰: 願聞其狀. 岐伯曰: 皮毛者, 肺之合也, 皮毛先受邪氣, 邪氣以從其合也. 其寒飮食入胃, 從肺脈上至於肺, 則肺寒, 肺寒則外內合, 邪因而客之, 則爲肺咳. 五臟各以其時受病, 非其時, 各傳以與之. 人與天地相參, 故五臟各以治時, 感於寒則受病, 微則爲咳, 甚者爲泄爲痛. 乘秋則肺先受邪, 乘春則肝先受之, 乘夏則心先受之, 乘至陰則脾先受之, 乘冬則腎先受之.

황제가 물었다. 허파가 사람으로 하여금 기침을 하게 하는 것은 어찌 된 것입니까?

기백이 대답했다. 5장6부가 모두 사람으로 하여금 기침을 하게 하는 것이요, 오직 허파만은 아닙니다.

황제가 말했다. 그 모습에 대해 듣고 싶습니다.

기백이 말했다. 살갗과 털은 허파와 짝입니다. 살갗과 털이 먼저 몹쓸 기운을 받고, 몹쓸 기운이 그 짝을 좇습니다. 그 찬 음식이 밥통에 들어가서 허파의 맥을 좇아서 올라가 허파에 이르면 허파가 차가워지고, 허파가 차가워지면 밖의 몹쓸 기운과 안의 찬 기운이 서로 맞들어서 몹쓸 기운이 그로 인하여 허파에 깃드니, 곧 허파가 기침하는 탈을 앓습니다. 5장이 각기 (제게 맞는) 그 때로써 탈을 받으니, 그 때가 아니면 각기 (다른 장기에게) 보내어 (그 때에 맞는 장기에게) 줍니다. 사람이 (혼자 탈나는 것이 아니라) 하늘과 땅과 더불어 서로 (생명에) 참여합니다. 그러므로 5장이 각기 (제게 맞는) 때를 다스리다가 추위에 닿으면 탈을 받는데, (병세가) 작으면 기침을 앓고, 심하면 설사를 하거나 아픕니다. (절기가) 가을을 타면 허파가 먼저 몹쓸 기운을 받고, 봄을 타면 간이 먼저 이를 받고, 여름을 타면 염통이 먼저 이를 받고, 지극한 음인 (장마철)을 타면 비장이 먼저 이를 받고, 겨울을 타면 콩팥이 먼저 이를 받습니다.

38-2

帝曰: 何以異之. 岐伯曰: 肺咳之狀, 咳而喘, 息有音, 甚則唾血. 心咳之狀, 咳則心痛, 喉中介介如梗狀, 甚則咽腫 喉痺. 肝咳之狀, 咳則兩脇下痛, 甚則不可以轉, 轉則兩胠下滿. 脾咳之狀, 咳則右脇下痛, 陰陰引肩背, 甚則不可以動, 動則咳劇. 腎咳之狀, 咳則腰背相引而痛, 甚則咳涎.

황제가 말했다. 어떻게 구별합니까?

기백이 말했다. 허파가 기침하는 모습은 기침을 하면서 숨이 가쁘고 숨소리가 나는데, 심하면 피를 뱉습니다. 염통이 기침하는 모습은 기침을 하면 가슴이 아프고, 목구멍이 깔깔한 것이 가시가 걸린 것 같고, 심하면 목구멍이 붓고 저립니다. 간이 기침하는 모습은 양쪽 옆구리 아래가 아프고, 심하면 몸을 돌릴 수 없고, 몸을 돌리면 양쪽 겨드랑이 아래가 가득한 듯합니다. 비장이 기침하는 모습은 오른쪽 옆구리 아래가 아프고, 은근하게 어깨와 등을 잡아당기는데, 심하면 움직일 수 없고, 움직이면 기침이 아주 심해집니다. 콩팥이 기침하는 모습은 허리와 등이 서로 당기면서 아프고, 심하면 기침을 하면서 침을 흘립니다.

帝曰: 六腑之咳, 奈何. 安所受病. 岐伯曰: 五臟之久咳, 乃移於六腑. 脾咳不已, 則胃受之, 胃咳之狀, 咳而嘔, 嘔甚則長蟲出; 肝咳不已, 則膽受之, 膽咳之狀, 咳嘔膽汁; 肺咳不已, 則大腸受之, 大腸咳狀, 咳而遺失; 心咳不已, 則小腸受之, 小腸咳狀, 咳而失氣, 氣與咳俱失; 腎咳

不已,則膀胱受之, 膀胱咳狀, 咳而遺溺; 久咳不已,則三焦受之, 三焦咳狀, 咳而腹滿,不欲食欲. 此皆聚於胃, 關於肺, 使人多涕唾, 而面浮腫氣逆也. 帝曰: 治之奈何. 岐伯曰: 治臟者, 治其俞; 治腑者, 治其合; 浮腫者, 治其經. 帝曰: 善.

황제가 말했다. 6부의 기침은 어떻습니까? 어디에서 탈을 받습니까?

기백이 말했다. 5장의 오래된 기침은 이에 6부로 옮겨갑니다. 비장의 기침이 낫지 않으면 밥통이 받습니다. 밥통이 기침하는 모습은 기침을 하면서 구역질을 하고, 구역질이 심하면 (회충 같은) 긴 벌레가 나옵니다. 간의 기침이 낫지 않으면 쓸개가 받습니다. 쓸개가 기침하는 모습은 기침을 하면서 쓸개즙을 게웁니다. 허파의 기침이 낫지 않으면 큰창자가 받습니다. 큰창자가 기침하는 모습은 기침을 하면서 똥을 지립니다. 염통의 기침이 낫지 않으면 작은창자가 받습니다. 작은창자가 기침하는 모습은 기침을 하면서 방귀를 뀌고, 방귀와 기침이 함께 샙니다. 콩팥의 기침이 낫지 않으면 오줌보가 받습니다. 오줌보가 기침하는 모습은 기침을 하면서 오줌을 지립니다. 기침을 오래도록 하여 낫지 않으면 삼초가 받습니다. 삼초가 기침하는 모습은 기침을 하고 배는 가득하여 먹거나 마시고자 하지 않습니다. 이는 모두 몹쓸 기운이 밥통에서 모여 허파에서 (빗장을 걸어) 잠근 것이니, 사람으로 하여금 콧물과 가래를 많이 나게 하고, 얼굴은 붓게 하고, 기운은 거스르게 합니다.

황제가 말했다. 이를 다스리는 것은 어떻게 합니까?

기백이 말했다. 5장을 다스리는 것은 (양에서 음을 구한다는 원칙에 따라) 그 (등의) 유혈을 다스리고, 6부를 다스리는 것은 합혈을 다스리고, 붓는 것을 다스리는 것은 그 경맥을 다스립니다.

황제가 말했다. 좋습니다.

거통론편(擧痛論篇) 제39
- 여러 가지 아픔에 대한 말씀

39-1

黃帝問曰: 余聞善言天者, 必有驗於人, 善言古者 必有合於今, 善言人
者, 必有厭於已. 如此則道不惑而要數極, 所謂明也. 今余問於夫子,
今言而可知, 視而可見, 捫而可得, 今驗於己, 而發蒙解惑, 可得而聞
乎. 岐伯再拜稽首曰: 何道之問也.

황제가 물었다. 내가 듣건대 하늘에 대해 자주 말하는 사람은 반드시 사람
한테서 겪은 것이 있고, 옛것에 대해 자주 말하는 사람은 반드시 (옛것이) 지금
에 딱 맞는 것이 있고, 남에 대해 자주 말하는 사람은 반드시 자기한테서 깨달
음이 있기 때문입니다. 이와 같으면 (자연과 삶의) 이치가 의혹되지 않고, 중요한
것의 가짓수가 끝까지 가서 (오히려 단순해지)니, 이른바 밝음(明)이라고 합니다.
지금 내가 스승님께 여쭙건대, 이제 (진단법에서) 말하여 알 수 있고, 보아서 볼
수 있고, 문질러서 얻을 수 있는 것에 대해 물어서, 나한테서 (직접) 겪어보고,
어리석음을 깨치고 의혹을 풀고자 하니, 들을 수 있겠습니까?

기백이 거듭 절하고 머리를 조아리며 말했다. 어떤 이치를 묻습니까?

39-2

帝曰: 願聞人之五臟卒痛, 何氣使然. 岐伯對曰: 經脈流行不止 環周不
休, 寒氣入經而稽遲 泣而不行, 客於脈外則血少 客於脈中則氣不通,
故卒然而痛. 帝曰: 其痛或卒然而止者, 或痛甚不休者, 或痛甚不可按
者, 或按之而痛止者, 或按之無益者, 或喘動應手者, 或心與背相引而
痛者, 或脇肋與少腹相引而痛者, 或腹痛引陰股者, 或痛宿昔而成積

者, 或卒然痛死不知人, 有少間復生者, 或痛而嘔者, 或腹痛而後泄者, 或痛而閉不通者, 凡此諸痛 各不同形, 別之奈何. 岐伯曰: 寒氣客於脈外 則脈寒, 脈寒則縮踡, 縮踡則脈絀急, 則外引小絡. 故卒然而痛. 得炅則痛立止, 因重中於寒 則痛久矣. 寒氣客於經脈之中, 與炅氣相薄 則脈滿, 滿則痛而不可按也. 寒氣稽留炅氣從上 則脈充大而血氣亂, 故痛甚不可按也. 寒氣客於腸胃之間, 膜原之下, 血不得散, 小絡急引 故痛, 按之則血氣散, 故按之痛止. 寒氣客於挾脊之脈深按之不能及, 故按之無益也. 寒氣客於沖脈, 沖脈起於關元 隨腹直上, 寒氣客則脈不通, 脈不通則氣因之, 故喘氣應手矣. 寒氣客於背俞之脈, 則脈泣, 脈泣則血虛, 血虛則痛, 其俞注於心, 故相引而痛. 按之則熱氣至, 熱氣至則痛止矣. 寒氣客於厥陰之脈 厥陰之脈者, 絡陰器, 繫於肝, 寒氣客於脈中, 則血泣脈急, 故脇肋與少腹相引痛矣. 厥氣客於陰股 寒氣上及少腹, 血泣在下相引, 故腹痛引陰股. 寒氣客於小腸, 膜原之間, 絡血之中, 血泣不得注入大經, 血氣稽留不得行, 故宿昔而成積矣. 寒氣客於五臟 厥逆上泄, 陰氣竭 陽氣未入. 故卒然痛死不知人, 氣復反則生矣. 寒氣客於腸胃, 厥逆上出, 故痛而嘔也. 寒氣客於小腸, 小腸不得成聚, 故後泄腹痛矣. 熱氣留於小腸, 腸中痛, 癉熱焦渴, 則堅乾不得出, 故痛而閉不通矣.

황제가 말했다. 바라건대, 사람의 5장이 갑자기 아픈 것은 어떤 기운이 그렇게 하는 것입니까?

기백이 대답했다. 경맥의 흐름은 그치지 않아서 (몸속을) 두루 돎이 쉬지 않는데, 찬 기운이 경맥으로 들어가면 (기운과 피의) 흐름이 더디다가, 엉겨서 흐르지 않으니, (찬 기운이) 맥의 바깥에 깃들면 피가 적어지고, 맥 속에 깃들면 기운이 통하지 않습니다. 그러므로 갑자기 아픕니다.

황제가 말했다. 그 아픔이 혹은 갑자기 아팠다가 곧 그치는 것, 혹은 아픔이 심한데 쉼없는 것, 혹 아픔이 심하여 누를 수 없는 것, 혹 이를 누르면 아픔이 멎는 것, 혹 누르면 (아픔이) 더하지는 않은 것, 혹 헐떡거리는 움직임이 손에 응하는 것, 혹 가슴이 등과 서로 당기면서 아픈 것, 혹은 갈비뼈가 아랫배와 더불어 서로 당기면서 아픈 것, 혹은 배가 아프면서 사타구니를 당기는 것, 혹 아픔이 오래되고 묵어서 적을 이루는 것, 혹은 갑자기 아파서 죽은 듯이 사람을 알아보지 못하다가 잠시 후에 다시 깨어나는 것이 있으며, 혹은 아프면서 구역질하는 것, 혹은 배가 아프면서 설사를 하는 것, 혹 아프면서 막혀 (똥오줌이) 뚫리지 않는 것, 무릇 이 여러 가지 아픔이 각기 모습이 같지 않으니, 이를 (원인 별로) 가르는 것은 어떻게 합니까?

기백이 말했다. 찬 기운이 맥의 바깥에 깃들면 맥이 차고, 맥이 추워지면 당겨서 오그라들고, 당겨서 오그라들면 맥이 굽어서 급해지고, 굽어서 급해지면 밖으로 작은 낙맥을 당깁니다. 그러므로 갑자기 아픕니다. 열기를 얻으면 아픔이 곧 그치지만, (어떤 원인으로) 거듭 추위를 맞으면 아픔이 오래갑니다. 찬 기운이 경맥 속에 깃들어 열기와 더불어 서로 부딪치면 맥이 가득하고, 맥이 가득하면 아파서 누를 수 없습니다. 찬 기운이 머물러서 열기가 쫓아 올라가면 맥이 차고 커서 피와 기운이 어지러워지니, 그러므로 아픔이 심해서 누를 수가 없습니다. 찬 기운이 창자와 밥통의 사이(인 아랫배)와 모원(인 윗배)의 아래에 깃들어서 피가 흩어지지 못하면 작은 낙맥이 급해져서 당깁니다. 그러므로 아픔이 나타나는데, 누르면 피와 기운이 흩어지니, 그러므로 누르면 아픈 것이 멈춥니다. 찬 기운이 등뼈를 끼고 흐르는 맥(화타가 찾아낸 협척혈)에 깃들면 깊이 눌러도 미치지 못합니다. 그러므로 눌러도 더하지 않습니다. 찬 기운이 충맥에 깃들면 충맥은 관원(혈)에서 일어나서 배를 따라 곧장 올라가니, 찬 기운이 깃들면 맥이 통하지 않고, 맥이 통하지 않으면 (피가 따르지 않아) 기운이 그것을 (통하게 하려고 홀로) 무릅씁니다. 그러므로 헐떡거리는 것이 손에 호응합니다. 찬 기운이 등 쪽의 유혈을 따라가는 맥에 깃들면 맥이 엉기고, 맥이 엉기면 피가 허해지고, 피가 허해지면 아픈데, 그 유(혈을 따라가는 경락)이 염통으로 기운을 흐르게 되는 까닭에, 서로 당기면서 아픕니다. 이를 누르면 열기가 이르고, 열기가 이르면 아픔이 그칩니다. 찬 기운이 궐음 맥에 깃들면 궐음 맥은 불두덩에 닿아있고 간에 매였으니, 찬 기운이 궐음맥의 속에 깃들면 피가 엉기고 맥이 급해지는 까닭에 옆구리가 아랫배와 서로 당기면서 아픕니다. (끝까지 뻗지 못하다가 갑자기 쏠리는) 궐의 기운이 사타구니에 깃들면 찬 기운이 위로 아랫배까지 미치고, 피가 엉긴 채 아래에 있어서 서로 당깁니다. 그러므로 배가 아프면서 사타구니를 당깁니다. 찬 기운이 작은창자에 깃들면 모원의 사이와 낙맥의 속에 피가 엉겨 큰 경맥으로 들어가지 못합니다. 피와 기운이 머물러서 가지 못하는 까닭에 오래되면 적을 이룹니다. 찬 기운이 5장에 깃들어서 (기운이) 거슬러서 위로 새면 음의 기운이 다하고 양의 기운이 들어가지 못합니다. 그러므로 갑자기 아프고 죽은 것처럼 사람을 알아보지 못하다가 기운이 다시 돌아오면 깨어납니다. 찬 기운이 창자와 밥통에 깃들면 거스르고 치밀어서 위로 나옵니다. 그러므로 아프면서 구역질을 합니다. 찬 기운이 작은창자에 깃들면 작은창자가 이루어 모으지를 못합니다. 그러므로 설사를 하면서 배가 아픕니다. 열이 작은창자에 깃들면 창자 속이 아프고 후끈후끈 열이 나서 속이 타고, 목이 마르면 똥이 단단해지고 창자의 벽이 말라 나오지 못합니다. 그러므로 아프면서 창자가 막혀 통하지 않습니다.

황제가 말했다. (이것이) 이른바 (환자가) 말해서 알 수 있다는 것입니다.

39-3

帝曰: 所謂言而可知者也. 視而可見, 奈何. 岐伯曰: 五臟六腑固盡有部, 視其五色, 黃赤爲熱, 白爲寒, 靑黑爲痛, 此所謂視而可見者也.
帝曰: 捫而可得, 奈何. 岐伯曰: 視其主病之脈, 堅而血及陷下者, 皆可捫而得也.

황제가 말했다. 보아서 볼 수 있다는 것은 무엇입니까?

기백이 말했다. 5장6부가 본래(固) (얼굴에) 다 드러나는 부분이 있으니, 그 5가지 낯빛을 봅니다. (낯빛이) 노랑이나 빨강이면 열로 여기고, 하양이면 찬 것으로 여기고, 파랑이나 검정이면 아픔으로 여깁니다. 이것이 이른바 (낯빛을) 보아서 (증상을) 볼 수 있다는 것입니다.

황제가 말했다. 짚어서 찾아낼 수 있다는 것은 무엇입니까?

기백이 말했다. 그 탈을 주관하는 맥을 보아서, 단단한 것, 어혈 진 것, 꺼진 것을 모두 짚어서 찾아낼 수 있습니다.

39-4

帝曰: 善. 余知百病生於氣也, 怒則氣上, 喜則氣緩, 悲則氣消, 恐則氣下, 寒則氣收, 炅則氣泄, 驚則氣亂, 勞則氣耗, 思則氣結, 九氣不同, 何病之生. 岐伯曰: 怒則氣逆, 甚則嘔血及飧泄, 故氣上矣. 喜則氣和志達, 榮衛通利, 故氣緩矣; 悲則心系急, 肺布葉擧, 而上焦不通, 榮衛不散, 熱氣在中, 故氣消矣; 恐則精却, 却則上焦閉, 閉則氣還, 還則下焦脹, 故氣不行矣; 寒則腠理閉, 氣不行, 故氣收矣; 炅則腠理開, 榮衛通, 汗大泄, 故氣泄; 驚則心無所衣, 神無所歸, 慮無所定, 故氣亂矣; 勞則喘息汗出, 外內皆越 故氣耗矣; 思則心有所存, 神有所歸, 正氣留而不行, 故氣結矣.

황제가 말했다. 좋습니다. 나는 온갖 탈이 기운에서 생긴다는 것을 알았습니다. 성나면 기운이 치솟고, 기쁘면 기운이 늘어지고, 슬프면 기운이 사그라지고, 두려우면 기운이 가라앉고, 추우면 기운이 거두어지고, 더우면 기운이 새나가고, 놀라면 기운이 어지러워지고, 수고로우면 기운이 사그라지고, 생각이 깊으면 기운이 뭉쳐서, 9가지 기운이 같지 않으니, 어떤 탈이 생깁니까?

기백이 말했다. 성나면 기운이 거슬러 오르고 심하면 피를 게우고 내쏟기까지도 할 수 있으니, 그러므로 기운이 오릅니다. 기쁘면 기운이 (치우침 없이) 고르고 '먹은 뜻' (志)이 (막힘없이) 뚫려 영(혈)과 위(기)의 흐름이 이롭습니다. 그러므로 기운이 늘어집니다. 슬프면 가슴 언저리가 급해지고, 허파의 속잎(肺葉)이 추켜져 상초의 기운이 통하지 않고 영(혈)과 위(기)가 흩어지지 않아서 열기가 가운데 쌓입니다. 그러므로 기운이 사그라집니다. 두려우면 불거름(의 기운)이 물러가고, 불거름이 물러가면 상초가 닫히고, 상초가 닫히면 기운이 되돌아오고, 기운이 되돌아오면 하초가 불룩해지니, 그러므로 기운이 (내려가고 올라)가지 못합니다. 추우면 살결이 막혀 기운이 가지 않으니, 그러므로 기운이 거두어집니다. 더우면 살결이 열리고 영(혈)과 위(기)가 통하여 땀이 크게 나니, 그러므로 기운이 샙니다. 놀라면 마음이 기댈 바가 없으며 얼이 돌아갈 바가 없고 생각(慮)이 자리 잡을 바가 없습니다. 그러므로 기운이 어지러워집니다. 수고로우면 헐떡거리며 숨을 쉬고 땀이 나서 밖과 안으로 기운이 모두 넘쳐납니다. 그러므로 기운이 사그라집니다. 골똘하면(思) 마음이 두는 바가 있으며 얼이 돌아갈 바가 있어서 올바른 기운이 머물러 가지 않습니다. 그러므로 기운이 맺힙니다.

복중론편(腹中論篇) 제40
– 뱃속에서 말미암는 탈에 대한 말씀

40-1

黃帝問日: 有病心腹滿, 旦食則不能暮食, 此爲何病. 岐伯對日: 名爲鼓脹. 帝日: 治之奈何. 岐伯日: 治之以鷄失醴, 一劑知, 二劑已. 帝日: 其時有復發者, 何也. 岐伯日: 此飮食不節, 故時有病也. 雖然其病且已, 時故當病氣聚於腹也.

황제가 물었다. 어떤 탈이 가슴과 배가 가득하여 아침에 먹으면 저녁에 먹을 수 없으니 이것이 무슨 탈입니까?

기백이 대답했다. 이름이 (배가 북처럼 부르다는 뜻의) 고창입니다.

황제가 말했다. 이를 다스리는 것은 어떻게 합니까?

기백이 말했다. 계시례*라는 약으로 다스리니, 1첩에 (차도를) 알고 2첩에

(탈이) 그칩니다.

황제가 말했다. 그 때때로 다시 탈나는 것은 어째서 그렇습니까?

기백이 말했다. 이것은 음식을 절제하지 아니해서 그렇습니다. 그러므로 때때로 탈이 생깁니다. 비록 그 탈이 잠시 나은 것 같으나, 때로 옛것이 탈의 기운을 뱃속에 모읍니다.

帝曰: 有病胸脇支滿者, 妨於食, 病至則先聞腥臊臭, 出淸液, 先唾血, 四支淸, 目眩, 時時前後血, 病名爲何? 何以得之. 岐伯曰: 病名血枯. 此得之年少時, 有所大脫血, 若醉入房, 中氣竭, 肝傷, 故月事衰少不來也. 帝曰: 治之奈何. 復以何術. 岐伯曰: 以四烏鰂骨一藘茹, 二物倂合之, 丸以雀卵, 大小如豆, 以五丸爲後飯, 飮以鮑魚汁, 利腸中及傷肝也.

황제가 말했다. 어떤 탈이 가슴과 옆구리를 치받으면서 그득한데, 먹는 것을 꺼려하고, 탈이 이르면 먼저 코에서 비리고 누린 냄새가 나고, 맑은 콧물을 흘리고, 먼저 피를 뱉고 팔다리가 싸늘하고, 눈앞이 캄캄해지고, 때때로 똥오줌에 피가 섞여 나옵니다. 탈의 이름이 무엇이며 어떻게 얻은 것입니까?

기백이 말했다. 탈의 이름이 혈고인데, 피가 메말랐다는 뜻입니다. 이것은 나이 어릴 때에 크게 피를 흘렸거나, 혹은 술 취한 채로 계집과 얼러서 기운이 바닥나고 간이 다쳐서 얻은 것입니다. 이 때문에 여자는 달거리가 시들하여 적거나 아예 오지 않습니다.

황제가 말했다. 이를 다스리는 건 어떻습니까?

기백이 말했다. 4푼의 갑오징어 뼈와 1푼의 꼭두서니를 가지고 두 약재를 합쳐서 참새알처럼 환을 만들되, 크기를 팥 만하게 하고 5알을 식후에 절인 물고기로 먹어서 뱃속과 다친 간을 이롭게 합니다.

---

*　　　 矢는 屎과 같은 말. 닭똥의 흰자위를 말려서 볶은 것.

帝曰: 病有少腹盛, 上下左右皆有根, 此爲何病. 可治不. 岐伯曰: 病
名曰伏梁. 帝曰: 伏梁何因而得之. 岐伯曰: 裏大膿血, 居腸胃之外,
不可治. 治之, 每切按之, 致死. 帝曰: 何以然. 岐伯曰: 此下則因陰,
必下膿血, 上則迫胃脘生鬲, 俠胃脘內癰, 此久病也, 難治. 居臍上爲
逆, 居臍下爲從, 勿動亟奪, 論在刺法中. 帝曰: 人有身體髀股 皆腫,
環臍而痛, 是爲何病. 岐伯曰: 病名伏梁, 此風根也. 其氣溢於大腸而
著於肓, 肓之原在臍下, 故環臍而痛也. 不可動之, 動之爲水溺濇之病.

황제가 말했다. 아랫배가 드세고 상하좌우에 모두 뿌리가 있는 탈이 있으
니, 이것이 무슨 탈입니까? 다스릴 수 없습니까?

기백이 말했다. 탈의 이름을 복량(이라 하는데, 마치 대들보처럼 뱃속에 길게 딱딱
한 것이 있다는 뜻)입니다.

황제가 말했다. 복량은 어떤 원인으로 이를 얻게 됩니까?

기백이 말했다. 뱃속의 큰 피고름이 창자와 밥통의 밖에 자리 잡았으니 다
스릴 수 없습니다. 이를 다스리는데 매번 깊이 눌러서 죽음에 이르게 합니다.

황제가 말했다. 어찌해서 그렇습니까?

기백이 말했다. 이것이 내려가면 (2)음(인 생식기와 똥구멍)으로 인하여 반드시
피고름을 흘리고, 올라가면 위완을 찍어 눌러서 가슴의 격막으로 나오고, 위완
을 끼고 안에 악창이 생깁니다. 이것은 오래된 탈이니, 잘 낫지 않습니다. 배꼽
보다 위에 자리하면 거스름이 되고, 배꼽보다 아래에 있으면 따름이 되니, (함부
로 이를) 움직이게 해서 (몹쓸 기운을) 빼앗으려 하지 말라는 말씀(論)이 침놓는 법
에 있습니다.

황제가 말했다. 사람이 몸 중에서 넓적다리, 넓적다리 끝, 정강이가 다 부으
면서 배꼽 주위가 아픈 것이 있는데, 이것이 무슨 탈입니까?

기백이 말했다. 탈의 이름이 복량이니, 이것은 바람이 뿌리입니다. 그 기운
이 큰창자에서 넘쳐서 명치에 달라붙으니 명치의 근원이 배꼽의 아래에 있기
때문에 배꼽 둘레가 아픈 것입니다. 이를 움직일 수 없으니, 이를 움직이면 오

줌이 잘 나오지 않는 탈이 됩니다.

帝曰: 夫子數言熱中消中, 不可服高梁芳草石藥, 石藥發瘨, 芳草發狂. 夫熱中消中者, 皆富貴人也, 今禁高梁, 是不合其心, 禁芳草石藥, 是病不愈, 願聞其說. 岐伯曰: 夫芳草之氣美, 石藥之氣悍. 二者其氣急疾堅勁, 故非緩心和人, 不可以服此二者. 帝曰: 不可以服此二者, 何以然. 岐伯曰: 夫熱氣慓悍, 藥氣亦然, 二者相遇, 恐內傷脾. 脾者土也. 而惡木, 服此藥者, 至甲乙日更論.

황제가 말했다. 스승께서 자주 말씀하시기를, (많이 마시고 자주 누는) 열중과 (많이 먹고 자주 누는) 소중(소갈: 당뇨)에는 기름진 음식이나 값비싼 약초, 돌가루 약을 먹을 수 없으니, 돌가루 약은 지랄을 일으키고 값비싼 약은 미친 것을 일으킨다고 자주 말씀하셨습니다. 무릇 소갈에 걸린 사람은 모두 부유하고 지위 높은 사람입니다. 이제 기름진 음식을 금지하면 이에 그 마음에 들지 않고, 값비싼 약이나 돌가루 약을 금지하면 이에 탈이 낫지 않으니, 바라건대 그에 대한 설명을 듣고 싶습니다.

기백이 말했다. 무릇 값비싼 약의 기운은 입에 달고 돌가루 약의 기운은 사납습니다. 두 가지가 그 기운이 급하고 사나우며 단단하고 굳센 까닭에 마음이 느긋하고 골고루 고른 사람이 아니면 이 2가지를 먹을 수 없습니다.

황제가 말했다. 이 2가지를 먹을 수 없는 것은 어째서 그렇습니까?

기백이 말했다. 무릇 열기가 사나운데 약의 기운이 또한 그러하니, 2가지가 서로 만나면 안으로 비장을 다칠까 두렵기 때문입니다. 비장은 (5행 상) 토라서 목의 기운을 싫어합니다. 이 약을 먹는 것에 대해서는 갑과 을의 날에 이르러서 다시 이야기해야 할 것입니다

帝曰: 善. 有病膺腫頸痛胸滿腹脹, 此爲何病. 何以得之. 岐伯曰: 名厥逆. 帝曰: 治之奈何. 岐伯曰: 灸之則瘖, 石之則狂, 須其氣幷, 乃可

治也. 帝曰: 何以然. 岐伯曰: 陰氣重上, 有餘於上, 灸之則陽氣入陰, 入則瘖, 石之則陽氣虛, 虛則狂, 須其氣并而治之, 可使全也. 帝曰: 善. 何以知懷子之且生也. 岐伯曰: 身有病而無邪脈也. 帝曰: 病熱而有所痛者, 何也.. 岐伯曰: 病熱者, 陽脈也, 以三陽之動也, 人迎一盛少陽, 二盛太陽, 三盛陽明, 入陰也, 夫陽入於陰, 故病在頭與腹, 乃䐜而頭痛也. 帝曰: 善.

황제가 말했다. 좋습니다. 어떤 탈이 위 가슴이 붓고, 목이 아프고, 가슴이 그득하고, 배가 부릅니다. 이것이 무슨 탈이며 어떻게 얻은 것입니까?

기백이 말했다. 이름이 (치밀고 거스르는) 궐역입니다.

황제가 말했다. 이를 다스리는 것은 어떻습니까?

기백이 말했다. 뜸을 뜨면 말을 못하고 침을 놓으면 미치니, 그 기운이 (양이든 음이든 어느 한쪽으로 완전히) 아울러(져서 탈이 분명해)지기를 기다려서 이를 다스릴 수 있습니다.

황제가 말했다. 어째서 그렇습니까?

기백이 말했다. 양의 기운이 거듭 올라 위에서 남아도니, 뜸을 뜨면 양의 기운이 음으로 들어가고, 들어가면 말을 하지 못하며, 침을 놓으면 양의 기운이 허해지고, 허해지면 미치니, 그 기운이 (양이든 음이든 어느 한쪽으로 완전히) 아울러(져서 탈이 분명해)지기를 기다려서 이를 다스려야 온전하게 할 수 있습니다.

황제가 말했다. 좋습니다. 어떻게 아이를 밴 것으로 또한 살 것임을 압니까?

기백이 말했다. 몸에 탈이 있으나 몹쓸 맥이 없습니다.

황제가 말했다. 탈이 열이 나면서 아픈 곳이 있는 것은 무슨 탈입니까?

기백이 말했다. 탈이 열이 나는 것은 양의 맥이어서, 3양이 움직임에 (따릅니다.) 인영이 1곱절 드세면 소양이고, 2곱절 드세면 태양이고, 3곱절 드세면 양명입니다. (그리고 그 다음으로는) 음으로 들어갑니다. 무릇 양의 기운이 음으로 들어가는 까닭에 탈이 머리와 배에 있고, 이에 배가 부어오르고 머리가 아픕니다.

황제가 말했다. 좋습니다.

자요통론편(刺腰痛論篇) 제41
– 허리 아픔의 증상과 치료법에 대한 말씀

41-1

足太陽脈, 令人腰痛, 引項脊尻背如重狀; 刺其郄中太陽正經出血, 春無見血. 少陽令人腰痛, 如以針刺其皮中, 循循然不可以俛仰, 不可以顧; 刺少陽成骨之端出血, 成骨在膝外廉之骨獨起者, 夏無出血. 陽明令人腰痛, 不可以顧, 顧如有見者, 善悲. 刺陽明於 前三痏, 上下和之出血, 秋無見血. 足少陰令人腰痛, 痛引脊內廉; 刺少陰於內踝上二痏, 春無見血, 出血太多, 不可復也. 厥陰之脈, 令人腰痛, 腰中如張弓弩弦; 刺厥陰之脈, 在腨踵魚腹之外, 循之累累然, 乃刺, 其病令人善言, 默默然不慧, 刺之三痏.

족태양 맥은 사람으로 하여금 허리가 아프게 하는데, 목과 등뼈와 꽁무니와 등을 당기는 것이 마치 무거운 짐을 진 것과 같습니다. 그 극중인 태양의 정경 (위중 혈)을 찔러서 피를 내는데, 봄에는 피를 보이지 않아야 합니다. 소양은 사람으로 하여금 허리를 아프게 하는데, 침으로 살갗 속을 찌르는 것 같고, 느릿느릿하여 구부렸다 폈다를 할 수 없고, 돌아보지도 못합니다. 소양 성골의 끝 (인 양릉천)을 찔러서 피를 내는데, 성골은 모름지기 바깥쪽 뼈가 홀로 솟은 것이니, 여름에는 피를 보이지 않아야 합니다. 양명은 사람으로 하여금 허리를 아프게 하는데, 돌아볼 수 없고, 돌아보면 (허깨비처럼) 보이는 것이 있는 것 같아 자주 슬퍼합니다. 정강이 앞에 있는 양명(경의 족삼리)을 3번 찌르는데 3차례 하고, 상(렴)과 하(렴)을 골라서 피를 내는데, 가을에는 피를 보이지 않아야 합니다. 족소음은 사람으로 하여금 허리를 아프게 하는데, 등뼈의 안쪽을 당깁니다. 안쪽 복사뼈 위에 있는 족소음(의 복류)를 2차례 찌르는데, 봄에는 피를 보이지 않아야 하니, 나온 피가 너무 많으면 돌이킬 수 없습니다. 궐음의 맥은 사람으로 하여금 허리를 아프게 하는데, 허리 속이 마치 활을 얹고 쇠뇌에 시위를 거는 것과 같습니다. 궐음의 맥을 찌르는데, 장딴지와 발뒤꿈치 사이 물고기 배처럼 통통한 곳의 바깥에 있어서 이를 만져보면 (구슬이 꿰인 듯) 쌓인 듯하니, 이에 그곳(여구)을 찌릅니다. 그 탈은 사람으로 하여금 말을 잘 하게 하는데, (막상 물어보면) 입을 다물어서 똑똑해 보이지 않습니다. 3차례 찌릅니다.

解脈令人腰痛, 痛引肩, 目疏疏然 時遺溲; 刺解脈在膝筋肉分間, 郄外廉之橫脈出血, 血變而止. 解脈令人腰痛如引帶, 常如折腰狀, 善恐, 刺解脈在郄中, 結絡如黍米, 刺之血射 以黑見赤血而已.

해맥은 사람으로 하여금 허리를 아프게 하는데, 아픔이 어깨를 당기고 눈이 어두워지고, 때로 오줌을 지립니다. 해맥을 찌르는데, 무릎의 힘줄과 살이 갈라지는 사이에 있어서, 극(인 위중 혈)의 바깥에 가로로 뻗은 (낙)맥에서 피를 냅니다. (푸른 기운이 도는) 피가 (붉게) 변하면 그칩니다. 해맥은 사람으로 하여금 허리를 아프게 하는데, 마치 허리띠를 당겨(서 조이는) 것 같고, 늘 허리를 꺾는 것 같은 상태이고, 자주 두려워합니다. 해맥을 찌르는데 극중에 맺힌 낙맥이 기장쌀(의 크기)와 같은데 이를 찌르면 마치 활을 쏘(듯이 검은 피가 나오)니, 붉은 피가 보이면 그칩니다.

同陰之脈令人腰痛, 痛如小錘居其中 怫然腫; 刺同陰之脈, 在外踝上絕骨之端 爲三痏. 陽維之脈令人腰痛, 痛上怫然腫; 刺陽維之脈, 脈與太陽合端, 下間去也一尺所; 衡絡之脈令人腰痛. 不可以俛仰 仰則恐仆. 得之擧重傷腰, 衡絡絕, 惡血歸之; 刺之在郄陽筋之間 上郄數寸, 衡居爲二痏出血.

동음의 맥은 사람으로 하여금 허리를 아프게 하는데, 아픔이 마치 작은 추가 허리 속에 있는 것 같고 불끈 붓습니다. 동음의 맥을 찌르는데, 바깥 복사뼈 위 절골의 끝(인 양보 혈)을 3차례 찌릅니다. 형락의 맥이 허리를 아프게 하는데, 아픈 위가 불끈 붓습니다. 양유의 맥을 찌르는데, 그 맥은 태양맥과 더불어 끝을 딱 맞추는데, 밑(인 땅)과 벌어진 거리가 1자(인 승산 혈)쯤이 됩니다. 형락의 맥은 사람으로 하여금 허리를 아프게 하는데, 구부렸다 젖혔다를 할 수 없고, 젖히면 엎어질까 두려워합니다. 이를 얻은 것은 무거운 물건을 들다가 허리를 다쳐서 형락이 끊어지고 몹쓸 피가 쏠린 것입니다. 이를 찌르는 것은 (부)극과 (위)양 힘줄의 사이, 극에서 몇 치 올라간 곳(은문 혈 근처)에 있습니다. 형락(을 다스리는 것)은 2차례 (찔러서) 피를 냅니다.

會陰之脈令人腰痛, 痛上漯漯然汗出, 汗乾令人欲飮, 飮已欲走; 刺直腸之脈上三痏, 在蹻上郄下五寸橫居, 視其盛者出血. 飛陽之脈令人腰痛, 痛上漯漯然, 甚則悲以恐; 刺飛陽之脈, 在內踝上五寸 少陽之前與陰維之會. 昌陽之脈令人腰痛, 痛引膺, 目 甚則反折, 舌卷不能言; 刺內筋爲二痏, 在內踝上大筋前太陰後, 上踝二寸所. 散脈令人腰痛而熱, 熱甚生煩, 腰下如有橫木居其中, 甚則遺溲. 刺散脈在膝前骨肉分間, 絡外廉, 束脈爲三痏. 肉裏之脈令人腰痛, 不可以咳, 咳則筋縮急; 刺肉裏之脈爲二痏, 在太陽之外, 少陽絕骨之後.

회음의 맥은 사람으로 하여금 허리를 아프게 하는데, 아픈 곳의 위가 물이 줄줄 새듯이 땀나고, 땀이 마르면 사람으로 하여금 마시고 싶게 하고, 마시고 나면 달리고 싶게 합니다. 직양(곧은 태양맥)의 맥 위를 찌르되 3차례 하는데, (양)교(맥인 신맥 혈)의 위이자 극(인 위중의) 아래 5치 되는 부분에서 가로(로 뻗은 낙맥)을 살펴서 그 드센 것을 보고 피를 냅니다. 비양의 맥은 사람으로 하여금 허리를 아프게 하는데, 아픈 곳 위가 불끈거리고, 심하면 슬퍼서 두려워합니다. 비양의 맥을 찌르는데, 안쪽 복사뼈 위 2치 쯤(복류)에 소양의 앞이 음유와 만나는 곳(축빈 혈 근처)에 있습니다. 창양의 맥은 사람으로 하여금 허리를 아프게 하는데, 아픔이 가슴을 당기고, 눈이 어둡고 흐리멍덩하고, 심하면 몸이 꺾이고,

혀가 말려서 말을 하지 못합니다. 안쪽 힘줄을 찌르되 2차례 하는데, 안쪽 복사
뼈 위 큰 힘줄 앞과 태음 뒤(인 복류)에 있습니다. 산맥은 사람으로 하여금 허리
가 아프고 열나게 하는데, 열이 심하면 (가슴에) 번거로움이 생기고, 허리 아래
가 마치 가로누운 나무가 그 속에 있는 것 같고, 심하면 오줌을 지립니다. 산맥
을 찌르는데, 무릎 앞 뼈와 힘줄이 갈라지는 사이에 있고, 바깥 섶으로 가지쳐
가는 속맥(인 지기 혈)을 3차례 합니다. 육리의 맥은 사람으로 하여금 허리를 아
프게 하는데, 기침을 하지 못하고, 기침을 하면 힘줄이 오그라들고 당겨집니다.
육리의 맥을 찌르되 3차례 하는데, 태양의 밖(이자) 소양(인) 절골의 뒤에 있(는
양보나 부양 혈입)니다.*

41-2

腰痛挾脊而痛至頭, 几几然, 目 然僵仆; 刺足太陽郄中出血; 腰痛上
寒, 刺足太陽陽明; 上熱刺足厥陰; 不可以俛仰 刺足少陽; 中熱而喘,
刺足少陰; 刺郄中出血, 腰痛上寒不可顧, 刺足陽明; 上熱刺足太陰,
中熱而喘, 刺足少陰. 大便難, 刺足少陰, 少腹滿, 刺足厥陰. 如折不
可以俛仰, 不可擧, 刺足太陽, 引脊內廉, 刺足少陰. 腰痛引少腹, 控,
不可以仰, 刺腰尻交者, 兩髁胛上, 以月生死爲痏數, 發針立已, 左取
右 右取左.

허리 아픈 것이 등뼈를 끼고 올라가서 아픔이 머리에 이르러 (목과 머리가) 우
뚝 솟은 듯하고, 눈이 어두컴컴해져서 엎어지려고 하면 족태양의 극중을 찔러
서 피를 냅니다. 허리 아픈 곳의 위가 서늘해지면 태양 양명을 찌르고, 열나면
족궐음을 찌르고, 구부렸다 폈다를 못하면 족소양을 찌르고, 속이 뜨겁고 기침

을 하면 족소음을 찌르고 극중을 찔러서 피를 냅니다. 허리 아픈 곳의 위가 서늘한데 돌아보지 못하면 족양명을 찌르고, 위가 뜨거우면 족태음을 찌르고, 속이 뜨겁고 기침을 하면 족소음을 찌르고, 똥 누기 어려우면 족소음을 찌르고, 아랫배가 가득하면 족궐음을 찌르고, 마치 꺾인 것 같아 구부렸다 폈다를 못하면 족태양을 찌르고, 등뼈의 안쪽을 당기면 족소음을 찌릅니다. 허리가 아프면서 아랫배를 당기고, 허구리를 당겨서 (몸을) 치켜들지 못하면 허리와 꽁무니가 겹치는 곳(인 8료혈)을 찌르는데, (8료혈은 양쪽 넓적다리의 살이 도톰한 부분 위이고), 달이 차고 기우는 날짜를 찌르는 숫자로 삼습니다. (이렇게 하여) 침을 (뽑으면 탈이) 그치는데, 왼쪽(이 아픈 사람)은 오른쪽을 (다스릴 자리로) 고르고, 오른쪽(이 아픈 사람)은 왼쪽을 고릅니다.

풍론편(風論篇) 제42
- 여러 가지 바람에 대한 말씀

42-1

黃帝問曰: 風之傷人也, 或爲寒熱, 或爲熱中, 或爲寒中, 或爲癘風, 或爲偏枯, 或爲風也; 其病各異, 其名不同, 或內至五臟六腑, 不知其解, 願聞其說. 岐伯對曰: 風氣藏在皮膚之間, 內不得通, 外不得泄; 風者 善行而數變, 腠理開 則洒然寒, 閉則熱而悶. 其寒也則衰食飮, 其熱也則消肌肉, 故使人怢慄而不能食, 名曰寒熱. 風氣與陽明入胃, 循脈而上至目內眥, 其人肥則風氣不得外泄, 則爲熱中而目黃; 人瘦則外泄而寒, 則爲寒中而泣出. 風氣與太陽俱人, 行諸脈俞, 散於分肉之間, 與衛氣相干, 其道不利, 故使肌肉憤 而有瘍. 衛氣有所凝而不行, 故其肉有不仁也. 癘者, 有榮氣熱胕, 其氣不淸, 故使其鼻柱壞而色敗,

皮膚瘍潰. 風寒客於脈而不去, 名曰癘風, 或名曰寒熱.

황제가 물었다. 바람이 사람을 다치게 하는데, 어떤 이는 한열이 되기도 하고, 어떤 이는 열중이 되기도 하고, 어떤 이는 한중이 되기도 하고, 어떤 이는 (염병 같은) 바람이 되기도 하고, 어떤 이는 (한쪽이 마비되는) 편고가 되기도 하고, 어떤 이는 바람이 되기도 합니다. 그 탈이 각기 다르고, 그 이름도 같지 않는데, 어떤 이는 안으로 5장6부에 이르기도 합니다. 그 푸는 방법을 알지 못하니, 바라건대 그에 대한 설명을 듣고 싶습니다.

기백이 대답했다. (처음) 바람의 기운은 살갗의 사이에 숨어있어서 밖으로 통하지 못하고 밖으로 새지도 못합니다. 바람은 자주 돌아다니고 자주 바뀌니, 살결이 열리면 서늘하게 춥고, 살결이 닫히면 열나면서 가슴이 번거롭습니다. 그것이 추우면 먹고 마시는 것이 시들해지고, 그것이 열나면 살이 사그라집니다. 그러므로 사람으로 하여금 (부들부들) 떨고 먹을 수 없게 하니, 이를 일러 (추위와 열이 오락가락하는) 한열이라고 합니다. 바람의 기운이 양명과 더불어 밥통으로 들어오면 맥을 따라 위로 눈 안쪽 모서리에 이르는데, 살찐 사람이면 바람의 기운이 밖으로 새나가지 못하여 곧 속이 뜨거워지면서 눈이 누렇게 되고, 마른 사람이면 (바람의 기운이) 밖으로 새나가서 차가워지니 곧 속이 차가워지면서 눈물이 나옵니다. 바람의 기운이 태양과 더불어 사람에게 들어오면, 모든 맥의 유(혈)을 돌아다니다가 나뉜 살들의 틈으로 흩어지는데, 위기와 서로 간섭하여 (위기가 돌아다니는) 길이 이롭지 못합니다. 그러므로 살로 하여금 부어오르게 하고 헐게 하며, 위기가 엉기는 바가 있어 흐르지 못하게 합니다. 그러므로 그 살이 (마비된 듯) 느낌이 없게 됩니다. 염병이란 것은 (흐르지 못한) 영기가 살갗을 뜨겁게 하여 그 기운이 맑지 못한 것입니다. 그러므로 그 콧날로 하여금 (문둥병처럼) 문드러지게 하고, 낯빛이 어그러지게 하여 살갗이 곪습니다. 바람과 추위가 맥에 깃들어서 물러가지 않으므로 이를 일러 염병 같은 바람이라고 하고, 또는 한열이라고도 합니다.

以春甲乙傷於風者爲肝風; 以夏丙丁傷於風者爲心風; 以季夏戊己傷
於邪者爲脾風; 以秋庚辛中於邪者爲肺風; 以冬壬癸中於邪者爲腎風;
風中五臟六腑之兪, 亦爲臟腑之風, 各入其門戶, 所中則爲偏風. 風氣
循風府而上, 則爲腦風; 風入系頭, 則爲目風眼寒; 飮酒中風, 則爲漏
風; 入房汗出中風, 則爲內風; 新沐中風, 則爲首風; 久風入中, 則爲
腸風殆泄; 外在腠理, 則爲泄風. 故風者百病之長也, 至其變化, 乃爲
他病也, 無常方, 然致有風氣也.

봄철 갑과 을에 바람에게 다치면 간 바람이 되고, 여름철 병과 정에 바람에
게 다치면 염통 바람이 되고, 장마철 무와 기에 몹쓸 기운에게 다치면 비장 바
람이 되고, 가을철 경과 신에 몹쓸 기운에 맞으면 허파 바람이 되고, 겨울철 임
과 계에 몹쓸 기운에게 맞으면 콩팥 바람이 됩니다. 바람이 5장6부의 유혈에 맞
으면 또한 장부의 바람이 되고, 각기 그 문으로 들어가 얻어맞으면 (반신불수인)
반쪽 바람이 됩니다. 바람의 기운이 풍부를 따라서 올라가면 골 바람이 됩니다.
바람이 들어가서 머리에 이어지면 눈 바람이 되어 눈알이 차갑습니다. 술 마시
고 바람을 맞으면 (땀이 줄줄 흐르는) 새는 바람이 됩니다. 계집의 방에 들어 땀을
흘리고 바람을 맞으면 맞은바람(中風)이 됩니다. 새로 머리를 감고 바람을 맞으
면 머리 바람이 됩니다. (살갗에서) 오래 묵은 바람이 속으로 들면 창자 바람이
되어 설사를 합니다. 밖으로 살결에 있으면 (땀이 줄줄) 새는 바람이 됩니다. 그
러므로 바람이라는 것은 온갖 탈의 우두머리입니다. 그것이 변화함에 이르러서
는 다른 탈이 되는데, 일정한 처방이 없습니다. 그러나 (거기에) 이르기에는 바
람의 기운이 있던 (까닭입)니다.

42-2

帝曰: 五臟風之形狀不同者, 何. 願聞其診, 及其病能. 岐伯曰: 肺風
之狀, 多汗惡風, 色皏然白, 時咳短氣, 晝日則差, 暮則甚, 診在眉上,
其色白; 心風之狀, 多汗惡風, 焦絕善怒嚇, 赤色, 病甚則言不可快,

診在口, 其色赤; 肝風之狀, 多汗惡風, 善悲, 色微蒼, 嗌乾善怒, 時憎
女子, 診在目下, 其色靑; 脾風之狀, 多汗惡風, 身體怠墮, 四支不欲
動, 色薄微黃, 不嗜食, 診在鼻上, 其色黃; 腎風之狀, 多汗惡風, 面厖
然浮腫, 脊痛不能正立, 其色炱, 隱曲不利, 診在肌上, 其色黑. 胃風
之狀, 頸多汗 惡風, 食飮不下, 膈塞不通, 腹善脹, 失衣則 脹, 食寒則
泄, 診形瘦而腹大; 首風之狀, 頭面多汗 惡風, 當先風一日則病甚, 頭
痛不可以出內, 至其風日則病少愈; 漏風之狀, 或多汗, 常不可單衣,
食則汗出, 甚則身汗, 喘息惡風, 衣常濡, 口乾善渴, 不能勞事; 泄風
之狀, 多汗, 汗出泄衣上, 口中乾上漬, 其風不能勞事, 身體盡痛則寒.
帝曰善.

황제가 말했다. 5장(에 나타나는) 바람의 꼴이 같지 않은 것은 어찌 된 것입니
까? 바라건대 그것을 진단하는 것과 그 탈의 모습에 대해 듣고 싶습니다.

기백이 말했다. 허파 바람의 모습은, 땀이 많고 바람을 싫어하고, 낯빛이 희
고, 때로 기침하고 때로 숨이 짧고, 낮에는 차도가 있다가 저물면 심해집니다.
진단하는 것은 눈썹 위에 있는데 그 빛깔이 흽니다. 염통 바람의 모습은, 땀이
많고, 바람을 싫어하고, 입이 타고 자주 성내고 남을 윽박지르고, 낯빛이 붉고,
탈이 심해지면 말이 시원시원하지 않습니다. 진단하는 것은 입에 있으니, 그
(혀의) 빛깔이 붉습니다. 간 바람의 모습은, 땀이 많고, 바람을 싫어하고, 잘 슬
퍼하고, 낯빛이 약간 푸르고, 목구멍이 마르고, 잘 성내고, 때로 계집을 싫어합
니다. 진단하는 곳은 눈 아래에 있는데, 그 빛깔이 푸릅니다. 비장 바람의 모습
은, 땀이 많고, 바람을 싫어하고, 몸이 늘어지고 축 처지고, 팔다리를 움직이고
싶지 않으려 하고, 빛깔이 조금 노르스름하고, 먹기를 좋아하지 않습니다. 진단
하는 곳은 코 위(인 콧등)에 있는데, 그 빛깔이 노랗습니다. 콩팥 바람은 땀이 많
고, 바람을 싫어하고, 얼굴이 불룩하게 붓고, 등뼈가 아파서 바로 설 수 없고,
낯빛이 그을음처럼 검고 사타구니(인 똥오줌)이 이롭지 않습니다. 진단하는 곳은
살(이 있는 턱) 위인데, 빛깔이 검습니다. 밥통 바람의 모습은, 목에 땀을 많이 흘

리고, 바람을 싫어하고, 먹은 것이 내려가지 않고, 횡격막 부위가 막히고 뚫리지 않아서 배가 자주 불룩하고, 옷을 입지 않으면 부어오르고, 찬 것을 먹으면 설사합니다. 진단하는 것은 몸집이 마르고 배가 커지는가 하는 것입니다. 머리바람의 모습은, 머리와 얼굴에 땀을 많이 흘리고, 바람을 싫어하고, 바람을 맞기 하루 전에 탈이 더 심해지는데, 머리가 아파서 집안을 못 나가다가, 그 바람이 이르는 날이면 탈이 더 낫습니다. 새는 바람의 모습은, 땀이 많아서 늘 홑옷을 입을 수 없고, 먹으면 땀이 나고, 심하면 온몸이 땀으로 흥건하고, 기침하며 숨쉬고, 바람을 싫어하고, 옷이 늘 젖고, 입이 자주 마르고, 힘든 일을 하지 못합니다. 쏟는 바람의 모습은, 땀을 많이 흘리고, 땀이 옷 위로 스미고, 입안이 마르고, 위(상반신)가 젖고, 힘든 일을 할 수 없고, 몸이 아프기를 다하면 차가워집니다.

황제가 말했다. 좋습니다.

비론편(痺論篇) 제43
- 여러 가지 비증에 대한 말씀

43-1

黃帝問曰: 痺之安生. 岐伯對曰: 風寒濕三氣雜至, 合而爲痺也. 其風氣勝者爲行痺, 寒氣勝者爲痛痺, 濕氣勝者爲著痺也. 帝曰: 其有五者何也. 岐伯曰: 以冬遇此者爲骨痺, 以春遇此者爲筋痺, 以夏遇此者爲脈痺, 以至陰遇此著爲筋痺, 以秋遇此者爲皮痺. 帝曰: 內舍五臟六腑, 何氣使然. 岐伯曰, 五臟皆有合, 病久而不去者, 內舍於其合也, 故骨痺不已, 復感於邪, 內會於腎; 筋痺不已, 復感於邪, 內會於肝; 脈痺不已, 復感於邪, 內會於心; 肌痺不已 復感於邪, 內舍於脾; 皮痺不

已, 復感於邪, 內舍於肺. 所謂痺者, 各以其時重感於風寒濕之氣也.

황제가 물었다. (기운이 닫히고 막혀서 저린) 비증은 어떻게 생깁니까?

기백이 대답했다. 바람과 추위와 축축함 3기운이 섞여 이르러서 (한 덩어리로) 뭉치면 비증이 됩니다. 그 바람의 기운이 이기는 것은 (여기저기 옮겨 다니는) 행비가 되고, 추운 기운이 이기는 것은 (아프고 저린) 통비가 되고, 축축한 기운이 이기는 것은 (한 곳에 달라붙은) 착비(著痺)가 됩니다.

황제가 말했다. 그 (탈)에는 5가지가 있다고 하는데, 어떤 것입니까?

기백이 말했다. 이를 겨울에 만나면 (뼈가 저린) 골비가 됩니다. 이를 봄에 만나면 (힘줄이 저린) 근비가 됩니다. 이를 여름에 만나면 (맥이 저린) 맥비가 됩니다. 이를 장마철에 만나면 (살이 저린) 기비가 됩니다. 이를 가을에 만나면 (살갗이 저린) 피비가 됩니다.

황제가 말했다. 5장6부 속에 깃드는 것은 어떤 기운이 그렇게 하는 것입니까?

기백이 말했다. 5장에는 모두 짝이 있는데, 탈이 오래 묵었는데도 없애지 않으면 (몹쓸 기운이) 안으로 그 짝하는 것에 깃듭니다. 그러므로 골비가 낫지 않았는데, 몹쓸 기운에 닿으면 안으로 콩팥에 깃듭니다. 근비가 낫지 않았는데, 몹쓸 기운에 닿으면 안으로 간에 깃듭니다. 맥비가 낫지 않았는데, 몹쓸 기운에 닿으면 안으로 염통에 깃듭니다. 피비가 낫지 않았는데, 몹쓸 기운에 닿으면 안으로 허파에 깃듭니다. 이른바 비증이라는 것은, 그 철에 바람 추위 축축한 기운에 거듭 닿은 것입니다.

43-2

凡痺之客五臟者, 肺痺者, 煩滿喘而嘔; 心痺者, 脈不通, 煩則心下鼓, 暴上氣而喘, 嗌乾善噫, 厥氣上則恐. 肝痺者, 夜臥則驚, 多飲數小便, 上爲引如懷; 腎痺者, 善脹, 尻以代踵, 脊以代頭, 脾痺者, 四支解墮, 發咳嘔汁, 上爲大塞; 腸痺者, 數飲而出不得, 中氣喘爭, 時發飧泄; 胞痺者, 少腹膀胱按之內痛, 若沃以湯, 澁於小便, 上爲清涕.

무릇 비증이 5장에 깃드는 것은 (다음과 같습니다.) 허파의 비증은 가슴이 번거롭고, 기침하면서 숨쉬고, 게웁니다. 염통의 비증은 통하지 않고, (가슴이) 번거로우면 명치가 쿵쾅거리고, 갑자기 기운이 솟구치면서 기침이 나고, 목구멍이 마르고 트림을 잘하고, 뻗치는 기운이 올라가면 두려워합니다. 간의 비증은 밤에 누우면 놀라고, 많이 막고, 오줌을 조금 누고, (불두덩) 위가 임신한 듯이 당기고, 팔다리가 풀려서 늘어집니다. 콩팥의 비증은 자주 붓고, 꽁무니가 발꿈치를 대신하(여 앉았다가 일어나지 못하)고, 등뼈가 머리를 대신하(여 고개를 숙였다가 들지 못)합니다. 비장의 비증은 자주 팔다리가 풀려서 늘어지고, 기침을 터뜨리며 쓴물을 게우고 상초가 크게 막힙니다. 창자의 비증은 자주 마시지만 이를 내보내지 못하고, (창자) 속의 기운이 헐떡거리듯이 다투고, 때로 설사를 합니다. 애기집의 비증은 아랫배와 오줌보를 누르면 안으로 아파오고, 마치 뜨거운 물로 끼얹는 것 같고, 오줌 눌 때는 껄끄럽고, 위로 (코에서)는 맑은 물이 나옵니다.

43-3

陰氣者, 靜則神藏, 躁則消亡, 飮食自倍, 腸胃乃傷. 淫氣喘息, 痺聚在肺; 淫氣憂思, 痺聚在心; 淫氣遺溺, 痺聚在腎; 淫氣乏竭, 痺聚在肝; 淫氣肌絕, 痺聚在脾, 諸痺不已, 亦益內也. 其風氣勝者, 其人易已也. 帝曰: 痺其時有死者, 或疼久者, 或易已者, 其何故也. 岐伯曰: 其入臟者死, 其留連筋骨間者疼久, 其留皮膚間者易已.

음의 기운이라는 것은, 고요하면 얼이 갈무리되고, 시끄러우면 사그라져 망하니, 먹는 것이 저절로 곱절로 늘어서 창자와 밥통이 이에 다칩니다. 어지러운 기운이 헐떡거림은 비증이 허파에 모여 있는 것입니다. 어지러운 기운이 걱정 근심하게 하는 것은 비증이 염통에 모여 있는 것입니다. 어지러운 기운이 (오줌을) 지리게 하는 것은 비증이 콩팥에 모여 있는 것입니다. 어지러운 기운이 (힘을) 바닥나게 하는 것은 비장의 기운이 간에 모여 있는 것입니다. 어지러운 기운이 살의 기운을 끊어 (살이 쪼글쪼글하게) 하는 것은 비증이 비장에 모여 있는 것입니다. 여러 비증이 그치지 않으면 또한 안으로 더 (발전)하는데, 그 바람의 기운이 이긴 것은 낫기가 쉽습니다.

황제가 말했다. 비증에는 때로 죽는 사람이 있고, 또는 아픔이 오래가는 사람이 있고, 또는 쉽게 그치는 사람이 있는데, 어떤 까닭입니까?

기백이 말했다. 그것이 (5)장에 들어가면 죽고, 그것이 심줄과 뼈 사이에 머물러 이어지면 아픔이 오래 가고, 그것이 살갗 사이에 머무르면 쉽게 그칩니다.

43-4

帝曰: 其客於六腑者, 何也. 岐伯曰: 此亦其食飲居處, 爲其病本也. 六腑亦各有俞, 風寒濕氣中其俞, 而食飲應之, 循俞而入, 各舍其腑也. 帝曰: 以鍼治之, 奈何. 岐伯曰: 五臟有俞, 六腑有合, 循脈之分, 各有所發, 各隨其過則病瘳也.

황제가 말했다. 그것이 6부에 깃들면 어떻습니까?

기백이 말했다. 이 또한 먹고 마시는 것과 사는 곳이 그 탈의 뿌리입니다. 6부 또한 각기 유(혈)이 있어서 바람과 추위와 축축함의 기운이 그 유(혈)을 맞추고, 먹고 마시는 것이 이에 호응하면 유(혈)을 따라 들어가서 그 (6)부에 둥지 틉니다.

황제가 말했다. 침으로 이를 다스리는 것은 어떻습니까?

기백이 말했다. 5장에는 유(혈)이 있고, 6부에는 합(혈)이 있으니, 맥이 나뉨을 따르되 각기 (탈이) 나타나는 바가 있으니, 각기 그 허물을 따라서 (다스리면) 탈이 낫습니다.

43-5

帝曰: 榮衛之氣, 亦令人痺乎. 岐伯曰: 榮者, 水穀之精氣也. 和調於五臟, 灑陳於六腑, 乃能入於脈也; 故循脈上下, 貫五臟, 絡六腑也.

衛者, 水穀之悍氣也. 其氣慓疾滑利, 不能入於脈也; 故循皮膚之中, 分肉之間, 熏於肓膜, 散於胸腹. 逆其氣則病, 從其氣則癒, 不與風寒濕氣合. 故不爲痺. 帝曰: 善. 痺或痛, 或不仁, 或寒, 或熱, 或燥, 或濕, 其故何也. 岐伯曰: 痛者寒氣多也. 有寒故痛也. 其不痛不仁者, 病久入深, 榮衛之行濇, 經絡時踈, 故不痛, 皮膚不營 故爲不仁. 其寒者, 陽氣少 陰氣多, 與病相益, 故寒也. 其熱者, 陽氣多, 陰氣少, 病氣勝, 陽遭陰, 故爲痺熱. 其多汗而濡者, 此其逢濕甚也. 陽氣少, 陰氣盛, 兩氣相盛, 故汗出而濡也. 帝曰: 夫痺之爲病, 不痛何也. 岐伯曰, 痺在於骨則重, 在於脈則血凝而不流, 在於筋則屈不伸, 在於肉則不仁, 在於皮則寒. 故具此五者, 則不痛也. 凡痺之類, 逢寒則蟲, 逢熱則縱. 帝曰: 善.

황제가 말했다. 영위의 기운 또한 사람으로 하여금 비증을 앓게 합니까?

기백이 말했다. (이바지라는 뜻의) 영(榮)이라는 것은 물과 곡식에서 걸러진 찰진(精) 기운입니다. 5장을 조화롭게 하고, 6부에 뿌려 펼치니, 이에 맥으로 들어갈 수 있습니다. 그러므로 맥을 따라 오르내리고, 5장을 꿰고, 6부까지 이어집니다. (지킴이라는 뜻의) 위(衛)라는 것은 물과 곡식(의 기운) 중에서 날랜 기운입니다. 그러므로 그 기운이 사납고 빠르며 매끄럽고 날카로워서 맥에 들어갈 수 없습니다. 그러므로 살갗의 속과 나뉜 살들의 틈을 따라 돌며 살과 장기 사이에 있는 얇은 막으로 스며들고 가슴과 배에서 흩어집니다. 그 기운을 거스르면 탈나고 그 기운을 따르면 낫습니다. (위기는) 바람과 추위와 축축함과 더불지 않습니다. 그러므로 비증이 되지 않습니다.

황제가 말했다. 좋습니다. 비증은, 어떤 사람은 아프고, 어떤 사람은 아프지 않고, 어떤 사람은 마비증세가 있고, 어떤 사람은 춥기도 하고, 어떤 사람은 열나기도 하고, 어떤 사람은 마르기도 하고, 어떤 사람은 축축하기도 한데, 어떤 까닭입니까?

기백이 말했다. 아픈 것은 찬 기운이 많은 것입니다. 찬 기운이 많은 까닭에 아픕니다. 아프지는 않으나 마비되는 것은 탈이 오래 되어 깊이 들어가서 영(혈)과 위(기)가 흐르는 것이 막히지만 경락이 때로 트이므로 아프지 않은 것이고, 살갗이 영양을 받지 못하므로 마비되는 것입니다. 추운 사람은, 양의 기운이 적고 음의 기운이 많은데, 탈과 더불어 서로 더해지므로 추운 것입니다. 열나는 사람은 양의 기운이 많고 음의 기운이 적은데, 탈의 기운이 이겨서 양이 음을 만나는 까닭에 비증이 열나는 것입니다. 땀이 많아서 흠뻑 젖는 것, 이것은 그 축축한 기운이 심한 것입니다. 양의 기운이 적고 음의 기운이 드세서 (음과 탈) 두 기운이 서로 드센 까닭에 땀이 나와서 흠뻑 적시는 것입니다.

황제가 말했다. 무릇 비의 됨됨이가 아프지 않은 것은 어떤 까닭입니까?

기백이 말했다. 비증이 뼈에 있으면 몸이 무겁고, 맥에 있으면 피가 뭉쳐서 흐르지 않고, 힘줄에 있으면 구부렸다 펴지 못하고, 살에 있으면 마비되며, 살갗에 있으면 찹니다. 그러므로 이 5가지를 갖춘 것이면 아프지 않습니다. 무릇 비증의 무리는 찬 기운을 만나면 벌레 닿(은 듯이 바짝 졸)고, 뜨거운 기운을 만나면 (엿가락처럼) 늘어집니다.

황제가 말했다. 좋습니다.

위론편(痿論篇) 제44
- 여러 가지 위증에 대한 말씀

44-1

黃帝問曰: 五臟使人痿, 何也. 岐伯對曰: 肺主身之皮毛, 心主身之血脈, 肝主身之筋膜, 脾主身之肌 肉腎主身之骨髓. 故肺熱葉焦, 則皮毛虛弱, 急薄, 著則生痿躄也; 心氣熱, 則下脈厥而上, 上則下脈虛, 虛則生脈痿, 樞析挈, 脛縱而不任地也; 肝氣熱則膽泄口苦, 筋膜乾, 筋

膜乾則筋急而攣, 發爲筋痿; 脾氣熱, 則胃乾而渴, 肌肉不仁, 發爲肉痿; 腎氣熱, 則腰脊不擧, 骨枯而髓減, 發爲骨痿.

황제가 물었다. 5장이 사람으로 하여금 (팔다리가 힘없이 움츠러들어 제대로 들지도 못하는) 위증이 생기게 하는 것은 어떻습니까?

기백이 대답했다. 허파는 몸의 살갗을 주관하고, 염통은 몸의 피와 맥을 주관하고, 간은 사람의 힘줄과 막을 주관하고, 비장은 몸의 살을 주관하고, 콩팥은 몸의 뼈와 골수를 주관합니다. 그러므로 허파가 열나서 허파 속이 타들어 가면 살갗과 털이 허약해지고 급박해지는데, (이 열이 허파에 오래) 붙으면 (마침내 팔다리가 오그라들어 앉은뱅이가 되는) 위건이 생깁니다. 염통의 기운이 열나면 아래의 맥이 뻗쳐서 올라가고, 올라가면 아래의 맥이 허해지고, 허해지면 맥이 오그라드는 맥위가 생겨서, (팔다리의) 마디가 꺾여서 (안으로) 당겨지고, 정강이가 늘어져서 (밟아서 버텨야 할) 땅을 (제대로) 맡지 못합니다. 간의 기운이 열나면 쓸개즙이 넘쳐서 입이 쓰고, 힘줄과 막이 마르고, 힘줄과 막이 마르면 힘줄이 급해져서 당겨지고, (그런 증상이) 피면 (힘줄이 오그라드는) 근위가 됩니다. 비장의 기운이 열나면 밥통이 말라서 목마르고, 살이 마비되고, (그런 증상이) 피면 (살이 오그라드는) 육위가 됩니다. 콩팥의 기운이 열나면 허리와 등을 들어올리지 못하고, 뼈가 마르고, 골수가 줄어드니, (그런 증상이) 피면 (뼈가 오그라드는) 골위가 됩니다.

44-2

帝曰: 何以得之. 岐伯曰: 肺者, 臟之長也, 爲心之蓋也; 有所失亡, 所求不得, 則發肺鳴. 鳴則肺熱葉焦. 故曰, 五臟因肺熱葉焦, 發爲痿躄, 此之謂也, 悲哀太甚則胞絡絕, 胞絡絕則陽氣內動, 發則心下崩數溲血也. 故本病曰, 大經空虛, 發爲肌痺, 傳爲脈痿. 思想無窮, 所願不得, 意淫於外, 入房太甚, 宗筋弛縱, 發爲筋痿, 及爲白淫. 故下經曰: 筋痿者, 生於肝, 使內也. 有漸於濕, 以水爲事, 若有所留, 居處相濕, 肌肉濡漬, 痺而不仁, 發爲肉痿. 故下經曰: 肉痿者, 得之濕地也. 有所

遠行勞倦, 逢大熱而渴, 渴則陽氣內伐, 內伐則熱合於腎, 腎者水臟也. 今水不勝火, 則骨枯而髓虛. 故足不任身, 發爲骨痿. 故下經曰: 骨痿者, 生於大熱也. 帝曰: 何以別之. 岐伯曰: 肺熱者色白而毛敗, 心熱者色赤而絡脈溢, 肝熱者色蒼而爪枯, 脾熱者色黃而肉蠕動 腎熱者色黑而齒槁.

황제가 말했다. 어떻게 이를 얻는 것입니까?

기백이 말했다. 허파는 (5)장의 우두머리입니다. 염통의 덮개가 됩니다. 잃어버린 것이 있거나 구하다 못 얻은 것이 있으면 허파가 우는 증상이 나타나고, (허파가) 울면 허파가 열나면서 속이 탑니다. 그러므로 5장이 허파가 열나서 속이 타면 (그것이) 피어 위건이 된다고 했는데, 이것을 이른 것입니다. 슬픔이 너무 커서 포락이 끊어지고, 포락이 끊어지면 양의 기운이 안에서 고동치고, (그 탈이) 피면 염통이 아래로 무너져서 자주 피를 내리쏟습니다. 그러므로 「본병편」에 이르기를, 큰 경이 비고 허해져서 (탈이) 나면 기비가 되고, 그것이 (다른 것으로) 옮아가서 맥위가 된다고 했습니다. 골똘함(思)이 끝이 없고, 원하는 것을 이루지 못하고, 새긴 뜻(意)이 (안에서 고요한 것이 아니라) 밖으로 (나돌아서) 어지럽고, 계집과 어르는 것이 너무 심하면 큰 힘줄들이 늘어지니, (탈로) 피면 근위가 되고, (여자의 대하나 남자의 정액 같은) 흰것이 (넘쳐 기운이) 어지럽게 되기에 이릅니다. 그러므로 「하경」에 이르기를, 근위는 간에서 생기는데, 아내와 어르는 것(에서 온다)고 했습니다. 축축한 것에 담가 적심이 있고, 물을 일삼거나, 만약 머물러 사는 곳이 축축한 곳이라면 살이 (물기에) 담가 적셔지면 비증이 생기거나 마비가 생기니, (이것이 탈로) 피어 (살이 오그라드는) 육위가 됩니다. 그러므로 「하경」에 이르기를, 육위는 축축한 땅에서 이를 얻는다고 하였습니다. 먼 길을 다녀서 수고롭고 지쳤고, 큰 더위를 만나면 목마르고, 목 마르면 양의 기운이 안으로 쳐들어오고, 쳐들어오면 열이 콩팥에 몰려들게 됩니다. 콩팥은 물의 장기입니다. 이제 물이 불을 이기지 못하면 뼈가 마르고 골수가 텅 빕니다. 그러므로 발이 몸을 떠맡지 못하니, (이것이 탈로) 피어 골위가 됩니다. 그러므로 「하경」에 이르기를, 골위는 큰 열에서 생긴다고 했습니다.

황제가 말했다. 이를 어떻게 가릅니까?

기백이 말했다. 허파가 열나면 낯빛이 희고 털이 어그러집니다. 염통이 열나면 낯빛이 붉어지고 낙맥이 넘칩니다. 간이 열나면 낯빛이 푸르고 손발톱이 마릅니다. 비장이 열나면 낯빛이 노래지고 살이 벌레가 꿈틀거리는 듯 파르르 움직입니다. 콩팥이 열나면 낯빛이 검고 이빨이 마릅니다.

44-3

帝曰: 如夫子言可矣, 論言治痿者, 獨取陽明, 何也. 岐伯曰: 陽明者, 五臟六腑之海, 主潤宗筋, 宗筋主束骨而利機關也; 衝脈者, 經脈之海也. 主滲灌溪谷, 與陽明合於宗筋, 陰陽總宗筋之會, 合於氣街, 而陽明爲之長, 皆屬於帶脈, 而絡於督脈. 故陽明虛, 則宗筋縱, 帶脈不引, 故足痿不用也. 帝曰: 治之奈何. 岐伯曰: 各補其滎而通其俞, 調其虛實, 和其逆順, 筋脈骨肉, 各以其時受月, 則病已矣. 帝曰: 善.

황제가 말했다. 스승님의 말씀이 옳습니다. 「논」에 이르기를, 위증을 다스리는 것은 홀로 양명을 고른다고 했는데, 어찌 된 것입니까?

기백이 말했다. 양명이라는 것은 5장6부의 바다인데, 큰 힘줄을 적셔주는 일을 주관합니다. 큰 힘줄들은 뼈를 묶어주는 일을 주관하여 여러 기관을 이롭게 합니다. 충맥이라는 것은 경맥의 바다입니다. (뼈와 살의) 골짜기에 물을 대서 적시는데, 양명과 더불어 힘줄에서 만납니다. 음(인 충맥)과 양(인 양명)이 큰 힘줄들이 모이는 곳을 모두 (주관)해서 기가에서 모이는데, 양명이 그들의 우두머리가 되어, 모두 대맥에 묶이었다가, 독맥으로 이어집니다. 그러므로 양명이 허하면 큰 힘줄들이 늘어지고, 대맥이 당겨지지 않은 까닭에, 발이 오그라들어 쓰지 못합니다.

황제가 말했다. 이것을 다스리는 것은 어떻게 합니까?

기백이 말했다. 각기 영(혈)을 보태주고, 유(혈)을 뚫어주고, 그 허와 실을 조절하고, 거스름과 따름을 조화롭게 하고, 힘줄과 맥과 뼈와 살이 각기 그 때(에 맞는 기운을) 받는 달에 (다스리면) 탈이 그칩니다.

궐론편(厥論篇) 제45
- 여러 가지 궐증에 대한 말씀

45-1

黃帝問曰：厥之寒熱者, 何也. 岐伯對曰：陽氣衰於下則爲寒厥, 陰氣衰於下則爲熱厥. 帝曰：熱厥之爲熱也. 必起於足下者何也. 岐伯曰：陽氣起於足五指之表, 陰脈者, 集於足下而聚於足心, 故陽氣勝則足下熱也. 帝曰：寒厥之爲寒也, 必從五指而上於膝者, 何也. 岐伯曰：陰氣起於足五指之裏, 集於膝下而聚於膝上. 故陰氣勝, 則從五趾至膝上寒, 其寒也, 不從外, 皆從內也.

황제가 물었다. (기운이 갑자기 쏠리는) 궐의 추위와 열이라는 것은 어떤 것입니까?

기백이 답했다. 양의 기운이 아래에서 풀죽으면 한궐이 되고, 음의 기운이 아래에서 풀죽으면 열궐이 됩니다.

황제가 말했다. 열궐이 열이 되는 것은 반드시 발바닥에서 생기는 것은 어떤 까닭입니까?

기백이 말했다. 양의 기운은 발가락의 겉에서 일어나고, 음의 맥은 발바닥에 모여서 발의 오목한 곳으로 몰립니다. 그러므로 양의 기운이 이기면 발바닥이 열납니다.

황제가 말했다. 한궐이 차가워지는 데는 반드시 5발가락을 따라서 무릎으로 올라가는 것은 어떤 까닭입니까?

기백이 말했다. 음의 기운은 5발가락의 속에서 일어나고, 무릎 아래에 모여서 무릎 위로 몰립니다. 그러므로 음의 기운이 이기면 5발가락으로부터 무릎 위에 이르기까지 차가와지는 것입니다. 그 차가운 것은 바깥을 따르지 않고, 모두 안을 따릅니다.

帝曰: 寒厥何失而然也. 岐伯曰: 前陰者, 宗筋之所聚, 太陰陽明之所合也. 春夏, 則陽氣多而陰氣少, 秋冬, 則陰氣盛而陽氣衰. 此人者質壯, 以秋冬奪於所用, 下氣上爭, 不能復, 精氣溢下, 邪氣因從之而上也; 氣因於中, 陽氣衰, 不能滲營其經絡, 陽氣日損, 陰氣獨在, 故手足爲之寒也. 帝曰: 熱厥何如而然也. 岐伯曰: 酒入於胃, 則絡脈滿而經脈虛; 脾主爲胃行其津液者也. 陰氣虛, 則陽氣入, 陽氣入, 則胃不和, 胃不和, 則精氣竭, 精氣竭, 則不營其四肢也. 此人必數醉若飽以入房, 氣聚於脾中不得散, 酒氣與穀氣相薄, 熱盛於中, 故熱遍於身, 內熱而溺赤也. 夫酒氣盛而慓悍, 腎氣有衰, 陽氣獨勝, 故手足爲之熱也.

황제가 말했다. 한궐은 무엇을 잃어버려서 그렇게 되는 것입니까?

기백이 말했다. 자지란 큰 힘줄이 모이는 곳이고, 태음과 양명이 만나는 곳입니다. 봄 여름에는 양의 기운이 많고 음의 기운이 적으며, 가을 겨울에는 음의 기운이 드세고 양의 기운이 풀죽습니다. 이것이 사람이란 (타고난) 바탕이 튼튼한데, 가을 겨울에 (힘을) 쓰는 바에 (기운을) 빼앗겨 아래의 기운이 위로 올라가서 (상초의 기운과) 싸우니, 불거름의 기운이 아래로 새나가서, 몹쓸 기운이 이를 따라서 올라가는 것입니다. (올라가던) 기운이 (상초와 하초의 사이인) 복판에서 묶이면 양의 기운이 풀죽어서 그 경락을 적시고 영양을 줄 수 없으니, 양의 기운은 날로 줄어들고 음의 기운은 홀로 남습니다. 그러므로 손발이 차갑게 됩니다.

황제가 말했다. 열궐은 어찌하여 그렇게 됩니까?

기백이 말했다. 술이 밥통에 들어가면 낙맥은 가득 차는데 경맥은 허해집니다. 비장은 주로 밥통을 위해서 진액을 (온몸에) 돌게 하는 것입니다. (그런데 술 같은 것으로 인하여) 음의 기운이 허해지면 (그 자리에) 양의 기운이 들어가고, 양의 기운이 들어가면 밥통이 편안하지 못하고, 밥통이 편안하지 못하면 불거름의 기운이 바닥나고, 불거름의 기운이 바닥나면 팔다리를 영양할 수 없습니다. 이 것은 사람이 반드시 자주 취하거나 잔뜩 먹은 채로 (계집과) 합방하여 생긴 것이 니, (술) 기운이 비장 속에 모여서 흩어지지 못하여, 술기운과 밥의 기운이 서로 다투어 열이 속에서 드세게 (일어난) 것입니다. 그러므로 열이 온몸에 두루 퍼지 고, 안으로 열이 나서 오줌이 붉어집니다. 무릇 술기운이 드세고 사나워지면, 콩 팥의 기운이 풀죽고, 양의 기운이 홀로 이깁니다. 그러므로 손발이 뜨겁습니다.

帝曰: 厥或令人腹滿, 或令人暴不知人, 或至半日遠至一日, 乃知人者, 何也. 岐伯曰: 陰氣盛於上則下虛, 下虛則腹脹滿; 陽氣盛於上, 則下 氣重上而邪氣逆, 逆則陽氣亂, 陽氣亂則不知人也.

황제가 말했다. 궐은 혹 사람으로 하여금 배를 가득하게 하고, 혹은 사람으 로 하여금 갑자기 사람을 알아보지 못하게 하기도 하고, 혹은 한나절에 이르거 나 멀리는 하루에 이르러서야 이에 남을 알아보게 하는 것은 어떻습니까?

기백이 말했다. 음의 기운이 위에서 드세면 아래가 허하고, 아래에서 허하 면 배가 가득합니다. 양의 기운이 위에서 드세면 아래의 기운이 거듭 올라갑니 다. (이에 따라) 몹쓸 기운이 (흐름을) 거스르고, 거스르면 양의 기운이 어지러워 지고, 양의 기운이 어지러워지면 사람을 알아보지 못합니다.

45-2

帝曰: 善. 願聞六經脈之厥狀病能也. 岐伯曰: 巨陽之厥, 則腫有頭重, 足不能行 發爲眴仆; 陽明之厥 則癲疾欲走呼, 腹滿不得臥, 面赤而熱, 妄見而妄言; 少陽之厥, 則暴聾頰腫而熱, 脇痛, 不可以運; 太陰之厥, 則腹滿 脹, 後不利, 不欲食, 食則嘔, 不得臥; 少陰之厥, 則口乾溺赤,

腹滿心痛; 厥陰之厥, 則少腹腫痛, 腹脹, 涇溲不利, 好臥屈膝, 陰縮腫, 內熱, 盛則瀉之, 虛則補之, 不盛不虛, 以經取之.

황제가 말했다. 좋습니다. 바라건대 6경맥(의 기운이 쏠리는) 궐의 모습과 탈의 양상에 대해 듣고 싶습니다.

기백이 말했다. 거양의 기운이 쏠리면 머리가 붓고, 머리가 무겁고, 발을 움직일 수 없고, 발작하면 아찔해서 엎어집니다. 양명의 기운이 쏠리면 지랄이 나고, 달리면서 울부짖고, 배가 가득하고, 눕지 못하고, 낯이 붉으면서 열나고, 보고 말하는 것이 망령됩니다. 소양의 기운이 쏠리면 갑자기 귀 먹고, 뺨이 붓고 열나고, 옆구리가 아프고 정강이를 움직일 수 없습니다. 태음의 기운이 쏠리면 배가 부으면서 가득하고, 똥이 잘 안 나오고, 먹지 않으려 하고, 먹으면 게우고, 눕지 못합니다. 소음의 기운이 쏠리면 입이 마르고, 오줌이 붉고, 배가 붓고 그득하고, 가슴이 아픕니다. 궐음의 기운이 쏠리면 아랫배가 부어오르고, 배가 가득하며 붓고, 똥오줌이 잘 안 나오고, 누워서 무릎을 구부리기를 좋아하고, 불두덩이 오그라들며 붓고, 정강이 안쪽이 열납니다. 드세면 덜어내고, 허하면 보태고, 드세지도 허하지도 않으면 (해당) 경락에서 (혈을) 고릅니다.

太陰厥逆, 急攣, 心痛引腹, 治主病者; 少陰厥逆, 虛滿嘔變, 下泄淸, 治主病者; 厥陰厥逆, 攣腰痛虛滿, 前閉讝言, 治主病者; 三陰俱逆, 不得前後, 使人手足寒三日死; 太陽厥逆, 僵仆嘔, 血善衄, 治主病者; 少陽厥逆, 機關不利, 機關不利者, 腰不可以行, 項不可以顧 發腸癰不可治, 驚者死; 陽明厥逆, 喘咳身熱, 善驚, 衄嘔血. 手太陰厥逆, 虛滿而咳, 善嘔沫, 治主病者; 手心主少陰厥逆, 心痛引喉, 身熱, 死不可治. 手太陽厥逆, 耳聾泣出, 項不可以顧, 腰不可以俛仰, 治主病者; 手陽明少陽厥逆, 發喉痺, 嗌腫痙, 治主病者.

태음(의 기운)이 쏠리면 정강이가 다급히 경련을 일으키고, 가슴이 아프고, 배가 당기는데, 주로 탈난 곳을 다스립니다. 소음(의 기운)이 쏠리면 배가 헛것으로 가득차고, 반죽된 것을 게우고, 푸른 똥을 쏟는데, 주로 탈난 곳을 다스립니다. 궐음(의 기운)이 쏠리면 경련을 일으키면서 허리가 아프고, 배가 헛것으로 가득차고, 오줌이 막히고 헛소리를 하는데, 주로 탈난 곳을 다스립니다. 3음의 경락이 함께 쏠리면 갑자기 당기고 경련을 일으키면서 허리가 아프고, 똥오줌을 못 누고, 사람으로 하여금 손발이 차게 하고, 사흘만에 죽습니다. 태양(의 기운)이 쏠리면 엎어지고 넘어지고, 피를 토하고, 코피를 자주 흘리는데, 주로 탈난 곳을 다스립니다. 소양의 기운이 쏠려 거스르면 (평소 많이 움직이는) 몸의 마디(機關)들이 이롭지 못합니다. 마디들이 이롭지 못하면 잘 못 움직이면 허리를 잘 움직이지 못하고, (목이 잘 안 움직여서) 잘 돌아보지 못하고, 창자에서 악창이 생기는데, 고치지 못하면 죽습니다. 양명(의 기운)이 쏠리면 숨을 헐떡거리고, 기침하고, 몸이 열나고, 잘 놀라고, 코피를 흘리고, 피를 토합니다. 수태음(의 기운)이 쏠리면 (배가) 헛것으로 가득 차고, 기침하고, 거품을 잘 게우는데, 주로 탈난 곳을 다스립니다. 수심주와 소음(의 기운)이 쏠리면 가슴이 아프고 목구멍이 당기고, 몸이 열나며 죽습니다. 다스릴 수 없습니다. 수태양(의 기운)이 쏠리면 귀먹고, 눈물이 나고, 목을 돌리지 못하고, 허리를 굽었다 폈다 할 수 없는데, 주로 탈난 곳을 다스립니다. 수양명과 소양(의 기운)이 쏠리면 목구멍이 막히고, 목구멍이 붓고, 목이 뻣뻣해지는데, 주로 탈난 곳을 다스립니다.

병능론편(病能論篇) 제46

- 여러 가지 탈의 모습에 대한 말씀

46-1

黃帝問曰: 人病胃脘癰者, 診當何如. 岐伯對曰: 診此者, 當候胃脈, 其脈當沉細, 沈細者氣逆, 逆者, 人迎甚盛, 甚盛則熱. 人迎者, 胃脈

也, 逆而盛, 則熱聚於胃口而不行, 故胃脘爲癰也. 帝曰: 善. 人有臥
而有所不安者, 何也. 岐伯曰: 臟有所傷, 及精有所之寄則安, 故人不
能懸其病也. 帝曰: 人之不得偃臥者, 何也. 岐伯曰: 肺者臟之蓋也,
肺氣盛則脈大, 脈大則不得偃臥, 論在奇恒陰陽中.

황제가 물었다. 사람이 위완에 악창을 앓는 것은 진단을 마땅히 어떻게 해
야 합니까?

기백이 대답했다. 이를 진단하려면 밥통의 맥을 살펴야 합니다. 그 맥은 마
땅히 가라앉고 가늘어야 하는데, 가라앉고 가는 것은 기운이 거스른 것이고, 거
스르면 인영맥이 심하게 드세고, 심하게 드세면 열납니다. 인영이란 밥통의 맥
으로 거슬러서 드세면 열이 밥통의 입구에 모여서 (기운이) 돌지 못하는 것이므
로 위완에 (심하게 허는) 악창이 생기는 것입니다.

황제가 말했다. 좋습니다. 사람이 눕는데 불안한 바가 있는 것은 어찌 된 것
입니까?

기백이 말했다. (5)장이 다친 바가 있어서 (그런 것입니다. 5장이 안정되어) 불거
름(의 기운)이 갈 곳이 있어서 (장에) 기대면 편안해집니다. 그러므로 사람은 탈
을 (5장을 안정시켜서 다스려야지, 그것만을 똑 떼어 허공에) 매달 수 없습니다.

황제가 말했다. 사람이 바로 눕지 못하는 것은 어찌된 것입니까?

기백이 말했다. 허파라는 것은 (5)장의 덮개입니다. 허파의 기운이 드세면
맥이 크고 맥이 크면 바로 누울 수 없으니 「기항음양」이라는 글 속에 (그에 대한)
말이 있습니다.

帝曰: 有病厥者, 診右脈況而緊, 左脈浮而遲, 不然病主安在. 岐伯曰:
冬診之, 右脈固爲況緊, 此應四時; 左脈浮而遲, 此逆四時. 在左當主
病在腎, 頗關在肺, 當腰痛也. 帝曰: 何以言之. 岐伯曰: 少陰脈貫腎
絡肺, 今得肺脈, 腎爲之病, 故腎爲腰痛之病也. 帝曰: 善. 有病頸癰
者, 或石治之, 或針灸治之 而皆已, 其眞安在. 岐伯曰: 此同名異等者

也. 夫癘氣之息者, 宜以針開除去之; 夫氣盛血聚者, 宜石而瀉之. 此
所謂同病異治也.

황제가 말했다. 어떤 사람이 궐증을 앓는데, 오른쪽 맥을 진단하면 가라앉
고 팽팽하고, 왼쪽의 맥은 뜨고 더디니, 탈의 뿌리가 어디에 있는 것입니까?

기백이 말했다. 겨울에 맥을 짚을 때는, 오른쪽은 마땅히 가라앉고 팽팽해
야 하는데 이것은 네 철 (중의 겨울)에 호응하는 것이며, 왼쪽의 맥이 뜨고도 더
딘 것은 네 철(중의 겨울)에 거스르는 것입니다. (거스름이) 왼쪽에 있으면 탈의 뿌
리는 콩팥에 있고, 빗장은 허파에 있으니, 마땅히 허리가 아픈 탈입니다.

황제가 말했다. 무엇으로 그렇게 말씀하시는지요?

기백이 말했다. 소음 맥은 콩팥을 꿰고 허파로 이어집니다. 지금 허파의 맥
을 얻었는데, 콩팥이 (허파를 위해) 탈났습니다. 그러므로 콩팥은 허리가 아픈 탈
이 되는 것입니다.

황제가 말했다. 좋습니다. 어떤 사람이 목에 악창을 앓는데, 어떤 이는 돌조
각으로 다스리기도 하고, 어떤 이는 침뜸으로 다스리기도 하는데, 모두 나으니,
그 참(된 이치)는 어디에 있습니까?

기백이 말했다. 이것은 이름은 같으나 갈래가 다른 것입니다. 무릇 악창의
기운이 뜸해진 것은 마땅히 침으로 이를 열어서 (탈의 뿌리를) 없애야 합니다. 무
릇 (악창의) 기운이 드세고 피가 모인 것은 마땅히 돌조각으로 이를 덜어내야 합
니다. 이것이 이른바 탈은 같은데 다스림이 다르다는 것입니다.

帝曰: 有病怒狂者, 此病安生. 岐伯曰: 生於陽也. 帝曰: 陽何以使人
狂. 岐伯曰: 陽氣者, 因暴折而難決, 故善怒也, 病名曰陽厥. 帝曰: 何
以知之. 岐伯曰: 陽明者常動, 巨陽少陽不動, 不動而動大疾, 此其候
也. 帝曰: 治之奈何. 岐伯曰: 奪其食卽已. 夫食入於陰, 長氣於陽, 故
奪其食卽已. 使之服以生鐵絡爲飮, 夫生鐵洛者, 下氣疾也.

황제가 말했다. 어떤 탈은 성내고 미치는데, 이 탈은 어떻게 생긴 것입니까?

기백이 말했다. 양에서 생깁니다.

황제가 말했다. 양은 어떻게 사람으로 하여금 미치게 합니까?

기백이 말했다. 양의 기운이라는 것은 (어떤 장애로) 갑자기 꺾이(기 쉽)고, (그러면 하는 일을 쉽게) 결단하기 어렵습니다. 그러므로 자주 성내는 것입니다. 이를 일러 양궐이라고 합니다.

황제가 말했다. 어떻게 그것을 알 수 있습니까?

기백이 말했다. 양명(의 맥)은 늘 움직이지만, 거양과 소양은 움직이지 않습니다. 움직이지 않아야 하는데 움직임이 크고 빠른 것, 이것이 그 조짐입니다.

황제가 말했다. 이를 다스리는 것은 어떻게 합니까?

기백이 말했다. 먹는 것을 빼앗으면 그칩니다. 무릇 먹는 것이 음에 들어가서 양에서 기운을 기릅니다. 그러므로 그 먹는 것을 빼앗으면 (탈이) 그칩니다. 무릇 (이 탈에는) 생철락을 먹게 하는데, (달군 쇠를 불리려고 쇠망치로 두드릴 때 떨어져 나온 쇳가루인) 생철락이라는 것은 기운을 끌어내리는 것이 빠릅니다.

帝曰: 善. 有病身熱解墮, 汗出如浴, 惡風少氣, 此爲何病. 岐伯曰: 病名曰酒風. 帝曰: 治之奈何. 岐伯曰: 以澤瀉, 尤各十分, 麋銜五分, 合以三指撮爲後飯, 所謂深之細者, 其中手如針也. 摩之切之, 聚者堅也. 博者大也, 上經者, 言氣之通天也; 下經者, 言病之變化也, 金匱者, 決死生也, 撥度者, 切度之也; 奇恒者, 言奇病也. 所謂奇者, 使奇病不得以四時死也; 恒者, 得以四時死也. 所謂撥者, 方切求之也. 言切求其脈理也; 度者, 得其病處, 以四時度之也.

황제가 말했다. 좋습니다. 어떤 탈은 몸이 열나고, 팔다리가 풀려 늘어지고, 땀나는 것이 목욕하는 것 같고, 바람을 싫어하고, 기운이 적은데, 이것은 무슨 탈입니까?

기백이 말했다. (그) 탈의 이름은 술 바람입니다.

황제가 말했다. 이를 다스리는 것은 어떻게 합니까?

기백이 말했다. 택사와 백출 각 10푼과 미함 5푼을 섞어서 세 손가락으로 움켜서 밥 먹기 전에 먹습니다. 이른바 맥이 가라앉고 가늘다는 것은 (맥이) 손에 닿는 것이 바늘 같은 것입니다. 이를 만지고 누르는데, (맥의 느낌이) 모인 것은 단단한 것이고 치는 것은 큰 것입니다. 상경이란 기운이 하늘로 통하는 것을 말합니다. 하경이란 탈의 변화를 말합니다. 금궤란 죽살이를 결정합니다. 규탁이란 (맥을) 눌러서 헤아리는 것입니다. 기항이란 기이한 탈을 말합니다. 이른바 기이하다는 것은 기이한 탈로 하여금 네 철에 따르지 못하고 죽는 것입니다. 항이라는 것은 네 철에 따라서 죽는 것입니다. 이른바 규라는 것은 바야흐로 (맥을) 짚어서 구하는 것입니다. 그 맥의 이치를 짚어서 구하는 것을 말합니다. 도란 그 탈난 곳을 알아내는 것인데, 네 철(에 맞는 맥)으로 이를 헤아립니다.

기병론편(奇病論篇) 제47
– 기이한 탈에 대한 말씀

47-1

黃帝問曰: 人有重身, 九月而瘖, 此爲何也. 岐伯對曰: 胞之絡脈絕也. 帝曰: 何以言之. 岐伯曰: 胞絡者, 系於腎, 少陰之脈貫腎, 系舌本, 故不能言. 帝曰: 治之奈何. 岐伯曰: 無治也, 當十月復. 刺法曰: 無損不足, 益有餘, 以成其疹, 然後調之. 所謂無損不足者, 身羸瘦, 無用饞石也; 無益其有餘者, 腹中有形而泄之, 泄之則精出而病獨擅中, 故曰疹成也.

황제가 물었다. 사람이 몸이 무거워진 지 9달만에 벙어리가 되는데, 이것은 어떤 것입니까?

기백이 대답했다. 아기집의 낙맥이 끊어진 것입니다.

황제가 말했다. 어찌하여 그렇게 말합니까?

기백이 말했다. 아기집의 낙맥은 콩팥에 이어지는데, 소음의 맥은 콩팥을 꿰고 혀뿌리까지 이어집니다. 그러므로 말을 할 수 없습니다.

황제가 말했다. 이를 다스리는 것은 어떻습니까?

기백이 말했다. 다스리지 않습니다. 마땅히 10달이 되면 돌아옵니다. 「자법」에 이르기를, 모자라는 것을 덜지 말고 남은 것은 보태지 말아서, 탈이 (무르익어) 이루어진 뒤에 이를 조절한다고 하였습니다. 이른바 모자라는 것을 덜어내지 말라는 것은 몸이 깡말랐는데 침과 돌조각을 쓰지 말라는 것입니다. 남은 것을 보태지 말라는 것은 뱃속에 (아기) 꼴(을 한 것)이 있는데 이를 (실한 것으로 착각하여 억지로) 쏟지 말라는 것입니다. 이를 쏟으면 불거름(의 기운)이 빠져나가서 탈이 홀로 속에서 제멋대로 굽니다. 그러므로 탈이 이루어진다고 한 것입니다.

帝曰: 病脇下滿氣逆, 二三歲不已, 是爲何病. 岐伯曰: 病名曰息積, 此不妨於食, 不可灸刺, 積爲導引服藥, 藥不能獨治也. 帝曰: 人有身體髀股 皆腫, 環臍而痛, 是爲何病. 岐伯曰: 病名曰伏梁. 此風根也. 其氣溢於大腸, 而著於肓, 肓之原在臍下, 故環臍而痛也. 不可動之, 動之, 爲水溺濇之病也.

황제가 말했다. 탈이 옆구리 아래가 가득하고, 기운이 거스르고, 2~3년이 되어도 그치지 않으니, 이것은 어떤 탈입니까?

기백이 말했다. 탈의 이름은 식적입니다. 이것은 먹는데 방해가 되지 않으나 뜸뜨고 침놓을 수 없습니다. (이) 적은 (스트레칭에 해당하는) 도인(법)을 하고 약을 먹어야 하지, 약만 써서는 다스릴 수 없습니다.

황제가 말했다. 사람이 몸의 허벅다리와 정강이가 모두 붓고, 배꼽이 빙 돌아가며 아픈데, 이것은 무슨 탈입니까?

기백이 말했다. 탈의 이름은 복량이라고 하는데, (뱃속에 서까래 같은 것이 들었다는 뜻입)니다. 이것은 바람이 뿌리내린 것입니다. 그 기운이 큰창자에서 흘러

넘쳐 명치에 들러붙은 것입니다. 명치의 뿌리는 배꼽 밑에 있습니다. 그러므로 배꼽을 빙 돌아가며 아픕니다. 이것을 (섣불리) 움직일 수 없습니다. 이를 (함부로) 움직이면 오줌이 잘 안 나오는 탈이 됩니다.

帝曰: 人有尺脈數甚, 筋急而見 此爲何病. 岐伯曰: 此所謂疹筋, 是人腹必急, 白色黑色見, 則病甚. 帝曰: 人有病頭痛以數歲不已. 此安得之, 名爲何病. 岐伯曰: 當有所犯大寒, 內至骨髓, 髓者 以腦爲主, 腦逆. 故令頭痛, 齒亦痛, 病名厥逆.

황제가 말했다. 사람이 척맥이 심하게 빠르고, 힘줄이 급하면서 (겉으로) 나타나는 것이 있는데, 이것은 어떤 탈입니까?

기백이 말했다. 이것은 이른바 (탈이 힘줄에 있는) 진근입니다. 이것은 사람의 배가 반드시 급(히 긴장)하고, 낯빛이 희고 검으면 탈이 심한 것입니다.

황제가 말했다. 사람이 머리가 아픈 탈을 앓는데 여러 해가 되어도 그치지 않습니다. 이것은 어떻게 얻은 탈입니까?

기백이 말했다. 마땅히 큰 추위에 해를 입은 바가 있는 것인데, (그렇게 되면) 안으로 뼈와 골수에 이릅니다. 골수라는 것은 골을 주인으로 삼는데, 골이 거스르는 까닭에 머리로 하여금 아프게 하고 이빨로 하여금 아프게 합니다. 탈의 이름은 궐역이라고 합니다.

帝曰: 善. 有病口甘者, 病名爲何, 何以得之. 岐伯曰: 此五氣之溢也. 名曰脾癉. 夫五味入口, 藏於胃, 脾爲之行其精氣, 津液在脾. 故令人口甘也; 此肥美之所發也, 此人必數食甘美而多肥也, 肥者 令人內熱, 甘者令人中滿, 故其氣上溢, 轉爲消渴. 治之以蘭, 除陳氣也.

황제가 말했다. 좋습니다. 어떤 탈은 입이 단데, 탈의 이름은 무엇이며, 어떻게 얻습니까?

기백이 말했다. 이것은 5가지 기운이 넘치는 것입니다. 이름은 비장의 황달이라고 합니다. 무릇 5가지 맛은 입으로 들어가서 밥통에서 갈무리됩니다. 비장은 이를 위하여 불거름의 기운을 (온몸에) 돌리는데, 진액은 (그 소속이) 비장에 있습니다. 그러므로 입으로 하여금 달게 하는 것입니다. 이것은 기름지고 맛난 먹이에서 생기는 것입니다. 이 사람은 반드시 맛난 음식을 자주 먹어서 살이 찝니다. 살찐 것은 사람으로 하여금 안으로 열나게 하고, 단것은 사람으로 하여금 속이 가득하게 합니다. 그러므로 그 기운이 위로 넘쳐서 소갈(당뇨)이 됩니다. 이를 다스리는 데는 향등골나물로써 묵은 기운을 없앱니다.

帝曰: 有病口苦, 取陽陵泉, 口苦者, 病名爲何, 何以得之. 岐伯曰: 病名曰膽癉. 夫肝者, 中之將也. 取決於膽, 咽爲之使, 此人者數謀慮不決, 故膽虛, 氣上逆而口爲之苦. 治之以膽募俞, 治在陰陽十二官相使中.

황제가 말했다. 어떤 탈은 입이 쓴데 (치료 혈로) 양릉천을 고릅니다. 입이 쓴 것은 탈의 이름이 무엇이고, 이를 어떻게 얻습니까?

기백이 말했다. 탈의 이름은 쓸개의 황달입니다. 무릇 간이라는 것은, 복판의 장군입니다. 쓸개에서 결단을 내리고 목구멍이 이를 위해 심부름꾼 노릇을 합니다. 이 사람은 자주 꾀를 냈으나 결정을 내리지 못했습니다. 그러므로 쓸개가 허해져서 기운이 위로 거스르고 입이 쓴 것입니다. 이를 다스리는 데는 (쓸개의) 모혈(인 일월)과 (등의) 유혈로써 하는데, 그 다스림이 (음과 양의 12벼슬아치와 재상과 심부름꾼에 대해 논한)「음양12관상사」속에 있습니다.

帝曰: 有癃者, 一日數十溲, 此不足也; 身熱如炭, 頸膺如格, 人迎躁盛, 喘息氣逆, 此有餘也; 太陰脈微細如髮者, 此不足也. 其病安在, 名爲何病. 岐伯曰: 病在太陰, 其盛在胃, 頗在肺, 病名曰厥, 死不治, 此所謂得五有餘, 二不足也. 帝曰: 何謂五有餘二不足. 岐伯曰: 所謂五有餘者, 五病之氣有餘也. 二不足者, 亦病氣之不足也. 今外得五有

餘, 內得二不足, 此其身不表不裏, 亦正死明矣.

황제가 말했다. (오줌이 잘 안 나오는) 융을 앓는 사람이 하루에 수십 번 누니, 이것은 모자라는 것입니다. 몸이 열나는 것이 숯(불) 같고, 목과 가슴에 막대기가 걸린 것같이 막혔고, 인영이 시끄럽고 드세고, 헐떡거리면 숨쉬고, 기운이 거스르니, 이것은 남은 것입니다. 태음맥이 작고 가늘기가 머리카락 같은 것, 이것은 모자라는 것입니다. 그 탈은 어찌하여 있으며, 그 탈의 이름은 어떻습니까?

기백이 말했다. 탈은 태음에 있습니다. 그 드센 것은 밥통에 있습니다. (기운이) 치우침은 허파에 있는데, 이름을 궐이라고 합니다. (이 탈에 걸린 사람은) 죽지 다스릴 수 없습니다. 이것은 이른바 다섯이 남고 둘이 모자란 (탈을) 얻은 것입니다.

황제가 말했다. 다섯이 남고 둘이 모자라다는 것은 어떤 것을 이르는 것입니까?

기백이 말했다. 이른바 다섯이 남는다는 것은 다섯 가지 탈의 기운이 남아도는 것이고, 둘이 모자라다는 것 또한 탈의 기운이 모자라는 것입니다. 이제 밖으로 다섯이 남음을 얻고 안으로 둘이 모자람을 얻었으니, 이것은 몸(의 증세)가 겉도 아니고 속도 아니어서 또한 바로 죽을 것이 분명합니다.

帝曰: 人生而有病癲疾者, 病名曰何, 安所得之. 岐伯曰: 病名爲胎病. 此得之在母腹中時, 其母有所大驚. 氣上而不下, 精氣並居, 故令子發爲癲疾也. 帝曰: 有病龐然有水狀, 切其脈大緊, 身無痛者, 形不瘦, 不能食, 食少, 名爲何病. 岐伯曰: 病生在腎, 名爲腎風. 腎風而不能食, 善驚, 驚已, 心氣痿者死. 帝曰: 善.

황제가 말했다. 사람이 나면서부터 지랄병을 앓는 이가 있는데, 탈의 이름은 무엇이고 어디서 이를 얻습니까?

기백이 말했다. 탈의 이름은 태병이라고 합니다. 이것이 얻어지는 것은 (태아가) 어미의 뱃속에 있을 때 그 어미가 크게 놀란 바가 있어서 (그런 것입니다.) 기운이 올라가서 내려오지 않고, 불거름(의 기운)과 (놀란) 기운이 함께 어울린 것입니다. 그러므로 자식으로 하여금 발작하게 하여 지랄병이 된 것입니다.

황제가 말했다. 어떤 탈은 불룩하게 부어오르는데 물이 들어있는 것 같고, 맥은 크고 팽팽한데, 몸이 아프지는 않습니다. 몸집이 깡마르지 않은데 먹을 수 없고, (먹는다고 해도) 조금 먹습니다. (이 탈의) 이름은 어떻습니까?

기백이 말했다. 탈이 생긴 것은 콩팥에 있습니다. 이름을 콩팥의 바람이라고 합니다. 콩팥이 바람 들면 먹을 수 없고 잘 놀라며, 놀란 끝에 염통의 기운이 움츠러든 사람은 죽습니다.

황제가 말했다. 좋습니다.

대기론편(大奇論篇) 제48
– 보기 드문 기이한 탈에 대한 말씀

48-1

肝滿腎滿肺滿皆實, 卽爲腫. 肺之雍, 喘而兩胠滿; 肝雍兩胠滿, 臥則驚, 不得小便; 腎雍, 脚下至少腹滿, 脛有大小, 髀 大跛, 易偏枯.

간이 가득하고 콩팥이 가득하고 허파가 가득하여 모두 실하면 곧 붓기가 됩니다. 허파가 막히면 기침을 하고, 양쪽 겨드랑이가 가득합니다. 간이 막히면 양쪽 겨드랑이가 가득하고, 누우면 놀라고, 오줌을 제대로 못 눕니다. 콩팥이 막히면 다리 아래에서 아랫배에 이르기까지 가득하고 정강이가 크고 작은 것이 있어서 발로 걷는데 절름거립니다. 쉽게 한쪽이 마비됩니다.

心脈滿大, 癎瘛筋攣. 肝脈小急, 癎瘛筋攣. 肝脈鶩暴, 有所驚駭, 脈

不至若瘖, 不治自己. 腎脈小急, 肝脈小急, 心脈小急, 不鼓皆爲瘕.
腎肝並沉爲石水, 並浮爲風水, 並虛爲死, 並小弦欲驚. 腎脈大急沉,
肝脈大急沉, 皆爲疝; 心脈搏滑急爲心疝, 肺脈沉搏爲肺疝. 三陽急爲
瘕, 三陰急爲疝, 二陰急爲癇厥, 二陽急爲驚. 脈外鼓沉腸澼, 久自已.
肝脈小緩, 爲腸澼, 易治; 腎脈小搏沉, 爲腸澼下血, 血溫身熱者死.
心肝澼亦下血, 二臟同病者, 可治. 其脈小沉濇爲腸澼, 其身熱者死,
熱見七日死.

염통의 맥이 가득하고 크면 지랄병과 (힘줄이 뻣뻣하거나 늘어지는 증세가 오래 가는) 경풍과 힘줄이 당겨지고 떨립니다. 간의 맥이 작고 급하면 지랄병과 (힘줄이 뻣뻣하거나 늘어지는 증세가 오래 가는) 경풍과 힘줄이 당겨지고 떨립니다. 간의 맥이 내닫고 사나우면 놀란 것이 있는 것이고, 맥이 이르지 않고 벙어리 같은 것은 다스리지 않아도 저절로 그칩니다. 콩팥의 맥이 작으면서 급하고, 간의 맥이 작으면서 급하고, 염통의 맥이 작으면서 급한데 (짚는 손끝을) 북치듯이 하지 않으면 모두 (뱃속에 덩어리가 생기는) 가가 됩니다. 콩팥과 간의 맥이 아울러 가라앉으면 (아랫배에 돌덩이처럼 붓는) 석수가 되고, 아울러 뜨면 (병세가 바람처럼 위로 떠다니는) 풍수가 되고, 아울러 허하면 죽고, 아울러 조금 활시위 같으면 장차 놀랄 것입니다. 콩팥의 맥이 크고 급하고 가라앉고, 간의 맥이 크고 급하고 가라앉으면 모두 (불두덩이 아픈) 산증이 됩니다. 염통의 맥이 치고 매끄럽고 급하면 염통 (때문에 생기는) 산증이 됩니다. 허파의 맥이 가라앉고 치면 허파 (때문에 생기는) 산증이 됩니다. 3양이 급하면 (뱃속에 덩어리가 생기는) 가가 되고, 3음이 급하면 산증이 됩니다. 2음(인 소양)이 급하면 간질과 궐증이 되고, 2양(인 양명)이 급하면 놀람병이 됩니다. 비장의 맥이 밖에서 북 치듯 하고, 가라앉으면 창자를 빨래한 것 같지만 오래 되면 저절로 그칩니다. 간의 맥이 작고 느리면 창자를 빨래한 것 같이 되는데 쉽게 다스려집니다. 콩팥의 맥이 작고 치고 가라앉으면 창자를 빨래한 것 같이 되면서 피를 내리 쏟는데, 피가 따스하고 몸이 열나는 사람은 죽습니다. 염통과 간도 창자를 빨래한 듯하고 또한 피를 내리 쏟으면, 두 장이 같은 탈인 사람은 다스릴 수 있습니다. 그 맥이 작고 가라앉고 껄끄러운 것은 장을 빨래한 듯이 되는데, 그 몸이 열나는 사람은 죽습니다. 열이 나타난 지 7일만에 죽습니다.

胃脈沉鼓濇, 胃外鼓大, 心脈小堅急, 皆鬲偏枯. 男子發左, 女子發右, 不暗舌轉, 可治, 三十日起. 其從者瘖, 三歲起, 年不滿二十者, 三歲死. 脈至而搏, 血衂身熱者死, 脈來縣鉤浮爲常脈. 脈至如喘, 名曰暴厥, 暴厥者, 不知與人言. 脈至如數, 使人暴驚, 三四日自已.

밥통의 맥이 가라앉고 북 치듯 하고 껄끄럽고, 밥통이 밖으로 북처럼 커지고, 염통의 맥이 작고 단단하고 급하면 모두 막혀서 반신불수가 됩니다. 사내는 왼쪽에서 생기고 여자는 오른쪽에서 생깁니다. 말을 못하지 않고 혀가 돌아가면 다스릴 수 있는데 30일만에 일어납니다. (남우여좌를) 따르는 사람이 말을 못해도 3년만에 일어나는데, 나이가 20을 못 채운 사람은 3년에 죽습니다. 맥이 이르는데 치고, 코피를 흘리고 몸에 열나는 사람은 죽습니다. 맥이 오는데 매달리고 갈고리 같고 뜨면 보통의 맥입니다. 맥이 이르는 것이 헐떡거리면 이름을 폭궐이라고 합니다. 폭궐이라는 것은 남과 더불어 말을 할 줄 모릅니다. 맥이 이르는데 잦으면 사람으로 하여금 갑자기 놀라게 하는데, 3~4일이면 저절로 그칩니다.

48-2

脈至浮合, 浮合如數, 一息十至以上, 是經氣予不足也, 微見九十日死; 脈至如火薪然, 是心精之予奪也, 草乾而死; 脈至如散葉, 是肝氣予虛也, 木葉落而死; 脈至如省客, 省客者, 脈塞而鼓, 是腎氣予不足也, 縣去棗華而死; 脈至如丸泥, 是胃精予不足也, 榆莢落而死; 脈至如橫格, 是膽氣予不足也, 禾熟而死; 脈至如弦縷, 是胞精予不足也, 病善言, 下霜而死, 不言, 可治; 脈至如交漆, 交漆者, 左右傍至也, 微見三

十日死; 脈至如湧泉, 浮鼓肌中, 太陽氣予不足也, 少氣味, 韭英而死;
脈至如頹土之狀, 按之不得, 是肌氣予不足也, 五色先見黑, 白壘發死.

맥이 이르는데 떴다가 (그 철의 맥과) 맞았다가 하고, 그런 맥이 잦아서 한 번
숨에 10번 이상이면, 이것은 경락의 기운이 모자라는 것입니다. 희미하게 나타
난 지 10일만에 죽습니다. 맥이 이르는데 땔나무를 태우는 것 같은 것은 염통으
로 보낼 불거름(의 기운)을 빼앗긴 것입니다. 풀이 마를 (때인 가을에) 죽습니다.
맥이 이르는데 흩어지는 잎사귀 같은 것은 간의 기운을 보내는 것이 허한 것입
니다. 나뭇잎이 떨어질 때 죽습니다. 맥이 이르는데 손님을 살피듯이 (왔다 갔다
하는) 것은 맥이 막히고 북 치듯 한 것인데, 콩팥의 기운을 보내는 것이 허한 것
입니다. 대추 꽃이 피었다 질 때에 죽습니다. 맥이 이르는데 뭉쳐진 진흙 같은
것은 밥통에 있어야 할 불거름(의 기운)이 모자란 것입니다. 느릅나무 꼬투리가
떨어질 때 죽습니다. 맥이 이르는데 가로막대가 걸쳐진 듯한 것은 쓸개의 기운
을 보내는 것이 모자라는 것입니다. 벼가 익을 때 죽습니다. 맥이 이르는데 활
시위나 거문고 줄 같은 것은 아기집에 있어야 할 불거름(의 기운)을 보내는 것이
모자라는 것입니다. 환자가 말을 잘하면 서리 내릴 때 죽고 말을 못하면 다스릴
수 있습니다. 맥이 이르는데 샘솟는 물 같고 살 속에서 뜨고 북치는 듯한 것은
태양의 기운을 보내는 것이 모자라는 것입니다. 기운과 맛이 적어지고 부추가
꽃 맺을 때 죽습니다. 맥이 이르는데 무너진 흙 같고 눌러도 잡히지 않는 것은
살의 기운을 보내는 것이 모자라는 것입니다. 낯빛 중에서 검은 빛이 먼저 드러
나면 흰덩굴쑥이 꽃필 때 죽습니다.

脈至如縣雍 縣雍者 浮揣切之益大 是十二俞之予不足也. 水凝而死.
脈至如偃刀 偃刀者 浮之小急 按之堅大急, 五臟菀熱 寒熱獨並於腎
也, 如此其人不得坐 立春而死. 脈至如丸滑 不直手 不直手者 按之不
可得也. 是大腸氣予不足也. 棗葉生而死. 脈至如華者 令人善恐 不欲
坐臥 行立常聽, 是小腸氣予不足也. 季秋而死.

맥이 이르는데 목젖 같은 것이 있습니다. 목젖이라는 것은 (맥이) 뜨는데 이를 눌러서 헤아리면 더욱 커집니다. 이것은 12유혈에 기운을 보내는 것이 모자라는 것입니다. 맥이 이르는데 칼을 눕혀놓은 것 같은 것이 있습니다. 칼을 눕혀놓는다는 것은 얕게 누르면 작고 급한데 (세게) 누르면 단단하고 크고 급한 것입니다. 5장이 우거진 숲처럼 열나고, (거기서 생긴) 추위와 더위가 홀로 콩팥에서 아우른 것입니다. 이와 같으면 그 사람은 앉지 못하고, 입춘에 죽습니다. 맥이 이르는데 뭉쳐진 흙 같아서 손에 곧장 닿지 않습니다. 손에 닿지 않는다는 것은 눌러도 맥을 얻을 수 없는 것입니다. 이것은 큰창자의 기운을 보내는 것이 모자라는 것입니다. 대추 꽃이 돋을 때 죽습니다. 맥이 이르는데, 꽃피는 것 같으면 사람으로 하여금 자주 놀라게 하고, 앉거나 누우려고 하지 않고, 걷거나 서거나 늘 (소리가) 들립니다. 이것은 작은창자의 기운을 보내는 것이 모자라는 것입니다. 늦가을이 되어서 죽습니다.

맥해편(脈解篇) 제49
- 맥에 대한 풀이 말씀

49-1

太陽所謂腫腰脽痛者, 正月太陽寅, 寅, 太陽也, 正月陽氣出, 在上而陰氣盛, 陽未得自次也, 故腫腰脽痛也; 病偏虛爲跛者, 正月陽氣凍解, 地氣而出也, 所謂偏虛者, 冬寒頗有不足者, 故偏虛爲跛也; 所謂强上引背者, 陽氣大上而爭, 故强上也; 所謂耳鳴者, 陽氣萬物盛上而躍, 故耳鳴也; 所謂甚則狂巓疾者, 陽盡在上而陰氣從下, 下虛上實, 故狂巓疾也; 所謂浮爲聾者, 皆在氣也; 所謂入中爲瘖者, 陽盛已衰, 故爲瘖也; 內奪而厥, 則爲瘖俳, 此腎虛也. 少陰不至者, 厥也.

태양(의 탈에서) 이른바 허리가 붓고 꽁무니가 아픈 사람은 (이렇습니다.) 정월의 태양은 (월건을 따지면 12지지 중에서) 인인데, 인은 (6기 중) 태양입니다. 정월은 양의 기운이 나오나 (땅의 겉인) 위에 있고 음의 기운이 드세서 양이 아직 자신의 차례를 얻지 못했습니다. 그러므로 허리가 붓고 꽁무니가 아픕니다. 탈이 (한쪽으로) 치우치고 허하여 절름발이가 되는 사람은 정월에 양의 기운이 얼었다 풀려서 땅의 기운이 나온 것입니다. 이른바 (한쪽으로) 치우치고 허하다는 것은 겨울에 추위가 자못 모자라는 것이 있는 것입니다. 그러므로 (한쪽으로) 치우치고 허해서 절름발이가 됩니다. 이른바 목이 뻣뻣하고 등이 당기는 사람은 양의 기운이 크게 올라가서 싸우는 것입니다. 그러므로 목이 뻣뻣해집니다. 이른바 귀울이라는 것은 양의 기운과 만물(의 기운)이 드세어져서 (위로) 올라가 뛰는 것입니다. 그러므로 귀가 웁니다. 이른바 심하면 미치고 지랄이 된다는 것은 양이 (기운을) 다하여 위에 있고 음의 기운이 따라 내려와 아래는 허하고 위는 실합니다. 그러므로 미치고 지랄이 됩니다. 이른바 (양의 기운이) 떠서 귀먹는다는 것은 (원인이) 모두 기운에 있습니다. 이른바 (양의 기운이) 속으로 들어가서 벙어리가 된다는 것은 양이 드셌다가 벌써 풀죽은 것입니다. 그러므로 벙어리가 됩니다. 안으로 (기운을) 빼앗겨서 궐증이 되면 벙어리가 되고 팔다리가 마비되는데, 이것은 콩팥(의 기운)이 허한 것입니다. 소음이 이르지 않으면 (기운이 갑자기 쏠리는) 궐증이 됩니다.

49-2

少陽所謂心脇痛者, 言少陽盛也, 盛者心之所表也, 九月陽氣盡而陰氣盛, 故心脇痛也; 所謂不可反側者, 陰氣藏物也, 物藏則不動, 故不可反側也; 所謂甚則躍者, 九月萬物盡衰, 草木華落而墮, 則氣去陽而之陰, 氣盛而陽之下長, 故謂躍.

소양(의 탈)에서, 이른바 가슴과 옆구리가 아프다는 것은 소양이 드셈을 말합니다. 드세다는 것은 염통(의 기운)이 겉(으로 드러나는 것)입니다. 9월에 양의 기운이 다하고 음의 기운이 드셉니다. 그러므로 가슴과 옆구리가 아픕니다. 이른 바 (몸을) 뒤집을 수 없다는 것은 음의 기운이 만물을 갈무리(하기 때문에 양이 움직이지 않아서 고요)한 것입니다. 만물이 갈무리되면 움직이지 않습니다. 그러므로 (몸을) 뒤집을 수 없는 것입니다. 이른바 심하면 뛴다는 것은 9월에 만물이 다 풀죽어서 푸나무의 꽃이 떨어지고, 떨어지면 기운이 양을 떠나서 음으로 가고, (음의) 기운이 드세서 양이 밑으로 가서 자랍니다. 그러므로 (어린 아이처럼) 뛴다고 합니다.

49-3

陽明所謂洒洒振寒者, 陽明者午也, 五月盛陽之陰也, 陽盛而陰氣加之, 故洒洒振寒也; 所謂脛腫而股不收者, 是五月盛陽之陰也, 陽者衰於五月, 而一陰氣上 與陽始爭, 故脛腫而股不收也; 所謂上喘而爲水者, 陰氣下而復上, 上則邪客於臟腑間, 故爲水也; 所謂胸痛少氣者, 水氣在臟腑也, 水者陰氣也, 陰氣在中, 故胸痛少氣也; 所謂甚則厥, 惡人與火, 聞木音則惕然而驚者, 陽氣與陰氣相薄, 水火相惡, 故惕然而驚也; 所謂欲獨閉戶牖而處者, 陰陽相薄也. 陽盡而陰盛, 故欲獨閉戶牖而居; 所謂病至則欲乘高而歌, 棄衣而走者, 陰陽復爭而外并於陽, 故使之棄衣而走也; 所謂客孫脈, 則頭痛鼻衄腹腫者, 陽明并於上, 上者則其孫絡太陰也. 故頭痛鼻衄腹腫也.

양명(의 탈에서) 이른바 으슬으슬 추워서 떤다는 것은, (다음과 같습니다.) 양명이란 (12지지 중에서) 오입니다. (월건으로는) 5월인데, 드센 양 중의 음입니다. 양이 드세고 음이 거기에 더해지므로 으슬으슬 떨리게 추운 것입니다. 이른바 정강이가 붓고 팔다리를 거두지 못한다는 것은 5월이 드센 양 중의 음이기 때문입니다. 양이라는 것은 5월에 풀죽고 1음의 기운이 올라가서 양과 더불어 다투기 시작합니다. 그러므로 종아리가 붓고 팔다리가 거둬지지 않는 것입니다. 이른바 위로 헐떡거리면서 물이 된다는 것은, 음의 기운이 내려갔다가 다시 올라가는데, (기운이) 올라가면 몹쓸 기운이 (5)장(6)부 사이에 깃들어 자리 잡습니다. 그러므로 물이 됩니다. 이른바 가슴이 아프고 기운이 없다는 것은 물의 기운이 장부에 있는 것입니다. 물의 기운은 음입니다. 음의 기운이 속에 있는 까닭에 가슴이 아프고 기운이 없습니다. 이른바 심하면 (기운이 한쪽으로) 갑자기 쏠리고 (厥) 사람과 불을 싫어하며 나무 소리를 들으면 두려운 듯이 놀란다는 것은 양의 기운과 음의 기운이 서로 부딪히고 물과 불이 서로 싫어하는 것입니다. 그러므로 두려운 듯하면서 놀라는 것입니다. 이른바 문과 창을 닫고 혼자 있으려고 하는 것은 음과 양이 서로 치는 것입니다. 양이 다하면 음이 드세므로 문과 창을 닫고 혼자 있으려고 하는 것입니다. 이른바 탈이 이르면 높은 곳에 올라가 노래 부르고 옷을 벗고 달아나는 것은 음과 양이 다시 싸우고 밖으로 양에 아울러집니다. 그러므로 사람으로 하여금 옷을 벗고 달아나게 합니다. 이른바 (몹쓸 기운이) 손맥에 깃들면 머리가 아프고 코피가 나고 배가 붓는 것은 양명이 (살갗) 위에서 (음을) 아우른 것입니다. 위인 것이면 그 손락이 태음(의 위에 있는 양명)입니다. 머리가 아프고 코피가 나고 배가 붓습니다.

太陰所謂病脹者, 太陰子也, 十一月萬物氣皆藏於中, 故曰: 病脹; 所謂上走心爲噫者, 陰盛而上走於陽明, 陽明絡屬心, 故曰: 上走心爲噫也; 所謂食則嘔者, 物盛滿而上溢, 故嘔也; 所謂得後與氣則快然如衰者, 十二月陰氣下衰而陽氣且出, 故曰: 得後與氣則快然如衰也.

태음(의 탈에서) 이른바 몸이 붓는 탈을 앓는다는 것은, (다음과 같습니다.) 태음은 (12지지로 중에서) 자입니다. (월건으로) 11월인데 만물의 기운이 모두 속으로 숨습니다. 그러므로 말하기를, 붓는 탈을 앓는다고 합니다. 이른바 위로 염통으로 달려가 트림을 한다는 것은 음의 기운이 드세져서 위로 양명으로 달려가는 것이고, 양명은 그 (맥의) 가지가 염통으로 이어집니다. 그러므로 말하기를, 위로 염통으로 달려가 트림을 한다고 합니다. 이른바 먹으면 트림을 한다는 것은,

물질이 드세고 가득차서 위로 넘치는 것입니다. 그러므로 트림을 합니다. 이른바 똥 누고 방귀 뀌면 상쾌함이 마치 풀죽은 것 같다는 것은, 11월의 기운이 아래에서 풀죽고 양의 기운이 또 나오려고 하는 것입니다. 그러므로 똥 누고 방귀 뀌면 상쾌함이 풀죽은 것 같습니다.

49-5

少陰所謂腰痛者, 少陰者 腎也, 十月萬物陽氣皆傷, 故腰痛也; 所謂嘔咳上氣喘者, 陰氣在下, 陽氣在上, 諸陽氣浮, 無所依從, 故嘔咳上氣喘也; 所謂色色不能久立, 久坐, 起則目 無所見者, 萬物陰陽不定未有主也. 秋氣始至, 微霜始下, 而方殺萬物, 陰陽內奪, 故目 無所見也; 所謂少氣善怒者, 陽氣不治, 陽氣不治則陽氣不得出, 肝氣當治而未得, 故善怒, 善怒者, 名曰煎厥; 所謂恐如, 人將捕之者, 秋氣萬物未有畢去, 陰氣少, 陽氣入, 陰陽相薄, 故恐也; 所謂惡聞食臭者, 胃無氣, 故惡聞食臭也; 所謂面黑如地色者, 秋氣內奪, 故變於色也; 所謂咳則有血者, 陽脈傷也, 陽氣未盛於上而脈滿, 滿則咳, 故血見於鼻也

소음(의 탈에서) 이른바 허리가 아프다는 것은 (다음과 같습니다.) 소음이라는 것은 콩팥입니다. (달로는) 10월인데, 만물과 양의 기운이 (숙살작용으로) 모두 다칩니다. 그러므로 허리가 아픕니다. 이른바 구역질하고 기침하며 기운이 올라가며 헐떡거린다는 것은 음의 기운이 아래에 있고 양의 기운이 위에 있어서 모든 양의 기운이 뜨니 기대고 따를 바가 없습니다. 그러므로 구역질하고 기침하고 기운이 위로 치밀어서 헐떡거리는 것입니다. 이른바 (불안하게) 흐느끼면서 오래 서고 오래 앉을 수 없는 것, 일어서면 앞이 캄캄하고 뵈는 것이 없는 것은, 만물과 음양의 기운이 자리 잡지 못해서 아직 임자가 없기 때문입니다. 가을의 기운이 비로소 이르고 무서리가 비로소 내리고 바야흐로 (숙살로) 만물을 죽이니, 음양이 안에서 싸우는 까닭에 눈이 캄캄하고 뵈는 것이 없습니다. 이른바 기운이 없고 자주 성낸다는 것은 양의 기운이 다스리지 않는 것입니다. 양의 기운이 다스리지 않으면 양의 기운이 (밖으로) 나오지 못하고, 간의 기운이 마땅히 다스려야 하나 아직 그렇게 하지 못하니 자주 성냅니다. 자주 성내는 것은 이를 일러 (끓는 듯한 궐증이라는 뜻의) 전궐이라고 합니다. 이른바 두려워함이 마치 남이 잡으러 오는 것 같은 것은, 가을의 기운과 만물이 아직 모두 떠나가지 않은 것이어서, 음의 기운은 적고 양의 기운이 들어가는데, 음과 양이 서로 치므로 두려워하는 것입니다. 이른바 음식 냄새 맡기를 싫어한다는 것은, 밥통에 기운이 없는 것입니다. 그러므로 음식냄새 맡기를 싫어합니다. 이른바 낯이 검기가 흙빛이라는 것은, 가을의 기운이 안에서 **빼앗긴** 것입니다. 그러므로 빛깔이 바뀐 것입니다. 이른바 기침하면 피가 있다는 것은 양의 맥이 다친 것입니다. 양의 기운이 아직 위에서 드세지 않은데 맥이 가득 차고, 가득 차면 기침을 합니다. 그러므로 피가 코에서 보입니다.

49-6

厥陰所謂 疝婦人少腹腫者, 厥陰者, 辰也, 三月陽中之陰, 邪在中, 故
曰 疝少腹腫也; 所謂腰脊痛, 不可以俛仰者, 三月一振, 榮華萬物, 一
俛而不仰也; 所謂 癃疝膚脹者, 曰陰亦盛而脈脹不通, 故曰 癃疝也.
所謂甚則嗌乾熱中者, 陰陽相薄而熱, 故嗌乾也.

궐음(의 탈에서) 남자의 아랫배와 불두덩이 당기는 것과 부인의 아랫배가 붓는 것은, (다음과 같습니다.) 궐음이란 것은 (12지로) 진입니다. (달로는) 3월인데, 양 중의 음입니다. 몹쓸 기운이 속에 있습니다. 그러므로 아랫배와 불두덩이 당기고 아랫배가 부풀어 오른다고 말하는 것입니다. 이른바 허리와 등이 아픈데 구부렸다 폈다를 못하는 것은, 3월에 한 차례 (기운을) 떨치는데, 만물을 한창 펼치게 하니, 한 번 숙여서는 들어 올리지 못합니다. 이른바 불두덩이 당기고 부어서 오줌을 못 누고 살갗이 부어 물컹물컹 한 것은, 음 또한 드세고 맥이 막혀 통하지 않는 것입니다. 그러므로 불두덩이 당기고 부어서 오줌을 못 누고 살갗이 부어 물컹물컹 하다고 합니다. 이른바 심하면 목구멍이 마르고 속이 열나게 한다고 하는 것은 음과 양이 서로 쳐서 열나는 것입니다. 그러므로 목구멍이 마릅니다.

자요론편(刺要論篇) 제50
– 침놓기의 요점에 대한 말씀

50-1

黃帝問曰: 願聞刺要. 岐伯對曰: 病有浮沈, 刺有淺深, 各至其理, 無過其道; 過之則內傷, 不及則生外壅, 壅則邪從之. 淺深不得, 反爲大賊, 內動五臟, 後生大病. 故曰: 病有在毫毛腠理者, 有在皮膚者, 有在肌肉者, 有在脈者, 有在筋者, 有在骨者, 有在髓者. 是故刺毫毛腠理無傷皮, 皮傷則內動肺, 肺動則秋病溫瘧, 泝泝然寒慄; 刺皮無傷肉, 肉傷則內動脾, 脾動則七十二日四季之月, 病腹脹煩不嗜食; 刺肉無傷脈, 脈傷則內動心, 心動則夏病心痛. 刺脈無傷筋, 筋傷則內動肝, 肝動則春病熱而筋弛; 刺筋無傷骨 骨傷則內動腎, 腎動則冬病脹, 腰痛. 刺骨無傷髓, 髓傷則銷 鑠酸, 體解 然不去矣.

황제가 물었다. 바라건대 침놓는 요점에 대해 듣고 싶습니다.

기백이 대답했다. 탈에는 뜸과 가라앉음이 있고 (침을) 찌름에는 얕음과 깊음이 있어서, 각기 그 다스리고자 하는 곳까지 이르는데 그 길을 벗어나는 일이 없어야 합니다. (침을 찌르는데) 이를 (더 깊이) 지나가면 안이 다치고, 못 미치면 밖이 막히는 일이 생기니, 막히면 몹쓸 기운이 이를 따릅니다. (침을 찌르는데) 얕음과 깊음을 제대로 맞추지 못하면 도리어 (몹쓸 기운이) 큰 도적이 되어, 안으로 5장을 흔들고 나중에 큰 탈을 낳습니다. 그러므로 말하기를, 탈에는 털과 살결에 있는 것이 있고, 살갗에 있는 것이 있고, 살에 있는 것이 있고, 맥에 있는 것이 있고, 힘줄에 있는 것이 있고, 뼈에 있는 것이 있고, 골수에 있는 것이 있다고 했습니다. 이런 까닭에 털과 살결을 찌를 때는 살갗을 다치지 않아야 합니다. 살갗을 다치게 하면 안으로 허파를 움직이게 하고, 허파가 움직이면 가을에 온학을 앓게 되어 추위에 떨게 됩니다. 살갗을 찌를 때는 살을 다치지 않아야 하는데, 살이 다치면 안으로 비장을 움직이게 하고, 비장이 움직이면 (환절기 토의 기운이 오는 3, 6, 9, 12월의 각 12일이 지난 뒤부터 18일인) 72일 네 철의 달에 배가 붓고 가슴이 번거롭고 배가 가득차서 먹기를 좋아하지 않게 됩니다. 살을 찌를 때는 맥을 다치지 않아야 하는데, 맥이 다치면 안으로 염통을 움직이게 하고, 염통이 움직이면 여름에 가슴이 아픕니다. 맥을 찌를 때는 힘줄을 다치지 않아야 하는데, 힘줄이 다치면 안으로 간을 움직이게 하고 간이 움직이면 봄에 열나면서 힘줄이 늘어집니다. 힘줄을 찌를 때는 뼈를 다치지 않아야 하는데, 뼈를 다치면 안으로 콩팥이 움직이고, 콩팥이 움직이면 겨울에 배가 붓고 그득하고 허리가 아픕니다. 뼈를 찌를 때는 골수가 다치지 않아야 하는데, 골수가 다치면 녹아버리고 정강이가 시큰거리며 몸이 풀리고 나른하여 (어디를) 가지 못합니다.

자제편(刺齊篇) 제51
- 침놓는 깊이에 대한 말씀

51-1

黃帝問曰: 願聞刺淺深之分. 岐伯對曰: 刺骨者無傷筋, 刺筋者勿傷肉, 刺肉者無傷脈, 刺脈者無傷皮; 刺皮者無傷肉, 刺肉者無傷筋, 刺筋者無傷骨.

황제가 물었다. 바라건대 침놓을 때 얕음과 깊음이 나뉘는 것에 대해 듣고 싶습니다.

기백이 대답했다. 뼈를 찌르는데 힘줄을 다치지 않아야 하고, 힘줄을 찌르는데 살을 다치지 않아야 하고, 살을 찌르는데 맥을 다치지 않아야 하고, 맥을 찌르는데 살갗을 다치지 않아야 하고, 살갗을 찌르는데 살을 다치지 않아야 하고, 살을 찌르는데 힘줄을 다치지 않아야 하고, 힘줄을 찌르는데 뼈를 다치지 않아야 합니다.

51-2

帝曰: 余未知其所謂, 願聞其解. 岐伯曰: 刺骨無傷筋者, 針至筋而去, 不及骨也. 刺筋無傷肉者, 至肉而去, 不及筋也. 刺肉無傷脈者, 至脈而去, 不及肉也. 刺脈無傷皮者, 至皮而去, 不及脈也. 所謂刺皮無傷肉者, 病在皮中, 針入皮中無傷肉也. 刺肉無傷筋者 過肉中筋也. 刺筋無傷骨者, 過筋中骨也. 此之謂反也.

황제가 말했다. 나는 아직 그 말씀하신 바를 알지 못하니, 바라건대 그 풀이를 듣고 싶습니다.

기백이 말했다. 뼈를 찌르는데 힘줄을 다치지 않아야 한다는 것은 침이 힘줄에 이르되 뼈에 닿지 않아야 합니다. 힘줄을 찌르는데 살을 다치지 않아야 한다는 것은 침이 살을 찌르되 맥에 닿지 않아야 합니다. 맥을 찌르는데 살갗을 다치지 않아야 한다는 것은 침이 살갗을 찌르되 맥에 닿지 않아야 합니다. 이른바 살갗을 찌르는데 살을 다치지 않아야 한다는 것은 탈이 살갗 속에 있어 침이 살갗 속으로 들어가되 살을 다치지 않아야 합니다. 살을 찌르는데 힘줄을 다치지 않아야 한다는 것은 침이 살을 지나서 힘줄을 찌르는 것입니다. 힘줄을 찌르는데 뼈를 다치지 않아야 한다는 것은 침이 힘줄을 지나서 뼈를 찌르는 것입니다. 이를 일러 (침의 이치를) 뒤집는다고 합니다.

자금론편(刺禁論篇) 제52

– 침놓으면 안 되는 곳에 대한 말씀

52-1

黃帝問曰: 願聞禁數. 岐伯對曰: 臟有要害, 不可不察. 肝生於左, 肺藏於右, 心部於表, 腎治於裏, 脾爲之使, 胃爲之市. 膈肓之上 中有父母, 七節之傍, 中有小心. 從之有福, 逆之有咎.

황제가 물었다. 바라건대 삼가야 할 것이 몇 개인지 듣고 싶습니다.

기백이 대답했다. (5)장에는 중요하게 해를 입는 곳이 있으니 살피지 않을 수 없습니다. 간은 왼쪽에서 생기고 허파는 오른쪽에서 갈무리하고, 염통은 겉에서 거느리고, 콩팥은 속에서 다스리고, 비장은 시키고, 밥통은 (모든 기운이 모이는) 저잣거리입니다. 횡격막과 명치 위에는 속에 어버이(인 염통과 허파)가 있고, (등뼈의) 7번째 마디 곁에는 새끼 염통(인 격유이자 전중과 맞보는 것)이 있습니다. 이를 따르면 복이 있고 이를 거스르면 허물이 있습니다.

52-2

刺中心, 一日死, 其動爲噫; 刺中肝, 五日死, 其動爲語; 刺中腎, 六日死, 其動爲咳; 刺中肺, 三日死, 其動爲咳; 刺中脾, 十日死, 其動爲吞; 刺中膽, 一日半死, 其動爲嘔.

찔러서 염통을 맞추면 1일만에 죽는데, 그 낌새는 트림합니다. 찔러서 간을 맞추면 5일만에 죽는데, 그 낌새는 말하는 것입니다. 찔러서 콩팥을 맞추면 6일만에 죽는데, 그 낌새는 재채기입니다. 찔러서 비장을 맞추면 10일만에 죽는데, 그 낌새는 삼키는 것입니다. 찔러서 담을 맞추면 1일 반만에 죽는데, 그 낌새는 구역질입니다.

刺跗上, 中大脈, 血出不止, 死; 刺面, 中溜脈, 不幸爲盲. 刺頭, 中腦
戶, 入腦, 立死; 刺舌下, 中脈太過, 血出不止, 爲瘖. 刺足下佈絡, 中
脈, 血不出, 爲腫; 刺郄, 中大脈, 令人仆脫色; 刺氣街, 中脈, 血不出,
爲腫鼠僕; 刺脊間, 中髓, 爲傴; 刺乳上, 中乳房, 爲腫根蝕; 刺缺盆
中, 內陷, 氣泄, 令人喘咳逆; 刺手魚腹, 內陷爲腫.

발등을 찌르다가 큰 맥을 맞추면 피가 나오는데 그치지 않으면 죽습니다.
낯을 찌르다가 (눈과 서로 통하는) 유맥을 맞추면 불행하게도 눈이 멉니다. 머리
를 찌르다가 뇌호(혈)을 맞추면 침이 골에 들어가 선 채로 죽습니다. 혀 밑을 찌
르다가 맥을 맞추는 것이 지나치면 피가 나오는데 그치지 않으면 벙어리가 됩
니다. 발바닥에 퍼진 낙맥을 찌르다가 맥을 맞추면 피가 나지 않으면 붓습니다.
(방광경의) 극(혈인 위중)을 찌르다가 맥을 맞추면, 사람으로 하여금 엎어지고 낯
빛이 변하게 합니다. 기가(혈)을 찌르는데 맥을 맞추면 피가 나오지 않으면 가
래톳 서는 곳이 붓습니다. 등뼈 사이를 찌르는데 골수를 맞추면 곱사등이가 됩
니다. 젖가슴을 찌르는데 젖꼭지 속의 깊은 곳을 찌르면 속에서부터 썩어갑니
다. 결분 속을 찌르는데 (너무 깊이 찔러) 안에서 무너지면 기운이 새나가고 사람
으로 하여금 기침하고 (기운이) 거스르게 합니다. 물고기의 배를 닮은 어제(혈)을
찌르는데 안으로 무너지면 붓습니다.

無刺大醉, 令人氣亂, 無刺大怒, 令人氣逆. 無刺大勞人, 無刺新飽人,
無刺大飢人, 無刺大渴人, 無刺大驚人. 刺陰股, 中大脈, 血出不止,
死. 刺客主人, 內陷, 中脈, 爲內漏, 爲聾; 刺膝臏出液, 爲跛. 刺臂太
陰脈, 出血多, 立死; 刺足少陰脈, 重虛出血, 爲舌難以言; 刺膺中陷,
中肺, 爲喘逆仰息; 刺肘中, 內陷, 氣歸之, 爲之不屈伸; 刺陰股下三
寸, 內陷, 令人遺溺; 刺腋下脇間, 內陷, 令人咳; 刺少腹, 中膀胱溺
出, 令人少腹滿. 刺腨腸, 內陷, 爲腫; 刺眶上陷骨, 中脈, 爲漏, 爲盲;

刺關節中, 液出, 不得屈伸.

크게 술 취한 사람을 찌르지 말아야 하는데, 사람의 기운을 어지럽히기 때문입니다. 크게 성내는 사람을 찌르지 말아야 하는데, 사람의 기운이 거스르기 때문입니다. 크게 수고로운 사람을 찌르지 말아야 합니다. 새로이 배부르게 먹은 사람을 찌르지 말아야 합니다. 크게 굶주린 사람을 찌르지 말아야 합니다. 크게 목마른 사람을 찌르지 말아야 합니다. 크게 놀란 사람을 찌르지 말아야 합니다. 안쪽 넓적다리를 찌르다가 큰 맥을 맞추면 피가 많이 나면 선 채로 죽습니다. 객주인(인 상관 혈)을 찌르다가 안이 무너져서 맥을 맞추면 안에서 새서 귀머거리가 됩니다. 무릎 뼈를 찌르는데 물이 나오면 절름발이가 됩니다. 팔뚝의 소음맥을 찌르는데, 피가 많이 나면 선 채로 죽습니다. 족소음맥을 찌르는데 (불거름의 기운과 피가) 거듭 허해져서 피가 나면 혀가 말을 하기 어렵게 됩니다. 가슴을 찌르는데 (너무 깊이 찔러) 안에서 무너져서 허파를 맞추면 헐떡헐떡 거스르고 올려다보며 숨 쉽니다. 팔꿈치를 찌르는데, (너무 깊이 찔러) 안에서 무너져 기운이 이곳으로 돌아가면 굽고 펴지를 못합니다. 안쪽 허벅다리 아래 3촌을 찌르는데 안에서 무너지면 사람으로 하여금 오줌을 지리게 합니다. 겨드랑이 아래 갈비뼈 사이를 찌르는데 안에서 무너지면 사람으로 하여금 기침하게 합니다. 아랫배를 찌르는데 오줌보를 맞추어 오줌이 나오면 사람으로 하여금 아랫배가 가득 차게 합니다. 장딴지의 (천)장(혈)을 찌르는데 안에서 무너지면 붓습니다. 눈자위 위의 움푹 꺼진 뼈를 찌르는데 맥을 맞추면 눈물이 나고 장님이 됩니다. 뼈마디를 찌르는데 물이 나오면 접고 펼 수 없습니다.

자지론편(刺志論篇) 제53
- 침놓을 때의 허와 실 보탬과 덜에 대한 말씀

黃帝問曰: 願聞虛實之要. 岐伯對曰: 氣實形實, 氣虛形虛, 此其常也, 反此者病; 穀盛氣盛, 穀虛氣虛, 此其常也, 反此者病; 脈實血實, 脈虛血虛, 此其常也, 反此者病. 帝曰: 如何而反. 岐伯曰: 氣虛身熱, 此謂反也; 穀入多而氣少, 此謂反也; 穀不入而氣多, 此謂反也; 脈盛血少, 此謂反也; 脈少血多, 此謂反也; 氣盛身寒, 得之傷寒, 氣虛身熱, 得之傷暑, 穀入多而氣少者, 得之有所脫血, 濕居下也; 穀入少而氣多者, 邪在胃及與肺也; 脈小血多者, 飮中熱也; 脈大血少者, 脈有風氣, 水漿不入, 此之謂也. 夫實者 氣人也; 虛者, 氣出也, 氣實者, 熱也; 氣虛者, 寒也. 入實者, 左手開鍼空也; 入虛者, 左手閉鍼空也.

황제가 물었다. 바라건대 허와 실의 요점에 대해 듣고 싶습니다.

기백이 대답했다. 기운이 실하면 꼴도 실하고 기운이 허하면 꼴도 허한 것, 이것이 보통입니다. 이와 반대인 것은 탈난 것입니다. 곡식(의 기운)이 드세면 기운도 드세고, 곡식(의 기운)이 허하면 기운도 허한 것, 이것이 보통입니다. 이와 반대인 것은 탈난 것입니다. 맥이 실하면 피도 실하고 맥이 허하면 피도 허한 것, 이것이 보통입니다. 이와 반대인 것은 탈난 것입니다.

황제가 말했다. 어떻게 반대가 되는지요?

기백이 말했다. 기운은 허한데 몸이 열나는 것 이것을 일러 반대라고 합니다. 곡식이 들어오는 것은 많은데 기운이 적은 것 이것을 일러 반대라고 합니다. 곡식이 들어오지 않는데 기운이 많은 것 이것을 일러 반대라고 합니다. 맥은 드센데 피가 적은 것 이것을 일러 반대라고 합니다. 맥은 적은데 피가 많은 것 이것을 일러 반대라고 합니다. 기운이 드센데 몸이 찬 것은 추위에 다쳐서 얻은 것이고, 기운은 허한데 몸이 열나는 것은 더위에 다쳐서 얻은 것입니다. 곡식(의 기운)이 들어오는 것이 많은데 기운이 적은 것은 피를 잃거나 축축함이 밑에 머무르는 것에서 얻은 것이고, 곡식이 들어오는 것은 적은데 기운이 많은 것은 몹쓸 기운이 밥통과 허파에 있는 것입니다. 맥이 작은데 피가 많은 것은

(술을) 마셔서 속이 열나는 것이고, 맥은 큰데 피가 적은 것은 맥에 바람의 기운이 있어서 물기가 들어오지 않기 때문이니 이를 이르는 것입니다. 무릇 실한 것은 기운이 들어온 것이고, 허한 것은 기운이 나간 것입니다. 기운이 실한 것은 열나고, 기운이 허한 것은 춥습니다. 실한 탈에 (침을 찔러) 넣을 때는 왼손으로 침구멍을 열고, 허한 탈에 (침을 찔러) 넣을 때는 왼손으로 침구멍을 닫습니다.

침해편(鍼解篇) 제54
– 침놓는 원리 풀이에 대한 말씀

54-1

黃帝問曰: 願聞九針之解, 虛實之道. 岐伯對曰: 刺虛則實之者, 針下熱也, 氣實乃熱也. 滿而泄之者, 針下寒也, 氣虛乃寒也. 菀陳則除之者, 出惡血也. 邪勝則虛之者, 出針勿按. 徐而疾則實者, 徐出針而疾按之, 疾而徐則虛者, 疾出針而徐按之. 言實與虛者, 寒溫氣多少也. 若無若有者, 疾不可知也. 察後與先者, 知病先後也. 爲虛與實者, 工勿失其法. 若得若失者, 離其法也. 虛實之要, 九針最妙者, 爲其各有所宜也. 補瀉之時者, 與氣開闔相合也. 九針之名, 各不同形者, 針窮其所當補瀉也.

황제가 물었다. 바라건대, 9침에 대한 풀이와 허실의 이치에 대해 듣고 싶습니다.

기백이 대답했다. 허한 것을 찌르려면 이를 실하게 한다는 것은, 침 끝이 열나게 하는 것입니다. 기운이 실하면 열납니다. (기운이) 가득 차면 새나가게 한다는 것은 침 끝이 차갑게 하는 것입니다. 기운이 허하면 차가와집니다. (경락에 피가) 풀숲처럼 우거지면 그것을 없애라는 것은 몹쓸 피를 내라는 것입니다. 몹쓸 기운이 이기면 이를 허하게 하라는 것은 침을 뽑을 때 (구멍을) 누르지 말라는 것입니다. 천천히 하고 빨리 하면 실해진다는 것은 침을 천천히 빼고 이(구멍)를 빨리 누르라는 것이고, 빨리 하고 천천히 하면 허해진다는 것은 빨리 침을 빼고 이(구멍)를 천천히 누르라는 것입니다. 실을 허와 더불어 말하는 것은 (침을 찌를 때 침 끝에서 느껴지는) 차갑거나 따스한 기운이 많으냐 적으냐하는 것입니다. 있는 것 같기도 하고 없는 것 같기도 하다는 것은 (침 끝으로 오는 기운이 너무) 빨라서 알 수 없다는 것입니다. 나중을 먼저와 더불어 살피라는 것은 탈의 (순서인) 앞과 뒤를 알라는 것입니다. 허를 실과 더불어 하라는 것은 의원이 그 법을 잃지 말라는 것입니다. 얻은 것 같기도 하고 잃은 것 같기도 하다는 것은 그 법을 (실제 임상에서) 떼어놓았다는 것입니다. 허와 실의 요점은 (9침에 있는데) 9침이 가장 오묘한 것은 그것이 각기 마땅한 바가 있다는 것입니다. 보탬과 덞의 때라는 것은 기가 열리고 닫힘과 더불어 (침 쓰는 것이) 서로 딱 맞물려야 한다는 것입니다. 9침의 이름이 각기 같은 꼴이 아닌 것은, 침이 보태고 덜어내야 하는 바를 (남김없이) 다하게 하려는 것입니다.

54-2

> 刺實須其虛者, 留針陰氣隆至, 乃去針也. 刺虛須其實者, 陽氣隆至, 針下熱, 乃去針也. 經氣已至, 愼守勿失者, 勿變更也. 深淺在志者, 知病之內外也. 遠近如一者, 深淺其候等也. 如臨深淵者, 不敢墮也. 手如握虎者, 欲其壯也. 神無營於衆物者, 靜志觀病人, 無左右視也. 義無邪下者, 欲端以正也. 必正其神者, 欲瞻病人目, 制其神, 令氣易行也.

실한 것을 찌르는데 모름지기 그(것이) 허해지기를 (기다리라는) 것은, 침을 찔러놓고서 음의 기운이 크게 이르면 이에 침을 뽑으라는 것입니다. 허한 것을 찌르는데 모름지기 그(것이) 실해지기를 (기다리라는) 것은 양의 기운이 크게 이르러 침 끝이 열나면 이에 침을 뽑으라는 것입니다. (침 끝에) 경락의 기운이 벌써 이르렀을 때 삼가 (이를) 지켜서 잃지 말라는 것은 (침놓는 법을) 바꾸지 말라는 것입니다. 깊음과 얕음이 먹은 뜻에 있다는 것은 탈의 안과 밖을 알라는 것입니다. 멂과 가까움이 하나같다는 것은 (침의 깊이가) 깊든 얕든 (득기 여부를) 살핀다는 점에서는 같다는 것입니다. (건너야 할) 깊은 연못을 앞에 둔 것 같다는 것은 감히 게을러서는 안 된다는 것입니다. 손이 범의 꼬리를 잡은 것 같다는 것은 (침놓는 사람의 기상이 흔들림 없이) 굳세다는 것입니다. 마음이 여러 물건에 매이지 말라는 것은 먹은 뜻(志)을 고요히 해서 탈난 사람을 살피되 좌우를 돌아보지 말라는 것입니다. 뜻(義)에 나쁜 마음이 내리지 않도록 하라는 것은 (몸가짐을) 바르게 함으로써 (마음을) 올바르게 하려는 것입니다. 반드시 그 얼을 바르게 하라는 것은 탈난 사람의 눈을 보고 그 얼(의 상태)를 다스려서 기운으로 하여금 쉽게 (제 길로) 다니도록 하려는 것입니다.

<hr/>

54-3

所謂三里者, 下膝三寸也. 所謂跗之者, 舉膝分易見也. 巨虛者, 蹻足
獨陷者, 下廉者陷下者也.

이른바 삼리라는 것은 무릎에서 3촌을 내려갑니다. 이른바 발등이라는 것은 무릎을 들어 올려야 쉽게 드러납니다. 거허라는 것은 발을 디디면 정강이에 홀로 오목해지는 것이고, 하렴이라는 것은 오목하게 내려앉는 곳입니다.

<hr/>

54-4

帝曰: 余聞九針上應天地四時陰陽, 願聞其方, 令可傳於後世以爲常
也. 岐伯曰: 夫一天, 二地, 三人, 四時, 五音, 六律, 七星, 八風, 九
野, 身形亦應之, 針各有所宜. 故曰: 九針, 人皮應天, 人肉應地, 人脈
應人, 人筋應時, 人聲應音, 人陰陽合氣應律, 人齒面目應星, 人出入
氣應風, 人九竅三百六十五絡應野. 故一針皮, 二針肉, 三針脈, 四針
筋, 五針骨, 六針調陰陽, 七針益精, 八針除風, 九針通九竅, 除三百

六十五節氣, 此之謂各有所主也.

황제가 말했다. 내가 듣건대 9침은 위로 하늘과 땅, 네 철, 음과 양에 호응한다고 합니다. 바라건대 그 방법을 듣고 후세에 전하게 하여 이를 늘 지켜야 할 것으로 삼고자 합니다.

기백이 말했다. 1하늘, 2땅, 3사람, 4철, 5소리, 6가락, 7별, 8바람, 9들판은 (사람) 몸의 꼴 또한 이에 호응하고, 침도 각기 마땅히 (쓰이는) 바가 있습니다. 그러므로 9침이라고 합니다. 사람의 살갗은 하늘에 호응하고, 사람의 살은 땅에 호응하고, 사람의 맥은 사람에 호응하고, 사람의 목소리는 (자연의) 소리에 호응하고, 사람의 음과 양이 (경락의) 기운과 딱 맞는 것은 (옛 음악에서 음의 자리로 쓴) 가락에 호응하고, 사람의 이빨과 낯과 눈은 별에 호응하고, 사람의 나드는 기운은 바람에 호응하고, 사람의 9구멍과 365낙맥은 들에 호응합니다. 그러므로 1침은 살갗, 2침은 살, 3침은 맥, 4침은 힘줄, 5침은 뼈, 6침은 음양조절, 7침은 불거름(의 기운)을 더함, 8침은 바람 없애기, 9침은 9구멍으로 통하고 365 뼈마디의 (몹쓸) 기운을 없앱니다. 이를 일러 (침이) 각기 주인 노릇하는 바가 있다고 하는 것입니다.

54-5

人心意應八風, 人氣應天, 人髮齒耳目五聲應五音六律, 人陰陽脈血氣應地, 人肝目應之, 九竅三百六十五. 人一以觀動靜, 天二以候五色, 七星應之, 以候發母澤, 五音一以候宮商角徵羽, 六律有餘不足, 應之二地, 一以候高下有餘, 九野一節應之, 以候閉節, 三人變一分, 人候齒泄多血少, 十分角之變五分, 以候緩急, 六分不足三分, 寒關節, 第九分, 四時人寒溫燥濕, 四時一應之, 以候相反, 一四方各作解.

사람의 마음과 새긴 뜻은 8바람에 호응하고, 사람의 기운은 하늘에 호응하고, 사람의 머리카락과 이빨과 귀와 눈과 5목소리는 (자연의) 5소리와 (음악의) 6 가락에 호응하고, 사람의 음양 맥과 피와 기운은 땅에 호응합니다. 사람의 간과

눈은 9구멍이 이에 호응합니다. (왕빙에 따르면 이하는 산실된 부분임)

장자절론편(長刺節論篇) 제55
– 뼈마디를 찌르는 방법에 대한 말씀

55-1

刺家不診, 聽病者言在頭, 頭疾病, 爲藏針之, 刺至骨病已, 上無傷骨
肉及皮, 皮者道也. 陰刺, 入一傍四處. 治寒熱, 深專者刺大臟, 迫臟
刺背, 背俞也, 刺之迫臟, 臟會, 腹中寒熱去而止, 與刺之要, 發針而
淺出血. 治腐腫者, 刺腐上, 視癰小大深淺刺. 刺大者多血, 小者深之,
必端內針爲故止.

침꾼은 (먼저) 진단하지 않고 탈난 이가 하는 말을 듣습니다. (탈이) 머리에 있
고 머리가 아프면 이를 침이 숨도록 (깊이) 놓는데, 찌르는 것이 뼈에 이르러야
탈이 그칩니다. 가장 좋은 것은* 뼈와 살과 살갗을 다치지 않는 것인데, 살갗은
(침이 다니는) 길이기 때문입니다. 양 찌르기는 (침을) 하나 (찔러)넣고 (그) 옆에 네
군데를 (더 찔러서) 추위와 더위를 다스립니다. (한열이) 깊이 들어간 것은 큰 장
을 찔러야 하는데, (몹쓸 기운이) 5)장을 다그치면 등을 찌르니, 등의 유혈(이 그것)
입니다. 이를 찔러서 (5)장을 다그치면 (5)장(의 기운)이 모입니다. 뱃속의 찬 기
운과 열이 없어지고 나서 그칩니다. 침놓는 요령은 침을 뽑고 얕은 곳에서 피를
내는 것입니다. 곪고 붓는 것을 다스리는 것은 곪은 곳 위를 찌르는데, 악창의
크고 작음을 보고 (그에 따라) 깊고 얕게 찌릅니다. (악창이) 큰 것을 찔러서는 피

---

*   止를 앞 구절에 붙여서 풀기도 한다. 그 다음 문장의 陰도 문맥상으로는 陽이 맞아서 많은
    사람들이 陽으로 풀이한다.

를 많(이 내)고, (악창이) 작은 것은 깊이 (찌르)는데, 반드시 침을 바르게(端) 넣어서 법(故)대로 하고, 그칩니다.

病在少腹有積, 刺皮𦜗以下, 至少腹而止, 刺俠脊兩旁四椎間, 刺兩髂髎季脇肋間, 導腹中氣熱下已. 病在少腹, 腹痛不得大小便, 病名曰疝, 得之寒, 刺少腹兩股間, 刺腰髁骨間, 刺而多之, 盡炅病已.

탈이 아랫배에 있는데 적이 있으면 살갗이 두터운 곳 밑을 찔러서 아랫배에 이르고 멈춥니다. 등뼈를 낀 양 옆 4째 뼈 사이를 찌르고, 양쪽 허리(의 거료 혈)과 마지막 갈비뼈 사이(인 경문 혈)을 찔러서 뱃속의 기운을 이끄는데 열이 내리면 그칩니다. 탈이 아랫배에 있는데 배가 아프고 똥오줌을 제대로 못 누면 탈의 이름이 (불두덩이 당기고 아픈) 산증입니다. 이는 추위로 얻는데 아랫배와 양쪽 허벅지 사이를 찌르고, 허리와 허벅지 뼈를 찌릅니다. 찌르는데 이(혈)를 많이 해서, 열이 다하면 탈이 그칩니다.

病在筋, 筋攣節痛, 不可以行, 名曰筋痺. 刺筋上爲故, 刺分肉間, 不可中骨也. 病起筋炅, 病已止. 病在肌膚, 肌膚盡痛, 名曰肌痺, 傷於寒濕, 刺大分小分, 多發針而深之, 以熱爲故, 無傷筋骨, 傷筋骨, 癰發若變, 諸分盡熱病已止. 病在骨, 骨中不可擧, 骨髓酸痛, 寒氣至, 名曰骨痺, 深者刺無傷脈肉爲故, 其道大分小分, 骨熱病已止.

탈이 힘줄에 있는데 힘줄이 경련이 나고 뼈마디가 아파서 걸을 수 없는 것은 일러 근비라고 합니다. 힘줄 위를 찌르는 것을 법으로 삼습니다. 나뉜 살 사이를 찌르되 뼈를 맞히면 안 됩니다. (힘줄 속으로 가라앉은) 탈이 일어나고 힘줄이 열나면 탈이 그치면 (치료를) 멈춥니다. 탈이 살갗에 있고 살갗이 다 아픈 것은 일러 기비라고 하는데, (이것은) 추위와 축축함에게 다친 것입니다. (살이) 크게 나뉘고 (살이) 작게 나뉜 곳을 찌르는데, 침을 많이 하고 깊이 하여 열나는 것을 법으로 삼습니다. 뼈와 살을 다치게 하면 안 되는데 뼈와 살을 다치면 악창이 생기거나 (다른 탈로) 바뀝니다. 모든 나뉜 곳이 모두 열나서 탈이 그치면 (침을) 멈춥니다. 탈이 뼈에 있는데, 뼈가 무거워서 들어 올리지 못하고 골수가 저리면서 아프면 찬 기운이 이른 것으로, 골비라고 합니다. 깊이 찌르되, 살과 힘줄을 다치지 않는 것을 법으로 삼습니다. 그 지나는 길은 (살이) 크게 나뉜 곳과 작게 나뉜 곳입니다. 뼈가 열나고 탈이 그치면 (침을) 멈춥니다.

病在諸陽脈且寒且熱, 諸分且寒且熱, 名曰狂, 刺之虛脈, 視分盡熱病已止. 病初發歲一發, 不治月一發, 不治月四五發, 名曰癲病, 刺諸分諸脈, 其無寒者, 以針調之病止. 病風且寒且熱, 炅汗出, 一日數過, 先刺諸分理絡脈. 汗出且寒且熱, 三日一刺, 百日而已. 病大風骨節重, 髮眉墮, 名曰大風. 刺肌肉爲故, 汗出百日, 刺骨髓汗出百日, 凡二百日髮眉生而止針.

탈이 모든 양의 맥에 있어서 추웠다 더웠다 하는데 모든 나뉜 살들도 추웠다 더웠다 하는 것을 일러 미쳤다고 합니다. 이를 찔러 (몹쓸 기운으로 실해진) 맥을 허하게 하는데 나뉜 살들을 보고서 열이 다 그치면 (치료를) 멈춥니다. 탈이 처음 날 때 한 해에 한 번 나지만 이를 다스리지 않으면 달에 한 번 나고, 다스리지 않으면 달에 너덧 번 나는 것을 일러 지랄이라고 합니다. 여러 나뉜 곳과 여러 맥을 찌르는데, 그 추위가 없(고 열만 있)는 사람은 침으로 이를 조절하면 탈이 멈춥니다. 바람을 앓는데 춥다가 열나다가 하고 뜨거운 땀이 나기를 하루에 자주 겪으면, 여러 나뉜 결과 낙맥을 먼저 찌릅니다. 땀이 나는데 춥기도 하고 열나기도 하면 3일에 한 번씩 찔러서 100일을 하면 낫습니다. (염병인) 대(마)풍을 앓는데 뼈마디가 무겁고 수염과 눈썹이 빠지는 것을 일러 큰바람이라고 합니다. 살을 찌르는 것을 법으로 삼는데, 땀내기를 100일 하고 뼈와 골수를 찔러서 땀내기를 100일 하면 무릇 200일에 머리카락과 눈썹이 나면 침을 멈춥니다.

피부론편(皮部論篇) 제56
– 12경맥과 살갗에 대한 말씀

黃帝問曰: 余聞皮有分部, 脈有經紀, 筋有結絡, 骨有度量, 其所生病
各異. 別其分部, 左右上下, 陰陽所在, 病之始終. 願聞其道. 岐伯對
曰: 欲知皮部以經脈爲紀者, 諸經皆然. 陽明之陽, 各曰害蜚. 上下同
法, 視其部中, 有浮絡者, 皆陽明之絡也. 其色多靑則痛, 多里則痺.
黃赤則熱, 多白則寒, 五色皆見, 則寒熱也. 絡盛則入客於經, 陽主外,
陰在內. 少陽之陽, 名曰樞持. 上下同法, 視其部中, 有浮絡者, 皆少
陽之絡也. 絡盛則入客於經, 故在陽者主內, 在陰者主出, 以滲於內,
諸經皆然. 太陽之陽, 名曰關樞. 上下同法, 視其部中, 有浮絡者, 皆
太陽之絡也. 絡盛則入客於經. 少陰之陰, 名曰樞儒. 上下同法, 視其
部中, 有浮絡者, 皆少陰之絡也. 絡盛則入客於經, 其入經也. 從陽部
注於經, 其出者, 從陰內注於骨. 心主之陰, 名曰害肩. 上下同法, 視
其部中, 有浮絡者, 皆心主之絡也. 絡盛則入客於經. 太陰之陰, 名曰
關蟄. 上下同法, 視其部中, 有浮絡者, 皆太陰之絡也. 絡盛則入客於
經, 凡十二經絡脈者, 皮之部也.

황제가 물었다. 내가 듣건대 살갗에는 나뉘는 곳이 있고, 맥에는 경락의 줄
기가 있고, 힘줄에는 맺히고 잇는 것이 있고, 뼈에는 길이와 굵기가 있으니, 그
생기는 바 탈이 각기 다르다고 합니다. 그 나뉘는 곳, 왼쪽과 오른쪽 위 아래,
음과 양이 있는 곳, 탈의 처음과 끝을 갈라(서 봐)야 한다고 합니다. 바라건대 그
이치를 듣고 싶습니다.

기백이 대답했다. 살갗의 나뉜 곳을 알고자 경맥을 (중요한) 벼리로 삼는 것

은 여러 경락이 모두 그렇습니다. 양명의 양은 일러 해비라고 하는데 뜻은 문짝입니다. (팔인) 위와 (다리인) 아래가 똑같은데, 나뉜 곳을 보되 속에 떠있는 낙맥이 있는 것은 모두 양명의 낙맥입니다. 그 빛깔이 파란 게 많으면 아프고, 검은 것이 많으면 저리고, 노랗고 붉은 것이면 열나고, 흰 것이 많으면 춥고, 5빛깔이 모두 나타나면 추웠다 더웠다 합니다. 낙(맥)이 드세면 경맥으로 들어가 깃드는데, 양이 바깥을 주관하고 음이 안을 주관하는 것입니다. 소양의 양은 일러 추지(라고 하는데, 문짝의 지도리를 잡는다는 뜻)입니다. (팔인) 위와 (다리인) 아래가 똑같은데, 나뉜 곳을 보되 속에 떠있는 낙맥이 있는 것은 모두 소양의 낙맥입니다. 낙이 드세면 경맥으로 들어가 깃드는데, 양에 있는 것은 안(으로 드는 것)을 주관하고 음에 있는 것은 나는 것을 주관하여 (몹쓸 기운이) 안으로 스머드는데 여러 경맥이 모두 그렇습니다. 태양의 양은 일러 관추(라고 하는데, 빗장과 지도리라는 뜻)입니다. (팔인) 위와 (다리인) 아래가 똑같은데, 나뉜 곳을 보되 속에 떠있는 낙맥이 있는 것은 모두 태양의 낙맥입니다. 낙이 드세면 경맥으로 들어가 깃듭니다. 소음의 음은 일러 추유(라고 하는데, 문짝의 지도리 막대)입니다. (팔인) 위와 (다리인) 아래가 똑같은데, 나뉜 곳을 보되 속에 떠있는 낙맥이 있는 것은 모두 소음의 낙맥입니다. 낙이 드세면 경맥으로 들어가 깃드는데, 그것이 경맥으로 들어가는 것은 양의 자리에서부터 경맥으로 흘러들고 그것이 나가는 것은 음 속을 따라서 뼈 안으로 흘러듭니다. (궐음인) 심주의 음은 일러 해견(이라고 하는데, 지도리를 버틴다는 뜻)입니다. (팔인) 위와 (다리인) 아래가 똑같은데, 나뉜 곳을 보되 속에 떠있는 낙맥이 있는 것은 모두 심주의 낙맥입니다. 낙이 드세면 경맥으로 들어가 깃듭니다. 태음의 음은 일러 관칩(이라고 하는데, 빗장을 질러 개구리처럼 숨는다는 뜻)입니다. (팔인) 위와 (다리인) 아래가 똑같은데, 나뉜 곳을 보되 속에 떠있는 낙맥이 있는 것은 모두 태음의 낙맥입니다. 낙이 드세면 경맥으로 들어가 깃듭니다. 무릇 12경의 낙맥은 살갗이 나뉜 곳입니다.

是故百病之始生也, 必先於皮毛, 邪中之則腠理開, 開則入客於絡脈, 留而不去, 傳入於經, 留而不去, 傳入於腑, 廩於腸胃, 邪之始入於皮也, 泝然起毫毛, 開腠理. 其入於絡也, 則絡脈盛色變; 其入客於經也, 則感虛乃陷下; 其留於筋骨之間, 寒多則筋攣骨痛, 熱多則筋弛骨消, 肉爍 破, 毛直而敗. 帝曰: 夫子言皮之十二部, 其生病皆何如. 岐伯曰: 皮者, 脈之部也. 邪客於皮, 則腠理開, 開則邪入客於絡脈, 絡脈滿則注於經脈, 經脈滿則入舍於腑臟也. 故皮者, 有分部, 不與而生大病也. 帝曰: 善.

이런 까닭에 온갖 탈이 처음 생길 때는, 반드시 그 살갗과 털에서 먼저 하고, 몹쓸 기운이 이를 맞히면 살결이 열리고, 살결이 열리면 들어가서 낙맥에 깃을 칩니다. (탈이 그대로) 머물렀는데 없애주지 않으면 경맥에 옮겨 들어가고, 머물렀는데 없애지 않으면 (6)부에 옮겨 들어가고 창자와 밥통에 모입니다. 몹쓸 기운이 처음 살갗에 들어가는데, 오싹하게 털을 일으키고, 살결을 열고, 그것이 낙에 들어가면 낙맥이 드세져서 빛깔이 바뀝니다. 그것이 들어가서 경맥에 깃을 치면 허한 것에 닿아서 더 밑으로 갑니다. 그것이 힘줄과 뼈의 사이에 머무는데, 추위가 많으면 힘줄이 경련을 일으키고 뼈가 아프고, 열이 많으면 힘줄이 늘어지고 뼈가 마르고, 살이 타고, 살덩이들이 무너지고, 털이 곤두서서 (몸이) 어그러집니다.

황제가 말했다. 스승께서 살갗의 12곳을 말씀하셨는데, 그 탈이 생기는 것은 모두 어떻습니까?

기백이 말했다. 살갗이라는 것은 맥이 나뉜 곳입니다. 몹쓸 기운이 살갗에 깃들면 살결이 열리고, 열리면 몹쓸 기운이 낙맥에 깃들고, 낙맥이 가득 차면 경맥으로 흘러들고, 경맥이 가득 차면 (6)부와 (5)장에 들어가서 둥지 틉니다. 그러므로 살갗이라는 것은 나뉘는 곳이 있으니, 더불어 하지 않으면 큰 탈을 낳습니다.

황제가 말했다. 좋습니다.

경락론편(經絡論篇) 제57
- 경락과 빛깔에 대한 말씀

57-1

黃帝問日: 夫絡脈之見也, 其五色各異, 靑黃赤白黑不同, 其故何也. 岐伯對日: 經有常色, 而絡無常, 變也. 帝日: 經之常色何如. 岐伯日: 心赤, 肺白, 肝靑, 脾黃, 腎黑, 皆亦應其經脈之色也. 帝日: 絡之陰陽, 亦應其經乎. 岐伯日: 陰絡之色應其經, 陽絡之色變, 無常, 隨四時而行也. 寒多則凝泣, 凝泣則靑黑, 熱多則淖澤, 淖澤則黃赤, 此皆常色, 謂之無病. 五色具見者, 謂之寒熱. 帝日: 善.

황제가 물었다. 무릇 경락이 나타나는 것은 그 5빛깔이 각기 달라서, 파랑 노랑 빨강 하양 검정이 같지 않으니 어떤 까닭입니까?

기백이 대답했다. 경맥에는 일정한 빛깔이 있으나 낙맥에는 그런 것이 없이 늘 바뀝니다.

황제가 말했다. 경맥의 일정한 색깔은 어떻습니까?

기백이 말했다. 염통은 붉고, 허파는 희고, 간은 푸르고, 비장은 노랗고, 콩팥은 검습니다. 모두 그 경맥의 색깔에 호응합니다.

황제가 말했다. 낙의 음과 양은 또한 그 경맥과 호응합니까?

기백이 말했다. 음락의 빛깔은 그 경맥에 호응하나, 양맥의 빛깔은 일정한 것이 없이 네 철을 따라 갑니다. 추위가 많으면 엉겨 물이 되고, 엉겨 물이 되면 푸르고 검습니다. 열이 많으면 적셔서 촉촉하고, 적셔서 촉촉하면 노랗고 붉습니다. 이것이 일정한 빛깔입니다. 이를 일러 탈이 없다고 합니다. 5빛깔이 모두 나타나는 것은 이를 일러 열이라고 합니다.

황제가 말했다. 좋습니다.

기혈론편(氣穴論篇) 제58
- 기운이 생기는 혈에 대한 말씀

58-1

黃帝問曰: 余聞氣穴三百六十五, 以應一歲, 未知其所, 願卒聞之. 岐
伯稽首再拜對曰: 窘乎哉問也. 其非聖帝, 孰能窮其道焉. 因請溢意,
盡言其處. 帝捧手逡巡而却曰: 夫子之開余道也. 目未見其處, 耳未聞
其數, 而目已明, 耳以聰矣. 岐伯曰: 此所謂聖人易語, 良馬易御也.
帝曰: 余非聖人之易語也, 世言眞數開人意, 今余所訪問者眞數, 發蒙
解惑, 未足以論也. 然余願聞夫子溢志, 眞言其處, 令解其意, 請藏之
金匱, 不敢復出. 岐伯再拜而起曰: 臣請言之. 背與心相控而痛, 所治
天突與十椎及上紀, 上紀者胃脘也, 下紀者關元也. 背胸邪繫陰陽左
右. 如此其病前後痛濇, 胸脇痛而不得息, 不得臥, 上氣 短氣偏痛, 脈
滿起斜出尻脈, 絡胸脇支心貫膈, 上肩加天突, 斜下肩交十椎下.

황제가 물었다. 내가 듣건대, 기운의 혈 365개가 한 해에 호응한다고 하는데
아직 그 (호응하는) 바를 알지 못합니다. 바라건대 이를 모두 듣고 싶습니다.

기백이 머리를 조아려 2번 절하고 대답했다. 참 어려운 물음입니다. 거룩한
임금이 아니고서야 누가 그 이치를 다 알 수 있겠습니까? (이 물음으로) 인하여
청컨대 '먹은 뜻' 을 넘치게 하여 그곳을 모두 말하겠습니다.

황제가 손을 받들고 머뭇거리면서 물러나 말했다. 스승께서 저에게 길을 열
어주셨습니다. (그러나) 눈으로 아직 그곳을 보지 못하고 귀로 아직 그 헤아림을

들을 수 없지만, 눈이 벌써 밝아지고 귀가 벌써 똑똑해집니다.

기백이 말했다. 이것은 이른바 성인은 말이 쉽고 좋은 말은 부리기 쉽다는 것입니다.

황제가 말했다. 저는 (앞서 말한) 성인은 말이 쉽다는 경우가 아닙니다. 세상에서는 참 헤아림이 사람의 '새긴 뜻'을 열어준다고 말하는데, 지금 제가 찾아와서 묻는 것은 (그) 참 헤아림이니, 어리석음을 틔우고 의혹을 푸는 것까지는 아직 말하기에 족하지 않습니다. 그러나 나는 바라건대 스승께서 먹은 뜻(志)을 내시어 그 (침)자리를 참말로 해주시고 그 새긴 뜻(意)을 풀어주십시오. (그러면) 그것을 금칠한 궤에 깊이 넣어서 다시는 드러내지 않겠습니다.

기백이 2번 절하고 일어나서 말했다. 신이 청컨대 그것을 말씀드리겠습니다. 등이 가슴과 더불어 서로 당기면서 아플 때는 다스릴 것이 천돌과 10째 등뼈 그리고 상기(와 하기)입니다. 상기라는 것은 중완이고 하기라는 것은 관원입니다. 등과 배가 전후좌우로 비스듬히 이어진 것이 이와 같습니다. 그것이 탈나면 앞뒤가 아프고 껄끄럽고, 가슴과 옆구리가 아파서 숨을 쉴 수 없고, 기운이 솟구치고, 기운이 짧아지고, 한쪽만 아픕니다. 맥이 가득 일어나면 꽁무니의 맥으로 비스듬히 나가고, 가슴과 옆구리로 퍼져나가고, 염통으로 갈라져 횡격막을 꿰고, 어깨로 올라가서 천돌에 더해지고, 어깨를 비스듬히 내려와서 10번째 등뼈에서 엇갈립니다.

臟俞五十穴, 腑俞七十二穴, 熱俞五十九穴, 水俞五十〔七|九〕穴, 頭上五行, 行五, 五五二十五穴, 中侶兩傍各五, 凡十穴, 大椎上兩傍各一, 凡二穴, 目瞳子浮白二穴, 兩髀厭分中二穴, 犢鼻二穴, 耳中多所聞二穴, 眉本二穴, 完骨二穴, 頂中央一穴, 枕骨二穴, 上關二穴, 大迎二穴, 下關二穴, 天椎二穴, 巨虛上下廉四穴, 曲牙二穴, 天突一穴, 天府二穴, 天牖二穴, 扶突二穴, 天窗二穴, 肩解二穴, 關元一穴, 委陽二穴, 肩貞二穴, 瘖門一穴, 齊一穴, 胸俞十二穴, 背俞二穴, 膺俞

十二穴, 分肉二穴, 踝上橫二穴, 陰陽蹻四穴, 水俞在諸分, 熱俞在氣穴, 寒熱俞在兩骸厭中二穴, 大禁二十五, 在天府下五寸, 凡三百六十五穴, 鍼之所由行也.

(5)장에는 (5)수혈이 (각기 있어서 5의 5곱인 25인데 이것이 양쪽에 하나씩 있으므로 합쳐서) 50혈이 있습니다. (6)부에는 (5)수혈이 (각기 있고 원혈까지 있어서 이를 더하면 6인데 6의 여섯 곱인 36이고, 이것이 양쪽에 하나씩 있으므로 합쳐서) 72혈이 있습니다. 열을 다스리는 유혈은 59(인데, 머리로 지나가는 양 경락이 5줄이고, 그 줄마다 5혈이 있어서 모두 25혈이 양의 열을 없애주고, 대저 중부 결분 격유가 양쪽에 모두 둘씩이니 이 8혈이 가슴 속의 열을 없애고, 기가 삼리 거허의 상하렴혈이 좌우로 각기 하나씩 모두 8혈인데 밥통 속의 열을 없애고, 운문 견우 위중 수공이 좌우로 각기 하나씩 모두 8혈인데 팔다리의 열을 없애고, 백호 신당 혼문 의사 지실이 좌우로 각기 하나씩 모두 10혈이니, 모두 합하면 59가 됩)니다. 물을 다스리는 유혈은 모두 59(인데, 꼬리뼈 위로 경락 5줄이 있고, 그 줄에 각기 5혈씩 있습니다. 독맥에는 척중 현추 명문 요유 장강이고, 독맥 양 옆의 방광 1선에는 대장유 소장유 방광유 중려유 백환유가 좌우로 5씩 모두 10이고, 방광2선의 위창 황문 지실 포황 질변이 좌우로 5씩 모두 10이고, 복토 위로 지나가는 경락 2줄이 각기 5혈씩 차지하는데, 족소음의 중주 사만 기혈 대혁 횡골이니 좌우 모두 10이고, 족양명의 외릉 대거 수도 귀래 기충이니 좌우 모두 10이며, 족소음의 태충 복류 음곡 조해 교신 축빈으로 좌우 모두 12이니, 모두 합치면 57혈)입니다. 머리 위로는 5줄이 가는데 줄마다 5혈씩 하여 25혈입니다. (가운데 가는 것은 상성 신회 전정 백회 후정이고, 양 옆으로는 오처 승광 통천 낙각 옥침이고, 그 옆으로 임읍 목창 정영 승령 뇌공이어서, 모두 25혈입니다.) 등골 뼈의 양옆으로 (5)장의 유혈이 각기 5이어서 무릇 25혈, 대추 위 양쪽 옆에 각기 하나씩이니 무릇 2혈(견중유로 추정함), 눈의 동자료와 부백 2혈, 양쪽 넓적다리가 갈라지는 가운데의 2혈(환도), 독비 2혈, 귓속에 많이 들리는 2혈(청궁), 눈썹 바탕의 2혈(찬죽), 완골 2혈, 목 중앙의 풍보 1혈, 베개 뼈의 2혈(규음), 상관 2혈, 대영 2혈, 하관 2혈, 천주 2혈, 거허 상하렴에 2혈, 곡아(인 협거) 2혈, 천돌 1혈, 천부 2혈, 천창 2혈, 부돌 2혈, 천창 2혈, 견해(정) 2혈, 관원 1혈, 위

양 2혈, 견정 2혈, 아문 1혈, 신궐 1혈, 흉유(유부, 욱중, 신장, 영허, 신봉, 보랑) 12혈, 배유(인 격유) 2혈, 응유 12혈(운문, 중부, 주영, 흉향, 천계, 식두), 나뉜살(인 양보) 2혈, 복사뼈위의 가로무늬가 있는 곳의 2혈(해계), 음양교 4혈이 있습니다. 수의 유혈은 나뉜 살 사이에 있고, 열의 유혈은 기가 모인 곳이 있으며, 추위와 열의 유혈은 두양관에 2혈이 있고, 크게 금하는 25혈이 천부 아래 5촌 되는 곳에 있습니다. 무릇 365혈로, 침이 가는 곳입니다.

58-2

帝曰: 余已知氣穴之處, 游針之居, 願聞孫絡溪谷, 亦有所應乎. 岐伯曰: 孫絡三百六十五穴會, 亦以應一歲, 以溢奇邪, 以痛榮衛, 榮衛稽留, 衛散榮溢, 氣渴穴著, 外爲發熱, 內爲少氣, 疾瀉無怠, 以痛榮衛, 見而瀉之, 無問所會. 帝曰: 善, 願聞溪谷之會也. 岐伯曰: 肉之大會爲谷, 肉之小會爲溪, 肉分之間, 溪谷之會, 以行榮衛, 以會大氣. 邪盛氣壅, 脈熱肉敗. 榮衛不行, 必將爲膿, 內銷骨髓, 外破大膕. 留於節湊, 必將爲敗. 積寒留舍, 榮衛不居, 捲肉縮筋, 肋胕不得伸. 內爲骨痺, 外爲不仁 命曰不足, 大寒留於溪谷也. 溪谷三百六十五穴會 亦應一歲. 其小痺淫溢, 循脈往來, 微針所及, 與法相同. 帝乃避左右而起再拜曰: 今日發蒙解惑, 藏之金匱, 不敢復出, 乃藏之金蘭之室, 署日氣穴所在. 岐伯曰: 孫絡之脈別經者, 其穴盛而當瀉者, 亦三百六十五脈, 並注於絡, 傳注十二絡脈, 非獨十四絡脈也. 內解瀉於中者十脈.

황제가 말했다. 나는 벌써 기운이 도는 혈의 자리와 침놓는 자리를 알았습니다. 바라건대 손락과 (살과 뼈가 만든) 골짜기도 또한 호응하는 바가 있는지 듣고 싶습니다.

기백이 말했다. 손락이 365혈과 만나는 곳 또한 한 해와 호응함으로써, (때에 맞추어서) 이상한 몹쓸 기운을 넘치게 하고 영(혈)과 위(기)를 통하게 합니다. 영(혈)과 위(기)가 쌓여서 머무르면, 영(혈)은 흩어지고 위(기)는 넘쳐서 기운이 바닥나고 피가 들러붙어, 밖으로는 열이 나고 안으로는 기운이 없어집니다. (이런 상태에서) 빨리 덜어내는 것을 게을리 하지 않아야 영(혈)과 위(기)가 통합니다. (손락에 맺혀서 색깔이) 나타나면 이를 덜어내야지, (그것이 혈과) 만나는(가 어떤가 하는) 것을 묻지 않습니다.

황제가 말했다. 좋습니다. 바라건대 골짜기의 만남을 듣고 싶습니다.

기백이 말했다. 살이 크게 모이는 곳이 골이 되고, 살이 조금 모이는 곳이 골짝이 됩니다. 살이 나뉘는 사이와 골짜기가 모이는 곳이 영(혈)과 위(기)를 다니게 하고 큰 기운을 모읍니다. 몹쓸 기운이 넘치면 기운이 막히고, 맥이 열나면 살이 어그러집니다. 영(혈)과 위(기)가 다니지 못하면 반드시 고름이 생기니 안으로 뼈와 골수가 녹고 밖으로 큰 살덩이들이 깨집니다. (몹쓸 기운이) 뼈마디와 살결에 머물면 반드시 어그러지고, 쌓인 추위가 둥지 틀면 영(혈)과 위(기)가 머무르지 못하여 살이 말리고 힘줄이 오그라들어 갈비뼈와 팔꿈치를 펴지 못합니다. 안으로는 뼈가 시리고 밖으로는 마비가 오니 이를 일러 모자라다고 합니다. 이는 큰 추위가 골짜기에 머무른 것입니다. 골짜기와 365혈이 만나는 것 또한 한 해와 호응합니다. 그 조금 저린 탈이 멋대로 흘러넘쳐 맥을 따라서 오가면 작은 침이 (다스림에) 미치는 바는 법(에서 말한 것)과 서로 같습니다.

황제가 이에 좌우를 물리치고 일어나 2번 절하고 말했다. 오늘 어리석음을 깨치고 의혹을 풀어주신 것은 금궤에 깊이 감추어서 감히 다시 꺼내지 않겠습니다. 이것을 금란의 골방에 감추고 말하기를, 〈기운 도는 혈이 있는 곳〉이라고 서약하겠습니다.

기백이 말했다. 손락의 맥은 경맥에서 갈라져 나간 것으로, 그 피가 드세서 마땅히 덜어내야 할 것 또한 (가짓수로 치자면) 365맥입니다. (이것이) 낙으로 아울러서 흘러들고, 12낙맥에 옮겨 들어가니, 오직 14낙맥뿐만이 아닙니다. 안으로 속(인 5장)에서 풀어 덜어낼 것은 9좌우 합쳐 모두) 10맥입니다.

기부론편(氣府論篇) 제59

– 기운이 생기는 유혈에 대한 말씀

足太陽脈氣所發者: 七十八穴. 兩眉頭各一, 入髮至頂三寸半, 傍五 相去三寸. 其浮氣在皮中者, 凡五行, 行五, 五五二十五. 項中大筋兩旁各一, 風府兩旁各一, 俠背以下至尻尾二十一節, 十五間各一, 五臟之愈各五, 六腑之愈各六, 委中以下, 至足小趾旁, 各六俞. 足少陽脈氣所發者 六十二穴: 兩角上各二, 直目上髮際內各五, 耳前角上各一, 耳前角下各一, 銳髮下 各一, 客主人 各一, 耳後陷中 各一, 下關各一, 耳下牙車之後 各一, 缺盆各一, 掖下三寸, 脇下至胠 八間各一, 髀樞中傍 各一, 膝以下至足小趾次趾 各六俞. 足陽明脈氣所發者 六十八穴: 額顱髮際旁各三, 面鼽骨空各一, 大迎之骨空各一, 人迎各一, 缺盆外骨空各一, 膺中骨間各一, 俠鳩尾之外 當乳下三寸 俠胃脘各五, 俠臍廣三寸 各三 臍下二寸 俠之各三, 氣〔街→〕衝動脈各一, 伏兔上各一, 足三里以下至足中趾各八俞, 分之所在穴空.

족태양맥의 기운이 피는 곳이란 78혈입니다. 양 눈썹 머리에 각기 하나(찬죽), 머리칼 금부터 정수리에 이르기까지 3촌 반(의 신정 상성 신회), 옆으로 5인데 서로 3촌 떨어졌습니다. 그 떠오른 기운이 살갗 속에 있는 것이 무릇 5줄, (각 줄마다) 5혈을 가서 5의 5곱은 25혈입니다. 목 가운데 큰 힘줄 양 옆에 각기 하나(인 천주), 풍부 양 옆에 각기 하나(인 풍지), 등을 끼고 내려가서 꽁무니에 이르기까지 21마디 (중에서) 15 사이에 각 하나씩, 5장의 유가 (양쪽으로) 각기 5씩, 6부의 유혈이 각기 6씩, 위중 밑으로 새끼발가락의 옆에 이르기까지 각 6유혈(인 위중 곤륜 경골 속골 통곡 지음)이 있습니다. 족소양 맥의 기운이 피는 것이란 62혈입니다. 이마 양 모서리 위에 각기 2(혈인 천충 곡빈), 눈 위로 곧게 머리칼 금 안에 각기 5(혈인 임읍 목창 정영 승령 뇌공), 귀앞 모난 곳 위에 각기 1(혈인 함염), 귀 앞 모난 곳 밑에 각기 1(혈인 현리), 귀밑머리 아래에 각기 1(혈인 화료), 객주인 각기 1(혈), 귀 뒤 움푹 꺼진 가운데에 각기 1(혈인 예풍), 하관이 각기 1(혈), 귀 밑 아거 뒤로 각기 1(혈인 천용), 결분 각기 1(혈), 겨드랑이 아래 3촌(에 있는 연액 첩근 천지), 옆구리 아래에서 겨드랑이에 이르는 8뼈 사이에 각기 하나씩(인 일월 장문 대맥 오추 유도 거료 비추), 넓적다리뼈 가운데 옆으로 각기 1(혈인 환도), 무릎 밑에서 새끼발가락과 그 다음 발가락까지 각기 6유(혈인 양릉천 양보 구허 임읍 협계 규음)이 있습니다. 족양명 맥의 기운이 피는 것이란 68혈입니다. 이마와 머리의 머리칼 금 옆 각기 3(혈인 현로 양백 두유), 얼굴의 코 옆인 관골공에 각기 1(혈인 사백), 대영의 골공에 각기 1(혈인 대영), 인영이 각기 1(혈), 결분 바깥의 골공이 각기 1(혈인 천료), 앞가슴 속의 뼈 사이에 각기 1(혈인 기호 고방 옥예 응창 유중 유근), 구미를 끼고 바깥으로 젖 아래 3촌인 곳(인 불용), 위완을 끼고 각기 5(혈인 승만 양문 관문 태을), 배꼽을 끼고 너비가 3촌인 곳에 각기 3(혈인 활육문 천추 외릉), 배꼽 밑 2촌에서 이를 끼고 각기 3(혈인 대거 수도 귀래), 기가의 맥이 뛰는 곳에 각기 1(혈인 기충), 복토 위로 각기 1(혈인 비관), 족삼리 밑으로 가운데발가락에 이르기까지 각기 8유(혈인 족삼리 상렴 하렴 해계 충양 함곡 내정 여태)은 (양명경이) 갈라져 가는 곳에 있는 혈입니다.

手太陽脈氣所發者, 三十六穴: 目內眦各一, 目外各一, 鼽骨下各一, 耳郭上各一, 耳中各一, 巨骨穴各一, 曲掖上骨穴各一, 柱骨上陷者各一, 上天窗四寸各一, 肩解各一, 肩解下三寸各一, 肘以下至手小指本各六俞. 手陽明脈氣所發者, 二十二穴: 鼻空外廉項上各二, 大迎骨空各一, 柱骨之會各一, 髃骨之會各一, 肘以下至手大指次指本各六俞. 手少陽脈氣所發者, 三十二穴: 鼽骨下各一, 眉後各一, 耳前角上各一, 下完骨後各一, 項中足太陽之前各一, 扶突俠各一, 肩貞各一, 肩貞下

三寸分間各一, 肘以下至手小指次指本各六俞.

수태양 맥의 기운이 피는 것이란 36혈입니다. 눈안쪽 모서리에 각기 1(혈인 정명), 바깥눈초리에 각기 1(혈인 동자료), 광대뼈 아래에 각기 1(혈인 관료), 귓바퀴 위에 각기 1(혈인 각손), 귓속에 각기 1(혈인 노유), 거골이 각기 1(혈), 겨드랑이 위의 뼈에 각기 1혈(인 노유), 목뼈 옆 움푹 꺼진 곳에 각기 1(혈인 견정), 천창에서 4촌 올라간 곳에 각기 1(혈인 규음), 어깨와 팔뚝이 나뉘는 곳의 아래 3촌에 각기 1(혈인 천종), 팔꿈치 아래부터 새끼손가락 뿌리에 이르기까지 각기 6유(혈인 소해 양곡 완골 후계 전곡 소택)이 있습니다. 수양명 맥의 기운이 피는 곳이란 22혈입니다. 콧구멍 바깥과 목에 각기 2(혈인 영향 부돌), 대영 골공에 각기 1(혈인 대영), (어깨와 목이 만나는) 주골에 각기 1(혈인) 천정), 어깨뼈가 모이는 곳에 각기 1(혈인 견우), 팔꿈치 밑으로 둘째손가락 뿌리에 이르기까지 각기 6유(혈인 곡지 양계 합곡 삼칸 이칸 상양)이 있습니다. 수소양 맥의 기운이 피는 곳이란 32혈입니다. 광대뼈 아래에 각기 1(혈인 관료), 눈썹 끝에 각기 1(혈인 사죽공), 귀 앞 모서리 위에 각기 1(혈인 함염), 아래 완골 뒤에 각기 1(혈인 천창) 목 가운데 족태양의 앞에 각기 1(혈인 풍지), 부돌이 낀 곳에 각기 1(혈인 천창), 견정이 각기 1(혈), 견정 아래 3촌이 나뉘는 사이에 각기 1(혈인 견료 노회 소락), 팔꿈치 밑으로 둘째손가락 뿌리까지 각기 6유(혈인 천정 지구 양지 중저 액문 관충)이 있습니다.

督脈氣所發者, 二十八穴: 項中央二, 髮際後中八, 面中三, 大椎以下至尻尾及旁十五穴, 至骶下凡二十一節脊椎法也. 任脈之氣所發者, 二十八穴: 喉中央二, 膺中骨陷中各一, 鳩尾下三寸, 胃脘五寸 胃脘以下至橫骨六寸半各一, 腹脈法也. 陰別下一, 目下各一, 脣下一, 斷交一. 衝脈氣所發者, 二十二穴: 俠鳩尾外各半寸, 至齊寸一, 俠齊下旁各五分, 至橫骨寸一, 腹脈法也, 足少陰舌下, 厥陰手中急脈各一, 手少陰各一, 陰陽蹻各一, 手足諸魚際脈氣所發者, 凡三百六十五穴也.

독맥의 기운이 피는 곳이란 28혈입니다. 목 한 가운데에 2(혈인 풍부 아문),

머리칼 금 뒤 가운에 8(혈인 신정 상성 신회 전정 백회 후정 강간 뇌호), 얼굴 가운데에 3(혈인 소료 수구 태단), 대추 밑으로 꽁무니꼬리에 이르기까지 그리고 그 옆에 15(혈인 대추 도도 신주 신도 영대 지양 근축 중추 척중 현추 명문 양관 요유 장강 회양), 꼬리뼈 밑에 이르기까지 무릇 21마디 등뼈가 법입니다. 임맥의 기운이 피는 것이란 28혈입니다. 목구멍 한 가운에 2(혈인 염천 천돌), 앞 가슴 속 뼈가 움푹 꺼진 가운데에 각기 1(혈인 선기 화개 자궁 옥당 전중 중정), 구미 아래 3촌이 위완이고 배꼽까지는 5촌, 위완 밑으로 횡골에 이르기까지 6촌 반에 각기 1(혈인 구미 거궐 상완 중완 건리 하완 수분 배꼽 음교 석문 관원 중극 곡골)입니다. (이것이) 배에서 맥(의 혈)을 재는 법입니다. (앞과 뒤의) 음에서 갈라져서 내려가는 것 1(혈인 회음)과 눈 아래에 각기 1(혈인 승읍), 입술 아래에 1(혈인 승장), 은교가 하나 있습니다. 충맥의 기운이 피는 것이란 22혈입니다. 구미를 끼고 바깥쪽으로 각기 반 촌을 벌려서 배꼽에 이르기까지 매 촌마다 각기 1(혈인 유문 통곡 음도 석관 상곡 황유), 배꼽을 끼고 내려가면서 옆으로 5푼에 횡골까지 매 촌마다 각기 1(혈인 중주 사만 기혈 대혁 횡골)이 있습니다. 이것이 배에서 맥의 혈을 취하는 법입니다.

골공론편(骨空論篇) 제60
- 유혈이 있는 뼈의 틈에 대한 말씀

60-1

黃帝問曰: 余聞風者, 百病之始也. 以針治之奈何. 岐伯對曰: 風從外入, 令人振寒汗出, 頭痛, 身重, 惡寒, 治在風府, 調其陰陽, 不足則補, 有餘則瀉. 大風頸項痛, 刺風府, 風府在上椎. 大風汗出, 灸譩譆, 譩譆在背下俠脊傍三寸所, 壓之令病人呼譩譆, 譩譆應手.

황제가 물었다. 나는 바람이라는 것이 온갖 탈의 처음이라고 들었습니다. 침으로 이를 다스리는 것은 어떻게 합니까?

기백이 대답했다. 바람은 밖에서 들어와서 사람으로 하여금 추위 떨게 하고, 땀이 나고 머리가 아프고, 몸이 무겁고 추위를 싫어하는데, (이를) 다스림은 풍부에 있습니다. 음과 양을 조화롭게 하고 모자라면 보태고 남으면 덜어냅니다. 큰 바람이 목을 아프게 하면 풍부를 찌르는데, 풍부는 대추에서 올라가서 (머리칼 금 위 1촌)에 있습니다. 큰 바람이 땀을 나게 하면 의희에 뜸뜨는데, 의희는 등줄기 옆(3촌인 방광2선)에 있습니다. 이를 눌러서 아픈 사람의 아이구! 하는 소리를 내게 하는데, 아이구 하는 소리가 손에 호응합니다.

從風憎風 刺眉頭. 失枕在肩上橫骨間. 折使楡臂齊肘正灸脊中. 絡季脅引少腹而痛脹 刺譩譆. 腰痛不可以轉搖 急引陰卵 刺八髎 與痛上八髎在腰尻分間. 鼠瘻寒熱 還刺寒府 寒府在附膝外解營. 取膝上外者 使之拜, 取足心者 使之跪.

바람을 따라 (탈나면) 바람을 싫어하는데, 눈썹 머리(의 찬죽)을 찌릅니다. (자고 일어났는데 목이 아픈) 낙침은 어깨 위의 가로 뼈 사이에 있습니다. (허리가) 꺾인 (것 같이 아프면) 팔을 흔들어보고 팔꿈치와 가지런히 바로 맞는 (높이)의 등뼈 가운데(인 양관 혈)에 뜸뜹니다. 갈비뼈 끝가지와 마지막 갈비뼈가 아랫배를 당겨서 아프고 부으면 의희를 찌릅니다. 허리가 아파서 몸을 돌리지 못하고 불두덩이 당기면 8료혈과 더불어 아픈 곳 위를 찌르는데, 8료는 허리 꽁무니의 (뼈) 나뉘는 사이에 있습니다. 서루(란, 연주창이 무너진 자리가 구멍 같은데, 이것이 돌아가며 계속 생기므로 쥐가 구멍을 뚫는 것 같다는 뜻인데 이것이) 추웠다 더웠다 하면 또한 한부를 찌릅니다. 한부는 무릎 바깥에 붙은, 뼈가 풀어지는 곳(인 양관)입니다. 무릎 위 바깥을 찌르려면 아픈 사람으로 하여금 절하듯 엎드리게 하고서 (혈을) 고르고, 발바닥 복판을 찌르려면 아픈 사람으로 하여금 무릎 꿇게 하고서 (혈을)고릅니다.

任脈者, 起於中極之下, 以上毛際 循腹裏. 上關元, 至咽喉, 上頤循面入目. 衝脈者 起於氣街, 並少陰之經, 俠臍上行, 至胸中而散. 任脈爲病, 男子內結七疝, 女子帶下瘕聚. 沖脈爲病 逆氣裏急.

임맥이라는 것은 중극의 아래(인 아기집)에서 일어나, 거웃 금을 타고 올라가 뱃속을 돌고, 관원으로 올라와서 목구멍에 이르고, 턱을 올라가서 얼굴을 돌고 눈으로 들어갑니다. 충맥이라는 것은 기가에서 일어나 소음의 경락을 아울러서, 배꼽을 끼고 위로 올라가 가슴 속에 이르러서 흩어집니다. 임맥이 탈나면, 남자는 안으로 맺혀서 (불두덩이 당겨지는) 7가지 산증이 되고, 여자는 (아랫도리에서 희멀건 물이 나오는) 대하와 (뱃속이 단단해지는) 가취가 생깁니다. 충맥이 탈나면 기운을 거스르고 속이 급해집니다.

督脈爲病, 脊强反折. 督脈者, 起於少腹以下骨中央, 女子入係廷孔, 其孔溺孔之端也. 其絡循陰器, 合纂間, 繞纂後, 別繞臀, 至少陰與巨陽中絡者合, 少陰上股內後廉貫脊屬腎, 與太陽起於目內眥, 上額交巓, 上入絡腦, 還出別下項, 循肩髆內, 俠脊抵腰中, 入循膂絡腎. 其男子循莖下至纂, 與女子等. 其少腹直上者, 貫臍中央, 上貫心, 入喉上頤, 環唇上系兩目之下中央. 此生病, 從少腹上沖心而痛, 不得前後, 爲沖疝, 其女子不孕, 癃痔遺溺嗌乾, 督脈生病治督脈, 治在骨上, 甚者在臍下營, 其上氣有音者, 治其喉中央, 在缺盆中者. 其病上沖喉者, 治其漸, 漸者, 上俠頤也.

독맥이 탈나면 등뼈가 뻣뻣해지고 뒤집어집니다. 독맥이라는 것은 아랫배에서 일어나 배 아래쪽 뼈(인 치골) 복판으로 내려가서, 여자는 아기집 구멍으로 들어가서 이어지는데, 그 구멍은 오줌 구멍의 끝입니다. 그것의 낙맥은 보지를 돌아서 똥구멍과 오줌구멍 사이의 붉은 실로 꿰맨 듯한 곳(인 회음)에서 합쳐져 붉은 실을 감은 뒤, (거기서) 갈라진 가닥이 볼기를 감고 소음에 이르러서 거양 속의 낙맥과 마주칩니다. 소음은 허벅다리 안쪽의 뒤로 올라가서 등뼈를 꿰고 콩팥으로 이어집니다. 태양과 더불어 눈 안쪽 모서리에서 일어나 이마로 올라가서 머리 꼭대기에서 (다른 경락과) 엇갈리고, 위로 골에 들어가 이어지고, 돌아나와서 갈라진 (가지가) 목으로 내려가고, 어깨뼈 안쪽을 돌아서 등뼈를 끼고 허리 속으로 이르고, 등골뼈로 들어가서 돌아 콩팥으로 이어집니다. 사내는 자지를 따라 내려가 (똥구멍과 오줌구멍 사이의) 붉은 실로 감은 듯한 곳(인 회음)에 이르는데, 여자와 같습니다. 아랫배에서 곧바로 올라가는 것(인 임맥)은 배꼽 복판을 꿰고 위로 염통을 꿰고 목구멍으로 들어가고, 턱으로 올라가서 입술을 빙 돌고, 두 눈의 아래 복판으로 이어집니다. 이것이 탈나면 아랫배로부터 올라가서 염통을 치받아서 아프고, 똥오줌을 못 누고, 불두덩을 치받고, 여자는 아이 배지 못하고, 융과 치질이 되고, 오줌을 지리고, 목이 마릅니다. 독맥이 탈나면 독맥을 다스리는데, 다스림이 뼈 위(의 곡골)에 있되, 심한 사람은 배꼽 아래의 영(혈인 음교)에 있습니다. 기운이 위로 올라가서 목소리가 나는 사람은 그 목구멍 한 복판을 다스리는데 (양쪽) 결분의 가운데에 있는 것(인 천돌)입니다. 탈이 위로 목구멍을 치는 사람은 점을 다스리는데, 점이라는 것은 위로 턱을 낀 (양옆)입니다.

60-2

蹇膝伸不屈, 治其楗; 坐而膝痛治其機. 立而暑解, 治其骸關. 膝痛, 痛及姆指, 治其膕. 坐而膝痛如物隱者, 治其關. 膝痛不可屈伸, 治其背內. 連 若折, 活陽明中俞髎. 若別治巨陽少陰滎, 淫濼脛酸不能久立, 治少陽之維, 在外上五寸. 輔骨上橫骨下爲楗 俠髖爲機, 膝解爲骸關, 俠膝之骨爲連骸, 骸下爲輔, 輔上爲膕, 膕上爲關, 頭橫骨爲枕. 水俞五十七穴, 尻上五行, 行五, 伏菟上兩行, 行五, 左右各一行, 行五, 踝上各一行, 行六穴.

절뚝거리는 무릎이 펴지고 굽지 않는 것은 넓적다리 (위쪽의 혈)을 다스리고, 앉는데 무릎이 아프면 넓적다리 뼈끝(인 환도)를 다스리고, 서는데 무릎이 열나

면 무릎 뼈마디를 다스립니다. 무릎이 아픈데 아픔이 엄지발가락까지 미치면 살덩이(인 위중)를 다스리고, 앉는데 무릎이 아픈 것이 마치 물건이 숨어있는 것 같으면 관(인 오금 근처)를 다스리고, 무릎이 아파서 굽도 접도 못하면 등의 (족태양경 유혈) 안을 다스리고, 여기다가 정강이 이어지는 부분이 꺾이는 듯하면 양명의 중유료(인 족삼리나 거허 같은 곳)을 다스리고, 만약 달리 한다면 거양과 소음의 영(혈)을 다스리고, 어지러운 기운이 넘쳐서 싱싱니가 시큰거려서 오래 설수 없으면 소양의 유(인 광명)을 다스립니다. (유는) 바깥쪽 5촌 위에 있습니다. 보골 위 횡골 아래가 넓적다리가 되고, 엉덩이뼈를 끼고 있는 것이 추기(환도혈 부근의 고관절)가 되고, 슬해가 해관이 되고, 무릎을 끼고 있는 뼈가 연해가 되고, 해 아래가 보골이 되고, 보골 위가 오금이 되고, 오금 위가 관이 되고, 횡골이 침이 됩니다. (끝 문장은 다음 편에 다시 나옴)

60-3

髓空, 在腦後三分, 在顱際銳骨之下, 一在斷基下, 一在項後中復骨下, 一在脊骨上空, 在風府上脊骨下空. 在尻骨下空, 數髓空在面俠鼻, 或骨空在口下當兩肩. 兩髆肩空在髆中之陽, 臂骨空在臂陽去踝四寸兩骨空門間. 股骨上空在股陽出上膝四寸. 骨空在輔骨之上端. 股際骨空在毛中動下. 尻骨空在髀骨之後, 相去四寸. 扁骨有滲理湊, 無髓孔, 易髓無空.

골수 구멍은, 골 뒤 3푼에 있고, 머리뼈 금 돋은 뼈의 아래에 있(는 풍부이)고, 하나는 잇몸 아래의 턱뼈 가운데 홈에 있고, 하나는 목 뒤 가운데 숨은 뼈 아래(인 아문)에 있고, 하나는 등뼈 위에 있는데 구멍이 풍부 위에 있(는 뇌호)입니다. 등뼈 아래 구멍은 꼬리뼈 아래에 구멍(인 장강)이 있습니다. 몇 골수 구멍은 얼굴과 코를 낀 곳에 있고, 어떤 뼈 구멍은 입 아래에서 양 어깨를 맡는 곳(인 대영)에 있습니다. 양 어깻죽지 뼈 구멍은 어깻죽지의 곁에 있습니다. 팔의 뼈 구멍은 팔의 바깥에 있는데 볼록 뼈에서 (자뼈와 노뼈) 두 뼈의 빈 사이에 있습니

다. 허벅지 뼈 위의 구멍은 허벅지 뼈 바깥에 있는데 무릎에서 4촌을 나가 올라
간 곳(인 복토와 음시 사이)에 있습니다. 정강이뼈의 뼈 구멍은 보골의 위쪽 끝(인
녹비)에 있고, 허벅다리쯤의 뼈 구멍은 거웃 속의 맥 뛰는 아래에 있습니다. 꼬
리뼈의 뼈 구멍은 넓적다리뼈의 뒤에 있는 (8료혈인)데, 서로 4촌 떨어져 있습니
다. (옆구리의) 납작 뼈는 (팔다리의 둥근 뼈들과 달리) 살결로 스며드는데, 골수의
구멍이 없습니다.

灸寒熱之法, 先灸項大椎 以年爲壯數, 次灸橛骨 以年爲壯數. 視背兪
陷者灸之. 擧臂肩上陷者灸之. 兩季脇之間灸之. 外踝上絶骨之端灸
之. 足小指次指間灸之. 腨下陷脈灸之 外踝後灸之. 缺盆骨上切之堅
痛如筋者灸之. 膺中陷骨間灸之. 掌束骨下灸之. 臍下關元三寸灸之.
毛際動脈灸之, 膝下三寸分間灸之. 足陽明跗上動脈灸之, 巓上一灸
之. 犬所嚙之處灸之三壯, 則以犬傷病法灸之. 凡當灸二十九處, 傷食
灸之, 不已者, 必視其經之過於陽者, 數刺其兪而藥之.

추위와 열을 뜸뜨는 법은 먼저 목의 대추를 뜸뜨는데 나이를 (뜸의) 장 수로
삼습니다. 다음으로 꼬리뼈(가 있는 미려)를 뜸뜨되 나이로 장수를 삼습니다. 등
의 유혈을 살펴 꺼진 곳을 뜸뜹니다. 팔을 들어 어깨 위 꺼진 곳(인 견우)를 뜸뜨
며, 양 마지막 갈비뼈 사이(의 경골)을 뜸뜹니다. 바깥 복사뼈 위 절골의 끝(인 양
보)를 뜸뜹니다. 새끼발가락과 둘째발가락 사이(인 협계)를 뜸뜹니다. 장딴지 아
래 꺼진 맥(인 승산)을 뜸뜹니다. 바깥복사뼈 뒤(의 곤륜)을 뜸뜹니다. 결분 뼈 위
에 누르면 단단하고 실하고 아픈 것이 마치 힘줄과 같은 곳을 뜸뜹니다. 가슴
앞 꺼진 뼈의 맥 뛰는 곳(인 천돌)을 뜸뜹니다. 손바닥이 묶이는 뼈 아래(손목 근
처)를 뜸뜹니다. 배꼽 아래 3촌(의 관원)을 뜸뜹니다. 거웃 금 맥 뛰는 곳(인 기가)
를 뜸뜹니다. 무릎 아래 3촌 (살이) 나뉘는 사이(의 족삼리)를 뜸뜹니다. 족양명
발등 위 맥이 뛰는 (충양)을 뜸뜹니다. 머리 꼭대기 위(의 백회)를 한 번 뜸뜹니
다. 개한테 물린 곳은 3장을 뜸뜨되, 개에게 물렸을 때의 방법에 따릅니다. 무

릇 마땅히 29곳을 뜸뜹니다. 먹어서 다쳐도 이를 뜸뜨는데, (탈이) 그치지 않으면 반드시 그 경맥이 지나가는 길 (중에) 양(이 드러나는 곳)을 살펴서, 그 경락의 유혈을 여러 번 침놓고 약을 씁니다.

수열혈론편(水熱穴論篇) 제61
- 붓는 것과 열나는 것을 다스리는 유혈에 대한 말씀

61-1

黃帝問曰: 少陰何以主腎, 腎何以主水. 岐伯對曰: 腎者, 至陰也, 至陰者 盛水也. 肺者, ,太陰也, 少陰者, 冬脈也. 故其本在腎, 其末在肺, 皆積水也. 帝曰: 腎何以能聚水而生病. 岐伯曰: 腎者, 胃之關也, 關門不利, 故聚水而從其類也, 上下溢於皮膚, 故爲胕腫, 胕腫者, 聚水而生病也. 帝曰: 諸水皆生於腎乎. 岐伯曰: 腎者, 牝藏也, 地氣上者, 屬於腎, 而生水液也, 故曰至陰. 勇而勞甚, 則腎汗出, 腎汗出逢於風, 內不得入於臟腑, 外不得越於皮膚, 客於玄府. 行於皮裏, 傳爲胕腫, 本之於腎, 名曰風水. 所謂玄府者, 汗空也. 帝曰: 水俞五十七處者, 是何主也. 岐伯曰: 腎俞五十七穴, 積陰之所聚也, 水所從出入也. 尻上五行行五者, 此腎俞. 故水病下爲胕腫, 大腹, 上爲喘呼, 不得臥者, 標本俱病. 故肺爲喘呼, 腎爲水腫, 肺爲逆不得臥, 分爲相輸俱受者, 水氣之所留也. 伏菟上各二行, 行五者, 此腎之街也, 三陰之所交結於脚也. 踝上各一行, 行六者, 此腎脈之下行也. 名曰太衝. 凡五十七穴者, 皆臟之陰絡, 水之所客也.

황제가 물었다. 소음은 어떻게 콩팥을 주관하고, 콩팥은 어떻게 물을 주관합니까?

기백이 대답했다. 콩팥이라는 것은 지극한 음입니다. 지극한 음이라는 것은 드센 물입니다. 허파라는 것은 태음입니다. 소음이라는 것은 겨울의 맥입니다. 그러므로 콩팥은 뿌리이고, 허파는 끝입니다. (둘) 모두가 (몸속에) 물을 쌓(아서 탈이 됩)니다.

황제가 말했다. 콩팥은 어떻게 하여 물을 모아서 탈을 낳습니까?

기백이 말했다. 콩팥은 밥통의 빗장입니다. (문을 지키는) 빗장이 이롭지 못하므로 (운화시키지 못하고 남은) 물을 모으고, 그런 무리끼리 모이는 것입니다. 위 아래가 살갗으로 넘치므로 붓습니다. 붓기는 물을 모아서 탈을 낳은 것입니다.

황제가 말했다. 모든 물(의 탈)이 콩팥에서 생깁니까?

기백이 말했다. 콩팥은 암컷(인 음의) 장기입니다. 땅의 기운이 올라가는 것이 콩팥에 들어가서 물과 액을 낳습니다. 그러므로 지극한 음이라고 합니다. 사내답게 (계집과 얼러서) 수고로움이 심하면 콩팥이 땀나고, 콩팥이 땀나는데 바람을 만나면, 안으로 (5)장(6)부에 들어가지 못하고 밖으로 살갗을 넘어 (나가지) 못하여 현부에 둥지를 틉니다. (이것이) 살갗 속으로 가서 (딴 것으로) 옮기면 붓기가 됩니다. (이것은) 콩팥에 뿌리를 두니, 일러 풍수라고 합니다. 이른바 현부라는 것은 땀구멍입니다.

황제가 말했다. 물의 유혈 57곳이라는 것이 (있는데), 이것은 어떤 것에 주인 노릇을 합니까?

기백이 말했다. 콩팥의 유혈 57혈은 음이 쌓여서 모인 것입니다. 물이 따라서 드나드는 곳입니다. 꽁무니 위로 5줄이 가는데, 줄마다 5이 있으니, 이것이 콩팥의 유혈입니다. 그러므로 물의 탈은 내려가면 퉁퉁 붓고 배가 (불러서) 커지고, 올라가면 헐떡헐떡 내쉬고 눕지 못하는 것은, 끝과 뿌리가 모두 탈난 것입니다. 그러므로 허파는 헐떡거리며 내쉬고, 콩팥은 물차서 붓는 것입니다. 허파가 (기운이) 거슬러서 눕지 못하게 되고 (허파와 콩팥의) 나눔이 서로 나르고 함께 받아들이는 것은 물의 기운이 머무는 곳인 까닭입니다. 복토 위로 각기 2줄에 5씩 가는 것, 이것은 콩팥의 (기운이 다니는) 거리입니다. 3음이 다리에서 엇갈리고 맺히는 곳입니다. 종지뼈 위로 각기 1줄이 가는데 6씩 가는 것(인 대종 조해 복류 교신 축빈 음곡), 이것은 콩팥의 맥이 내려가는 것입니다. 이를 일러 태충이라고 합니다. 무릇 57혈이라는 것은 모두 장의 음락이자 물이 머무는 곳입니다.

帝曰: 春取絡脈分肉 何也. 岐伯曰: 春者木始治, 肝氣始生, 肝氣急, 其風疾, 經脈常深, 其氣少, 不能深入, 故取絡脈分肉間. 帝曰: 夏取盛經分腠, 何也. 岐伯曰: 夏者火始治, 心氣始長, 脈瘦氣弱, 陽氣留溢, 熱熏分腠, 內至於經. 故取盛經分腠, 絕膚而病去者, 邪居淺也, 所謂盛經者, 陽脈也. 帝曰: 秋取經俞, 何也. 岐伯曰: 秋者 金始治, 肺將收殺, 金將勝火, 陽氣在合, 陰氣初勝, 濕氣及體, 陰氣未盛, 未能深入. 故取俞以瀉陰邪, 取合以虛陽邪, 陽氣始衰, 故取於合. 帝曰: 冬取井滎, 何也. 岐伯曰: 冬者水始治, 腎方閉. 陽氣衰少, 陰氣堅盛, 巨陽伏沉, 陽脈乃去. 故取井以下陰逆, 取滎以實陽氣. 故曰: 冬取井滎, 春不鼽衄.

황제가 말했다. 봄에 (침놓을 때) 낙맥과 나뉜 살을 고르는 것은 어찌 된 것입니까?

기백이 말했다. 봄이라는 것은 목이 처음 다스리고, 간의 기운이 비로소 생깁니다. 간의 기운은 급하고 바람은 빠르나 (사람의) 경맥은 늘 깊고, 그 기운은 적어서, 깊이 들어갈 수 없습니다. 그러므로 낙맥과 나뉜 살 사이를 (침 자리로) 고릅니다.

황제가 말했다. 여름에 드센 경락과 살결을 고르는 것은 어찌 된 것입니까?

기백이 말했다. 여름이라는 것은 화가 비로소 다스리고, 염통의 기운이 비로소 자랍니다. 맥이 삐쩍 마르고 기운이 약하지만 양의 기운이 머물러 넘치고, 열이 나뉜 살결을 쬐어서 안으로 경맥에 이릅니다. 그러므로 드센 경맥과 나뉜 살결을 고릅니다. 살갗에서 끊어서 탈이 없어진다는 것은 몹쓸 기운이 얕은 곳에 머무른다는 것입니다. 이른바 드센 경락이라는 것은 양의 맥입니다.

황제가 물었다. 가을에 경과 유를 고른다는 것은 어찌된 것입니까?

기백이 말했다. 가을이라는 것은 금이 비로소 다스리고, 허파가 장차 거두어 죽이려고 합니다. 금이 장차 화를 이기려고 하니 양의 기운은 합하는 곳(인경맥의 합혈)에 있습니다. 음의 기운이 처음으로 이기므로 축축한 기운이 몸에 미치지만, 음의 기운이 아직 드세지 않은 때이므로 깊이 들어가지 못합니다. 그러므로 유혈을 골라서 음의 몹쓸 기운을 덜어내고, 합혈을 골라서 양의 기운을 허하게 하니, 양의 기운이 비로소 한풀 꺾입니다. 그러므로 (가을에는) 합혈에서 골라야 합니다.

황제가 말했다. 겨울에는 정과 형을 고르는데 어찌 된 것입니까?

기백이 말했다. 겨울이라는 것은 수가 비로소 다스리며, 콩팥은 바야흐로 닫힙니다. 양의 기운이 풀죽어서 적고, 음의 기운이 단단해져서 드셉니다. 거양은 엎드려 가라앉고 양의 맥은 이에 사라집니다. 그러므로 정(혈)을 골라서 음이 거스르는 것을 내리고, 형(혈)을 골라서 양의 기운을 충실하게 합니다. 그러므로 말하기를, 겨울에는 정과 형을 고르면 봄에 코피를 흘리지 않는다는 것입니다.

61-3

帝曰: 夫子言治熱病五十九俞, 余論其意, 未能領別其處, 願聞其處, 因聞其意. 岐伯曰: 頭上五行行五者, 以越諸陽之熱逆也; 大杼膺俞缺盆背俞此八者, 以瀉胸中之熱也; 氣街三里巨虛上下廉此八者, 以瀉胃中之熱也; 雲門髃骨委中髓空此八者, 以瀉四肢之熱也; 五臟俞傍五此十者, 以瀉五臟之熱也; 凡此五十九穴者, 皆熱之左右也. 帝曰: 人傷於寒, 而傳爲熱, 何也. 岐伯曰: 夫寒盛則生熱也.

황제가 말했다. 스승께서 열나는 탈을 다스리는 59혈에 대해서 말씀하셨는데, 내가 그 뜻을 말하려고 하나 아직 그곳을 일일이 갈라볼 수 없습니다. 바라건대 그 (침) 자리에 대해 듣고 싶고, (그 자리가 지닌) 뜻(意)을 듣고 싶습니다.

기백이 말했다. 머리 위로 5줄이 가는데 5씩 가는 것이, 모든 양의 열이 거스르는 것을 넘치게 합니다. 무릇 가슴 앞의 유(혈인 중부)와 결분, 등의 유(혈인인 풍문이나 폐유), 이 8이 가슴 속의 열을 덜어내는 것입니다. 기가, 삼리, 거허인 상하렴 이 8은 위 속의 열을 덜어내는 것입니다. 운문 우골(인 견우) 위중 수공(인 황골) 이 8은 팔다리의 열을 덜어내는 것입니다. 5장의 유혈 옆 5, 이 열은 5장의 열을 덜어내는 것입니다. 무릇 이 59혈이라는 것은 모두 열을 좌우하는 것입니다.

황제가 말했다. 사람이 추위에 다쳤는데 열로 옮겨가는 것은 어찌된 것입니까?

기백이 말했다. 무릇 추위가 드세면 열을 일으킵니다.

조경론편(調經論篇) 제62
– 경맥 조절로 탈 고치기에 대한 말씀

62-1

黃帝問曰: 余聞刺法言, 有餘瀉之, 不足補之. 何謂有餘, 何謂不足.
岐伯對曰: 有餘有五, 不足亦有五, 常欲何問. 帝曰: 願盡聞之. 岐伯
曰: 神有餘 有不足, 氣有餘, 有不足, 血有餘, 有不足, 形有餘, 有不
足, 志有餘, 有不足, 凡此十者, 其氣不等也. 帝曰 人有精氣津液, 四
肢九竅, 五臟十六部, 三百六十五節, 乃生百病, 百病之生, 皆有虛實,
今夫子乃言有餘有五, 不足亦有五, 何以生之乎. 岐伯曰: 皆生於五臟
也. 夫心藏神 肺藏氣, 肝藏血, 脾藏肉, 腎藏志, 而此成形, 志意通,
內連骨髓, 而成身形五臟. 五臟之道, 皆出於經隧, 以行血氣, 血氣不

和, 百病乃變化而生 是故守經隧焉.

황제가 물었다. 내가 듣건대, 「침놓는 법」에 이르기를, 남으면 덜어내고 모자라면 보태주어야 한다고 했는데, 무엇을 일러 남는다고 하고 무엇을 일러 모자란다고 합니까?

기백이 말했다. 남는 것에는 5가지가 있고 모자라는 것에도 5가지가 있는데, 무엇을 묻고자 하시는지요?

황제가 말했다. 바라건대 모두 듣고 싶습니다.

기백이 말했다. 얼에 남음과 모자람이 있고, 기운에 남음과 모자람이 있고, 피에 남음과 모자람이 있고, 꼴에 남음과 모자람이 있고, 뜻(志)에 남음과 모자람이 있습니다. 무릇 이 10가지는 그 기운이 같지 않습니다.

황제가 말했다. 사람에게는 불거름의 기운(精氣)과 진액과 팔다리와 9구멍과 16부(인 12경락과 기경)와 365뼈마디가 있습니다. 이에 온갖 탈이 생기고, 온갖 탈이 생기는데 모두 허와 실이 있습니다. 지금 스승님께서 이에 남는 것이 5가지가 있고 모자라는 것이 5가지가 있다고 하셨는데, 어떻게 해서 생깁니까?

기백이 말했다. 모두가 5장으로부터 생깁니다. 무릇 염통은 얼을 갈무리하고, 허파는 기운을 갈무리하고, 간은 피를 갈무리하고, 비장은 살을 갈무리하고, 콩팥은 먹은 뜻(志)을 갈무리합니다. 이들이 꼴을 이루고, 뜻이 통하고, 안으로 골수에 이어져 몸꼴과 5장을 이룹니다. 5장의 길은 모두 경수에서 나와서 기운과 피를 돌리는데, 기운과 피가 조화롭지 못하면 온갖 탈이 이에 변화하여 (새로운 탈을) 낳습니다. 이런 까닭에 경맥을 지켜야 합니다.

62-2

帝曰: 神有餘不足, 何如. 岐伯曰: 神有餘則笑不休, 神不足則悲, 血氣未並, 五臟安定, 邪客於形, 洒淅起於毫毛, 未入於經絡也, 故名曰神之微. 帝曰: 補瀉奈何. 岐伯曰: 神有餘, 則瀉其小絡之血, 出血勿之深斥, 無中其大經, 神氣乃平; 神不足者, 視其虛絡, 按而致之, 刺

而利之, 無出其血, 無泄其氣, 以通其經, 神氣乃平. 帝曰: 刺微奈何.
岐伯曰: 按摩勿釋, 著針勿斥, 移氣於不足, 神氣乃得復.

황제가 말했다. 얼이 남고 모자라는 것은 어떻습니까?

기백이 말했다. 얼이 남으면 웃음이 그치지 않고, 얼이 모자라면 슬퍼합니다. 피와 기운이 (어느 한 쪽을) 아우르지 않으면 5장이 안정되는데, 몹쓸 기운이 꼴에 깃들면 싸늘함이 솜털에서 일어나지만 아직 경락에 들어가지 않았습니다. 그러므로 얼이 희미하다고 이릅니다.

황제가 말했다. 보탬과 덞은 어찌 합니까?

기백이 말했다. 얼이 남는 것은 그 작은 낙맥의 피를 덜어냅니다. 피를 내되 깊이 하지 말아야 하고 큰 경락을 맞추지 않아야 합니다. 얼의 기운이 (들뜨거나 어지럽지 않고) 고르게 됩니다. 얼이 모자라는 것은 그 허한 낙맥을 보고 눌러서 (기가) 이르게 하고, 찔러서 이롭게 하되, 피를 내지 않고, 기운이 새나가지 않게 해서 그 경락을 뚫어야 합니다. 얼의 기운이 이에 고르게 됩니다.

황제가 말했다. 미약한 것을 찌르는 것은 어찌 합니까?

기백이 말했다. 매만지는 것(按摩)을 놓지 말아야 하고, 침놓은 것을 빼지 말고, 기운을 모자라는 곳으로 옮겨야 합니다. 얼의 기운이 이에 회복됩니다.

帝曰: 善. 氣有餘不足, 奈何. 岐伯曰: 氣有餘則喘咳上氣, 不足則息利少氣. 血氣未併 五臟安定, 皮膚微病, 命曰白氣微泄. 帝曰: 補瀉奈何. 岐伯曰: 氣有餘, 則瀉其經隧, 無傷其經, 無出其血, 無泄其氣, 不足, 則補其經隧, 無出其氣. 帝曰: 刺微奈何. 岐伯曰: 按摩勿釋, 出針視之, 曰我將深之, 適人必革, 精氣自伏, 邪氣散亂, 無所休息, 氣泄腠理, 眞氣乃相得.

황제가 말했다. 좋습니다. 기운이 남고 모자라는 것은 어찌 합니까?

기백이 말했다. 기운이 남으면 헐떡거리고 기침하고 기운이 올라갑니다. 모자라면 숨은 이로우나 기운이 없습니다. 피와 기운이 아직 (어느 한 쪽으로) 아우르지 않았으면 5장이 안정되지만 살갗이 미약하게 탈납니다. 이를 일러 흰 기운이 조금 샌다고 합니다.

황제가 말했다. 보태고 더는 것은 어찌합니까?

기백이 말했다. 기운이 남으면 그 경맥을 덜어내되, 그 경맥을 다치게 해서는 안 되고, 그 피를 내도 안 되고, 그 기운을 새나가게 해서도 안 됩니다. 모자라면 그 경맥을 보태주되 그 기운을 새나가게 해서는 안 됩니다.

황제가 말했다. (사기가) 미약한 것을 침놓는 것은 어찌 합니까?

기백이 말했다. 매만지는 것을 놓지 말아야 하고, 침을 꺼내면서 이를 보고, 내가 장차 이를 깊이 놓으려고 합니다, 라고 말합니다. 그러면 (환자는 그 말을 듣고 두려워서 기운을 안으로 거두어들이는데, 막상 침이) 사람을 맞아서는 반드시 (깊게 찌른다고 말한 뜻을 정반대로) 바꾸어 (얕게 찌릅니다.) 그러면 불거름의 기운(精氣)은 저절로 엎드(려서 안으로 모이)고, (그 반동으로) 몹쓸 기운은 흩어지고 어지러워져서 쉴 곳이 없어집니다. (몹쓸) 기운은 살결로 새나가고 참 기운은 이에 서로 제자리를 얻습니다.

帝曰: 善. 血有餘不足, 奈何. 岐伯曰: 血有餘則怒, 不足則恐, 血氣未併, 五臟安定, 孫絡水溢, 則經有留血. 帝曰: 補瀉奈何. 岐伯曰: 血有餘, 則瀉其盛經, 出其血; 不足, 則視其虛經, 內針其脈中, 久留而視, 脈大疾出其針, 無令血泄. 帝曰: 刺留血, 奈何. 岐伯曰: 視其血絡, 刺出其血, 無令惡血得入於經, 以成其疾.

황제가 말했다. 좋습니다. 피가 남고 모자라는 것은 어찌 합니까?

기백이 말했다. 피가 남으면 노여워하고 모자라면 두려워합니다. 피와 기운이 아직 (어느 한쪽을) 아우르지 않으면 5장이 안정되지만, 손락이 흘러넘치면 경락에 머문 피가 있는 것입니다.

황제가 말했다. 보태고 더는 것은 어찌 합니까?

피가 남으면 그 드센 경락을 덜어내되 피를 냅니다. 모자라면 그 허한 경락을 보고, 침을 그 맥 속으로 들여서 오래 머물게 하는데, 살펴보다가 맥이 크고 빨라지면 그 침을 빼되 피가 새나가게 하면 안 됩니다.

황제가 말했다. 머무른 피를 찌르는 것은 어찌 합니까?

기백이 말했다. 그 혈락을 보고 찔러서 피를 내되, 나쁜 피가 경락으로 흘러 들어가지 않게 해서 그 탈을 이루지 못하게 해야 합니다.

帝曰: 善. 形有餘不足, 奈何. 岐伯曰: 形有餘則腹脹涇溲不利, 不足則四肢不用. 血氣未併, 五臟安定, 肌肉蠕動, 命曰微風. 帝曰: 補瀉奈何. 岐伯曰: 形有餘則瀉其陽經, 不足則補其陽絡. 帝曰: 刺微奈何. 岐伯曰: 取分肉間, 無中其經, 無傷其絡, 衛氣得復, 邪氣乃索.

황제가 말했다. 좋습니다. 꼴이 남고 모자라는 것은 어찌 합니까?

기백이 말했다. 꼴이 남으면 배가 불러오고 오줌이 이롭지 못하고, 모자라면 팔다리를 못 씁니다. 피와 기운이 아직 (어느 한 쪽을) 아우르지 못했으면 5장이 안정되지만, (몹쓸 기운이 살짝 들어) 살에 벌레가 움직이는 것 같은 것을 일러 작은 바람이라고 합니다.

황제가 말했다. 보태고 더는 것은 어찌 합니까?

기백이 말했다. 꼴이 남으면 그 양명의 경락을 덜어내고, 모자라면 그 양명의 낙맥을 보탭니다.

황제가 말했다. (병세가) 작은 것을 침놓는 것은 어찌 합니까?

황제가 말했다. 나뉜 살(分肉) 사이를 고르되 그 경락을 맞추면 안 되고, 그 낙맥을 다치면 안 됩니다. 위기가 회복되면 몹쓸 기운은 이에 사라집니다.

帝曰: 善. 志有餘不足奈何 岐伯曰: 志有餘則腹脹飧泄, 不足則厥, 血氣未併, 五臟安定, 骨節有動. 帝曰: 補瀉奈何. 岐伯曰: 志有餘則瀉然筋血者, 不足則補其復溜. 帝曰: 刺未併奈何. 岐伯曰: 卽取之無中其經, 邪所乃能立虛.

황제가 말했다. 좋습니다. '먹은 뜻'이 남고 모자라는 것은 어찌 합니까?

기백이 말했다. '먹은 뜻'이 남으면 배가 불러오고 설사를 하고, 모자라면 궐증이 나서 (팔다리가 차갑습니다.) 피와 기운이 아직 (어느 한쪽을) 아우르지 않았으면 5장이 안정되지만, (몹쓸 기운이 들면) 뼈마디(에서) 움직(임이 느껴집)니다.

황제가 말했다. 보내고 더는 것은 어찌 합니까?

기백이 말했다. 먹은 뜻이 남으면 연근(인 연곡)의 피를 덜어내고, 모자라면 복류를 보탭니다.

황제가 말했다. 아직 아우르지 않은 것을 침놓는 것은 어찌 합니까?

기백이 말했다. 곧 이를 고르되, 그 경맥을 맞추면 안 됩니다. 몹쓸 기운이 있는 곳은 이에 바로 허해질 수 있습니다.

62-3

帝曰: 善. 余已聞虛實之形, 不知其何以生. 岐伯曰: 氣血以併, 陰陽相傾, 氣亂於衛, 血逆於經, 血氣離居, 一實一虛, 血併於陰, 氣併於陽, 故爲驚狂; 血併於陽, 氣併於陰 乃爲炅中, 血併於上, 氣併於下, 心煩悗善怒; 血併於下, 氣併於上, 亂而喜忘. 帝曰: 血併於陰, 氣併於陽, 如是血氣離居, 何者爲實, 何者爲虛. 岐伯曰: 血氣者喜溫而惡寒, 寒則泣不能流, 溫則消而去之, 是故氣之所併爲血虛, 血之所併爲氣虛. 帝曰: 人之所有者血與氣耳. 今夫子乃言血併爲虛, 氣併爲虛, 是無實乎. 岐伯曰: 有者爲實, 無者爲虛, 故氣併則無血, 血併則無氣, 今血與氣相失, 故爲虛焉. 絡之與孫絡俱輸於經, 血與氣併則爲實焉. 血之與氣併走於上, 則爲大厥, 厥則暴死. 氣復反則生, 不反則死. 帝曰: 實者何道從來, 虛者何道從去, 虛實之要, 願聞其故. 岐伯曰: 夫陰與陽皆有俞會, 陽注於陰, 陰滿之外, 陰陽均平, 以充其形, 九候若一, 命曰平人.

황제가 말했다. 좋습니다. 나는 벌써 허와 실의 꼴에 대해 들었습니다만, 그

것이 어떻게 생기는지는 알지 못합니다.

기백이 말했다. 기운과 피가 (어느 한 쪽을) 아우르면 음과 양이 서로 기울고, 기운이 위기에서 어지러워지고, 피가 경맥에서 거스르고, 피와 기운이 동떨어져서 하나는 실하고 하나는 허해집니다. (음인) 피가 음에서 (양인 기운을) 아우르고, (양인) 기운이 양에서 (음인 피를) 아우르는 까닭에 놀라고 미칩니다. 피가 양에서 아우르고 기운이 음에서 아우르면 속이 열납니다. 피가 위에서 아우르고, 기운이 아래에서 아우르면 가슴이 번거로워서 탄식하고 자주 노여워합니다. 피가 아래에서 아우르고 기운이 위에서 아우르면 어지러워 잊어버리기를 잘합니다.

황제가 말했다. 피가 음에서 아우르고, 기운이 양에서 아울러서, 이와 같이 피와 기운이 떨어지면, 어떤 것이 실이고, 어떤 것이 허입니까?

기백이 말했다. 피와 기운이라는 것은 따스함을 좋아하고 추위를 싫어합니다. 추우면 엉겨서 흐를 수 없고, 따스하면 (엉긴 것이) 풀려서 잘 갑니다. 이런 까닭에 기운이 아우르는 바는 피가 허하고, 피가 아우르는 바는 기운이 허합니다.

황제가 말했다. 사람이 지닌 것은 피와 기운뿐입니다. 지금 스승님께서 이에 피가 아우르면 허가 되고 기가 아우르면 허가 된다고 말씀하셨는데, 이것은 실이 없다는 것인가요?

기백이 말했다. 있는 것은 실이고, 없는 것은 허입니다. 그러므로 기운이 아우르면 피가 없고, 피가 아우르면 기운이 없습니다. 지금 피와 기운이 서로 잃은 까닭에 허가 되는 것입니다. 낙맥이 손락과 더불어 경맥으로 실어 나르는데, 피와 기운이 아우르면 실이 됩니다. 피가 기운을 아울러서 위로 달려가면 (기운이 한쪽으로 쏠리는) 큰 궐증이 되고, (기운이) 쏠리면 갑자기 죽습니다. 기운이 돌아오면 살고, 돌아오지 않으면 죽습니다.

황제가 말했다. 실한 것은 어떤 길을 따라오고, 허한 것은 어떤 길을 따라가는지, 허와 실의 중요한 것에 대해 그 까닭을 듣고 싶습니다.

기백이 말했다. 무릇 음과 양은 모두 흘러가고 모이는 곳이 있습니다. 양은 음이 양으로 흘러들고, 양은 이를 가득 채워 밖으로 보내어, 음과 양이 고르고 화평하여 꼴을 채움으로써, (맥의) 9조짐이 하나같습니다. 이런 사람을 일러 고른 사람(平人)이라고 합니다.

62-4

夫邪之生也, 或生於陰, 或生於陽. 其生於陽者, 得之風雨寒暑, 其生於陰者, 得之飮食居處陰陽喜怒. 帝曰: 風雨之傷人奈何. 岐伯曰: 風雨之傷人也, 先客於皮膚, 傳入於孫脈, 孫脈滿則傳入於絡脈, 絡脈滿則輸於大經脈, 血氣與邪并, 客於分膝之間, 其脈堅大, 故曰: 實. 實者, 外堅充滿不可按之, 按之則痛. 帝曰: 寒濕之傷人, 奈何. 岐伯曰: 寒濕之中人也, 皮膚不收, 肌肉堅緊, 榮血泣, 衛氣去, 故曰虛. 虛者, 聶辟氣不足, 按之則氣足以溫之, 故快然而不痛. 帝曰: 善, 陰之生實, 奈何. 岐伯曰: 喜怒不節, 則陰氣上逆, 上逆則下虛, 下虛則陽氣走之, 故曰實矣. 帝曰: 陰之生虛奈何. 岐伯曰: 喜則氣下, 悲則氣消, 消則脈虛空, 因寒飮食,寒氣熏滿, 則血泣氣去, 故曰虛矣.

무릇 몹쓸 기운이 생기는 것은, 어떤 것은 음에서 생기고, 어떤 것은 양에서 생기는데, 양에서 생기는 것은 바람·비·추위·더위에서 얻어지고, 음에서 생기는 것은 음식과 사는 곳, (계집과 얼르는) 음양, 기쁨과 노여움에서 얻어집니다.

황제가 말했다. 바람과 비가 사람을 다치는 것은 어떻습니까?

기백이 말했다. 바람과 비가 사람을 다치는 것은, (몹쓸 기운이) 먼저 살갗에 깃들었다가 손락으로 옮겨 들어가고, 손맥이 가득차면 낙맥으로 옮겨 들어가고, 낙맥이 가득 차면 큰 경맥으로 (실어) 나릅니다. 피와 기운과 몹쓸 기운이 나뉜 살들의 사이에서 아울러서 깃들면 그 맥이 단단하고 큽니다. 그러므로 실이라고 합니다. 실이라는 것은 밖이 단단하고 가득 찬 것이어서 이를 만질 수 없고, 이를 만지면 아픕니다.

황제가 말했다. 추위와 축축함이 사람을 다치는 것은 어떻습니까?

기백이 말했다. 추위와 축축함이 사람을 맞히는 것은, 살갗이 거두어지지 않고, 살이 단단하고 팽팽하고, 영혈이 엉기고 위기가 사라집니다. 그러므로 허라고 합니다. 허라는 것은 살갗이 구겨지고 꺾여서 기운이 모자라는 것입니다. 이를 만지면 기운이 족히 이를 따스하게 하므로 시원하면서 아프지 않습니다.

황제가 말했다. 좋습니다. 음이 실을 낳는 것은 어떻습니까?

기백이 말했다. 기쁨과 노여움에 (맺고 끊는) 마디가 없으면 음의 기운이 위로 거스르고, 위로 거스르면 아래가 허해지고, 아래가 허해지면 양의 기운이 내달립니다. 그러므로 실이라고 합니다.

황제가 말했다. 음이 허를 낳는 것은 어떻습니까?

기백이 말했다. 기쁘면 기운이 내려가고, 슬프며 기운이 사그라지고, 사그라지면 맥이 허하여 비고, 찬 음식으로 인해서 찬 기운이 쐬면 피가 엉기고 기운이 없어집니다. 그러므로 허라고 합니다.

62-5

帝曰: 經言陽虛則外寒, 陰虛則內熱, 陽盛則外熱, 陰盛則內寒, 余已聞之矣, 不知其所由然也. 岐伯曰: 陽受氣於上焦, 以溫皮膚分肉之間, 令寒氣在外則上焦不通, 上焦不通則寒氣獨留於外, 故寒慄. 帝曰: 陰虛生內熱奈何. 岐伯曰: 有所勞倦, 形氣衰少, 穀氣不盛, 上焦不行, 下脘不通, 胃氣熱, 熱氣熏胸中, 故內熱. 帝曰: 陽盛生外熱奈何. 岐伯曰: 上焦不通利, 則皮膚致密, 腠理閉塞, 玄府不通, 衛氣不得泄越, 故外熱. 帝曰: 陰盛生內寒奈何. 岐伯曰: 厥氣上逆, 寒氣積於胸中而不瀉, 不瀉則溫氣去, 寒獨留, 則血凝泣, 凝則脈不通, 其脈盛大以濇, 故中寒.

황제가 말했다. 경전에 이르기를, 양이 허하면 밖이 차고, 음이 허하면 안이 열나고, 양이 드세면 밖이 열나고, 음이 드세면 안이 차다고 했습니다. 나는 벌써 이에 대해 들었습니다. (그러나) 그러한 까닭은 알지 못합니다.

기백이 말했다. 양이 상초에서 기운을 받아서 살갗과 나뉜 살들의 사이를 따스하게 하는데, 이제 찬 기운이 밖에 있으면 상초가 통하지 않고, 상초가 통하지 않으면 찬 기운이 홀로 밖에 머뭅니다. 그러므로 춥고 떨립니다.

황제가 말했다. 음이 허하면 안에 열나는 것은 어찌 된 겁니까?

기백이 말했다. 수고롭거나 게으른 바가 있어서 꼴과 기운이 모두 풀죽고 적어서 곡식의 기운이 드세지 않으면 상초가 돌지 않고 하완이 통하지 않아서 밥통의 기운이 달아오르면 뜨거운 기운이 가슴속을 (수증기처럼) 씁니다. 그러므로 속이 열납니다.

황제가 말했다. 양이 드세서 밖의 열을 낳는 것은 어찌 된 것입니까?

기백이 말했다. 상초가 잘 통하지 못하면 살갗이 촘촘해지고 살결이 닫히고 막혀 현부(인 땀구멍)가 통하지 않고 위기가 넘쳐서 새나가지 못합니다. 그러므로 밖이 열납니다.

황제가 말했다. 음이 드세서 안이 찬 것을 낳는 것은 어찌 된 것입니까?

기백이 말했다. 갑자기 쏠리는 기운이 위로 거스르면, 찬 기운이 가슴속에 쌓여서 덜어내지 못하고, 덜어내지 못하면 따뜻한 기운이 없어지고, 추위가 홀로 머물면 피가 엉기고, 피가 엉기면 맥이 통하지 않고, 맥이 드세고 크며 껄끄럽습니다. 그러므로 속이 찹니다.

62-6

帝曰: 陰與陽併, 血氣以併, 病形以成, 刺之奈何. 岐伯曰: 刺此者, 取之經隧, 取血於營, 取氣於衛, 用形哉, 因四時多少高下. 帝曰: 血氣以併, 病形以成, 陰陽相傾, 補瀉奈何. 岐伯曰: 瀉實者, 氣盛乃內針, 針與氣俱內, 以開其門, 如利其戶, 針與氣俱出, 精氣不傷, 邪氣乃下, 外門不閉, 以出其疾. 搖大其道, 如利其路, 是謂大瀉, 必切而出 大氣乃屈. 帝曰: 補虛奈何. 岐伯曰: 持針勿置, 以定其意, 候呼內針, 氣出針入, 針空四塞, 精無從去, 方實而疾出針, 氣入針出, 熱不能還, 閉

塞其門, 邪氣布散, 精氣乃得存, 動氣候時, 近氣不失, 遠氣乃來, 是謂追之.

황제가 말했다. 음과 양이 아우르고, 피와 기운이 아울러서, 탈이 (마침내) 꼴을 이룹니다. 이를 찌르는 것은 어떻습니까?

기백이 말했다. 이를 찌르는 것은, 경수를 고르되 영에서 피를 고르고 위에서 기운을 고릅니다. (아픈 사람의) 꼴을 (이모저모 살펴서 참고)하는데, 네 철에 맞게 (침뜸의) 많고 적음과 (침 깊이의) 높낮이를 정합니다.

황제가 말했다. 피와 기운이 아울러서, 탈의 꼴이 아우러지면 음과 양이 서로 기웁니다. 보태고 더는 것은 어찌 합니까?

기백이 말했다. 실한 것을 덜어내는 것은 (아픈 사람의 숨)기운이 드세지면 침을 안으로 들이고, 침과 (들숨의) 기운이 함께 안으로 들어와서 문(인 침구멍)을 여는데 마치 문이 (잘 열리도록) 이로운 것 같이 하고, 침과 (날숨의) 기운이 함께 나가는데 불거름의 기운이 다치지 않으면 몹쓸 기운이 저절로 내려가지만 바깥 문(인 침구멍)을 닫지 않아서 그 탈을 빨리 내보냅니다. (그러려면) 침이 들어가는 길을 흔들어서 크게 하는데, 마치 길을 이롭게 하는 것 같이 합니다. 이를 일러 큰 덞이라고 합니다. 반드시 만져서 내보내는데, (그렇게 하면) 큰 몹쓸 기운이 무릎 꿇습니다.

황제가 말했다. 허한 것을 보태주려면 어떻게 합니까?

기백이 말했다. 침을 잡고 (손에서) 놓지 말아야 하고, (환자의) 뜻을 안정시키고, 날숨을 기다렸다고 침을 안으로 들이는데, 숨(기운)이 나가고 침이 들어갑니다. 침구멍을 꽉 막아서 불거름(의 기운)이 따라 나가지 않게 합니다. 바야흐로 (환자의 기운이) 실해지고서 침을 재빨리 빼는데 숨기운이 들어오고 침이 나갑니다. 열이 돌아갈 수 없도록 문을 닫는데, 몹쓸 기운이 퍼지고 흩어지면 불거름의 기운은 이에 지켜집니다. (경락의) 기운을 움직이는데 (적당한) 때를 살피되, 가까운 기운은 잃지 말고, 먼 기운은 이에 오게 합니다. 이를 일러 좇는다고 합니다.

帝曰: 夫子言虛實者有十, 生於五臟, 五臟五脈耳. 夫十二經脈皆生其病, 今夫子獨言五臟, 夫十二經脈者, 皆絡三百六十五節, 節有病必被經脈, 經脈之病, 皆有虛實, 何以合之. 岐伯曰: 五臟者故得六腑與爲表裏, 經絡支節, 各生虛實, 其病所居, 隨而調之. 病在脈, 調之血, 病在血, 調之絡, 病在氣, 調之衛, 病在肉, 調之分肉, 病在筋, 調之筋, 病在骨, 調之骨. 燔針劫刺其下及與急者, 病在骨焠針藥熨, 病不知所痛兩蹻爲上, 身形有痛, 九候莫病, 則繆刺之, 痛在於左而右脈病者, 巨刺之, 必謹察其九候, 針道備矣.

황제가 말했다. 스승님이 허와 실에는 10이 있고, 5장에서 생긴다고 하셨는데 5장은 5맥일 뿐입니다. 무릇 12경맥은 모두 탈을 생기게 하는데, 이제 스승께서는 홀로 5장만을 말하셨습니다. 무릇 12경맥이라는 것은 모두 365마디로 이어지고, 마디에 탈이 있으면 반드시 경맥에 미치고, 경맥의 탈은 모두 허와 실이 있습니다. 어떻게 해서 (12가 아니고 10에) 딱 들어맞는 것입니까?

기백이 말했다. 5장은 참으로(固) 6부를 만나야 더불어 겉과 속이 됩니다. 경락의 가지와 마디가 각기 허와 실을 생기게 하므로 그 탈이 있는 곳에 따라 이를 조절해야 합니다. 탈이 맥에 있으면 피를 조절하고, 탈이 낙에 있으면 나뉜 살들을 조절하고, 탈이 기운에 있으면 위(기)를 조절하고, 탈이 살에 있으면 나뉜 살결을 조절하고, 탈이 힘줄에 있으면 힘줄을 조절하고, 탈이 뼈에 있으면 뼈를 조절합니다. (탈이 힘줄에 있으면 침 자루를 불로 달구는) 구두침을 그 아래와 급한 곳을 찌르고, 탈이 뼈에 있으면 달군 침을 놓고 성질이 뜨거운 약으로 찜질하고, 탈났으되 아픈 곳을 알지 못하면 양교맥을 고르는 것이 가장 좋고, 몸에 아픔이 있으나 9조짐이 탈나지 않았으면 무자하고, 아픔이 왼쪽에 있으나 오른쪽이 탈났으면 거자합니다. 반드시 삼가서 그 9조짐을 살펴야 침의 이치가 갖추어집니다.

무자론편(繆刺論篇) 제63

— 무자법에 대한 말씀

63-1

黃帝問曰: 余聞繆刺, 未得其意, 何謂繆刺. 岐伯對曰: 夫邪之客於形
也, 必先舍於皮毛, 留而不去, 入舍於孫脈, 留而不去, 入舍於絡脈,
留而不去, 入舍於經脈, 內連五臟, 散於腸胃, 陰陽俱感, 五臟乃傷.
此邪之從皮毛而入, 極於五臟之次也. 如此則治其經焉. 今邪客於皮
毛, 入舍於孫絡, 留而不去, 閉塞不通, 不得入於經, 流溢於大絡, 而
生奇病也. 夫邪客大絡者, 左注右, 右注左, 上下左右與經相干, 而佈
於四末, 其氣無常處, 不入於經俞, 命曰繆刺. 帝曰: 願聞繆刺, 以左
取右, 以右取左, 奈何. 其與巨刺, 何以別之. 岐伯曰: 邪客於經, 左盛
則右病, 右盛則左病, 亦有移易者, 左痛未已, 而右脈先病, 如此者,
必巨刺之, 必中其經, 非絡脈也, 故絡病者, 其痛與經脈繆處. 故命曰
繆刺.

황제가 물었다. 나는 무자에 대해서 들었는데 아직 그 '새긴 뜻'을 얻지 못
했습니다. 무엇을 일러 무자라고 합니까?

기백이 대답했다. 무릇 몹쓸 기운이 꼴에 깃드는데, 반드시 먼저 살갗과 털
에 깃들고, 머물러서 떠나가지 않으면 손맥에 둥지 틀고, 머물러서 떠나가지 않
으면 낙맥에 둥지 틀고, 머물러 떠나가지 않으면 경맥에 둥지 틀고, 안으로 5장
에 이어지는데, (몹쓸 기운이) 창자와 밥통으로 흩어져서 음(인 5장)과 양(인 6부)가
모두 (몹쓸 기운에) 닿으면 5장이 이에 다칩니다. 이것이 몹쓸 기운이 살갗과 털
로부터 들어가서 5장에서 끝맺음하는 차례입니다. 이와 같으면 그 경맥을 다스
립니다. (그러나 이렇게 되지 않고) 이제 몹쓸 기운이 살갗과 털에 깃들고 손락에

들어가서 깃들었는데, 머물러 떠나가지 않으면 (손락도) 닫히고 막히고 통하지
않고, (또) 경맥으로도 들어가지 못하여, (결국엔) 큰 낙맥으로 흘러넘쳐서 (경맥
의 탈이 아닌) 기이한 탈을 낳습니다. 무릇 몹쓸 기운이 큰 낙맥에 깃든 사람은
왼쪽에서 오른쪽으로 스며들거나 오른쪽에서 왼쪽으로 스며들어서, 상하좌우
가 경맥과 서로 어긋나고, 팔다리의 끝으로 퍼지는데도, 그 기운이 (머무는) 일
정한 곳이 없고, 경맥의 유혈로 들어가지도 않습니다. 그러므로 이를 일러 무자
라고 합니다.

황제가 말했다. 바라건대, 무자에서 왼쪽으로써 오른쪽을 고르고, 오른쪽으
로써 왼쪽을 고르는 것은 어떻게 하는 것입니까? 그것이 거자와 어떻게 구별됩
니까?

기백이 말했다. 몹쓸 기운이 경맥에 깃드는데, 왼쪽이 드세면 오른쪽이 탈
나고, 오른쪽이 드세면 왼쪽이 탈납니다. 또한 (탈이) 옮겨가고 바뀌어가는 것이
있어서, 왼쪽의 아픔이 아직 그치지 않았는데, 오른쪽의 맥이 먼저 탈납니다.
이와 같은 것은 반드시 거자하고, 반드시 그 경락을 맞추어야 하지, 낙맥을 맞
추는 것이 아닙니다. 그러므로 낙맥이 탈난 사람은 그 아픔이 경맥과는 다른 곳
(繆處)에 있습니다. 그러므로 일러 무자라고 합니다.

63-2

帝曰: 願聞繆刺奈何, 取之何如. 岐伯曰: 邪客於足少陰之絡, 令人卒
心痛暴脹胸脇肢滿, 無積者, 刺然骨之前出血, 如食頃而已; 不已左取
右, 右取左, 病新發者 取五日已. 邪客於手少陽之絡, 令人喉痺舌倦,
口乾心煩, 臂外廉痛 手不及頭, 刺手中指次指瓜甲上, 去端如韭葉, 各
一痏, 壯者立已, 老者有頃已. 左取右, 右取左, 此新病數日已. 邪客
於足厥陰之絡, 令人卒疝暴痛, 刺足大指瓜甲上與肉交者, 各一痏, 男
子立已, 女子有頃, 左取右, 右取左. 邪客於足太陽之絡, 令人頭項肩
痛, 刺足小指瓜甲上與肉交者, 各一痏, 立已, 不已, 刺外踝下三痏,

左取右, 右取左, 如食頃已. 邪客於手陽明之絡, 令人氣滿胸中, 喘息
而支胠, 胸中熱. 刺手大指次指瓜甲上, 去端如韭葉, 各一痏. 左取右,
右取左, 如食頃已.

황제가 말했다. 바라건대 무자가 어떤 것인지 듣고 싶습니다. 이를 고르는
것은 어떻습니까?

기백이 말했다. 몹쓸 기운이 족소음의 낙맥에 깃들면 사람으로 하여금 갑자
기 가슴이 아프고, 갑자기 배가 붓고, 가슴과 옆구리가 가득 차게 합니다. 적이
없는 사람은 연골(인 연곡)의 앞을 찔러서 피를 내는데 밥 먹을 만한 짧은 시간
이면 (탈이) 그칩니다. 그치지 않으면 왼쪽(의 탈은) 오른쪽(의 낙맥)을 고르고 오
른쪽(의 탈)은 왼쪽을 고릅니다. 탈이 새로 난 사람은 고른 지 5일만에 그칩니
다. 몹쓸 기운이 수소양의 낙맥에 깃들면 사람으로 하여금 목구멍이 저리고, 혀
가 말리고, 입이 마르고, 가슴이 번거롭고, 팔의 바깥쪽이 아프고, 손이 머리에
닿지 못하게 합니다. 가운데손가락의 다음 손가락인 약지 손톱 위로 끝에서 부
추잎 만큼 떨어진 곳(인 관충)에 각기 1차례 찌르는데, 건장한 사람은 즉시 그치
고 늙은이는 잠깐이면 그칩니다. 왼쪽(이 탈나면) 오른쪽을 고르고, 오른쪽은 왼
쪽을 고릅니다. 이것이 새 탈이면 여러 날만에 그칩니다. 몹쓸 기운이 족궐음의
낙맥에 깃들면 사람으로 하여금 갑작스레 불두덩이 당기고, 갑자기 아프게 합
니다. 엄지발톱 위로 살과 만나는 곳(인 대돈)에 각기 한 차례 찌르는데, 사내는
바로 그치고, 계집은 잠깐이면 낫습니다. 왼쪽은 오른쪽을 고르고, 오른쪽은 왼
쪽을 고릅니다. 몹쓸 기운이 족태양의 낙맥에 깃들면 사람으로 하여금 목과 어
깨가 아프게 합니다. 새끼발톱 위 살과 만나는 곳에 각기 1차례 찌르는데, 즉시
그치고, 그치지 않으면 바깥 복사뼈 아래(의 낙맥)을 3차례 찌릅니다. 왼쪽은 오
른쪽을 고르고 오른쪽은 왼쪽을 고르는데, 밥 먹을 시간이면 그칩니다. 몹쓸 기
운이 족태양의 낙맥에 깃들면 사람으로 하여금 기운이 가슴속에 가득 차고, 헐
떡거리며 숨쉬고, 겨드랑이가 결리고, 가슴속이 열납니다. 검지손톱 위 끝에서
부추잎 만큼 떨어진 곳에 각기 1차례 찌르는데, 왼쪽은 오른쪽을 고르고, 오른

쪽은 왼쪽을 고르는데, 밥 먹을 시간이면 그칩니다.

邪客於臂掌之間, 不可得屈, 刺其踝後, 先以指按之痛, 乃刺之, 以月死生爲數, 月生一日一痏, 二日二痏, 五日十五痏, 十六日十四痏, 邪客於足陽蹻之脈, 令人目痛, 從內眥始, 刺外踝之下半寸所各二痏, 左刺右, 右刺左, 如行十里頃而已. 人有所墮墜, 惡血留內, 腹中滿脹, 不得前後, 先飮利藥. 此上傷厥陰之脈, 下傷少陰之絡, 刺足內踝之下然骨之前, 血脈出血, 刺足跗上動脈, 不已, 刺三毛上各一痏, 見血立已. 左刺右, 右刺左. 善悲驚不樂, 刺如右方.

몹쓸 기운이 팔뚝과 손바닥 사이(의 수궐음)에 깃들면 사람으로 하여금 구부릴 수 없습니다. 볼록 뼈 뒤를 찌르는데, 먼저 손가락으로 만져서 아프면 이를 찌릅니다. 달이 차고 기우는 것으로 숫자를 삼아서 달이 하루 차면(生) 1차례 하고, 이틀이면 2차례 하고, 5일이면 5차례 합니다. 16일에는 (하나씩 줄여서) 14차례 합니다. 몹쓸 기운이 족양교의 맥에 깃들면 사람으로 하여금 눈을 아프게 하는 것이 눈 안쪽 모서리에서부터 비롯됩니다. 바깥 복사뼈 아래 0.5촌 되는 곳에 각기 2차례 찌르는데, 왼쪽은 오른쪽을 고르고, 오른쪽은 왼쪽을 고릅니다. 10리 갈 정도의 시간이면 (탈이) 그칩니다. 사람이 (높은 곳에서) 떨어진 적이 있으면 나쁜 피가 안에 머물고, 뱃속이 가득 차서 부어오르고, 똥오줌을 못 누는데, 먼저 이로운 약을 마시게 합니다. 이것은 위로 궐음의 맥을 다치고, 아래로 소음의 낙을 다치게 합니다. 발 안쪽 복사뼈의 아래 연골의 앞을 찔러서 혈맥에 피를 내고, 발등 위 맥이 뛰는 곳(인 충양)을 찌릅니다. 그치지 않으면 털 세 가닥이 나는 위(인 대돈)을 1차례 찔러서 피를 보면 곧 그칩니다. 왼쪽은 오른쪽을 고르고, 오른쪽은 왼쪽을 고릅니다. 자주 슬퍼하고 놀라고 즐거워하지 않으면 위에서 말한 방법과 같이 찌릅니다.

邪客於手陽明之絡, 令人耳聾時不聞音, 刺手大指次指瓜甲上去端如

韭葉各, 一痏, 立聞 不已, 刺中指瓜甲上與肉交者, 立聞, 其不時聞者, 不可刺也. 耳中生風者, 亦刺之如此數, 左刺右, 右刺左. 凡痺往來, 行無常處者, 在分肉間痛而刺之, 以月死生爲數, 用針者, 隨氣盛衰, 以爲痏數, 針過其日數則脫氣, 不及日數則氣不瀉, 左刺右, 右刺左. 病已, 止; 不已復刺之如法, 月生一日一痏, 二日二痏, 漸多之, 十五日十五痏, 十六日 十四痏, 漸少之. 邪客於足陽明之經, 令人鼽衄上齒寒, 刺足中指次指瓜甲上與肉交者 各一痏, 左刺右, 右刺左.

몹쓸 기운이 수양명의 낙맥에 깃들면 사람으로 하여금 귀먹고, 때로 소리를 못 듣게 합니다. 검지 손톱 위 끝에서 부추잎처럼 떨어진 곳에 각기 1차례 찌르면 바로 들립니다. (탈이) 그치지 않으면 중지 손톱과 살이 만나는 자리를 찌르는데, 바로 들립니다. 때로 들리지 않는 것은 찌를 수 없습니다. 귀 안에서 바람소리가 나는 것 또한 이와 같은 방법으로 합니다. 왼쪽은 오른쪽을 (침 자리로) 고르고, 오른쪽은 왼쪽을 고릅니다. 무릇 저린 것이 오락가락 하면서 가는 것이 일정한 곳이 없는 것은, 나뉜 살들 사이에 아픈 곳이 있는데 이를 찌르되, 달이 차고 기우는 것으로 숫자를 삼습니다. 침놓는 사람은 기운이 드세고 풀죽는 것에 따라 차례 숫자를 삼아야 하는데 침이 그 날짜를 지나치면 기운을 빼앗기고, 그 날짜에 못 미치면 기운이 덜어지지 않습니다. 왼쪽은 오른쪽을 고르고, 오른쪽은 왼쪽을 고릅니다. 아픔이 그치면 멈추고, 그치지 않으면 다시 찌르기를 법대로 합니다. 달이 차는 1일에는 1차례, 2일에는 2차례 하여 점차 늘리고, 15일에는 15차례 하는데 16일에는 14차례 하여 점차 줄여갑니다. 몹쓸 기운이 족양명의 경맥에 깃들면 사람으로 하여금 코피를 흘리고, 위 이빨이 시리게 합니다. 검지발톱이 살과 만나는 곳을 각기 1차례 찌릅니다. 왼쪽은 오른쪽을 고르고, 오른쪽은 왼쪽을 고릅니다.

邪客於足少陽之絡, 令人脇痛, 不得息, 咳而汗出, 刺足小指次指瓜甲上與肉交者, 各一痏, 不得息立已, 汗出立止, 咳者溫衣飮食, 一日已,

左刺右, 右刺左, 病立已, 不已 覆刺如法. 邪客於足少陰之絡, 令人嗌
痛, 不可內食, 無故善怒, 氣上走賁上, 刺足下中央之脈, 各三痏, 凡
六刺, 立已, 左刺右, 右刺左, 嗌中腫, 不能內唾, 時不能出唾者, 刺然
骨之前, 出血立已, 左刺右, 右刺左. 邪客於足太陰之絡, 令人腰痛,
引少腹控䏚, 不可以仰息, 刺腰尻之解, 兩胂之上, 是腰俞, 以月死生
爲痏數, 發針立已, 左刺右, 右刺左. 邪客於足太陽之絡, 令人拘攣,
背急, 引脇而痛, 刺之從項始, 數脊椎俠脊, 疾按之應手如痛, 刺之傍
三痏, 立已. 邪客於足少陽之絡, 令人留於樞中痛, 髀不可舉, 刺樞中,
以毫針, 寒則久留針, 以月死生爲數, 立已. 治諸經刺之, 所過者不病,
則繆刺之. 耳聾, 刺手陽明, 不已, 刺其通脈出耳前者, 齒齲, 刺手陽
明, 不已, 刺其脈, 入齒中, 立已.

몹쓸 기운이 족소양의 낙맥에 깃들면 사람으로 하여금 옆구리가 아프고, 숨
쉬지 못하고, 기침하고, 땀이 나게 합니다. 넷째 발톱이 살과 만나는 곳을 각기
1차례 찌릅니다. 왼쪽은 오른쪽을 고르고, 오른쪽은 왼쪽을 고릅니다. 숨 쉬지
못하는 것은 바로 낫고, 땀나는 것도 바로 그칩니다. 기침하는 사람은 옷을 따
스하게 입고 따스하게 입으면 1일만에 그칩니다. 왼쪽은 오른쪽을 고르고, 오
른쪽은 왼쪽을 고릅니다. 탈이 바로 그치는데, 그치지 않으면 다시 법대로 찌릅
니다. 몹쓸 기운이 족소음의 낙맥에 깃들면 사람으로 하여금 목구멍이 아프고,
먹을 수 없고, 까닭 없이 자주 성내고 기운이 위로 내달려서 위로 뿜게 합니다.
발바닥 복판의 맥을 각기 3차례 찌르는데, 무릇 6차례 찌르면 바로 낫습니다.
왼쪽은 오른쪽을 고르고, 오른쪽은 왼쪽을 고릅니다. 목구멍 속이 붓고, 침을
삼킬 수 없고, 때로 침을 뱉을 수 없는 사람은, 연골의 앞을 찌릅니다. 피가 나
오면 바로 그칩니다. 왼쪽은 오른쪽을 고르고, 오른쪽은 왼쪽을 고릅니다. 몹쓸
기운이 족태음의 낙맥에 깃들면 사람으로 하여금 허리가 아프고, 아랫배가 당
기고, 허구리를 당기고, 등을 쭉 펴고 숨 쉴 수 없게 합니다. 허리 꼬리뼈가 풀
리는 곳과 양쪽 등심 위를 찌르니, 이것이 요유입니다. 달이 차고 기우는 것으

로 날짜를 삼습니다. 침을 뽑으면 바로 낫습니다. 왼쪽은 오른쪽을 고르고, 오른쪽은 왼쪽을 고릅니다. 몹쓸 기운이 족태양의 낙맥에 깃들면 사람으로 하여금 경련을 일으키고, 등이 급하고 옆구리가 당기면서 아프게 합니다. 이를 찌르는 것은 목으로부터 시작합니다. 등뼈를 세는데 등을 끼고서 (양옆을) 재빨리 눌러서 손에 호응하여 아픈 것 같은 곳이 (있으면) 이 옆을 세 차례 찌릅니다. 바로 낫습니다. 몹쓸 기운이 족소양의 낙맥에 깃들면 사람으로 하여금 허벅지 뼈 속이 아프고, 넓적다리를 들어 올릴 수 없도록 머물게 합니다. 뼈 속(인 환도)를 찌르는데, 호침으로 합니다. 추우면 오래 침을 머물러두는데 달이 차고 기우는 것으로 숫자를 삼습니다. 바로 낫습니다. 모든 탈을 다스리는 데는 이를 찌르지만, (경맥이) 지나가는 곳이 탈나지 않았으면 이를 무자합니다. 귀가 안 들리면 수양명을 찌르고, (탈이) 그치지 않으면 그 통하는 맥이 귀 앞으로 나가는 것을 찌릅니다. 이빨이 썩으면 수양명을 찌르는데, (탈이) 그치지 않으면 그 맥이 이빨 속으로 들어가는 곳을 찌릅니다. 바로 그칩니다.

邪客於五臟之間, 其病也, 脈引而痛, 時來時止, 視其病繆刺之於手足瓜甲上, 視其脈, 出其血, 間日一刺, 一刺不已, 五刺已. 繆傳引上齒, 齒脣寒痛, 視其手背脈血者, 去之, 足陽明中指瓜甲上一痏, 手大指次指瓜甲上各一痏, 立已, 左取右, 右取左. 邪客於手足少陰太陰足陽明之絡, 此五絡皆會於耳中, 上絡左角, 五絡俱竭, 令人身脈皆動, 而形無知也, 其狀若屍, 或曰屍厥, 刺其足大指內側瓜甲上, 去端如韭葉, 後刺足心, 後刺足中指瓜甲上各一痏, 後刺手大指內側, 去端如韭葉, 後刺手心主, 少陰銳骨之端, 各一痏, 立已; 不已, 以竹管吹其兩耳痏, 鬄左角之髮方一寸燔治, 飮以美酒一杯, 不能飮者 灌之, 立已.

몹쓸 기운이 5장의 사이에 깃들었다가 그것이 탈나면 맥이 당기고 아픈 것이 때로 왔다가 때로 그치고 합니다. 그 탈을 보고 손발톱 위에서 이를 무자로 찌르는데, 그 맥을 보고 피를 내되, 날을 사이 두고 (하루 걸러) 1차례 찌릅니다.

1차례 찔러서 (탈이) 그치지 않으면 5차례 만에 그칩니다. (탈이) 잘못 옮겨가서 위이빨을 당기고 이빨과 입술이 차고 아프면 그 손등의 맥에 피가 있는 것을 살펴서 이를 없애고, 족양명(의 한 가지인) 가운데 발톱 위를 1차례, 검지손톱 위에 각기 1차례 하면 곧 낫습니다. 왼쪽은 오른쪽을 고르고, 오른쪽은 왼쪽을 고릅니다. 몹쓸 기운이 손발의 소음 태음과 족양명의 낙맥에 깃들면 이것은 다섯 낙맥이 모두 귀 속에서 모여서 왼쪽 이마 모서리로 올라가 이어집니다. 다섯 낙맥(의 기운)이 같이 바닥나면 사람 몸의 맥으로 하여금 모두 뛰게 하여 (맥으로는) 탈의 꼴을 알아보지 못하니, 그 모습이 마치 주검 같습니다. 그래서 어떤 이는 주검이 궐한다(屍厥)고 합니다. 엄지발가락 안쪽 옆 발톱 위 끝에서 부추 잎만큼 떨어진 곳(인 은백)을 찌르고, 뒤에 발바닥 복판(인 용천)을 찌르고, 뒤에 가운데 발톱 위(인 여태)를 각기 1차례 찌르고, 뒤에 엄지손가락 안쪽 옆 끝에서 부추 잎만큼 떨어진 곳(인 소상)을 찌르고, 뒤에 수심주(인 심포경의 중충)과 소음인 볼록 뼈의 끝(인 신문이나 대릉)을 각기 1차례 찌르면 (탈이) 그칩니다. 그치지 않으면 대나무 대롱으로 양쪽 귀를 불고, 왼쪽 이마 모서리의 머리칼을 네모나게 1촌 정도 깎아서 가루로 만들어, 좋은 술 1잔으로 마시게 하는데, 마실 수 없는 사람은 억지로 먹게 하면 바로 그칩니다.

63-3

凡刺之數, 視其經脈, 切而從之, 審其虛實而調之, 不調者, 經刺之, 有痛而經不病者, 繆刺之, 因視其皮部有血絡者, 盡取之, 此繆刺之數也.

무릇 찌르는 방법은 먼저 그 경맥을 보고, 이를 만지면서 따라가고, 그 허와 실을 살펴서 이를 조절합니다. 조절이 안 되는 사람은 경락을 찌르고, 아픈 것은 있으나 탈나지 않은 사람은 무자합니다. 그에 따라 그 살갗을 보고 피가 낙맥에 있는 사람은 이를 모두 골라 (다스립니다.) 이것이 무자의 방법입니다.

사시자역종론편(四時刺逆從論篇) 제64
- 네 철과 침놓는 방법에 대한 말씀

厥陰有餘病陰痺, 不足病生熱痺; 滑則病狐疝風, 澀則病少復積氣. 少陰有餘皮痺隱軫, 不足病肺痺; 滑則病肺風疝, 澀則病積溲血. 太陰有餘, 病肉痺, 寒中, 不足病脾痺, 滑則病脾風疝, 澀則病積心腹時滿; 陽明有餘, 病脈痺身時熱, 不足病心痺, 滑則病心風疝 澀則病積, 時善驚. 太陽有餘病骨痺, 身重, 不足病腎痺, 滑則病腎風疝, 澀則病積, 善時巓疾. 少陽有餘病筋痺脇滿, 不足病肝痺; 滑則病肝風疝, 澀則病積, 時筋急目痛. 是故春氣在經脈, 夏氣在孫絡, 長夏氣在肌肉, 秋氣在皮膚, 冬氣在骨髓中.

궐음이 남으면 (피와 기운이 막혀서 차고, 아픈) 비증을 앓고 모자라면 (뜨거워지는) 비증을 생기게 합니다. (맥)이 매끄러우면 (낮에 숨고 밤에 나오는) 여우(처럼) 불두덩(이 당겼다 풀렸다 하는) 바람이 되고, 껄끄러우면 아랫배에 기운이 쌓이는 탈을 앓습니다. 소음이 남으면 살갗의 비증과 두드러기를 앓고, 모자라면 허파의 비증을 앓습니다. (맥이) 매끄러우면 허파의 바람 때문에 불두덩이 당기는 산증을 앓고, 껄끄러우면 적이 생기고 피오줌이 나옵니다. 태음이 남으면 살의 비증을 앓고, 속이 차가워지고, 모자라면 비장의 비증을 앓습니다. (맥이) 매끄러우면 비장 때문에 불두덩이 당기는 산증을 앓고, 껄끄러우면 적이 생기고 가슴과 배가 때로 가득합니다. 양명이 남으면 맥의 비증을 앓아서 몸이 때로 열나고, 모자라면 염통의 비증을 앓습니다. (맥이) 매끄러우면 염통 때문에 불두덩이 당기는 산증을 앓고, 껄끄러우면 적이 생기고 때로 잘 놀랍니다. 태양이 남으면 뼈의 비증을 앓아서 몸이 무겁고, 모자라면 콩팥의 비증을 앓습니다. (맥이) 매끄러우면 콩팥 때문에 불두덩이 당기는 산증을 앓고, 껄끄러우면 적이 생기고 때로 지랄병을 앓습니다. 소양이 남으면 힘줄의 산증을 앓아서 옆구리가 가득하고, 모자라면 간의 비증을 앓습니다. (맥이) 매끄러우면 간 때문에 불두덩이 당기는 산증을 앓고, 껄끄러우면 적이 생기고 때로 힘줄이 당기고 눈이 아픕니다. 이런 까닭에 봄의 기운은 경맥에 있고, 여름의 기운은 손락에 있고, 장마철의 기운은 살에 있고, 가을의 기운은 살갗에 있고, 겨울의 기운은 뼈와 골수 속에 있습니다.

64-2

帝曰: 余願聞其故, 岐伯曰: 春者天氣始開, 地氣始泄, 凍解氷釋, 水行經通, 故人氣在脈; 夏者經滿氣溢, 入孫絡受血, 皮膚充實; 長夏者, 經絡皆盛, 內溢肌中; 秋者天氣始收, 腠理閉塞, 皮膚引急; 冬者, 蓋藏血氣在中, 內著骨髓, 通於五臟. 是故邪氣者, 常隨四時之氣血而入客也; 至其變化, 不可爲度, 然必從其經氣, 辟除其邪, 除其邪則亂氣不生.

황제가 말했다. 나는 바라건대 그 까닭을 듣고 싶습니다.

기백이 말했다. 봄이라는 것은 하늘의 기운이 비로소 열리고 땅의 기운이 비로소 새나오고, 언 것이 풀리고 얼음이 녹고, 물이 흐르고, 경맥이 뚫립니다. 그러므로 사람의 기운이 맥에 있습니다. 여름이라는 것은 경맥이 가득하고 기운이 넘쳐 손락으로 들어가고, 피를 받아서 살갗이 차고 충실합니다. 장마철이라는 것은 경락이 모두 드세고, 안으로 살 속으로 넘칩니다. 가을이라는 것은 하늘의 기운이 비로소 거두어지고, 살결이 닫히고 막혀, 살갗이 당겨지고 급해집니다. 겨울이라는 것은 뒤덮고 갈무리하여, 피와 기운이 속에 있고, 안으로 뼈와 골수에 붙어 5장에 통합니다. 이런 까닭에 몹쓸 기운이라는 것은 늘 네 철의 기운과 피를 따라서 들어와 깃들므로, 그 변화에 이르러서는 가히 헤아릴 수가 없습니다. 그러나 반드시 그 경락의 기운을 따라서 그 몹쓸 기운을 물리치고 없애야 하고, 그렇게 없애면 어지러운 기운이 생기지 않습니다.

64-3

帝曰: 逆四時而生亂氣, 奈何. 岐伯曰: 春刺絡脈, 血氣外溢, 令人少氣; 春刺肌肉, 血氣環逆, 令人上氣, 春刺筋骨 血氣內著 令人腹脹. 夏刺經脈, 血氣乃竭, 令人解, 夏刺肌肉, 血氣內却, 令人善恐; 夏刺筋骨, 血氣上逆, 令人善怒. 秋刺經脈, 血氣上逆, 令人善忘; 秋刺絡脈, 氣不外行, 令人臥, 不欲動; 秋刺筋骨, 血氣內散, 令人寒慄. 冬刺經脈, 氣血皆脫, 令人目不明; 冬刺絡脈, 內氣外泄, 留爲大痺; 冬刺肌肉, 陽氣竭絕 令人善忘. 凡此四時刺者, 大逆之病, 不可不從也, 反之則生亂氣相淫病焉. 故刺不知四時之經, 病之所生, 以從爲逆, 正氣內亂, 與精相薄, 必審九候, 正氣不亂, 精氣不轉.

황제가 말했다. 네 철을 거슬러서 어지러운 기운이 생기면 어떻게 합니까?

기백이 말했다. 봄에 낙맥을 찌르면 피와 기운이 밖으로 넘치고, 사람으로 하여금 기운이 없게 합니다. 봄에 살을 찌르면 피와 기운이 돌아야 하는데 거스릅니다. 가을에 힘줄을 찌르면 피와 기운이 안으로 붙고, 사람으로 하여금 배가 불룩하게 합니다. 여름에 경맥을 찌르면 피와 기운이 이에 바닥나고, 사람으로 하여금 (몸이) 게게 풀리고 게을러집니다. 여름에 살을 찌르면 피와 기운이 안으로 물러나고, 사람으로 하여금 자주 두려워하게 합니다. 여름이 힘줄과 뼈를 찌르면 피와 기운이 거스르고, 사람으로 하여금 자주 성나게 합니다. 가을에 경맥을 찌르면 피와 기운이 위로 거스르고, 사람으로 하여금 자주 잊게 합니다. 가을에 낙맥을 찌르면 기운이 밖으로 돌아다니고, 사람으로 하여금 누워서 움직이고 싶지 않게 합니다. 가을에 힘줄과 뼈를 찌르면 피와 기운이 안으로 흩어져 사람으로 하여금 춥고 떨리게 합니다. 겨울에 경맥을 찌르면 피와 기운이 모두 빼앗기고, 사람으로 하여금 눈이 밝지 않게 합니다. 겨울에 낙맥을 찌르면 안의 기운의 밖으로 새고, 머물러서 (5장의 기운이 허약할 때 생기는) 큰 비증이 됩니다.

겨울에 살을 찌르면 양의 기운이 바닥나고 끊기고, 사람으로 하여금 자주 잊게 합니다. 무릇 이 네 철에 따라 침놓는 것은 크게 거스르는 탈(을 다스리는 방법)이니 좋지 않을 수 없습니다. 이를 거꾸로 하면 어지러운 기운을 생기게 하여 서로 스며들어서 탈이 됩니다. 그러므로 침놓는데 네 철에 맞는 경락과 탈이 생긴 곳을 알지 못하고, 따름을 거스름으로 여기면 올바른 기운이 안에서 어지러워져서 불거름과 더불어 서로 치고 박으니, 반드시 9조짐을 살펴야 합니다. 올바른 기운이 어지러워지지 않고, 불거름의 기운이 (다른 것으로) 돌지 않습니다.

64-4

帝曰: 善. 刺五臟, 中心一日死, 其動爲噫; 中肝五日死, 其動爲語; 中肺三日死, 其動爲咳; 中腎六日死, 其動爲嚔欠; 中脾十日死, 其動爲吞. 刺傷人五臟必死, 其動則依其藏之所變候, 知其死也.

황제가 말했다. 좋습니다. 5장을 찌르는데 염통을 맞히면 1일만에 죽는데 그 움직임은 트림입니다. 간을 맞히면 5일만에 죽는데, 그 움직임은 말하는 것입니다. 허파를 맞히면 3일만에 죽는데 그 움직임은 기침입니다. 콩팥을 맞히면 6일만에 죽는데 그 움직임은 재채기와 하품입니다. 비장을 맞히면 10만에 죽는데, 그 움직임은 삼킴입니다. 사람의 5장을 찔러서 다치면 반드시 죽는데, 그것이 움직이면 그 장이 바뀌는 조짐에 기대어 그 죽음을 알 수 있습니다.

표본병전론편(標本病傳論篇) 제65
- 탈의 우듬지와 뿌리에 대한 말씀

65-1

黃帝問曰: 病有標本, 刺有逆從, 奈何. 岐伯對曰: 凡刺之方, 必別陰

陽,前後相應, 逆從得施, 標本相移, 故曰有其在標而求之於標, 有其在本而求之於本, 有其在本而求之於標, 有其在標而求之於本, 故治有取標而得者, 有取本而得者, 有逆取而得者, 有從取而得者. 故知逆與從, 正行無問, 知標本者, 萬擧萬當, 不知標本, 是謂妄行.

황제가 물었다. 탈에는 우듬지와 뿌리가 있고, 침놓는 데는 거스름과 따름이 있는데, 어떻습니까?

기백이 대답했다. 무릇 침놓는 방법은 반드시 음과 양을 가르고, (탈의) 앞과 뒤가 서로 호응하고, (침놓을 때) 거스름과 따름을 시행하고, 우듬지와 뿌리를 서로 옮겨야 합니다. 그러므로 말하기를, 그 탈이 겉에 있음에 우듬지에서 이를 구하는 것이 있고, 그 탈이 뿌리에 있음에 뿌리에서 이를 구하는 것이 있고, 그 탈이 뿌리에 있음에 우듬지에서 이를 구하는 것이 있고, 그 탈이 우듬지에 있음에 뿌리에서 이를 구하는 것이 있다고 했습니다. 그러므로 다스림에도 우듬지을 골라서 (효과를) 얻는 것이 있고, 뿌리를 골라서 얻는 것이 있고, 거슬러 골라서 얻는 것이 있고, 따라 골라서 얻는 것이 있습니다. 그러므로 거스름과 따름을 알면 만 가지를 해도 만 가지가 마땅하지만 우듬지와 뿌리를 모른다면 이를 일러 망령되이 한다고 합니다.

65-2

夫陰陽逆從, 標本之爲道也, 小而大, 言一而知百病之害, 少而多, 淺而博, 可以言一而知百也. 以淺而知深, 察近而知遠, 言標與本, 易而勿及. 治反爲逆, 治得爲從. 先病而後逆者 治其本, 先逆而後病者, 治其本, 先寒而後生病者, 治其本, 先病而後生寒者, 治其本, 先熱而後生病者, 治其本, 先熱而後生中滿者, 治其標, 先病而後泄者, 治其本, 先泄而後生他病者, 治其本, 必先調之, 乃治其他病, 先病而後先中滿者, 治其標, 先中滿而後煩心者, 治其本. 人有客氣, 有同氣, 小大不利, 治其標, 小大利, 治其本. 病發而有餘, 本而標之, 先治其本, 後治

其標, 病發而不足, 標而本之, 先治其標, 後治其本. 謹察間甚, 以意調之, 間者並行, 甚者獨行, 先以小大不利而後生病者, 治其本.

무릇 음과 양, 거스름과 따름, 우듬지와 뿌리가 (자연의) 이치인 것은, 작고도 커서 하나를 말하면 온갖 탈의 해로움을 알고, 적고도 많고 얕고도 넓어서 하나를 말하면 백을 알 수 있기 때문입니다. 얕은 것으로 깊은 것을 알고, 가까운 것을 살펴서 먼 것을 아니, 우듬지와 뿌리를 말하는 것은 쉬우나 (수준이 거기에) 미치기는 어렵습니다. 다스림이 (앞서 말한 이치와) 반대면 거스르고, 제대로 맞으면 따릅니다. 먼저 탈나고 뒤에 (기운이) 거스른 것은 그 뿌리를 다스리고, 먼저 거스르고 뒤에 탈난 것은 그 뿌리를 다스리고, 먼저 춥고 뒤에 탈이 생긴 것은 그 뿌리를 다스리고, 먼저 탈나고 뒤에 추위가 생긴 것은 그 뿌리를 다스리고, 먼저 열나고 뒤에 탈이 생긴 것은 그 뿌리를 다스리고, 먼저 열나고 뒤에 속이 가득한 탈이 생긴 것은 그 우듬지를 다스리고, 먼저 탈나고 뒤에 설사하는 것은 그 뿌리를 다스리고, 먼저 설사하고 뒤에 다른 탈이 생긴 것은 그 뿌리를 다스리는데, 반드시 이를 조절하여 이에 다른 탈을 다스립니다. 먼저 탈나고 뒤에 속이 가득한 것은 우듬지(標)를 다스리고, 먼저 속이 가득하고 뒤에 마음이 번거로운 것은 뿌리(本)를 다스립니다. 사람에게는 (밖에서 들어온) 손님(에 해당하는 몹쓸 기운)이 있고, (5장의 불균형으로 안에서 생겨 특정한 증세를 꾸준히 나타내는 몹쓸) 기운이 있습니다. 똥오줌이 이롭지 않으면 그 우듬지를 다스리고, 똥오줌이 이로우면 그 뿌리를 다스립니다. 탈났는데 (기운이) 남으면 뿌리가 먼저이고 우듬지가 나중이니, 먼저 그 뿌리를 다스리고 뒤에 그 우듬지를 다스립니다. 탈났는데 (기운이) 모자라면 우듬지가 먼저이고 뿌리가 나중이니, 먼저 그 우듬지를 다스리고 뒤에 그 뿌리를 다스립니다. 탈이 가볍고 심함을 삼가 살펴서 '새긴 뜻' 으로 그것을 조절하되 뜸하면 (우듬지와 뿌리를) 아울러 실행하고, 심하면 홀로 실행합니다. 먼저 똥오줌이 이롭지 않고 뒤에 탈이 생기면 그 뿌리를 다스립니다.

夫病傳者, 心病先心痛, 一日而咳, 三日脇肢痛, 五日閉塞不通, 身痛
體重, 三日不已死, 冬夜半, 夏日中, 肺病喘咳, 三日而脇肢滿痛, 一
日身重體痛, 五日而脹, 十日不已死, 冬日入, 夏日出. 肝病頭目眩脇
肢滿, 三日體重身痛, 五日而脹, 三日腰脊少腹痛脛酸, 三日不已死,
冬日入, 夏早食. 脾病身痛體重, 一日而脹, 二日少腹腰脊痛, 脛痠,
三日背侶筋痛, 小便閉, 十日不已, 死, 冬人定, 夏晏食. 腎病少腹腰
脊痛, 胻痠, 三日背侶筋痛, 小便閉, 三日腹脹, 三日兩脇肢痛, 三日
不已死, 冬大晨, 夏晏晡. 胃病脹滿, 五日少腹腰脊痛, 胻痠三日背侶
筋痛, 小便閉, 五日身體重, 六日不已, 死, 冬夜半後, 夏日昳. 膀胱
病, 小便閉, 五日少腹脹, 腰脊痛, 胻痠, 一日腹脹, 一日身體痛, 二日
不已, 死, 冬鷄鳴夏下晡. 諸病以次是相傳, 如是者, 皆有死期不可刺,
間一臟止及至三四臟者, 乃可刺也.

무릇 탈이 옮겨가는 것은, 염통의 탈은 먼저 가슴이 아프고, 하루만에 기침
하고, 3일만에 옆구리가 아프고 5일만에 막히고 닫혀 통하지 않고, (머리를 뺀)
몸뚱이가 아프고 팔다리가 무거운 것이 3일만에 그치지 않으면 죽는데, 겨울에
는 한밤중에 죽고 여름에는 한낮에 죽습니다. 허파가 탈나면 헐떡이면서 기침
하고, 3일이면 옆구리가 가득하고 아프고, 1일만에 몸뚱이가 무겁고 팔다리가
아프고, 5일만에 배가 불러서 10일만에 그치지 않으면 죽는데, 겨울에는 해질
무렵이고 여름에는 해뜰 무렵입니다. 간이 탈나면 머리와 눈이 아찔하고 어지
럽고 옆구리가 가득하고, 3일이면 팔다리가 무겁고 몸뚱이가 아프고, 5일이면
배가 가득 불러오고, 다시 3일이면 허리와 등과 아랫배가 아프고 정강이가 시
큰거리고, 사흘이 되도록 그치지 않으면 죽는데 겨울에는 해질 무렵이고, 여름
에는 아침 먹을 무렵입니다. 비장이 탈나면 몸뚱이가 아프고 팔다리가 무거운
데, 1일만에 배가 가득 차고, 2일만에 아랫배 허리 등이 아프고 정강이가 시큰
거리고, 3일만에 등과 등골뼈가 아프고, 똥오줌이 막히고, 10일만에 그치지 않

으면 죽는데 겨울에는 인경 칠 무렵이고 여름에는 늦저녁입니다. 콩팥이 탈나면 아랫배 허리 등이 아프고 정강이가 시큰거리는데, 3일만에 등과 등골뼈가 아프고 똥오줌이 막히고, 3일만에 배가 불러오고, 3일만에 양 옆구리가 아프고, 3일만에 그치지 않으면 죽는데 겨울은 닭 울 무렵이고 여름은 늦은 오후입니다. 밥통이 탈나면 배가 가득 차는데, 5일만에 아랫배와 허리와 등이 아프고, 정강이가 시큰거리고, 3일만에 등과 등골뼈 힘줄이 아프고, 똥오줌이 닫히고, 5일만에 온몸이 무겁고, 6일만에 그치지 않으면 죽는데 겨울에는 자정 이후이고 여름에는 오후에 죽습니다. 오줌보가 탈나면 오줌이 닫히는데, 5일만에 아랫배가 붓고 허리와 등이 아프고 정강이가 시큰거리고, 1일만에 배가 불러오고, 1일만에 온 몸이 아프고, 2일만에 그치지 않으면 죽는데, 겨울에는 닭 울 무렵이고 여름에는 오후입니다. 모든 탈이 이를 차례로 하여 서로 옮기는데, 이와 같은 것은 모두 죽는 시기가 있어서 찌를 수 없습니다. (5행 관계에서) 한 장기를 건너 뛰어 (상극관계인 장기에) 그치거나 3번째 4번째 장기(나를 낳아주는 5행임)에 미쳐 이르는 것은 찌를 수 있습니다.

천원기대론편(天元紀大論篇) 제66
- 하늘의 으뜸 원리인 5운6기에 대한 큰 말씀

66-1

黃帝問曰: 天有五行御五位, 以生寒暑燥濕風, 人有五臟化五氣, 以生喜怒思憂恐, 論言五運相襲, 而皆治之, 終朞之日, 周而復始, 余已知之矣. 願聞其與三陰三陽之候奈何合之. 鬼臾區稽首再拜對曰: 昭乎哉問也. 夫五運陰陽者, 天地之道也, 萬物之綱紀, 變化之父母, 生殺之本始, 神明之府也, 可不通乎, 故物生謂之化, 物極謂之變, 陰陽不測

謂之神, 神用無方, 謂之聖, 夫變化之爲用也, 在天爲玄, 在人爲道, 在地爲化, 化生五味, 道生智, 玄生神, 神在天爲風, 在地爲木, 在天爲熱, 在地爲火, 在天爲濕, 在地爲土, 在天爲燥, 在地爲金, 在天爲寒, 在地爲水. 故在天爲氣, 在地成形, 形氣相感, 而化生萬物矣, 然天地者, 萬物之上下也; 左右者, 陰陽之道路也; 水火者, 陰陽之徵兆也; 金木者 生長之終始也; 氣有多少, 形有盛衰, 上下相召, 而損益彰矣.

황제가 물었다. 하늘에는 5행이 있어 5자리(인 4방과 복판)를 거느리고 추위 더위 메마름 축축함 바람을 낳고, 사람에게는 5장이 있어 5기운을 바꾸고 기쁨 노여움 골똘함 걱정 두려움을 낳습니다. (6절장상)론에 이르기를, 5운이 서로 이어서 모두 이를 다스리고, (1년) 동안을 마치면 돌아서 다시 시작한다고 한 것을, 나는 벌써 압니다. 바라건대 그것이 3양3음의 (시간 단위인) 후와 더불어 어떻게 맞춥니까?

귀유구가 머리 조아려 2번 절하고 대답했다. 물음이 참 밝습니다. 5운과 (3)양(3)음은 하늘과 땅의 이치입니다. 만물의 벼리이고, 변화의 어버이이고, 죽살이의 뿌리이고, 신명이 머무는 곳간이니, (서로) 통하지 않겠습니까? 그러므로 사물이 생기는 것을 일러 생겨남(化)이라고 하고, 사물이 끝에 이른 것을 바뀜(變)이라고 합니다. 음과 양을 헤아릴 수 없는 것을 얼이라고 하고, 얼을 씀에 방법에 얽매이지 않은 것을 거룩함이라고 합니다. 무릇 생겨남(化)과 바뀜(變)이 쓰이면, 하늘에서는 검음이고, 사람에게서는 이치이고, 땅에서는 생겨남(化)이니, 생겨남이 5맛을 낳고, 이치가 앎을 낳고, 검음이 얼을 낳습니다. 얼이 하늘에 있으면 바람이 되고, 땅에 있으면 나무가 됩니다. 하늘에 있으면 더위가 되고, 땅에 있으면 불이 됩니다. 하늘에 있으면 축축함이 되고, 땅에 있으면 (흙인) 토가 됩니다. 하늘에 있으면 메마름이 되고, 땅에 있으면 (쇠인) 금이 됩니다. 하늘에 있으면 추위가 되고, 땅에 있으면 물이 됩니다. 그러므로 하늘에 있으면 기운이 되고, 땅에 있으면 꼴이 되니, 꼴(形)과 기운(氣)이 서로 닿아서 만물을 생기게 하고 낳습니다. 그러니 하늘과 땅은 만물의 위와 아래이고, 왼쪽과 오른쪽은 음과 양이 다니는 길입니다. 수와 화는 음과 양의 조짐이고, 금과 목은 생겨남과 이루어짐의 끝과 처음입니다. 기에는 많음과 적음이 있고, 꼴에는 드셈과 풀죽음이 있어서, 위와 아래가 서로 부르니, 덞과 더함이 (비단의 무늬처럼) 아롱집니다.

帝曰: 願聞五運之主時也, 如何. 鬼臾區曰: 五氣運行, 各終朞日, 非獨主時也. 帝曰: 請問其所謂也. 鬼臾區曰: 臣稽考太始天元册文曰, 太虛廖廓, 肇基化元, 萬物資始, 五運終天, 布氣眞靈, 總統坤元, 九星懸朗, 七曜周旋, 曰陰曰陽, 曰柔曰剛, 幽顯旣位, 寒暑弛張, 生生化化, 品物咸章. 臣斯十世, 此之謂也. 帝曰: 善. 何謂氣有多少, 形有盛衰. 鬼臾區曰: 陰陽之氣, 各有多少, 故曰三陰三陽也. 形有盛衰, 謂五行之治, 各有太過不及也, 故其始也, 有餘而往, 不足隨之, 不足而往, 有餘從之, 知迎知隨, 氣可與期, 應天爲天符, 承歲爲歲直, 三合爲治. 帝曰: 上下相召奈何. 鬼臾區曰: 寒暑燥濕風火, 天之陰陽也, 三陰三陽上奉之, 木火土金水, 地之陰陽也, 生長化收藏下應之, 天以陽生陰長, 地以陽殺陰藏, 天有陰陽, 地亦有陰陽, 木火土金水火, 地之陰陽也, 生長化收藏, 故陽中有陰, 陰中有陽, 所以欲知天地之陰陽者, 應天之氣, 動而不息, 故五歲而右遷, 應地之氣, 靜而守位, 故六朞而環會, 動靜相召, 上下相臨, 陰陽相錯, 而變由生也.

황제가 말했다. 바라건대 5운이 (네) 철을 주관하는 것에 대해 듣고 싶습니다.

귀유구가 말했다. 5기운이 운행하여 각기 (1년) 동안(朞)을 마치니, 홀로 (네) 철을 주관하는 것이 아닙니다.

황제가 말했다. 청컨대 그 말씀하신 바를 듣고 싶습니다.

귀유구가 말했다. 신이 『태시천원책』을 보았는데, 글에 이르기를, 태허가 고요하고 가없으니 터를 처음 열자 으뜸(元)이 생겨났다(化). 만물이 (그에서) 비롯되어 5운이 하늘(의 운행)을 마치고, 기운을 펴고 얼을 채우니, 이런 다스림은 땅의 으뜸(坤元)이다. (봉, 예, 충, 보, 금, 심, 임, 주, 영이라는) 9별이 하늘에서 빛나고 (해와 달 5별인) 7요가 두루 도니, (하늘의 이치로는) 일러 음과 양이라고 하고, (땅의 이치로는) 부드러움과 군셈이라고 한다. (7요의 움직임에 따라) 어둠과 밝음이 자리 잡아서 추위와 더위가 풀리고 조이니, 낳고 또 낳고 생기고 또 생겨서, 물건마다 (무늬처럼) 아롱지다, 라고 하였습니다. 신이 10세대에 걸쳐 (이 일에 힘써) 왔다고 한 것이 이것입니다.

황제가 말했다. 좋습니다. 어떤 것을 일러 기운에는 많고 적음이 있고, 꼴에는 드셈과 풀죽음이 있다고 합니까?

귀유구가 말했다. 음과 양의 기운에는 각기 많고 적음이 있습니다. 그러므로 3양과 3음입니다. 꼴에 드셈과 풀죽음이 있다는 것은 5행의 다스림에 각기 지나침과 못 미침이 있다는 것을 말합니다. 그러므로 (한 해의 기운이 처음) 비롯될 때 남은 채로 지나가면 모자람이 이를 뒤따르고, 모자라서 지나가면 남음이 이를 뒤따릅니다. 맞음(迎)을 알고 따름(隨)을 알면 기운은 더불어 (다가올 실상을) 기약할 수 있습니다. 하늘에 호응하면 (운과 사천의 기가 같은 5행인) 천부(天府)라 하고, 해를 받들면 (주운과 주기의 5행이 같은) 세직(歲直)이라 하고, (주운 사천 주기) 셋이 딱 맞으면 다스림(治)이라고 합니다.

황제가 말했다. 위(인 사천)과 아래(인 재천)이 서로 부르는 것은 어떻습니까?

귀유구가 말했다. 추위 더위 메마름 축축함 바람 불은 하늘의 음과 양입니다. 3음과 3양이 위로 이를 받듭니다. 목 화 토 금 수 화는 땅의 음과 양입니다. 낳음 기름 생겨남(化) 거둠 갈무리가 아래로 이에 호응합니다. 하늘은 양으로 낳고 음으로 기르고, 땅은 양으로 죽이고 음으로 갈무리하니, 하늘엔 음과 양이 있고, 땅에도 음과 양이 있습니다. 그러므로 양 속에는 음이 있고, 음 속에는 양이 있습니다. 하늘과 땅의 음과 양을 알고자 하는 까닭은 하늘에 호응하는 기운은 움직여서 쉬지 않으므로 5해이면 오른쪽으로 옮겨가고, 땅에 호응하는 기운은 고요해서 자리를 지키므로 6(년) 동안(碁)이면 고리(처럼 제 자리로 돌아와서) 모

이기 때문입니다. 움직임과 고요함이 서로 부르고, 위와 아래가 서로 다다르고
(臨), 음과 양이 서로 섞이니, 변화가 (이로) 말미암아 생깁니다.

66-3

帝曰: 上下周紀, 其有數乎. 鬼臾區曰: 天以六爲節, 地以五爲制, 周
天氣者, 六朞爲一備; 終地紀者, 五歲爲一周. 君火以明, 相火以位,
五六相合, 而七百二十氣爲一紀, 凡三十歲, 千四百四十氣, 凡六十歲,
而爲一周, 不及太過, 斯皆見矣. 帝曰: 夫子之言, 上終天氣, 下畢地
紀, 可謂悉矣. 余願聞而藏之, 上以治民, 下以治身, 使百姓昭著, 上
下和親, 德澤下流, 子孫無憂, 傳之後世, 無有終時, 可得聞乎. 鬼臾
區曰: 至數之機, 迫迮以微, 其來可見, 其往可追, 敬之者昌, 慢之者
亡, 無道行弘, 必得天殃, 謹奉天道, 請言眞要. 帝曰: 善. 言始者, 必
會於終, 善言近者, 必知其遠, 是則至數極而道不惑, 所謂明矣. 願夫
子推而次之, 令有條理, 簡而不匱, 久而不絶, 易用難忘, 爲之綱紀,
至數之要, 願盡聞之. 鬼臾區曰: 昭乎哉問. 明乎哉道. 如鼓之應桴,
響之應聲也. 臣聞之, 甲乙之歲, 土運統之; 乙庚之歲, 金運統之; 丙
辛之歲, 水運統之; 丁壬之歲, 木運統之; 戊癸之歲, 火運統之. 帝曰:
其於三陰三陽合之奈何. 鬼臾區曰: 子午之歲, 上見少陰; 丑未之歲,
上見太陰; 寅申之歲, 上見少陽; 卯酉之歲, 上見陽明; 辰戌之歲, 上
見太陽; 巳亥之歲, 上見厥陰. 少陰, 所謂標也, 厥陰, 所謂終也. 厥陰
之上, 風氣主之; 少陰之上, 熱氣主之; 太陰之上, 濕氣主之; 少陽之
上, 相火主之; 陽明之上, 燥氣主之; 太陽之上, 寒氣主之. 所謂本也,
是謂六元. 帝曰: 光乎哉道. 明乎哉論. 請著之玉版, 藏之金匱, 署曰
天元紀.

황제가 말했다. 위(인 하늘의 사천)과 아래(인 땅의 재천)이 (1)기(紀)를 도는데 어
떤 규칙이 있습니까?

귀유구가 말했다. 하늘은 6으로 마디를 삼고, 땅은 5로 마름질(의 조각)을 삼습니다. 하늘의 기운을 한 바퀴 도는 것은 6동안(碁)을 1마련(備)으로 삼고, 땅이 1바퀴(周)를 마치는 것은 5년을 1바퀴로 삼습니다. 군화는 (5운에서 스스로 임자가 되어 작용을 이끄니) 밝음으로 하고, 상화는 (군화로부터 떨어져나와 또 다른 화의 작용을 하니 6기에서) 자리(位)로 합니다. 5와 6이 서로 딱 맞아서 720기(氣)이면 1기(紀)이니, 무릇 30세이고, 1440기(氣)면 무릇 60해로 1바퀴가 되어, 지나침과 못 미침이 모두 나타납니다.

황제가 말했다. 스승님의 말씀이 위로 하늘의 기운(天氣)을 마치고 아래로 땅의 벼리(地紀)를 다하였으니, 모두 말했다고 할 수 있습니다. 내가 바라건대, 이를 듣고 간직하여 위로 백성을 다스리고, 아래로 몸을 다스리고, 백성들로 하여금 (이에) 밝게 하여 위와 아래가 서로 친하고, (하늘의 법칙이 자연 속에 나타난) 질서(德)의 윤택함이 아래로 흘러 자손에게 걱정이 없게 하고, 이를 후세에 전하여 끝날 때가 없게 할 것이니, (그에 대해) 들을 수 있겠습니까?

귀유구가 말했다. 지극한 수(인 5행과 6기)의 이치는 (세상의 모든 것에) 작용하지만 아주 어렴풋하여 (잘 보이지 않으나), 오는 것을 볼 수 있고, 가는 것을 좇을 수 있으니, 이를 공경하는 사람은 번성하고, 이를 게을리 하는 자는 망하고, (그런) 이치도 없이 사사로이 행동하면 반드시 얼마 못 사는 재앙을 얻을 것입니다. 그러니 삼가 하늘의 이치를 떠받들어야 합니다. 청컨대 참으로 중요한 것에 대해 말씀드리고자 합니다.

황제가 말했다. 처음을 잘 말하는 사람은 반드시 끝에서 만나고, 가까운 것을 잘 말하는 사람은 반드시 그 먼 것을 압니다. 이런즉 지극한 수(인 5운과 6기)가 끝나도록 이치에 의혹이 없으니 이른바 밝다(明)고 합니다. 바라건대 스승께서 이를 미루어 차례 지우고, 가닥가닥 이치가 있게 하되, 간단하면서도 다하지 않아야 오래 가도 끊어지지 않고, 쓰기 쉽고 잊기 어려워야만 이를 (중요한 원리인) 벼리로 여길 것입니다. 지극한 법칙(數)의 요점을 바라건대 다 듣고 싶습니다.

귀유구가 말했다. 질문이 참 빛납니다. 이치가 참 또렷합니다. 북이 북채에 응하는 것 같고 메아리가 목소리에 응하는 것 같습니다. 신이 듣건대, (10천간으로) 갑과 기의 해에는 토운이 이를 거느리고, 을과 경의 해엔 금운이 이를 거느리고, 병과 신의 해엔 수운이 이를 거느리고, 정과 임의 해엔 목운이 이를 거느리고, 무와 계의 해엔 화운이 이를 거느립니다.

황제가 말했다. 그것이 3음과 3양에 꼭 맞추는 것은 어떻습니까?

귀유구가 말했다. (12지지로) 자와 오의 해엔 위로 소음이 나타나고, 축과 미의 해엔 위로 태음이 나타나고, 인과 신의 해엔 위로 소양이 나타나고, 묘와 유의 해엔 위로 양명이 나타나고, 진과 술의 해엔 위로 태양이 나타나고, 사와 해의 해엔 위로 궐음이 나타납니다. 소음은 이른바 우듬지(인 시작)이고, 궐음은 이른바 끝입니다. 궐음의 위에서는 바람의 기운이 이를 주관하고, 소음의 위에서는 열기가 이를 주관하고, 태음의 위에서는 축축한 기운이 이를 주관하고, 소양의 위에서는 상화가 이를 주관하고, 양명의 위에서는 메마른 기운이 이를 주관하고, 태양의 위에서는 찬 기운이 이를 주관합니다. 이른바 뿌리(本)이니, 이것을 6가지 으뜸(元)이라고 합니다.

황제가 말했다. 이치가 빛이 납니다. 말씀이 또렷합니다. 청컨대 이를 옥판에 새기고 금궤에 넣어서 하늘의 으뜸가는 벼리라고 하겠습니다.

오운행대론편(五運行大論篇) 제67
- 5운의 운행과 사람에 대한 큰 말씀

67-1

黃帝坐明堂: 始正天綱, 臨觀八極, 考建五常, 請天師而問之. 曰: 論言天地之動靜, 神明爲之紀, 陰陽之升降, 寒暑彰其兆. 余聞五運之數

於夫子, 夫子之所言, 正五氣之各主歲稱, 首甲定運, 余因論之. 鬼臾區曰: 土主甲己, 金主乙庚, 水主丙辛, 木主丁壬, 火主戊癸. 子午之上, 少陰主之; 丑未之上, 太陰主之; 寅申之上, 少陽主之; 卯酉之上, 陽明主之; 辰戌之上, 太陽主之; 巳亥之上, 厥陰主之. 不合陰陽, 其故何也. 岐伯曰: 是明道也, 此天地之陰陽也. 夫數之可數者, 人中之陰陽也, 然所合, 數之可得者也. 夫陰陽者, 數之可十, 推之可百, 數之可千, 推之可萬, 天地陰陽者, 不以數推以象之謂也.

황제가 명당에 앉아서 비로소 하늘의 (천체가 돌아가는 이치인) 벼리를 바로잡고, (땅의) 8(방위를) 끝까지 몸소 살펴보고, 5운의 규칙(이 나타나는 해시계의 바늘)을 살펴서 세우고, 스승에게 청하여 이에 대해 물었다. 하늘과 땅의 움직임과 멈춤은 신명이 그 벼리가 되고, 음과 양의 오르내림은 추위와 더위가 그 조짐을 무늬처럼 드러낸다고 했습니다. 나는 5운의 규칙을 스승님께 들었는데, 스승님의 말씀은 5운의 기운이 각기 그 해를 주관함을 말한다고 했습니다. 갑을 첫머리로 하여 운을 정하는 것은 내가 그에 대해 논할 것인데, 귀유구가 말하기를, 토는 (천간으로) 갑과 기를 주관하고, 금은 을과 경을 주관하고, 수는 병과 신을 주관하고, 목은 정과 임을 주관하고, 화는 무와 계를 주관하고, 자와 오의 위에서는 소음이 이를 주관하고, 축과 미의 위에서는 태음이 이를 주관하고, 갑과 인의 위에서는 소양이 이를 주관하고, 묘와 유의 위에서는 양명이 이를 주관하고, 진과 술의 위에서는 태양이 이를 주관하고, 사와 해의 위에서는 궐음이 이를 주관한다고 하였는데, (이것들이) 음과 양(의 이치)에 딱 들어맞지 않습니다. 그 까닭은 무엇입니까?

기백이 말했다. 이것은 이치를 밝힌 것입니다. 이는 하늘과 땅의 음과 양입니다. 무릇 숫자를 헤아릴 수 있는 것은 사람 속의 음과 양입니다. 그러니 (음과 양의 이치에) 딱 들어맞는 것은 수 (가운데서 헤아려서) 얻을 수 있는 것입니다. 무릇 음과 양이라는 것은, 10을 헤아릴 수 있으면 100을 미루어 알 수 있고, 1,000을 헤아릴 수 있으면 10,000을 미루어 알 수 있습니다. 하늘과 땅의 음과 양이라는 것은 수로는 미루어 알 수 없고, (마음속의) 밑그림(象)으로 알 수 있음을 말하는 것입니다.

67-2

帝曰: 願聞其所始也. 岐伯曰: 昭乎哉, 問也. 臣覽太始天元册文, 丹天之氣, 經於牛女戊分, 黃今天之氣, 經於心尾己分, 蒼天之氣, 經於危室柳鬼, 素天之氣, 經於亢氏昴畢, 玄天之氣, 經於張翼婁胃, 所謂戊己分者, 奎璧角軫, 則天地之門戶也. 夫候之所始, 道之所生, 不可不通也.

황제가 말했다. 바라건대, 그것이 (처음) 비롯된 바에 대해 듣고 싶습니다.

기백이 말했다. 물음이 참 밝기도 합니다. 신이 『태시천원책』의 글을 살펴보니, 붉은 하늘의 기운은 (밤하늘의 28수 중 현무의) 우 여 무의 자리를 지나고, 노란 하늘의 기운은 (28수 중 청룡의) 심 미 기의 자리를 지나고, 푸른 하늘의 기운은 (현무의) 귀 실과 (주작의) 류 귀의 자리를 지나고, 하얀 하늘의 기운은 (청룡의) 항 저와 (백호의) 묘 필의 자리를 지나고, 검은 하늘의 기운은 (주작의) 장 익과 (백호의) 루 위의 자리를 지나는데, 이른바 무기가 나뉜다는 것은 (춘분에 해가 자리하는) 규벽과 (추분에 해가 자리하는) 각진의 자리이니, 이것은 하늘과 땅이 드나드는 문입니다. 무릇 후(候)가 비롯되는 바이고, 이치가 생기는 바이니, 통달하지 않을 수 없습니다.

67-3

帝曰: 善. 論言天地者, 萬物之上下, 左右者, 陰陽之道路, 未知其所謂也. 岐伯曰: 所謂上下者, 歲上下見陰陽之所在也. 左右者, 諸上見厥陰, 左少陰右太陽; 見少陰, 左太陰右厥陰; 見太陰, 左少陽右少陰; 見少陽, 左陽明右太陰; 見陽明, 左太陽右少陽; 見太陽, 左厥陰右陽明. 所謂面北而命其位, 言其見也. 帝曰: 何謂下. 岐伯曰: 厥陰在上

則少陽在下, 左陽明右太陰; 少陰在上, 則陽明在下, 左太陽右少陽; 太陰在上, 則太陽在下, 左厥陰右陽明; 少陽在上, 則厥陰在下, 左少陰右太陽; 陽明在上, 則少陰在下, 左太陰右厥陰; 太陽在上,則太陰在下, 左少陽右少陰. 所謂面南而命其位. 言其見也, 上下相遘, 寒暑相臨, 氣相得則和, 不相得則病. 帝曰: 氣相得而病者, 何也. 岐伯曰: 以下臨上, 不當位也. 帝曰: 動靜何如. 岐伯曰: 上者右行, 下者左行, 左右周天, 餘而覆會也. 帝曰: 余聞鬼臾區曰, 應地者靜. 今夫子乃言下者左行 不知其所謂也. 願聞何以生之乎. 岐伯曰: 天地動靜, 五行遷復, 雖鬼臾區其上候而已, 猶不能遍明. 夫變化之用 天垂象, 地成形, 七曜緯虛, 五行麗地. 地者, 所以載生成之形類也; 虛者, 所以列應天之精氣也. 形精之動, 猶根本之與枝葉也, 仰觀其象, 雖遠可知也.

황제가 말했다. 좋습니다. 「(천원기대)론」에 말하기를, 하늘과 땅은 만물의 위와 아래이고, 왼쪽과 오른쪽은 음과 양이 다니는 길과 같다고 했는데, 그 이르는 바를 아직 알지 못하겠습니다.

기백이 말했다. 이른바 위와 아래라는 것은, 한 해의 위(인 사천)과 아래(인 재천)에 음과 양이 있는 곳을 보이는 것입니다. 왼쪽과 오른쪽이라는 것은, 위(인 사천)에서 궐음이 나타나면, (땅인 재천에서) 왼쪽은 소음이고, 오른쪽은 태양인 것입니다. (위인 사천에서) 소음이 나타나면, (재천에서) 왼쪽은 태음이고 오른쪽은 궐음입니다. (사천에서) 태음이 나타나면, 왼쪽은 소양이고 오른쪽은 소음입니다. 소양이 나타나면 왼쪽은 양명이고, 오른쪽은 태음입니다. 양명이 나타나면, 왼쪽은 태양이고 오른쪽은 소양입니다. 태양이 나타나면, 왼쪽은 궐음이고 오른쪽은 양명입니다. 이른바 얼굴을 북쪽으로 두고 그 자리를 이를 때, 그 나타나는 것을 말하는 것입니다.

황제가 말했다. 어떤 것을 일러 아래라고 합니까?

기백이 말했다. 궐음이 위(인 사천)에 있으면 소양이 아래(인 재천)에 있고, 왼쪽에 양명이, 오른쪽에 태음입니다. 소음이 위에 있으면 양명이 아래에 있고,

왼쪽이 태양 오른쪽이 소양입니다. 태음이 위에 있으면 태양이 아래에 있고, 왼쪽이 궐음 오른쪽이 양명입니다. 소양이 위에 있으면 궐음이 아래에 있고, 왼쪽이 소음 오른쪽이 태양입니다. 양명이 위에 있으면 소음이 아래에 있고, 왼쪽이 태음 오른쪽이 궐음입니다. 태양이 위에 있고 태음이 아래에 있으면 왼쪽이 소양 오른쪽이 소음입니다. 이른바 남쪽을 바라보고 그 자리를 이를 때 그 나타나는 것을 말한 것입니다. 위(인 사천)과 아래(인 재천)이 서로 만나고, 추위와 더위가 서로 갈마드는데, 기운이 서로 얻으면 조화롭고, 서로 얻지 못하면 탈납니다.

황제가 말했다. 기운이 서로 얻었는데도 탈나는 것은 어찌 된 것입니까?

기백이 말했다. 아래(인 재천)으로서 위(인 사천)에 다다라서 마땅한 자리를 얻지 못하였기 때문입니다.

황제가 말했다. (하늘과 땅의) 움직임과 멈춤은 어떻습니까?

기백이 말했다. (남쪽을 볼 때) 위(인 사천)은 오른쪽으로 가고, 아래(인 재천)은 왼쪽으로 갑니다. 왼쪽과 오른쪽으로 하늘을 돌고, 나머지가 다시 (본래의 자리에서) 모입니다.

황제가 말했다. 내가 귀유구에게 들었는데 말하기를, 땅에 호응하는 것은 멈춘다고 하였습니다. 이제 스승님이 아래인 것은 왼쪽으로 간다고 하였는데, 그렇게 말씀하신 바를 알지 못하겠습니다. 바라건대, 어떻게 생기는지 알고 싶습니다.

기백이 말했다. 하늘과 땅의 움직임과 멈춤, 5행이 옮고 되풀이하는 것은 비록 귀유구라도 위로 조짐을 살필 뿐이지 아직 두루 밝지는 못합니다. 무릇 변화의 쓰임은, 하늘이 (질서의) 밑그림(象)을 드리우고, 땅은 꼴을 이루고, 7요가 허공에 베처럼 벌이고, 5행이 땅을 비단처럼 펼쳐지니, 땅이라는 것은 낮고 이루는 꼴붙이들(形流類)을 싣는 것이고, 허공이라는 것은 하늘에 호응하는 기운이 벌여서는 곳입니다. 꼴과 (그것을 밑받침하는) 불거름의 기운이 움직임은 나무뿌리가 가지나 잎사귀와 함께 하는 것 같습니다. 그 (하늘의) 밑그림을 올려다보면, 비록 멀더라도 알 수 있습니다.

67-4

帝曰: 地之爲下否乎. 岐伯曰: 地爲人之下, 太虛之中者也. 帝曰: 憑乎. 岐伯曰: 大氣擧之也. 燥以乾之, 暑以蒸之, 風以動之, 濕以潤之, 寒以堅之, 火以溫之. 故風寒在下　燥熱在上, 濕氣在中, 火游行其間, 寒暑六入, 故今虛而生化也. 故燥勝則地乾, 暑勝則地熱, 風勝則地動, 濕勝則地泥, 寒勝則地裂, 火勝則地固矣.

황제가 말했다. 땅은 아래가 되지 않습니까?

기백이 말했다. 땅은 사람의 아래가 되지만 큰 허공의 가운데입니다.

황제가 말했다. (어떤 것에) 기대는지요?

기백이 말했다. 큰 기운이 이를 들고 있습니다. 메마름은 이를 마르게 하고, 더위는 이를 찌고, 바람은 이를 움직이고, 축축함은 이를 윤기 나게 하고, 추위는 이를 단단하게 하고, 불은 이를 따뜻하게 합니다. 그러므로 바람과 추위는 아래에 있고, 메마름과 더위는 위에 있으며 축축한 기운은 가운데에 있고, 불은 그들의 사이를 나다녀서, 추위와 더위 같은 6기운이 들어옵니다. 그러므로 이제 텅 비었으면서도 (무엇인가) 나고 생깁니다. 그러므로 메마름이 이기면 땅이 마르고, 더위가 이기면 땅이 열나고, 바람이 이기면 땅이 움직이고, 축축함이 이기면 땅이 질고, 추위가 이기면 땅이 갈라지고, 불이 이기면 땅이 굳습니다.

67-5

帝曰: 天地之氣, 何以候之. 岐伯曰: 天地之氣, 勝復之作, 不形於診也. 脈法曰: 天地之變, 無以脈診, 此之謂也. 帝曰: 間氣何如. 岐伯曰: 隨氣所在, 期於左右. 帝曰: 期之奈何. 岐伯曰: 從其氣則和, 違其氣則病, 不當其位者病, 迭移其位者病, 失守其位者危, 尺寸反者死, 陰陽交者死. 先立其年, 以知其氣, 左右應見, 然後乃可以言死生之逆

順. 帝曰: 寒暑燥濕風火, 在人合之奈何, 其於萬物何以生化. 岐伯曰:
東方生風, 風生木, 木生酸, 酸生肝, 肝生筋, 筋生心, 其在天爲玄, 在
人爲道, 在地爲化, 化生五味, 道生智, 玄生神, 化生氣. 神在天爲風,
在地爲木, 在體爲筋, 在氣爲柔, 在臟爲肝. 其性爲喧, 其德爲和, 其
用爲動, 其色爲蒼, 其化爲榮, 其蟲毛, 其政爲散, 其令宣發, 其變摧
拉, 其眚爲隕, 其味爲酸, 其志爲怒, 怒傷肝, 悲勝怒, 風傷肝, 燥勝
風, 酸傷筋, 辛勝酸. 南方生熱, 熱生火, 火生苦, 苦生心, 心主血, 血
主脾. 其在天爲熱, 在地爲火, 在體爲脈, 在氣爲息, 在臟爲心, 其性
爲暑, 其德爲濕, 其用爲燥, 其色爲赤, 其化爲茂, 其蟲羽, 其政爲明,
其令鬱蒸, 其變炎爍, 其眚燔焫, 其味爲苦, 其志爲喜, 喜傷心, 恐勝
喜, 熱傷氣, 寒勝熱, 苦傷氣, 鹹勝苦. 中央生濕, 濕生土, 土生甘, 甘
生脾, 脾生肉, 肉生肺. 其在天爲濕, 在地爲土, 在體爲肉, 在氣爲充,
在臟爲脾, 其性靜兼, 其德爲濡, 其用爲化, 其色爲黃, 其化爲盈, 其
蟲倮, 其政爲謐, 其令雲雨, 其變動注, 其眚淫潰, 其味爲甘, 其志爲
思, 思傷脾, 怒勝思, 濕傷肉, 風勝濕, 甘傷脾, 酸勝甘. 西方生燥, 燥
生金, 金生辛, 辛生肺, 肺生皮毛, 皮毛生腎. 其在天爲燥, 在地爲金,
在體爲皮毛, 在氣爲成, 在臟爲肺, 其性爲凉, 其德爲淸, 其用爲固,
其色爲白, 其化爲斂, 其蟲介, 其政爲勁, 其令霧露, 其變肅殺, 其眚
蒼落, 其味爲辛, 其志爲憂, 憂傷肺, 喜勝憂, 熱傷皮毛, 寒勝熱, 辛傷
皮毛, 苦勝辛. 北方生寒, 寒生水, 水生鹹, 鹹生腎, 腎生骨髓, 髓生
肝. 其在天爲寒, 在地爲水, 在體爲骨, 在氣爲堅, 在臟爲腎, 其性爲
凜 其德爲寒 其用爲藏 其色爲黑 其化爲肅 其蟲鱗 其政爲靜 其令 其
變凝冽 其眚冰雹, 其味爲鹹, 其志爲恐, 恐傷腎, 思勝恐, 寒傷血, 燥
勝寒, 鹹傷血, 甘勝鹹. 五氣更立, 各有所先, 非其位則邪, 當其位則
正. 帝曰: , 病生之變何如. 岐伯曰: 氣相得則微, 不相得則甚. 帝曰:
主歲何如. 岐伯曰: 氣有餘, 則制己所勝而侮所不勝, 其不及, 則己所

不勝, 侮而乘之, 己所勝, 輕而侮之, 侮反受邪, 侮而受邪, 寡於畏也.
帝曰: 善.

황제가 말했다. 하늘과 땅의 기운은 (맥에서) 어떻게 이를 살핍니까?

기백이 말했다. 하늘과 땅의 기운이 이기고 되갚는 것은 (맥을) 진단하는 곳에서는 꼴이 잡히지 않습니다. 『맥법』에서, 하늘과 땅의 변화는 맥 진단에는 없다고 한 것이 이것입니다.

황제가 말했다. 사이의 기운은 어떻습니까?

기백이 말했다. (사천의) 기운이 있는 곳을 따라서 왼쪽과 오른쪽(의 맥)을 알아봅니다.

황제가 말했다. 이를 알아보는 것은 어떻습니까?

기백이 말했다. 그 기운을 따르면 (어느 쪽으로도 기울지 않게) 고르고, 그 기운을 거스르면 탈납니다. 그 자리에 마땅하지 않은 것은 탈나고, 그 자리를 옮기는 것은 탈나고, 지킬 자리를 잃은 것은 위급하고, 촌과 척이 반대인 것은 죽고, 음과 양이 엇갈린 것은 죽습니다. 먼저 (간지를 보고) 그 해(의 운기)를 세우고 그 (사천과 재천의) 기운을 알아서, 왼쪽과 오른쪽이 호응하는 것을 본 뒤에, (맥을 보고) 가히 죽살이의 거스름과 따름을 말합니다.

황제가 말했다. 추위 더위 메마름 축축함 바람 불은 사람에게 딱 맞는 것이 어떻습니까? 그것이 만물에서 나고 생기는 것은 어떻습니까?

기백이 말했다. 동쪽은 바람을 낳고, 바람은 나무를 낳고, 나무는 신맛을 낳고, 신맛은 간을 낳고, 간은 힘줄을 낳고, 힘줄은 염통을 낳습니다. 그것은 하늘에서 검음이 되고, 사람에서는 이치가 되고, 땅에서는 생겨남(化)이 되고, 생겨남은 5맛을 낳고, 이치는 앎(智)을 낳고, 검음은 얼을 낳고, 생겨남은 기운을 낳습니다. 얼은 하늘에서 바람이고, 땅에서는 나무가 되고, 몸에서는 힘줄이 되고, 기운에서는 부드러움이 되고, (5)장에서는 간이 되고, 그 성질은 따뜻함이 되고, (자연 속의) 그 질서(德)는 화평이 되고, 그 쓰임은 움직임이고, 그 빛깔은 푸름이 되고, 그 생겨남은 꽃처럼 빛남이 됩니다. 그 벌레는 길짐승이고, 그 다스림(政)은 흩뜨림이고, 그 시킴(令)은 올려서 퍼뜨림이고, 그 바뀜은 꺾음이고, 그 재앙은 (별똥별 같은) 죽음이고, 그 맛은 심이고, 그 먹은 뜻(志)은 노여움이고, 노여움은 간을 다치고, 슬픔은 노여움을 이기고, 바람은 간을 다치고, 메마름은 바람을 이기고, 심은 힘줄을 다치고, 매움은 심을 이깁니다.

남쪽은 열을 낳고, 열은 불을 낳고, 불은 쓴맛을 낳고, 쓴맛은 염통을 낳고, 염통은 피를 낳고, 피는 비장을 낳습니다. 그것은 하늘에서 열이 되고, 땅에서는 불이 되고, 몸에서는 맥이 되고, 기운에서는 숨이 되고, (5)장에서는 염통이 되고, 그 성질은 더위가 되고, 그 질서(德)는 나타남이 되고, 그 쓰임은 시끄러움이고, 그 빛깔은 빨강이 되고, 그 생겨남(化)은 우거짐이고, 그 벌레는 날짐승이고, 그 다스림은 밝음이고, 그 시킴은 열이 뭉침이고, 그 바뀜은 불로 녹임이고, 그 재앙은 불사름이고, 그 맛은 씀이고, 그 먹은 뜻은 기쁨이고, 기쁨은 염통을 다치고, 두려움은 기쁨을 이기고, 열은 기운을 다치고, 추위는 열을 이기고, 씀은 기운을 다치고, 짬은 씀을 이깁니다.

복판은 축축함을 낳고, 축축함은 토를 낳고, 토는 단맛을 낳고, 단맛은 비장을 낳고, 비장은 살를 낳고, 살은 허파를 낳습니다. 그것은 하늘에서 축축함이 되고, 땅에서는 토가 되고, 몸에서는 살이 되고, 기운에서는 채움이 되고, (5)장에서는 비장이 되고, 그 성질은 고요히 겸함이 되고, 그 (하늘의 법칙이 자연 속에 나타난) 질서(德)는 적심이 되고, 그 쓰임은 생겨남이고, 그 빛깔은 노랑이 되고, 그 생겨남(化)은 채움이고, 그 벌레는 벌거벗은 짐승이고, 그 다스림(政)은 안정됨이고, 그 시킴(令)은 비바람이고, 그 바뀜은 움직여서 물이 내림이고, 그 재앙은 비에 무너짐이고, 그 맛은 닮이고, 그 먹은 뜻은 골똘함이고, 골똘함은 비장을 다치고, 노여움은 골똘함을 이기고, 축축함을 살을 다치고, 바람은 축축함을 이기고, 닮은 비장을 다치고, 심은 닮을 이깁니다.

서쪽은 메마름을 낳고, 메마름은 금을 낳고, 금은 매운맛을 낳고, 매운맛은 허파를 낳고, 허파는 살갗과 털을 낳고, 살갗과 털은 콩팥을 낳습니다. 그것은 하늘에서 메마름이 되고, 땅에서는 쇠가 되고, 몸에서는 살갗과 털이 되고, 기운에서는 이룸이 되고, (5)장에서는 허파가 되고, 그 성질은 서늘함이 되고, 그 (자연 속의) 질서는 맑음이 되고, 그 쓰임은 굳음이고, 그 빛깔은 하양이 되고, 그 생겨남은 거둠이고, 그 벌레는 딱딱한 짐승이고, 그 하는 일은 딱딱함이고, 그 시킴은 안개이고, 그 바뀜은 죽임이고, 그 재앙은 (낙엽처럼) 떨어짐이고, 그 맛은 매움이고, 그 '먹은 뜻'은 걱정(憂)이고, 걱정은 허파를 다치고, 기쁨은 걱정을 이기고, 열은 살갗과 털을 다치고, 추위는 열을 이기고, 매움은 살갗과 털을 다치고, 씀은 매움을 이깁니다.

북쪽은 추위를 낳고, 추위는 물을 낳고, 물은 짠맛을 낳고, 짠맛은 콩팥을 낳고, 콩팥은 뼈와 골수를 낳고, 뼈와 골수는 간을 낳습니다. 그것은 하늘에서 추위가 되고, 땅에서는 물이 되고, 몸에서는 뼈가 되고, 기운에서는 단단함이 되고, (5)장에서는 콩팥이 되고, 그 성질은 차가움이 되고, 그 질서는 추위가 되고, 그 쓰임은 갈무리함이고, 그 빛깔은 검정이 되고, 그 생겨남(化)은 조용함이고, 그 벌레는 물고기이고, 그 하는 일은 고요함이고, 그 시킴(令)은 서리 눈이고, 그 바뀜은 얾이고, 그 재앙은 얼음 우박이고, 그 맛은 짬이고, 그 먹은 뜻은 두려움이고, 두려움은 콩팥을 다치고, 생각은 두려움을 이기고, 추위는 피를 다치고, 메마름은 추위를 이기고, 짬은 피를 다치고, 닮은 짬을 이깁니다. 5기운이 서는데 각기 먼저 하는 바가 있습니다. 그 자리가 아니면 몹쓸 기운이고, 그 자리가 마땅하면 바른 기운입니다.

황제가 말했다. 탈이 생기는 변화는 어떠합니까?

기백이 말했다. 기운이 서로 얻으면 적고, 서로 얻지 못하면 심합니다.

황제가 말했다. (5운6기가) 그 해를 주관하는 것은 어떻습니까?

기백이 말했다. 기운이 남으면 자기가 이기는 바를 누르고, 못 이기는 바를 업신여깁니다. 미치지 못하면 자기가 못 이기는 바를 업신여겨 이를 올라타고 (乘), 자기가 이기는 바가 가벼이 여겨 이를 업신여깁니다(侮). (운이 지나쳐) 업신여기다가 도리어 몹쓸 기운을 받는 것과, (운이 못 미쳐) 업신여겨서 몹쓸 기운을 받는 것은 (나를) 업신여기는 것(畏)보다 적습니다.

황제가 말했다. 좋습니다.

육미지대론편(六微旨大論篇) 제68
- 6마디의 오묘한 뜻에 대한 큰 말씀

68-1

黃帝問曰: 嗚呼, 遠哉. 天之道也. 如迎浮雲, 若視深淵, 視深淵尙可測, 迎浮雲莫知其極, 夫子數言謹奉天道, 余聞而藏之, 心私異之, 不知其所謂也. 願夫子溢志, 盡言其事, 令終不滅, 久而不絕, 天之道, 可得聞乎. 岐伯稽首再拜對曰: 明乎哉問. 天之道也, 此因天之序, 盛衰之時也. 帝曰: 願聞天道六六之節, 盛衰何也. 岐伯曰: 上下有位 左右有紀. 故少陽之右, 陽明治之; 陽明之右, 太陽治之; 太陽之右, 厥陰治之; 厥陰之右, 少陰治之; 少陰之右, 太陰治之; 太陰之右, 少陽治之. 此所謂氣之標, 蓋南面而待也. 故曰: 因天之序, 盛衰之時,, 移光定位 正立而待之, 此之謂也. 少陽之上, 火氣治之, 中見厥陰; 陽明之上, 燥氣治之, 中見太陰; 太陽之上, 寒氣治之, 中見少陰; 厥陰之上, 風氣治之, 中見少陽; 少陰之上, 熱氣治之, 中見太陽; 太陰之上, 濕氣治之, 中見陽明. 本標不同, 氣應異象. 帝曰: 其有至而至, 有至而不至, 有至而太過, 何也. 岐伯曰: 至而至者和, 至而不至, 來氣不及也, 未至而至, 來氣有餘也. 帝曰: 至而不至, 未至而至, 如何. 岐伯曰: 應則順, 否則逆, 逆則變生, 變則病. 帝曰: 善. 請言其應, 岐伯曰: 物生其應也, 氣脈其應也.

황제가 물었다. 아아! 하늘의 이치는 멀기도 하다. 뜬 구름을 맞는 것 같고, 깊은 못을 들여다보는 것 같으니, 깊은 못을 보는 것은 오히려 그 깊을 헤아릴 수 있으나 뜬 구름을 맞는 것은 그 끝을 알 수 없구나. 스승께서 하늘의 이치를 삼가 받들라고 자주 말씀하셨습니다. 제가 이를 듣고 마음속에 잘 품고는 있으나 마음속으로 사사로이 이를 이상하다고 여겼으니, 그 말씀하시는 바를 알지 못하겠습니다. 스승께서 새긴 뜻을 더하셔서 그 일을 모두 말씀하여 끝내 사라지지 않도록 하고, 오래도록 이어져 끊어지지 않게 해주십시오. 바라건대 하늘의 이치에 대해 들을 수 있겠는지요?

기백이 머리 조아려 2번 절하고 대답했다. 물음이 아주 밝습니다. 그것은 하늘(에 나타나는 5운)의 순서와 (6기가) 드세고 풀죽는 때(를 말하는 것)입니다.

황제가 말했다. 바라건대 하늘의 이치는 66마디가 어떻게 드세고 풀죽는지요?

기백이 말했다. 위와 아래에는 (사천과 재천의) 자리가 있고, 오른쪽과 왼쪽에는 벼리(인 법칙)이 있습니다. 그러므로 소양의 오른쪽은 양명이 다스리고, 양명의 오른쪽은 태양이 다스리고, 태양의 오른쪽은 궐음이 다스리고, 궐음의 오른쪽은 소음이 다스리고, 소음의 오른쪽은 태음이 다스리고, 태음의 오른쪽은 소양이 다스립니다. 이것이 이른바 (6)기운의 (뿌리와 짝하는) 우듬지인데, 대개 남쪽을 볼 때 (기운이 오는 것을) 기다리는 것입니다. 그러므로 말하기를, 하늘의 차례에 따라서 (기운이) 드세고 풀죽는 때라는 것은 빛이 옮겨가며 자리를 정하고 (해시계의 막대를) 바로 세워서 (그림자 길이를) 기다린다는 것이 이것을 말한 것입니다. 소양의 위에서는 화의 기운이 이를 다스리는데, 가운데에 궐음이 나타나고, 양명의 위에서는 메마름의 기운이 이를 다스리는데, 가운데에 태음이 나타나고, 태양의 위에서는 추위의 기운이 이를 다스리는데, 가운데에 소음이 나타나고, 소음의 위에서는 열의 기운이 이를 다스리는데, 가운데에 태양이 나타나고, 태음의 위에서는 축축한 기운이 이를 다스리는데, 가운데에 양명이 나타나니, 이른바 뿌리(인 6기)라는 것입니다. 뿌리의 아래에는 가운데가 나타납니다. 가운데가 나나타나는 것의 아래는 기운의 우듬지(인 3음3양)입니다. 뿌리와 우듬지가 같지 않으니, 기운에 따라 (맥의) 반응이 모습을 달리합니다.

황제가 말했다. 그 (때가) 이르면서 (기운도) 이르는 것이 있고, (때는) 이르렀으나 (기운은) 이르지 않은 것이 있고, (때가) 이르렀는데 지나친 것이 있는데, 어떻습니까?

기백이 말했다. 그 (때가) 이르면서 (기운도) 이르는 것은 (치우침 없이) 고른 것이고, (때는) 이르렀으나 (기운은) 이르지 않은 것은 기운이 모자라는 것이고, (때가) 이르렀는데 지나친 것은 기운이 남는 것입니다.

황제가 말했다. (때가) 이르렀으나 (기운이) 이르지 않은 것과, (때가) 아직 이르지 않았으나 (기운이) 이른 것은 어떻습니까?

기백이 말했다. 호응하면 따르는 것이고, 아니면 거스르는 것입니다. 거스르면 변화가 생기고 변화가 생기면 탈이 생깁니다.

황제가 말했다. 좋습니다. 청컨대 그 호응함을 말씀해주시기 바랍니다.

기백이 말했다. 사물은 낳는 것이 그 호응이고, 기운은 맥이 그 호응입니다.

68-2

帝曰: 善. 願聞地理之應六節氣位, 何如? 岐伯曰: 顯明之右, 君火之位也; 君火之右, 退行一步, 相火治之; 復行一步, 土氣治之; 復行一步, 金氣治之; 復行一步, 水氣治之; 復行一步, 木氣治之; 復行一步, 君火治之; 相火之下, 水氣承之; 水位之下, 土氣承之; 土位之下, 風氣承之; 風位之下, 金氣承之; 金位之下, 火氣承之; 君火之下, 陰精承之. 帝曰: 何也. 岐伯曰: 亢則害, 承則制, 制則生化, 外列盛衰, 害則敗亂, 生化大病. 帝曰: 盛衰何如. 岐伯曰: 非其位則邪, 當其位則正, 邪則變甚, 正則微. 帝曰: 何謂當位. 岐伯曰: 木運臨卯, 火運臨午, 土運臨四季, 金運臨酉, 水運臨子, 所謂歲會 氣之平也. 帝曰: 非位何如. 岐伯曰: 歲不與會也. 帝曰: 土運之歲, 上見太陰, 火運之歲, 上見少陽, 少陰, 金運之歲, 上見陽明, 木運之歲, 上見厥陰, 水運之歲, 上見太陽 奈何. 岐伯曰: 天之與會也. 故天元冊曰天符. 黃帝 曰:

天符歲會, 何如. 岐伯曰: 太一天符之會也. 帝曰: 其貴賤何如. 岐伯曰: 天符爲執法, 歲位爲行令, 太一天符爲貴人. 帝曰: 邪之中也, 奈何. 岐伯曰: 中執法者, 其病速而危, 中行令者, 其病徐而持, 中貴人者, 其病暴而死. 帝曰: 位之易也. 何如. 岐伯曰: 君位臣則順, 臣位君則逆, 逆則其病近, 其害速, 順則其病遠, 其害微, 所謂二火也.

황제가 말했다. 좋습니다. 땅의 이치가 6마디 기운(인 3양3음)의 자리에 호응하는 것은 어떤지 듣고 싶습니다.

기백이 말했다. 밝음을 드러내는 곳(인 동쪽이자 춘분)의 오른쪽이 군화의 자리입니다. 군화의 오른쪽으로 1걸음 물러나면 상화가 이를 다스리고, 다시 1걸음 물러나면 토의 기운이 이를 다스리고, 다시 1걸음 물러나면 금의 기운이 이를 다스리고, 다시 1걸음 물러나면 수의 기운이 이를 다스리고, 다시 1걸음 물러나면 목의 기운이 이를 다스리고, 다시 1걸음 물러나면 군화가 이를 다스립니다. 상화의 아래에서 수의 기운이 이를 받들고, 수의 자리 아래에서 토의 기운이 이를 받들고, 토의 자리 아래에서 바람의 기운이 이를 받들고, 바람의 자리 아래에서 금의 기운이 이를 받들고, 금의 자리 아래에서 화의 기운이 이를 받들고, 군화의 아래에서 음의 불거름(精)이 이를 받듭니다.

황제가 말했다. 어떻게?

기백이 말했다. (어떤 한 기운이 끝까지) 올라가면 해롭고, 떠받들면 이에 (그 반동으로) 누르는데, (받든 기운이) 누르면 (변화를) 낳고 생겨나(生化) 밖으로 (기운의) 드셈과 풀죽음이 드러나고, (어떤 한 기운이 끝까지 올라가서) 해로우면 어그러지고 어지러워져서 낳고 생겨나는 데 큰 탈이 납니다.

황제가 말했다. (기운이) 드세고 풀죽는 것은 어떻습니까?

기백이 말했다. (12지지에서) 그 자리가 아니면 몹쓸 기운이고, 그 자리가 마땅하면 바른 기운인데, 몹쓸 기운이면 변화가 심하고 바른 기운이면 변화가 작습니다.

황제가 말했다. 무엇을 일러 마땅한 자리라고 합니까?

기백이 말했다. 목의 기운이 (5행 상 같은 목인) 묘에 다다르거나, 화의 기운이 오에 다다르거나, 토의 기운이 네 철에 다다르거나, 금의 기운이 유에 다다르거나, 수의 기운이 자에 다다르는 것인데, 이른바 세회라는 것이고, 기운이 (남거나 모자라지 않고) 고릅니다.

황제가 말했다. (마땅한) 자리가 아니면 어떻습니까?

기백이 말했다. 세운이 (세지와) 더불어 만나지 않는 것입니다.

황제가 말했다. 토운(인 갑기)의 해에 위(인 사천)로 태음(인 축미)가 나타나거나, 화운(인 무계)의 해에 위로 소양(인 인신)이나 소음(인 자오)가 나타나거나, 금운(인 을경)의 해에 위로 양명(인 묘유)가 나타나거나, 목운(인 정임)의 해에 위로 사해(인 궐음)이 나타나거나, 수운(인 병신)의 해에 위로 진술(인 태양)이 나타나면 어떻습니까?

기백이 말했다. (세운이) 하늘(인 사천)과 더불어 만나는 것입니다. 그러므로 『천원책』에서 천부라고 합니다.

황제가 말했다. 천부이면서 세회이면 어떻습니까?

기백이 말했다. 태일천부*를 만나는 것입니다.

황제가 말했다. 그 귀함과 천함은 어떻습니까?

기백이 말했다. 천부는 법을 집행하는 것이고, 세회는 명령을 시행하는 것이고, 태일천부는 귀한 사람(인 임금)이 됩니다.

황제가 말했다. 몹쓸 기운에 맞으면 어떻습니까?

기백이 말했다. 법을 집행하는 천부에 맞으면 탈이 빠르고 위급합니다. 명령을 시행하는 세회에 맞으면 탈이 더디고 유지됩니다. 귀한 사람(인 태을천부)에 맞으면 탈이 갑작스러워서 죽습니다.

황제가 말했다. 자리가 바뀌면 어떻습니까?

---

* 태일천부와 태을천부는 같은 말이다. 乙은 태극 모양의 가운데 경계선을 나타낸 글자이고, 一은 태극을 말한다.

기백이 말했다. 임금이 신하의 자리에 있으면 따르고 신하가 임금의 자리에 있으면 거스릅니다. 거스르면 그 탈이 가깝고, 그 해로움도 빠릅니다. 따르면 그 탈이 멀고, 그 해로움도 적습니다. 이른바 불이 둘(인 군화와 상화)입니다.

68-3

帝曰: 善. 願聞其步何如. 岐伯曰: 所謂步者, 六十度而有奇, 故二十四步積盈百刻而成日也. 帝曰: 六氣應五行之變, 何如. 岐伯曰: 位有終始, 氣有初中, 上下不同, 求之亦異也. 帝曰: 求之奈何. 岐伯曰: 天氣始於甲, 地氣始於子, 子甲相合, 命曰歲立, 謹候其時, 氣可與期. 帝曰: 願聞其歲, 六氣始終早晏何如. 岐伯曰: 明乎哉問也. 甲子之歲, 初之氣, 天數始於水下一刻, 終於八十七刻半; 二之氣, 始於八十七刻六分, 終於七十五刻; 三之氣, 始於七十六刻, 終於六十二刻半; 四之氣, 始於六十二刻六分, 終於五十刻; 五之氣, 始於五十一刻, 終於三十七刻半; 六之氣, 始於三十七刻六分, 終於二十五刻. 所謂初六天之數也. 乙丑歲, 初之氣, 天數始於二十六刻, 終於十二刻半; 二之氣 始於一十二刻六分, 終於水下百刻; 三之氣, 始於一刻, 終於八十七刻半; 四之氣, 始於八十七刻六分, 終於七十五刻; 五之氣, 始於七十六刻, 終於六十二刻半; 六之氣, 始於六十二刻六分, 終於五十刻, 所謂六二天之數也; 丙寅歲, 初之氣, 天數始於五十一刻, 終於三十七刻半; 二之氣, 始於三十七刻六分, 終於二十五刻; 三之氣, 始於二十六刻, 終於一十二刻半; 四之氣, 始於一十二刻六分, 終於水下百刻; 五之氣, 始於一刻, 終於八十七刻半; 六之氣, 始於八十七刻六分, 終於七十五刻, 所謂六三天之數也. 丁卯歲, 初之氣, 天數始於七十六刻, 終於六十二刻半; 二之氣, 始於六十二刻六分, 終於五十刻; 三之氣, 始於五十一刻, 終於三十七刻半; 四之氣, 始於三十七刻六分, 終於二十五刻; 五之氣, 始於二十六刻, 終於一十二刻半; 六之氣, 始於一十二刻六分,

刻於下水百刻, 所謂六四天之數也. 次戊辰歲, 初之氣復, 始於一刻,
常如是無已, 周而復始. 帝曰: 願聞其歲候何如. 岐伯曰: 悉乎哉問也.
日行一周, 天氣始於一刻, 日行再周, 天氣始於二十六刻, 日行三周,
天氣始於五十一刻, 日行四周, 天氣始於七十六刻, 日行五周 天氣復
始於一刻, 所謂一紀也. 是故寅午戌歲氣會同, 卯未亥歲氣會同, 辰申
子歲氣會同, 巳酉丑歲氣會同, 終而復始.

황제가 말했다. 좋습니다. 바라건대 그 (1년 운기의) 걸음이 어떤지 듣고 싶습니다.

기백이 말했다. 이른바 걸음이라는 것은 (1년이 365.25일이므로, 이것을 6걸음으로 나누어) 60도를 하고 나머지 (5.25일 87.5각이) 있습니다. 그러므로 (1걸음은 60일 87.5각이 됩니다. 매년 6걸음 돌고 나면 25각이 남는데, 4년이면) 24보가 100각을 쌓아 채워서 하루를 이루므로 (4년째는 366일 윤달이 됨)니다.

황제가 말했다. 6기가 5행의 변화에 호응하는 것은 어떻습니까?

기백이 말했다. 자리에는 끝과 처음이 있고, 기운에는 처음과 가운데가 있어서, 위와 아래가 같지 않으니, 이를 구하는 것도 다릅니다.

황제가 말했다. 이를 구하는 것은 어떻습니까?

기백이 말했다. 하늘의 기운은 갑에서 시작하고, 땅의 기운은 자에서 시작합니다. 자와 갑이 서로 딱 마주치는 것을 해가 선다(歲立)고 하는데, 삼가 그 때를 살피면 그 기운을 예측할 수 있습니다.

황제가 말했다. 바라건대 그 해에 대해 듣고 싶습니다. 6기의 처음과 끝, 이름과 늦음은 어떻습니까?

기백이 말했다. 물음이 참 또렷합니다. 갑자의 해에는 초기는 하늘의 수가 (절기상 대한에 물시계에서) 물이 떨어지는 1각에 시작되고, (60일 뒤인 춘분) 87각 반에서 끝납니다. 2기는 87각 6분에서 시작하여 (소만) 75각에서 끝납니다. 3기는 76각에서 시작하여 (대서) 62각에서 끝납니다. 4기는 (대서) 62각 6푼에서 시작하여 (추분) 50각에서 끝납니다. 5기는 51각에서 시작하여 (소설) 37각 반에 끝납니다. 6기는 37각 6푼에서 시작하여 (대한) 25각에 끝납니다. 이른바 처음 1년의 6보가 가는 하늘의 수입니다. 을축의 해에는, 초기는 하늘의 수가 (앞의 해에 이어) 26각에서 시작되어 12각 반에서 끝납니다. 2기는 12각 6푼에서 시작되어 물이 떨어지는 100각에서 끝납니다. 3기는 1각에서 시작되어 87각에서 끝납니다. 4기는 87각 6푼에서 시작되어 75각에서 끝납니다. 5기는 76각에서 시작되어 62각 반에 끝납니다. 6기는 62각 6푼에서 시작되어 50각에서 끝납니다. 이른바 (6기가 행하는 2번째 해인) 62인 하늘의 수입니다. 병인의 해에는 초기는 하늘의 수가 51각에서 시작되어 37각 반에서 끝납니다. 2기는 37각 6푼에서 시작되어 25각에서 끝납니다. 3기는 36각에서 시작되어 12각 반에서 끝납니다. 4기는 12각 6푼에서 시작되어 물이 떨어지는 100각에 끝납니다. 5기는 1각에서 시작되어 86각 반에서 끝납니다. 6기는 87각 6푼에서 시작되어 75각에 끝납니다. 이른바 63인 하늘의 수입니다. 정묘의 해에는, 초기가 하늘의 수가 76각에서 시작하여 62각 반에 끝납니다. 2기는 62각 6푼에서 시작하여 50각에서 끝납니다. 3기는 51각에서 시작하여 37각 반에서 끝납니다. 4기는 37각 6푼에서 시작하여 25각에 끝납니다. 5기는 26각에서 시작되어 16각 반에 끝납니다. 6기는 12각 6푼에서 시작되어 물이 떨어지는 100각에 끝납니다. 이른바 64인 하늘의 수입니다. 다음 무진의 해에는 초기는 다시 1각에서 시작됩니다. 늘 이와 같이 (4년을 주기로) 그치지 않고, 돌아서 되풀이 됩니다.

황제가 말했다. 바라건대 그 해의 후(候)는 어떤지 듣고 싶습니다.

기백이 말했다. 질문이 어느 하나 빠짐이 없습니다. 해가 1바퀴 도는데 하늘의 기운은 1각에서 시작합니다. 해가 다시 도는 데는 하늘의 기운이 26각에서 시작합니다. 해가 3바퀴 도는 데는 하늘의 기운이 51각에서 시작합니다. 해가 4바퀴 도는 데는 하늘의 기운이 76각에서 시작합니다. 해가 5바퀴 도는 데는 하늘의 기운이 1각에서 다시 시작합니다. 이른바 (이것이) 1기(紀)입니다. 이런 까닭에 인오술의 해에는 (때와) 기운이 만나고, 묘미해의 해에는 (때와) 기운이 만나고, 신자진의 해에는 (때와) 기운이 만나고, 사유축의 해에는 (때와) 기운이 만나서, 끝나면 다시 시작합니다.

帝曰: 願聞其用也. 岐伯曰: 言天者求之本, 言地者求之位, 言人者求
之氣交. 帝曰: 何謂氣交. 岐伯曰: 上下之位, 氣交之中, 人之居也. 故
曰, 天樞之上, 天氣主之, 天樞之下, 地氣主之, 氣交之分, 人氣從之,
萬物由之, 此之謂也. 帝曰: 何謂初中. 岐伯曰: 初凡三十度而有奇,
中氣同法. 帝曰: 初中何也. 岐伯曰: 所以分天地也. 帝曰: 願卒聞之.
岐伯曰: 初者地氣也, 中者天氣也. 帝曰: 其升降何如. 岐伯曰: 氣之
升降, 天地之更用也. 帝曰: 願聞其用何如. 岐伯曰: 升已而降, 降者
謂天; 降已而升, 升者謂地. 天氣下降, 氣流於地; 地氣上升 氣騰於
天. 故高下相召, 升降相因, 而變作矣. 帝曰: 善. 寒濕相遘, 燥熱相
臨, 風火相值, 其有聞手. 岐伯曰: 氣有勝復, 勝復之作, 有德有化, 有
用有, 變 變則邪氣居之. 帝曰: 何謂邪乎. 岐伯曰: 夫物之生, 從於化,
物之極, 由乎變, 變化之相薄, 成敗之所由也. 故氣有往復, 用有遲遠,
四者之有, 而化而變, 風之來也. 帝曰: 遲遠往復, 風所由生, 而化而
變, 故因盛衰之變耳. 成敗倚伏游乎中, 何也. 岐伯曰: 成敗倚伏, 生
乎動, 動而不已, 則變作矣. 帝曰: 有期乎. 岐伯曰: 不生不化, 靜之期
也. 帝曰: 不生化乎. 岐伯曰: 出入廢, 則神機化滅, 升降息, 則氣立孤
危. 故非出入, 則無以生長壯老已. 非升降, 則無以生長化收藏, 故器
者, 生化之宇, 器散則分之, 生化息矣, 故無不出入, 無不升降, 化有
小大, 期有近遠. 四者之有而貴常守, 反常則災害至矣. 故曰: 無形無
患, 此之謂也. 帝曰: 善. 有不生不化乎. 岐伯曰: 悉乎哉問也. 與道合
同, 惟眞人也. 帝曰: 善.

황제가 말했다. 바라건대, 그 (6기의) 쓰임에 대해 듣고 싶습니다.

기백이 말했다. 하늘을 말하는 사람은 바탕(인 하늘의 6기)에서 구하고, 땅을 말하는 사람은 자리(인 땅의 주기)에서 구하고, 사람을 말하는 사람은 기운의 맞물림에서 구합니다.

황제가 말했다. 무엇을 기운의 맞물림(氣交)이라고 합니까?

기백이 말했다. 위와 아래는 (기운이 놓인) 자리이고, 기운이 맞물리는 곳은 그 가운데인데, 사람이 삽니다. 그러므로 말하기를, 천추의 위에서는 하늘의 기운이 이를 주관하고, 천추의 아래에서는 땅의 기운이 이를 주관하고, 기운이 맞물리는 곳에서는 사람의 기운이 이를 따르고, 만물이 이로 말미암는다고 했는데, 이것을 이르는 것입니다.

황제가 말했다. 무엇을 초중이라고 합니까?

기백이 말했다. 처음은 무릇 36도를 하고 나머지가 있습니다. 중기도 셈법이 같습니다.

황제가 말했다. 초중은 어떻습니까?

기백이 말했다. 하늘과 땅을 나누는 것입니다.

황제가 말했다. 바라건대 모두 듣고 싶습니다.

기백이 말했다. 처음이라는 것은 땅의 기운입니다. 가운데라는 것은 하늘의 기운입니다.

황제가 말했다. 그 오름과 내림은 어떻습니까?

기백이 말했다. 기운의 오름과 내림은 하늘과 땅이 번갈아 쓰이는 것입니다.

황제가 말했다. 바라건대 그 쓰임이 어떤지 듣고 싶습니다.

기백이 말했다. 오름이 그치면 내리니, 내리는 것을 하늘이라고 하고, 내림이 그치면 오르니, 오르는 것을 땅이라고 합니다. 하늘의 기운이 아래로 내려오면 기운이 땅으로 흐르고, 땅의 기운이 위로 오르면 기운이 하늘로 오릅니다. 그러므로 높은 곳과 낮은 곳이 서로 부르고, 오름과 내림이 서로 원인이 되어, 변화가 생깁니다.

황제가 말했다. 좋습니다. 추위와 축축함이 서로 만나거나 메마름과 열이 서로 다다르거나, 바람과 불이 서로 만나는데, 거기에 다름이 있습니까?

기백이 말했다. 기운에는 이김(勝)과 되갚음(復)이 있습니다. 이김과 되갚음이 일어나는데, (겉으로 드러나는) 규칙이 있고 생겨남(化)이 있고, 쓰임이 있고, 바뀜(變)이 있습니다. 바뀌면 몹쓸 기운이 이에 둥지 틉니다.

황제가 말했다. 무엇을 몹쓸 기운이라고 합니까?

기백이 말했다. 무릇 사물이 낳아지는 데는 (모습을 바꾸는) 생겨남에서 따르고, 사물이 끝까지 가서 (죽는) 것은 바뀜에서 말미암습니다. 생겨남(化)과 바뀜(變)이 서로 부딪히는 것에서 이룸과 어그러짐이 말미암습니다. 그러므로 기운에는 옴과 감이 있고, (기운이) 쓰임에는 느림과 빠름이 있습니다. (이) 4가지가 있기에 생겨나거나 바뀌어서 바람이 오는 것입니다.

황제가 말했다. 느리고 빠름과 오고 감이 바람이 말미암는 곳이어서, 생기고 바뀌고 하는 까닭에 드셈과 풀죽음의 바뀜이 생길 따름입니다. (그런데) 이룸과 어그러짐, 기댐과 엎어짐이 가운데에 달려있으니, 어떻게 된 것입니까?

기백이 말했다. 이룸과 어그러짐, 기댐과 엎어짐은 움직임에서 생깁니다. 움직임이 그치지 않으면 변화가 생깁니다.

황제가 말했다. 때가 있습니까?

기백이 말했다. 낳지도 않고 생기지도 않는 것은 멈춤의 때입니다.

황제가 말했다. 낳아 생기지도 않습니까?

기백이 말했다. (기운의) 나듦이 닫히면 얼의 기틀(神機)이 사라집니다. 오름과 내림이 쉬면 기운이 서는 것이 외롭고 위험합니다. 그러므로 나듦이 아니면 낳고 키우고 다 크고 늙고 마치는 것이 없습니다. 오름과 내림이 아니면 낳고 기르고 생기고 거두고 갈무리하는 것이 없습니다. 이러므로 오르내림과 나듦은 존재하는 모든 것에 있습니다. 그러므로 그릇이란 낳고 생기는 집입니다. 그릇이 흩어지면 (오르내림과 나듦이) 나뉘어 낳고 생기는 것도 그칩니다. 그러므로 나듦도 없고, 오르내림도 없습니다. 생겨남(化)에는 크고 작은 것이 있고, (죽는) 날에는 멀고 가까움이 있습니다. (이) 4가지가 있음에, 늘 지키는 것을 귀하게 여깁니다. 그 일정함에 반대되면 재앙이 이릅니다. 그러므로 말하기를, 모습이 없으면 근심도 없다고 했는데 이것을 이른 것입니다.

　　황제가 말했다. 좋습니다. 낳지 않고 생기지 않는 것이 있습니까?

　　기백이 말했다. 물음이 빠짐이 없습니다. (자연의) 이치와 더불어 꼭 맞고 같아지는 것은 오직 참 사람입니다.

　　황제가 말했다. 좋습니다.

기교변대론편(氣交變大論篇) 제69
- 기운의 맞물림에 대한 큰 말씀

69-1

黃帝問曰: 五運更治, 上應天碁, 陰陽往復, 寒暑迎隨, 眞邪相薄, 內外分離, 六經波蕩, 五氣傾移, 太過不及, 專勝兼並, 願言其始, 而有常名, 可得聞乎. 岐伯稽首再拜對曰: 昭乎, 哉問也. 是明道也. 此上帝所貴, 先師傳之, 臣雖不敏, 往聞其旨. 帝曰: 余聞得其人不敎, 是謂失道, 傳非其人, 慢泄天寶, 余誠菲德, 未足以受至道, 然而衆子哀其不終, 願夫子保於無窮, 流於無極, 余司其事, 則而行之. 奈何. 岐伯曰: 請遂言之也. 上經曰, 夫道者, 上知天文, 下知地理, 中知人事, 可以長久, 此之謂也. 帝曰: 何謂也. 岐伯曰: 本氣位也, 位天者, 天文也; 位地者, 地理也; 通於人氣之變化者, 人事也, 故太過者先天, 不及者後天, 所謂治化而人應之也.

　　황제가 물었다. 5운이 번갈아 다스리는데 위로 하늘의 (1년) 동안(碁)에 호응하고, 음과 양이 오고가는데 추위와 더위가 맞고 따르고, 참 기운과 몹쓸 기운이 서로 치는데 안팎이 나뉘어 떨어지고, 6경이 마구 넘쳐흘러 5(장)의 기운이 한쪽으로 치우치고, 지나침과 못 미침이 (상극이) 이겨서 오로지하거나 (상극에게 눌러) 함께 아우르니, 바라건대 그 처음을 말하여 변치 않는 이름(인 5운6기의 법칙)이 있게 하고자 합니다. (그에 대해) 들을 수 있겠습니까?

기백이 머리 조아려 2번 절하고 말했다. 물음이 참으로 밝습니다. 이것은 (자연의) 이치를 밝히는 것입니다. 이것은 하느님이 귀하게 여기는 바이고, 앞선 스승들께서 이를 전해준 것인데, 신이 비록 총명하지는 못하나 그 뜻을 들은 적이 있습니다.

황제가 말했다. 내가 듣건대, 사람을 얻고서 가르치지 않는 것, 이것은 이치를 잃는 것이요, 사람됨이 아닌데 전하는 것은 하늘의 보물을 (쓸데없이) 새나가게 하는 것이라고 들었습니다. 내가 정말 (자연 속의) 질서(德)를 (배워서 갖춤)이 얇아서 아직 지극한 이치를 받을 만하지는 못하나 백성들이 (삶을 끝까지) 마치지 못하는 것을 슬퍼하였습니다. 바라건대 스승께서 다함이 없는 (영원한) 곳에 (이를) 지키고 끝이 없는 (무한한) 곳에 흐르게 하신다면, 내가 그 일을 맡아서 시행하고자 하는데, 어떻습니까?

기백이 말했다. 청컨대 이를 모두 말하겠습니다. 『상경』에 이르기를, 무릇 (자연의) 이치라는 것은, 위로 천문을 알고, 아래로 지리를 알고, 가운데로 사람의 일을 알아야 오래갈 수 있다고 한 것이 이것을 이른 것입니다.

황제가 말했다. 어떤 것을 이른 것입니까?

기백이 말했다. 본기의 자리입니다. 하늘에 자리하는 것은 천문입니다. 땅에 자리하는 것은 지리입니다. 사람이 기운의 변화에 통하는 것은 사람의 일입니다. 그러므로 지나치다는 것은 하늘에 앞서고, 못 미친다는 것은 하늘에 뒤지는 것입니다. 이른바 (하늘의) 다스림이 생겨서 사람이 이에 호응한다는 것입니다.

69-2

帝曰: 五運之化, 太過何如. 岐伯曰: 歲木太過, 風氣流行, 脾土受邪, 民病殘泄, 食減體重煩冤腸鳴, 腹支滿上應歲星, 甚則忽忽善怒, 眩冒

巓疾, 化氣不政, 生氣獨治, 雲物飛動, 草木不寧甚而搖落, 反脇痛而吐甚, 沖陽絕者死不治, 上應太白星. 歲火太過, 炎暑流行, 金肺受邪. 民病瘧, 少氣咳喘, 血溢血泄注下, 嗌燥耳聾, 中熱肩背熱, 上應熒惑星, 甚則胸中痛, 脇支滿, 脇痛, 膺背肩胛間痛, 兩臂內痛, 身熱骨痛而爲浸淫, 收氣不行, 長氣獨明, 雨水霜寒, 上應辰星. 上臨少陰少陽, 火燔焫, 水泉涸, 物焦槁, 病反譫妄狂越, 咳喘息鳴, 下甚, 血溢泄不已, 太淵絕者 死不治, 上應熒惑星. 歲土太過, 雨濕流行, 腎水受邪. 民病腹痛, 清厥意不樂, 體重煩冤, 上應鎮星. 甚則肌肉萎, 足痿不收行, 善瘈脚下痛, 飮發中滿食減, 四肢不擧. 變生得位, 藏氣伏化, 氣獨治之, 泉湧河衍, 涸澤生魚, 風雨大至, 土崩潰, 鱗見於陸, 病腹滿溏泄腸鳴, 反下甚, 而太谿絕者, 死不治, 上應歲星. 歲金太過, 燥氣流行, 肝木受邪. 民病兩脇下, 少腹痛, 目赤痛眥瘍, 耳無所聞, 肅殺而甚, 則體重煩冤, 胸痛引背, 兩脇滿且痛引少腹, 上應太白星. 甚則喘咳逆氣, 肩背痛, 尻陰股膝髀, 足皆病, 上應熒惑星. 收氣峻, 生氣下, 草木斂 蒼乾雕隕, 病反暴痛, 胠脇不可反側咳, 逆甚而血溢. 太衝絕者, 死不治, 上應太白星. 歲水太過, 寒氣流行, 邪害心火. 民病身熱煩心, 躁悸陰厥, 上下中寒, 譫妄心痛, 寒氣早至, 上應辰星. 甚則腹大脛腫, 喘咳寢汗出憎風, 大雨至埃霧朦鬱, 上應鎮星. 上臨太陽, 雨冰雪霜不時降, 濕氣變物, 病反腹滿腸鳴溏泄, 食不化, 渴而妄冒. 神門絕者, 死不治, 上應熒惑辰星.

황제가 말했다. 5운이 생겨나는데, 지나치면 어떻습니까?

기백이 말했다. 세운에 목이 지나치면, 바람의 기운이 마구 흐르고, 비장인 토가 몹쓸 기운을 받습니다. 백성이 설사를 많이 하고 제대로 먹지 못해 먹는 것이 줄어들고, 몸이 무겁고 (가슴이) 번거롭고 원통하고, 창자가 울리고 배가 가득합니다. 위로 (목성인) 세성에 호응합니다. 심하면 갑자기 자주 성내고, 어지럽고 눈앞이 캄캄하여 지랄병을 앓고, 생겨야 할 기운(인 토의 기운)이 제대로 펴지지 않고, 낳는 기운(인 목의 기운)이 홀로 다스리고, 구름 같은 것들이 날아다니고, 푸나무가 불안하고, 심하면 (잎사귀가) 흔들려 떨어지고, (사람은) 도리어 옆구리가 아프고 게우는 것이 심하고, 충양(맥)이 끊어진 사람은 죽고 다스리지 못합니다. 위로는 태백성이 호응합니다. 세운이 화가 지나치면, 불볕더위가 마구 흐르고, 허파인 금이 몹쓸 기운을 받습니다. 백성이 학질을 앓고, 기운이 적어서 기침이 나고 헐떡거리고, 피가 넘치고 피가 새서 흘러내리고, 목구멍이 마르고 귀먹고, 열에 맞아서 어깨와 등이 열나고, 위로 형혹성이 호응합니다. 심하면 가슴속이 아프고, 옆구리가 가득하고 옆구리가 아프고, 가슴 앞과 등 어깻죽지 사이가 아프고, 양팔의 안쪽이 아프고, 몸이 열나고 뼈가 아프고, (굵은 살에서 누런 물이 흐르는) 침음을 앓습니다. 거두는 기운(인 금의 기운)이 잘 흐르지 않고, 자라는 기운(인 화의 기운)이 홀로 밝고, 비가 많이 오고 서리가 차고, 위로는 신성이 호응합니다. 위에서 소음이나 소양이 다다르면, 불이 뜨겁게 불사르고, 샘물이 마르고, 사물이 타들어가고, 탈이 도리어 헛소리하고 망령되어 미쳐 날뛰고, 기침과 천식을 하고 숨 쉬는 소리가 나고, 아래로 피가 심하게 넘치고 새서 그치지 않습니다. 태연(맥)이 끊어진 사람은 죽고 다스리지 못합니다. 위로 형혹성이 호응합니다. 세운이 토(의 기운)가 지나치면 비와 축축한 기운이 마구 돌아다니고, 콩팥인 수가 몹쓸 기운을 받습니다. 백성들이 배가 아픈 탈을 앓고, 서늘한 궐증을 앓고, 뜻이 즐겁지 않고, 몸이 무겁고 (가슴이) 번거롭고 원망이 많고, 위로 진성이 호응합니다. 심하면 살이 오그라들고, 발이 오그라들어 거두지 못하고, 걷다가 자주 지랄을 하고, 다리 아래가 아프고, 먹으면 속이 가득한 증상이 되고, 먹는 것이 줄고, 팔다리를 들지 못합니다. (다른 운이) 바뀐 것이 (토의 운이) 자리를 얻었을 때 생기면 갈무리하는 기운(인 수)가 엎드리고, 생겨나는 기운(인 토)가 홀로 이를 다스려, 샘이 솟구치고 개울이 넘치고, 마른 연못에서 물고기가 (죽지 못해) 살고, 비바람이 크게 이르러 흙무더기가 무너지고, 물고기가 뭍에 나타나고, 배가 그득하고 (당설인) 당뇨와 배가 꾸르륵거리는 탈을 앓는데 도리어 아래로 쏟고, 태계(맥)이 끊어진 사람은 죽고 다스리지 못합니다. 위로 세성이 호응합니다. 세운이 금이 지나치면, 마른 기운이 마구 돌아다니고, 간인 목이 몹쓸 기운을 받습니다. 백성은 양 옆구리 아래와 아랫배가 아픈 탈을 앓고, 눈이 빨갛고 아프고 눈초리가 헐고, 귀가 들리는 것이 없고, 숙살이 심하면 몸이 무겁고 (가슴이) 번거롭고 원망스럽고, 가슴이 아프고 등까지 당기고, 양 옆구리가 가득 하고 또 아랫배까지 당기며 아픕니다. 위로 태백성이 호응합니다. 심하면 헐떡거리고 기침하며 기운을 거스르고, 어깨와 등이 아프고, 꽁무니 사타구니 무릎 넓적다리 정강이 정강이뼈 발이 모두 탈나고, 위로 형혹성이 호응합니다. 거두는 기운이 준엄하여 생기(인 목의 기운)이 내려가고, 푸나무가 거두어지고, 푸른 기운이 메말라서 잎사귀가 떨어지면 탈이 도리어 갑자기 아프고, 옆구리가 아파서 돌아누울 수 없고, 기침하고 (기운이) 거슬러서 피가 넘칩니다. 태충(맥)이 끊어진 사람은 죽고 다스리지 못합니다. 위로 태백성이 호응합니다. 세운이 수가 지나치면 찬 기운이 마구 돌아다니고, 몹쓸 기운이 염통의 화를 해칩니다. 백성은 몸이 열나고 가슴이 번거로워지고, 두근거리고, 음의 기운이 갑자기 치밀어서, 위와 아래와 가운데가 춥고, 망령되이 말하고 가슴이 아프고, 찬 기운이 일찍 이르고, 위로 신성이 호응합니다. 심하면 배가 커지고 정강이가 붓고, 헐떡거리고 기침하고, 잠잘 때 땀나고 바람을 미워하고, 큰 비가 이르고, 먼지 안개가 자욱하고, 위로는 진성이 호응합니다. 위로 태양이 다다르면, 비와 얼음과 눈과 서리가 때도 없이 내리고, 축축한 기운에 물건이 바뀌고, 탈은 도리어 배가 가득하고 장이 울리고, 당설로 인해 먹는 것이 생기지 않고, 목마르고 망령되이 모자를 뒤집어 쓴 것 같습니다. 신문(맥)이 끊어진 사람은 죽고 다스리지 못합니다. 위로 형혹성과 신성이 호응합니다.

帝曰: 善. 其不及何如. 岐伯曰: 悉乎哉問也. 歲木不及, 燥乃大行, 生氣失應, 草木晚榮, 肅殺而甚, 則剛木辟著, 悉萎蒼乾, 上應太白星. 民病中清, 胠脇痛, 少腹痛, 腸鳴 溏泄, 涼雨時至, 上應太白星, 其穀

蒼. 上臨陽明, 生氣失政, 草木再榮, 化氣乃急, 上應太白鎭星, 其主蒼早, 復則炎暑流火, 濕性燥, 柔脆草木焦槁, 下體再生, 華實齊化, 病寒熱瘡瘍疿胗癰痤. 上應熒惑太白, 其穀白堅, 白露早降, 收殺氣行, 寒雨害物, 蟲食甘黃. 脾土受邪, 赤氣後化, 心氣晩治, 上勝肺金, 白氣乃屈, 其穀不成, 咳而鼽, 上應熒惑太白星. 歲火不及, 寒乃大行, 長政不用, 物榮而下, 凝慘而甚, 則陽氣不化, 乃折榮美, 上應辰星. 民病胸中痛, 脇支滿, 兩脇痛, 膺背肩胛間及兩臂內痛, 鬱冒蒙昧, 心痛暴瘖, 胸復大, 脇下與腰背相引而痛, 甚則屈不能伸, 髖髀如別, 上應熒惑辰星, 其穀丹. 復則埃鬱, 大雨且至, 黑氣乃辱, 病鶩溏腹滿食飮不下寒中, 腸鳴泄注, 腹痛暴攣痿痺, 足不任身, 上應鎭星辰星, 玄穀不成. 歲土不及, 風乃大行, 化氣不令, 草木茂榮, 飄揚而甚, 秀而不實, 上應歲星. 民病殞泄霍亂, 體重腹痛, 筋骨䌛復, 肌肉瞤酸, 善怒藏氣舉事, 蟄蟲早附, 鹹病寒中, 上應歲星鎭星, 其穀黃今. 復則收政嚴峻, 名木蒼雕, 胸脇暴痛, 下引少腹, 善太息, 蟲食甘黃, 氣客於脾, 黃今穀乃減, 民食少失味, 蒼穀乃損, 上應太白歲星. 上臨厥陰, 流水不冰, 蟄蟲來見, 藏氣不用, 白乃不復, 上應歲星, 民乃康. 歲金不及, 炎火乃行, 生氣乃用, 長氣專勝, 庶物以茂, 燥爍以行, 上應熒惑星. 民病肩背瞀重, 鼽嚏, 血便注下, 收氣乃後, 上應太白星, 其穀堅芒. 復則寒雨暴至乃零 冰雹霜雪殺物, 陰厥且格, 陽反上行, 頭腦戶痛, 延及腦頂, 發熱, 上應辰星, 丹穀不成, 民病口瘡, 甚則心痛. 歲水不及, 濕乃大行, 長氣反用, 其化乃遠, 暑雨數至, 上應鎭星. 民病腹滿, 身重濡泄, 寒瘍流水, 腰股痛發, 膕腨股膝不便, 煩冤足痿淸厥, 脚下痛, 甚則胕腫, 藏氣不政, 腎氣不衡, 上應辰星, 其穀秬. 上臨太陰, 則大寒數舉, 蟄蟲早藏, 地積堅冰, 陽光不治, 民病寒疾於下, 甚則腹滿浮腫, 上應鎭星, 其主黃今穀. 復則大風暴發, 草偃木零, 生長不鮮, 面色時變, 筋骨並辟肉瞤瘈, 目視, 物疏璺, 肌肉胗發, 氣並膈中, 痛於

心腹, 黃氣乃損, 其穀不登, 上應歲星.

황제가 말했다. 좋습니다. 그 못 미침은 어떻습니까?

기백이 말했다. 물음이 (어느 하나 빠짐없이) 다 갖추었습니다. 세운이 목(의 기운)이 못 미치면 메마름이 이에 크게 나돌아 다니고, 낳는 기운(인 목)이 (운기에) 호응을 잃어서 푸나무가 늦도록 꽃피우고, 숙살이 심하면 굳센 나무는 마른 잎사귀가 붙어 있고, 부드러운 푸나무는 시들어 푸른 채 메마릅니다. 위로 태백성이 호응합니다. 백성은 속이 싸늘한 탈을 앓고, 옆구리가 아프고 아랫배가 아프고, 창자가 울리고, 당설을 하고, 서늘한 비가 때로 이르고, 위로 태백성이 호응하고, 곡식이 파랗습니다. 위로 양명이 다다르면 낳는 기운(인 목)이 다스림을 잃어, 푸나무가 다시 꽃피고, 생겨나는 기운(인 토)가 급해(져 열매를 빨리 맺)고, 위로 태백성과 신성이 호응하고, 그 주관하는 풀이 일찍 시듭니다. (화가 와서) 되갚으면 불볕더위가 불을 흐르게 하고, 축축한 기운이 메마르고, 부드럽고 약한 푸나무가 타들어가고, 뿌리가 다시 나고, 꽃과 열매가 함께 생기고, 추위와 열남 부스럼과 헒 땀띠 부스럼 악창 뾰루지 같은 것을 앓습니다. 위로 형혹과 태백이 호응하고, 그 곡식은 희고 단단해집니다. 흰 서리가 일찍 내리고, 거두어 죽이는 기운이 나돌고, 찬비가 식물을 해치고, 벌레가 맛이 단 흰 곡물을 먹고, 비장인 토가 몹쓸 기운을 받아서 붉은 기운이 나중에 생겨나고, 염통의 기운이 늦게 다스려지면, 위로 허파인 금을 이겨서, 흰 기운이 이에 무릎 꿇고, 그 곡식이 이루어지지 않고, 기침을 하고 코피를 흘립니다. 위로 형혹성과 태백성이 호응합니다. 세운이 화(의 기운)이 못 미치면, 추위가 이에 크게 나돌고, 자라게 하는 (화의) 다스림이 쓰이지 못하고, 식물이 자라다가 처지고, 차가운 기운이 서리는데 심하면 양의 기운이 생기지 못하여 이에 꽃다운 아름다움이 꺾입니다. 위로 신성이 호응합니다. 백성들은 가슴 속이 아픈 탈을 앓고, 옆구리가 가득하고, 양옆구리가 아프고, 어깨 앞과 등 어깻죽지 사이와 양 팔의 안쪽이 아프고, (기운이) 뭉쳐서 머리가 모자를 쓴 듯이 어지럽고 머리와 눈이 흐리멍덩하고, 가슴이 아프고 갑자기 벙어리가 되고, 가슴과 배가 부풀고, 옆구리 아래가 허리 등과 더불어 서로 당기며 아프고, 심하면 구부렸다가 펼 수 없고, 엉덩이뼈와 넓적다리가 나뉜 것 같습니다. 위로 형혹성과 신성에 호응하고, 곡식이 붉(어서 열매 맺지 못합)니다. (화의 아들인 토가 드센 수에게) 되갚으면 먼지가 자욱하고, 큰 비가 또 이르고, 검은 기운이 이에 내리고, 오리똥 같은 설사와 배가 가득한 탈을 앓고, 먹은 것이 내려가지 않고, 뱃속이 추워 창자가 꾸르륵거리고, 설사가 나며 배가 아프고, 갑자기 경련을 일으키며 오그라들고 저리고, 발이 몸을 떠맡지 못하(여 제대로 서지 못합니다.) 위로 진성과 신성이 호응하고, 검은 곡식이 (열매를) 이루지 못합니다. 세운이 토(의 기운)이 못 미치면, 바람이 이에 크게 나돌고, 생겨나는 기운이 시킴을 펴지 못하여, 푸나무가 무성하게 자라기는 하나 바람에 휘날리는 것이 심하여 꽃과 이삭이 나와도 열매 맺지 못합니다. 위로 세성이 호응합니다. 백성들은 설사나 갑작스레 체하는 곽란을 앓고, 몸이 무겁고 배가 아프고, 힘줄과 뼈가 떨고 뒤집어지고, 살이 쥐나고 시리고, 자주 성내고, 갈무리하는 기운(인 수)가 일을 거들어 겨울잠 자는 것들이 일찍 돌아가고, 모두가 속이 찬 탈을 앓습니다. 위로 세성과 진성이 호응하고, 곡식은 누런 것이 (맺지 못합니다.) (토의 자식인 금이 목에게) 되갚으면 다스림을 거두는 것이 준엄하여, 큰 나무들이 시들어 떨어지고, 가슴과 옆구리가 갑자기 아프고, 아랫배가 아래로 당기고, 자주 한숨을 쉬고, 벌레가 달고 노란 곡식을 먹고, 기운이 비장에 깃들고, 누런 곡식이 줄어들고, 백성은 조금 먹고 맛을 잃고, 푸른 곡식이 이에 줄어듭니다. 위로 태백성과 세성이 호응합니다. 위로 궐음이 다다르면 흐르는 물이 얼지 않고, 겨울잠 자는 벌레들이 나타나고, 갈무리해야 할 기운(인 수)가 쓰이지 못하고, 흰 기운이 되갚지 못합니다. 위로 세성이 호응하고, 백성이 이에 건강합니다. 세운에 금(의 기운)이 못 미치면, 타는 불이 이에 나돌고, 생겨나는 기운(인 목)이 이에 쓰이고, 자라야 할 기운이 오로지하여 모든 사물이 무성하고, 메마르고 녹이는 것이 나돕니다. 위로 형혹성이 호응합니다. 백성들은 어깨와 등이 무겁고, 코가 막히고 재채기하고, 피똥을 싸고, 거두는 기운이 늦어집니다. 위로 태백성이 호응하고, 그 곡식은 단단하고 길게 까끄

라기가 있는 곡식이 잘 안 됩니다. (금의 자식인 수가 화에게) 되갚으면 찬비가 갑자기 이르고, 이에 얼음 우박이 쏟아지고 서리와 눈이 식물을 죽이고, 음(의 기운)이 궐하고 또 막히고, 양은 거꾸로 올라가서 머리와 뇌호(혈)가 아프고, 머리 꼭대기까지 뻗쳐 열이 납니다. 위로 신성이 호응하고, 붉은 곡식이 열매 맺지 못하고, 백성들은 입안이 허는 창을 앓고, 심하면 가슴이 아픕니다. 세운에 수(의 기운)이 못 미치면, 축축함이 이에 크게 나돌고, 길러야 할 기운이 거꾸로 작용하고, 그 생겨남이 이에 빠르고, 더위와 비가 자주 이릅니다. 위로 진성이 호응하고, 백성들은 배가 가득하고 몸이 무겁고 설사를 하고 고름이 물처럼 흐르는 탈을 앓고, 허리와 넓적다리가 아프고, 오금 정강이 허벅다리 무릎이 편하지 않고, (가슴이) 번거롭고 원망스럽고, 다리가 오그라들고, 서늘한 궐증이 나타나고, 다리가 아래로 아프고, 심하면 발등이 붓습니다. 갈무리하는 기운이 다스림을 펴지 못하여, 콩팥의 기운이 기웁니다. 위로 신성이 호응하고, 곡식은 검은 기장이 열매 맺지 못합니다. 위로 태음이 다다르면 큰 추위가 자주 일어나고, 겨울잠 자는 벌레들이 일찍 숨고, 땅에 굳은 얼음이 쌓이고, 햇빛이 다스리지 못하여 백성은 다리에 추운 탈을 앓고, 심하면 배가 가득하고 붓습니다. 위로 진성이 호응하고, 누런 곡식이 (열매 맺지 못합니다. 수의 자식인 목이 토에게) 되갚으면 큰 바람이 갑자기 일고, 풀이 눕고 나무가 떨어지고, 나고 자라는 것이 또렷하지 않고, 낯빛이 때로 바뀌고, 힘줄과 뼈가 같이 당기고, 살이 쥐나고 놀라고, 눈이 어둡게 보이고, 식물이 성글고 갈라터지고, 살에 부스럼이 피고, 기운이 격막의 속을 아울러서 가슴과 배에서 아프고, 누런 기운이 이에 다쳐서 그 곡식이 안 익습니다. 위로 세성이 호응합니다.

69-4

帝曰: 善. 願聞其時也. 岐伯曰: 悉哉問也. 木不及, 春有鳴條律暢之化, 則秋有霧露清涼之政; 春有慘淒殘賤之勝, 則夏有炎暑燔爍之復; 其眚東, 其臟肝, 其病內舍胠脇, 外在關節. 火不及, 夏有炳明光顯之

化, 則冬有嚴肅霜寒之政; 夏有慘凄凝冽之勝, 則不時有埃昏, 大雨之復; 其眚南, 其臟心, 其病內舍膺脇, 外在經絡. 土不及, 四維有埃雲潤澤之化, 則春有鳴條鼓折之政; 四維發振拉飄騰之變, 則秋有肅殺霖霪之復; 其眚四維, 其臟脾, 其病內舍心腹, 外在肌肉四肢. 金不及, 夏有光顯鬱蒸之令, 則冬有嚴凝整肅之應; 夏有炎爍燔燎之變, 則秋有冰雹霜雪之復; 其眚西, 其臟肺, 其病內舍膺脇肩背, 外在皮毛. 水不及, 四維有湍潤埃雲之化, 則不時有和風生發之應; 四維發埃昏驟注之變, 則不時有飄蕩振拉之復; 其眚北, 其臟腎, 其病內舍腰脊骨髓, 外在溪谷踹膝. 夫五運之政, 猶權衡也. 高者抑之, 下者舉之, 化者應之, 變者復之, 此生長化成收藏之理, 氣之常也, 失常則天地四塞矣. 故曰: 天地之動靜, 神明爲之紀, 陰陽之往復, 寒暑彰其兆, 此之謂也.

황제가 말했다. 좋습니다. 바라건대 그 때에 대하여 듣고 싶습니다.

기백이 말했다. 물음이 참 (어느 하나 빠진 것 없이) 고루 (갖추었습니다). 목(의 기운)이 못 미쳐, 봄에 나뭇가지가 (바람에) 흔들리며 내는 소리가 노랫가락 퍼지듯한 생겨남(의 작용)이 있으면, 가을에 안개와 이슬이 내리고 맑고 서늘한 기운이 도는 다스림이 있습니다. 봄에 (금의 기운이 와서) 참혹하고 잔인하게 해치는 이김이 있으면, 여름에 불볕더위가 태우고 녹이는 되갚음이 있는데, 그 재앙은 동쪽에 있고, 그 장기는 간이고, 그 탈은 안으로 옆구리에 둥지 틀고, 밖으로 뼈마디에 있습니다. 화(의 기운)이 못 미쳐, 여름에 밝은 빛이 드러나는 생겨남이 있으면, 겨울에 서리와 추위가 엄숙해지는 다스림이 있습니다. 여름에 참혹하게 맺히고 찬 이김이 있으면 때 없이 먼지가 끼고 큰 비가 오는 되갚음이 있는데, 그 재앙은 남쪽이고, 그 장기는 염통이고, 그 탈은 안으로 가슴 앞과 옆구리에 둥지 틀고, 밖으로 경락에 있습니다. 토(의 기운)이 못 미쳐, 네 환절기에 먼지 일고 구름 피고 윤택하게 적시는 생겨남이 있으면, 봄에 나뭇가지가 (바람에) 흔들려 나는 소리가 북소리 나듯한 바뀜이 있습니다. 네 환절기에 떨치고 꺾이고 드센 바람이 휘날리는 바뀜이 있으면, 가을에 숙살하고 장맛비가 내리는 되갚음이 있습니다. 그 재앙은 네 환절기에 있고, 그 장기는 비장이고, 그 탈은 안으로 염통과 배에 둥지 틀고, 밖으로 살과 팔다리에 있습니다. 금(의 기운)이 못 미쳐, 여름에 밝음이 드러나고 (뜨겁게) 뭉쳐서 찌는 시킴(殳)이 있으면, 겨울에 빠르게 엉기고 가지런히 엄숙해지는 호응이 있습니다. 여름에 불볕더위가 태우고 녹이는 바뀜이 있으면 가을에 우박과 서리와 눈이 내리는 되갚음이 있는데, 그 재앙은 서쪽이고, 그 장기는 허파이고, 그 탈은 안으로 가슴과 옆구리 등과 배에 둥지 틀고, 밖으로 살갗과 털에 있습니다. 수(의 기운)이 못 미쳐, 네 환절기에 물이 적시고 먼지 일고 구름 피는 생겨남이 있으면, 때 없이 온화한 바람이 생기는 호응이 있습니다. 네 환절기에 먼지가 피고 소나기가 쏟아지는 바뀜이 있으면 때 없이 바람이 드세게 불어 나뭇가지를 꺾은 되갚음이 있습니다. 그 재앙은 북쪽이고, 그 장기는 콩팥이고, 그 탈은 안으로 허리와 등과 뼈와 골수에 있고, 밖으로 뼈나 힘줄 사이 꺼진 곳과 발꿈치 무릎에 있습니다. 무릇 5운의 다스림은 저울과 저울추와 같습니다. 높이면 이를 누르고, 낮으면 이를 거들고, 생기는 것은 이에 호응하고, 바뀌는 것은 이에 되갚습니다. 이것이 낳고 자라고 바꾸고 이루고 거두고 갈무리하는 이치이고, 기운의 규칙입니다. 규칙을 잃으면 하늘과 땅이 사방으로 막힙니다. 그러므로 하늘과 땅의 움직임과 멈춤은 신명이 벼리가 되고, 음과 양의 옴과 감은 추위와 더위가 그 조짐을 아롱지듯 드러낸다고 하였으니, 이것을 말한 것입니다.

69-5

帝曰: 夫子之言氣之變, 四時之應, 可謂悉矣. 夫氣之動亂, 觸遇而作, 發無常會, 卒然災合, 何以期之. 岐伯曰: 夫氣之動變, 固不常在, 而德化政令災變, 不同其候也. 帝曰: 何謂也. 岐伯曰: 東方生風, 風生木, 其德敷和, 其化生榮, 其政舒啓, 其令風, 其變振發, 其災散落. 南方生熱, 熱生火, 其德彰顯, 其化蕃茂, 其政明耀, 其令熱, 其變銷爍, 其災燔炳. 中央生濕, 濕生土, 其德溽蒸, 其化豊備, 其政安靜, 其令

濕, 其變驟注, 其災霧瀆. 西方生燥, 燥生金, 其德清潔, 其化緊斂, 其
政勁切, 其令燥, 其變肅殺, 其災蒼隕. 北方生寒, 寒生水, 其德淒滄,
其化清謐, 其政凝肅, 其令寒, 其變慄冽, 其災冰雪霜雹. 是以察其動
色, 有德有化, 有政有令, 有變有災, 而物由之, 而人應之也.

황제가 말했다. 스승께서 (5)기의 바뀜과 네 철의 호응을 말씀하신 것은 (빠
짐없이) 다했다고 할 수 있습니다. 무릇 기운의 움직임은 닿고 만나서 일어나는
데, 발생에 일정한 만남이 없고 갑자기 재앙과 맞닥뜨리는데, 어떻게 하면 이를
내다볼 수 있습니까?

기백이 말했다. 무릇 기운의 움직임이나 바뀜이 어지러워지는 것은 (사람에)
닿고 만나서 일어나는데 (자연의) 질서(가 베풀어짐)·생겨남·다스림·시킴·재
앙·바뀜이 그 조짐을 같이 하지 않습니다.

황제가 말했다. 무엇을 이르시는 것입니까?

기백이 말했다. 동쪽은 바람을 낳고, 바람은 나무를 낳고, 그 질서(德)는 온
화함을 펼치는 것이고, 그 생겨남(化)은 크게 자라는 것이고, 그 다스림(政)은 (기
운을) 펼치고 (껍질을) 갈라서 여는 것이고, 그 시킴(令)은 바람이고, 그 바뀜(變)은
뒤흔들어 (푸나무의 뿌리를) 뽑는 것이고, 그 재앙은 (잎을) 흩뜨려 떨어뜨리는 것
입니다. 남쪽은 열을 낳고, 열은 불을 낳고, 그 (자연 속의) 질서는 밝게 드러내는
것이고, 그 생겨남은 우거짐이고, 그 다스림은 밝게 빛나는 것이고, 그 시킴은
열이고, 그 바뀜은 녹임이고, 그 재앙은 불사름입니다. 복판은 축축함을 낳고,
축축함은 흙을 낳고, 그 질서는 (수증기로) 찌는 것이고, 그 생겨남은 넉넉히 갖
추는 것이고, 그 다스림은 편안하고 고요한 것이고, 그 시킴은 축축함이고, 그
바뀜은 소낙비가 쏟아지는 것이고, 그 재앙은 장마로 무너지는 것입니다. 서쪽
은 메마름을 낳고, 메마름은 쇠를 낳고, 그 질서는 깨끗함이고, 그 생겨남은 오
므라들고 거두는 것이고, 그 다스림은 굳세게 끊는 것이고, 그 재앙은 푸르게
죽는 것입니다. 북쪽은 추위를 낳고, 추위는 물을 낳고, 그 질서는 차가움이고,
그 생겨남은 밝고 고요한 것이고, 그 다스림은 차갑고 엄숙한 것이고, 그 시킴

은 추위이고, 그 바뀜은 몹시 차가운 것이고, 그 재앙은 얼음이 얼고 눈과 서리 우박이 쏟아지는 것입니다. 이러므로 그 움직임과 낯빛을 살피는데, (자연속의) 질서(가 베풀어짐이) 있고, 생겨남이 있고, 다스림이 있고, 시킴이 있고, 바뀜이 있고, 재앙이 있어서, 만물이 이에서 말미암고, 사람은 이에 호응합니다.

帝曰: 夫子之言歲候, 不及其太過, 而上應五星. 今夫德化政令災眚變易, 非常而有也, 卒然而動, 其亦爲之變乎. 岐伯曰: 承天而行之, 故無妄動, 無不應也, 卒然而動者, 氣之交變也, 其不應焉. 故曰: 應常不應卒, 此之謂也. 黃帝曰: 其應奈何. 岐伯曰: 各從其氣化也. 黃帝曰: 其行之徐疾逆順何如. 岐伯曰: 以道留久, 逆守而小, 是謂省下, 以道而去, 去而遠來, 曲而過, 之 是謂省遺過也. 久留而環, 或離或附, 是謂議災, 與其德也, 應近則小, 應遠則大, 芒而大, 倍常之一, 其化甚, 大常之二, 其眚卽也. 小常之一 其化減, 小常之二, 是謂臨視, 省下之過與其德也. 德者福之, 過者伐之, 是以象之見也. 高而遠則小, 下而近則大, 故大則喜怒邇, 小則禍福遠. 歲運太過, 則運星北越, 運氣相得, 則各行以道, 故歲運太過, 畏星失色, 而兼其母, 不及則色兼其所不勝, 肖者瞿瞿, 莫知其妙, 閔閔之當, 孰者爲良, 妄行無徵, 示畏侯王. 帝曰: 其災應何如. 岐伯曰: 亦各從其化也. 故時至有盛衰, 凌犯有逆順, 留守有多少, 形見有善惡, 宿屬有勝負 徵應有吉凶矣. 帝曰: 其善惡何謂也. 岐伯曰: 有喜有怒, 有憂有喪, 有澤有燥. 此象之常也, 必謹察之. 帝曰: 六者, 高下異乎. 岐伯曰: 見高下, 其應一也, 故人亦應之.

황제가 말했다. 스승님께서 해의 조짐을 말씀하시는데 못 미침과 지나침이 위로 5별에 호응한다고 하셨습니다. 이제 무릇 (자연 속의) 질서(가 베풀어짐)과 생겨남과 다스림과 시킴과 재앙과 바뀜이 일정하게 있는 것이 아니라 갑자기 움직이는데, 그 (5별) 또한 이것이 바뀌게 합니까?

기백이 말했다. (5별은) 하늘을 받들어서 다닙니다. 그러므로 망령되이 움직이는 것이 없고, (하늘에) 호응하지 않음이 없습니다. 갑자기 움직이는 것은 기운이 엇갈려서 바뀌는 것입니다. 그것들은 (하늘의 움직임에) 호응하지 않습니다. 그러므로 (5별은) 일정함에는 호응하지만 갑작스러운 것에는 호응하지 않는다고 한 것이 이것을 이른 것입니다.

황제가 말했다. 그 호응은 어떻습니까?

기백이 말했다. (5별은) 각기 기운의 생겨남을 따릅니다.

황제가 말했다. 그것이 감에는 느리고 빠름과 거스르고 따름이 있는데, 어떻습니까?

기백이 말했다. (별은 지구와 함께 해의 둘레를 제각기 다른 빠르기로 돌므로 지구에서 다른 별을 보면) 제 길에서 오래 머무르는 것이 있고, 거꾸로 가는 것이 있고, 제 자리를 지키는 것이 있고, 작아지는 것이 있는데, 이를 (별이) 아래를 살핀다고 합니다. 길을 가는데 가다가 빨리 오는 것이 있고, 이를 구부려져서 지나가는 것이 있는데, 이를 놓친 허물을 살핀다고 합니다. 오래 머무는데 돌기도 하고, 또는 떨어지기도 하고, 또는 붙기도 하는데, 이를 일러 재앙이 그 (자연속의) 질서와 더불어 이야기한다고 합니다. (질서나 재앙의) 호응이 가까우면 (별이) 작고, 호응이 멀면 큰데, (별)빛이 크기가 보통 때보다 1곱절이면 그 생겨남이 심하고, 크기가 보통보다 2곱절이면 그것은 재앙이 곧 닥친 것입니다. 작기가 보통보다 1곱절이면 그 생겨남이 줄고, 보통보다 2곱절 작으면 다다라서 본다고 하는데, (별이) 아래(세상)의 허물과 질서를 살피는 것입니다. 질서(德)를 (따르는) 사람은 복을 주고, (질서를 따르지 않아서) 허물 있는 사람은 벌줍니다. 이러므로 (별이 나타내는 조짐이) 높고 멀면 (별빛이) 작고, 낮고 가까우면 커집니다. 그러므로 크면 기쁨과 노여움(의 호응)이 가까워지고, 작으면 화와 복(의 호응)이 멀어집니다. 세운이 지나치면 (그 해의 운을 주관하는 별인) 운성이 북쪽으로 넘어가(서 자미원을 치려 하)고, 운기가 서로 얻으면 각기 제 길을 따라갑니다. 그러므로 세운이 지나치면 (상극관계에서 나를 이기는 별인) 외성이 빛을 잃고, 그 어미별의 빛깔을 아울러 드러냅니다. 못 미치면 빛깔이 그 이기지 못하는 별의 빛깔을 아우릅니다. 배우는 사람이 두려워하여 그 오묘함을 알지 못하고, 근심하고 근심하니 누가 좋은 공부를 이루겠습니까? 효험도 없는 것을 망령되이 나대면, 제후나 임금에게 (함부로) 두려운 것을 보여주는 것입니다.

황제가 말했다. 그 재앙이 호응하는 것은 어떻습니까?

기백이 말했다. 또한 각기 그 세운의 기운이 생기는 것을 따릅니다. 그러므로 5별이 때에 호응하여 이름에는 드셈과 풀죽음이 있고, 능멸하여 치는 데는 거스름과 따름이 있고, 머물러 지킴에는 (시간의) 많음과 적음이 있고, 꼴이 나타남에는 좋음과 나쁨이 있고, 별의 자리에는 이기고 짐이 있고, (사람이) 겪는 것에는 길함과 흉함이 있습니다.

황제가 말했다. 그 좋음과 나쁨은 어떤 것을 이르는 것입니까?

기백이 말했다. 기쁨이 있고 노여움이 있고, 걱정이 있고 죽음이 있고, 윤택함이 있고 메마름이 있습니다. 이것이 (하늘의) 밑그림이 나타내는 규칙이니 반드시 삼가 이를 살펴야 합니다.

황제가 말했다. (이) 6가지가 높낮이가 다릅니까?

기백이 말했다. (하늘의) 밑그림이 나타내는 바는 높낮이에 따른 호응이 한가지입니다. 그러므로 사람도 이에 호응합니다.

69-7

帝曰: 善. 其德化政令之動靜損益皆何如. 岐伯曰: 夫德化政令災變, 不能相加也; 勝負盛衰, 不能相多也; 往來小大, 不能相過也; 用之升降, 不能相無也. 各從其動而復之耳. 帝曰: 其病生何如. 岐伯曰: 德化者, 氣之祥, 政令者, 氣之章, 變易者, 復之紀, 災眚者, 傷之始, 氣相勝者和; 不相勝者病, 重感於邪則甚也. 帝曰: 善. 所謂精光之論, 大聖之業, 宣明大道, 通於無窮, 究於無極也. 余聞之善言天者, 必應

於人, 善言古者, 必驗於今, 善言氣者, 必彰於物, 善言應者, 同天地之化, 善言化言變者, 通神明之理. 非夫子孰能言至道歟, 乃擇良兆而藏之靈室, 每旦讀之, 命曰氣交變, 非齊戒不敢發 愼傳也.

황제가 말했다. 좋습니다. 그 질서(가 베풀어짐)과 생겨남과 다스림과 시킴의 움직임과 멈춤, 손해와 얻음은 어떻습니까?

기백이 말했다. 무릇 질서와 생겨남과 다스림과 시킴과 재앙과 바뀜은 서로 더할 수 없습니다. 이기고 되갚음과 드세고 풀죽음은 서로 더 많을 수 없습니다. 옴과 감의 크고 작음은 서로 지나칠 수 없습니다. 쓰임의 오르내림은 서로 없을 수 없습니다. 각기 그 움직임을 따라서 되풀이될 따름입니다.

황제가 말했다. 그 탈이 생기는 것은 어떻습니까?

기백이 말했다. 질서(德)와 생겨남(化)은 기운의 상서로움이고, 다스림(政)과 시킴(令)은 기운의 (무늬처럼) 드러남이고, 바뀜(變)과 갈림(易)은 되갚음의 벼리이고, 재해와 재앙은 다침의 시작인데, 기운이 서로 이기는 것은 온화하고, 서로 못 이기는 것은 탈나고, 몹쓸 기운에 거듭 닿으면 심해집니다.

황제가 말했다. 좋습니다. 이른바 밝게 빛나는 말씀이고, 큰 성인이 이룬 일이라는 것이어서, 큰 이치를 밝게 드러내고, 끝이 없는 곳까지 뚫고, 끝이 없는 곳까지 파고들었습니다. 내가 듣기에, 하늘을 잘 말하는 사람은 반드시 남에 호응하고, 옛것을 잘 말하는 사람은 반드시 지금에서 경험하고, 기운을 잘 말하는 사람은 반드시 사물에서 무늬처럼 드러나고, 호응을 잘 말하는 사람은 하늘과 땅의 생겨남과 똑같고, 생겨남(化)을 잘 말하고 바뀜(變)을 말하는 사람은 신명의 이치에 통한다고 합니다. 스승님이 아니면 누가 지극한 이치를 말하겠습니까? 이에 좋은 조짐(을 보이는 날)을 고르고 이를 신령스런 골방에 감추어서 매일 아침 이를 읽고서 이르기를 기운이 엇갈려 바뀜이라고 하겠습니다. 목욕재계가 아니고서는 감히 꺼내어 전하지 않겠습니다.

오상정대론편(五常政大論篇) 제70
– 5운의 다스림에 대한 큰 말씀

70-1

黃帝問曰: 太虛寥廓, 五運廻薄, 盛衰不同, 損益相從, 願聞平氣, 何如而名, 何如而紀也. 岐伯對曰: 昭乎哉問也, 木曰敷和, 火曰升明, 土曰備化, 金曰審平, 水曰靜順. 帝曰: 其不及奈何. 岐伯曰: 木曰委和, 火曰伏明, 土曰卑監, 金曰從革, 水曰涸流. 帝曰: 太過何謂. 岐伯曰: 木曰發生, 火曰赫曦, 土曰敦阜, 金曰堅成, 水曰流衍.

황제가 물었다. 태허는 텅 비고 끝이 없는데, 5운이 돌고 치므로, 드셈과 풀죽음이 같지 않고, 덜과 더함이 서로 따릅니다. 바라건대 고른 기운(인 평기)에 대해 듣고 싶습니다. 어떻게 이름 붙이는지, 어떻게 벼리로 삼는지요?

기백이 대답했다. 물음이 참 밝습니다. 목은 부화(라고 하는데, 온화한 기운을 펼친다는 뜻)입니다. 화는 승명(이라고 하는데, 올라가서 밝게 한다는 뜻)입니다. 토는 비화(라고 하는데, 두루 갖추어서 생긴다는 뜻)입니다. 금은 심평(이라고 하는데, 살펴서 평정한다는 뜻)입니다. 수는 정순(이라고 하는데, 고요하고 부드럽게 따른다는 뜻)입니다.

황제가 말했다. 목의 못 미침은 어떻게 이름 붙이고 어떻게 벼리로 삼는지요?

기백이 말했다. 목은 위화(라고 하는데, 온화한 기운이 오그라들고 약해졌다는 뜻)입니다. 화는 복명(이라고 하는데, 밝은 빛이 엎드려 숨었다는 뜻)입니다. 토는 비감(이라고 하는데, 낮추어 살핀다는 뜻)입니다. 금은 종혁(이라고 하는데, 따라서 뒤엎는다는 뜻)입니다. 수는 학류(라고 하는데, 물줄기가 메말랐다는 뜻)입니다.

황제가 말했다. 지나침은 어떻게 이릅니까?

기백이 말했다. 목은 발생(이라고 하는데, 막 피어난다는 뜻)입니다. 화는 혁희

(라고 하는데, 엄청나게 빛난다는 뜻)입니다. 토는 돈부(라고 하는데, 두터운 언덕이라는 뜻)입니다. 금은 견성(이라고 하는데, 사물이 견고하게 이루어진다는 뜻)입니다. 수는 유연(이라고 하는데, 물이 흘러넘친다는 뜻)입니다.

帝曰: 三氣之紀, 願聞其候. 岐伯曰: 悉乎哉問也. 敷和之紀, 木德周行, 陽舒陰布, 五化宣平, 其氣端, 其性隨, 其用曲直, 其化生榮, 其類草木, 其政發散, 其候溫和, 其令風, 其臟肝, 肝其畏淸, 其主目, 其穀麻, 其果李, 其實核, 其應春, 其蟲毛, 其畜犬, 其色蒼, 其養筋, 其病裏急支滿, 其味酸, 其音角, 其物中堅, 其數八. 升明之紀, 正陽而治, 德施周普, 五化均衡, 其氣高, 其性速, 其用燔灼, 其化蕃茂, 其類火, 其政明曜, 其候炎暑, 其令熱, 其臟心, 心其畏寒, 其主舌, 其穀麥, 其果杏, 其實絡, 其應夏, 其蟲羽, 其畜馬, 其色赤, 其養血, 其病瞤瘈, 其味苦, 其音徵, 其物脈, 其數七. 備化之紀, 氣協天休, 德流四政, 五化齊修, 其氣平, 其性順, 其用高下, 其化豊滿, 其類土, 其政安靜, 其候溽蒸, 其令濕, 其臟脾, 脾其畏風, 其主口, 其穀稷, 其果棗, 其實肉, 其應長夏, 其蟲倮, 其畜牛, 其色黃, 其養肉, 其病否, 其味甘, 其音宮, 其物膚 其數五. 審平之紀, 收而不爭, 殺而無犯, 五化宣明, 其氣潔, 其性剛, 其用散落, 其化堅斂, 其類金, 其政勁肅, 其候淸切, 其令燥, 其臟肺, 肺其畏熱, 其主鼻, 其穀稻, 其果桃, 其實殼, 其應秋, 其蟲介, 其畜鷄, 其色白, 其養皮毛, 其病咳, 其味辛, 其音商, 其物外堅, 其數九. 靜順之紀, 藏而勿害, 治而善下, 五化咸整, 其氣明, 其性下, 其用沃衍, 其化凝堅, 其類水, 其政流演, 其候凝肅, 其令寒, 其臟腎, 腎其畏濕, 其主二陰, 其穀豆, 其果栗, 其實濡, 其應冬, 其蟲鱗, 其畜彘, 其色黑, 其養骨髓, 其病厥, 其味鹹, 其音羽, 其物濡, 其數六. 故生而勿殺, 長而勿罰, 化而勿制, 收而勿害, 藏而勿抑, 是謂平氣.

황제가 말했다. 5기운의 벼리(인 원리), 그 조짐에 대해 듣고 싶습니다.

기백이 말했다. 물음이 다 갖추었습니다. 부화의 벼리는 목의 질서(德)가 두루 돌고, 양(의 기운)은 펴지고, 음(의 기운)은 베풀어지고, 5(행)의 생겨남은 고르게 펴집니다. 그 기운은 반듯하고, 그 성질은 따름이고, 그 쓰임은 (숫나사처럼) 비틀려 곧음이고, 그 생겨남은 낳고 자람이고, 그 갈래는 푸나무이고, 그 다스림은 피어 흩어짐이고, 그 조짐(候)은 따스하고 화평함이고, 그 시킴(令)은 바람이고, 그 장기는 간이고, 간은 서늘함을 두려워하고, 그 주관하는 것은 눈이고, 그 곡식은 삼이고, 그 과일은 오얏이고, 그 열매는 씨이고, 그 호응함은 봄이고, 그 벌레는 길짐승이고, 그 가축은 개이고, 그 빛깔은 푸름이고, 그 기름은 힘줄이고, 그 탈은 속이 급하고 옆구리가 버티듯이 가득한 것이고, 그 맛은 심이고, 그 소리는 각이고, 그 물건은 속이 단단한 것이고, 그 수는 8입니다.

승명의 벼리는 올바른 양이 다스리는데, 널리 베풀어지고 두루 넓혀져, 5생겨남(化)이 저울처럼 고릅니다. 그 기운은 높음이고, 그 성질은 빠름이고, 그 쓰임은 불사름과 지짐이고, 그 생겨남은 우거짐이고, 그 갈래는 불이고, 그 다스림은 밝게 빛남이고, 그 조짐은 불볕더위이고, 그 시킴은 열이고, 그 장기는 염통이고, 염통은 추위를 두려워하고, 그 주관하는 것은 혀이고, 그 곡식은 보리이고, 그 과일은 은행이고, 그 열매는 보늬(絡)이고, 그 호응함은 여름이고, 그 벌레는 날짐승이고, 그 가축은 말이고, 그 빛깔은 붉음이고, 그 기름은 피이고, 그 탈은 쥐나고 경풍 나는 것이고, 그 맛은 씀이고, 그 소리는 치이고, 그 물건은 맥이고, 그 수는 7입니다.

비화의 벼리는 기운이 하늘을 돕고, (자연 속의) 질서가 (동서남북) 4곳으로 흐르고, 5생겨남이 고르게 닦입니다. 그 기운은 고름이고, 그 성질은 따름이고, 그 쓰임은 오르내림이고, 그 생겨남(化)은 풍성하여 가득한 것이고, 그 갈래는 흙이고, 그 다스림은 안정되고 고요함이고, 그 조짐은 뜨겁게 찌는 것이고, 그 시킴(令)은 축축함이고, 그 장기는 비장이고, 비장은 바람을 두려워하고, 그 주관하는 것은 입이고, 그 곡식은 기장이고, 그 과일은 대추이고, 그 열매는 살이고, 그 호응함은 장마철이고, 그 벌레는 벌거벗은 짐승이고, 그 가축은 소이고, 그 빛깔은 노랑이고, 그 기름은 살이고, 그 탈은 (막혀서 통하지 않은) 비증이고, 그 맛은 닮이고, 그 소리는 궁이고, 그 물건은 살갗이고, 그 수는 5입니다.

심평의 벼리는, 거두되 다투지 않고, 죽이되 해치지 않고, 5생겨남(化)이 널리 밝아집니다. 그 기운은 깨끗함이고, 그 성질은 굳셈이고, 그 쓰임은 흩어져 떨어짐이고, 그 생겨남은 단단하게 거두는 것이고, 그 갈래(類)는 쇠이고, 그 다스림(政)은 굳세고 엄숙함이고, 그 조짐은 서늘하고 급한 것이고, 그 시킴(令)은 메마름이고, 그 장기는 허파이고, 비장은 열을 두려워하고, 그 주관하는 것은 코이고, 그 곡식은 벼이고, 그 과일은 복숭아이고, 그 열매는 살갗과 털이고, 그 호응함은 가을이고, 그 벌레는 딱딱한 짐승이고, 그 가축은 닭이고, 그 빛깔은 하양이고, 그 기름은 살갗과 털이고, 그 탈은 기침이고, 그 맛은 매움이고, 그 소리는 상이고, 그 물건은 겉이 단단한 것이고, 그 수는 9입니다.

정순의 벼리는, 갈무리하되 해치지 않고, 다스리되 잘 내리니, 5생겨남이 모두 가지런합니다. 그 기운은 밝음이고, 그 성질은 내림이고, 그 쓰임은 기름지고 넘치는 것이고, 그 생겨남은 엉겨서 단단한 것이고, 그 묶음은 물이고, 그 다스림은 흘러넘침이고, 그 조짐은 엉겨서 엄숙해지는 것이고, 그 시킴(令)은 추위이고, 그 장기는 콩팥이고, 콩팥은 축축함을 두려워하고, 그 주관하는 것은 (앞뒤의) 두 구멍(二陰)이고, 그 곡식은 콩이고, 그 과일은 밤이고, 그 열매는 기름이고, 그 호응함은 겨울철이고, 그 벌레는 물고기이고, 그 가축은 돼지이고, 그 빛깔은 검정이고, 그 기름은 뼈와 골수이고, 그 탈은 찬 궐증이고, 그 맛은 짬이고, 그 소리는 우이고, 그 물건은 물기가 있는 부분이고, 그 수는 6입니다.

委和之紀, 是謂勝生, 生氣不政, 化氣乃揚, 長氣自平, 收令乃早, 涼雨時降, 風雲並興, 草木晩榮, 蒼乾雕落, 物秀而實, 膚肉內充, 其氣斂, 其用聚, 其動緛戾拘緩, 其發驚駭, 其臟肝, 其果棗李, 其實核殼, 其穀稷稻, 其味辛酸, 其色白蒼, 其畜犬鷄, 其蟲毛介, 其主霧露凄滄,

其聲角商, 其病搖動注恐, 從金化也, 少角與判商同, 上角與正角同, 上商與正商同, 其病支廢癰腫瘡瘍, 其甘蟲, 邪傷肝也, 上宮與正宮同, 蕭飋肅殺, 則炎赫沸騰, 眚于三, 所謂覆也, 其主飛, 蠹蛆雉, 乃爲雷廷. 伏明之紀, 是爲勝長, 長氣不宣, 藏氣反布, 收氣自政, 化令乃衡, 寒淸數擧, 暑令乃薄, 承化物生, 生而不長, 成實而稚, 遇化已老, 陽氣屈服, 蟄蟲早藏, 其氣鬱, 其用暴, 其動彰伏變易, 其發痛, 其臟心, 其果栗桃, 其實絡濡, 其穀豆稻, 其味苦鹹, 其色玄丹, 其畜馬豕, 其蟲羽鱗, 其主冰雪霜寒, 其聲徵羽, 其病昏惑悲忘, 從水化也, 少徵與少羽同, 上商與正商同, 邪傷心也, 凝慘慄冽, 則暴雨霖霪, 眚於九, 其主驟注, 雷霆震驚, 沈陰淫雨., 卑監之紀, 是謂減化, 化氣不令, 生政獨彰, 長氣整, 雨乃愆, 收氣平, 風寒並興, 草木榮美, 秀而不實, 成而秕也, 其氣散, 其用靜定, 其動瘍涌, 分潰癰腫, 其發濡滯, 其臟脾, 其果李栗, 其實濡核, 其穀豆麻, 其味酸甘, 其色蒼黃, 其畜牛犬, 其蟲倮毛, 其主飄怒振發, 其聲宮角, 其病流滿否塞, 從木化也, 少宮與少角同, 上宮與正宮同, 上角與正角同, 其病殖泄, 邪傷脾也, 振拉飄揚, 則蒼乾散落, 其眚四維, 其主敗折, 虎狼淸氣乃用, 生政乃辱. 從革之紀, 是爲折收, 收氣乃後, 生氣乃揚, 長化合德, 火政乃宣, 庶類以蕃, 其氣揚, 其用躁切, 其動鏗禁瞀厥, 其發咳喘, 其臟肺, 其果李杏, 其實殼絡, 其穀麻麥, 其味苦辛, 其色白丹, 其畜雞羊, 其蟲介羽, 其主明曜炎爍, 其聲商徵, 其病嚏咳鼽衄從火化也, 少商與少徵同, 上商與正商同, 少角與正角同, 邪傷肺也, 炎光赫烈, 則冰雪霜雹, 眚於七, 其主鱗伏彘鼠, 歲氣早至, 乃生大寒. 涸流之紀, 是爲反陽, 藏令不擧, 化氣乃昌, 長氣宣布, 蟄蟲不藏, 土潤水泉減, 草木條茂, 榮秀滿盛, 其氣滯, 其用滲泄, 其動堅止, 其發燥槁, 其臟腎, 其果棗杏, 其實濡肉, 其穀黍稷, 其味甘鹹, 其色黃今玄, 其畜彘牛, 其蟲鱗倮, 其主埃鬱昏翳, 其聲羽宮, 其病痿厥堅下, 從土化也, 少羽與少宮同, 少

宮與正宮同, 其病癃閟, 邪傷腎也, 埃昏驟雨, 則振拉摧拔, 眚於一, 其主毛濕狐狢, 變化不藏, 故乘危而行, 不速而至, 暴瘧無德, 災反及之, 微者復微, 甚者復甚, 氣之常也.

위화의 벼리는, 승생(이라고 하는데 5행상 이기는 것이 생긴다는 뜻)입니다. 낳는 기운이 다스리지 못하여 (토의) 생기는 기운이 드날리지 않고, 자라게 하는 기운은 저절로 고르게 되고, 거두어들임이 일찍 이르게 하고, 서늘한 비가 때로 내리고, 비구름이 아울러 일어나고, 푸나무가 늦게 우거지고, 파란 잎으로 말라서 떨어지고, 식물은 이삭이 피면서 바로 열매 맺고, 살갗과 살은 안으로 채워집니다. 그 기운은 거두어들임이고, 그 쓰임은 모임이고, 그 움직임은 짧게 오므라들고 뒤틀림이고, 그 탈남(發)은 깜짝 놀라는 것이고, 그 장기는 간이고, 그 과일은 대추와 오얏이고, 그 열매는 씨앗과 껍질이고, 그 곡식은 기장과 벼이고, 그 맛은 심과 매움이고, 그 빛깔은 하양과 파랑이고, 그 가축은 개와 닭이고, 그 벌레는 길짐승과 딱딱한 짐승이고, 그 주관하는 것은 안개와 이슬 차가움이고, 그 소리는 각과 상이고, 그 탈은 떪과 두려워함이니, 금의 기운을 따라서 생깁니다. (목불급인) 소각은 판상과 같고,* (양명이 사천하는) 상각은 (금운 평기인) 정상과 같습니다. 그 탈은 손발 끝이 못 쓰게 되고 악창이 생기고 붓고 온갖 가려움이 생기고, 그 단것 때문에 벌레가 생기고, 몹쓸 기운이 간을 다칩니다. (태음이 사천인) 상궁은 정궁과 같습니다. (금이 타서) 쌀쌀한 바람이 불고 숙살을 하면 뜨거운 기운이 들끓는데, (동쪽인) 3(궁)에서 재앙이 생기니 이른바 되갚음(覆)이라고 합니다. 그 주관하는 것은 날벌레 좀벌레 구더기 꿩입니다. 이에 우레와 번개가 일어납니다.

복명의 벼리는, 승장(이라고 하는데) 이기는 것이 자란다는 뜻입니다. 자라는 기운이 펼쳐지지 못하고, 갈무리하는 기운이 거꾸로 퍼져서, 거두는 기운이 저절로 다스립니다. 생겨남(化)과 시킴(令)은 이에 저울같이 고르고, 추위와 서늘

---

* 判商은 少商의 잘못인 것 같다.

함이 자주 일어나고, 더위가 시켜서 이에 치받고, 생겨남을 받들어서 만물이 낳으나, 자라지는 못하고, 열매를 맺으나 아직 어리고, 생겨남을 만나나 벌써 늙어 양의 기운이 무릎 꿇으니, 겨울잠 자는 벌레들이 일찍 숨습니다. 그 기운은 뭉침이고, 그 쓰임은 갑작스러움이고, 그 움직임은 드러났다 감추었다 하며 바뀌는 것이고, 그 탈남은 아픈 것이고, 그 장기는 염통이고, 그 과일은 밤과 복숭아이고, 그 열매는 보늬(絡)와 물기이고, 그 곡식은 콩과 벼이고, 그 맛은 씀과 짬이고, 그 빛깔은 검정과 빨강이고, 그 가축은 말과 돼지이고, 그 벌레는 날짐승과 물고기이고, 그 주관하는 것은 얼음과 눈과 서리와 추위이고, 그 소리는 치와 우이고, 그 탈은 어지럽거나 슬프고 잊는 것이니, 수의 기운을 따라서 생깁니다. 소치는 소상과 더불어 같고, 상상은 정상과 더불어 같고, 몹쓸 기운이 염통을 다칩니다. 꽁꽁 얼어붙게 추우면 갑작스런 비와 장마가 오는데, (남쪽인) 9(궁)에서 재앙이 생기니, 그 주관하는 것은 소나기가 내리고 우레 벼락 번개가 사람을 놀라게 하고, 짙은 구름이 끼고 장맛비가 내립니다.

비감의 벼리는, 감화(라고 하는데, 생겨남을 줄인다는 뜻입니다.) 생겨남의 기운(化氣)이 시킴(令)을 하지 못하니, 낳아서 다스리는 것만 홀로 (무늬처럼) 드러나고, 자라는 기운이 한결같은데, 비가 (때를) 어겨 (오지 않고), 거두는 기운은 고르고, 바람과 추위가 아울러 일어나니, 푸나무는 우거지고 아름답되 이삭이 나와도 열매를 맺지 못하고, 이루어도 쭉정이가 됩니다. 그 기운은 흩어지는 것이고, 그 쓰임은 고요하고 안정됨이고, 그 움직임은 헐어서 고름이 솟고 헐고 악창이 생기고 붓는 것이고, 그 피어남은 젖어서 머무는 것이고, 그 장기는 비장이고, 그 과일은 오얏과 밤이고, 그 열매는 물기와 씨앗이고, 그 곡식은 콩과 삼이고, 그 맛은 심과 닮고, 그 빛깔은 파랑과 노랑이고, 그 가축은 소와 개이고, 그 벌레는 벌거벗은 짐승과 날짐승이고, 그 주관하는 것은 거센 바람이 뿌리째 뽑는 것이고, 그 소리는 궁과 각이고, 그 탈은 기운이 머물러 가득 차고 막히는 것이니, (토운이) 목의 기운을 따라서 생깁니다. 소궁은 소각과 더불어 같고, 상궁은 정궁과 더불어 같고, 상각은 정각과 더불어 같습니다. 그 탈은 설사이고, 몹쓸 기운이 비장을 다칩니다. (바람이) 몰아치고 휘날리면 파란 잎사귀가 메말라서 흩어 떨어집니다. (환절기인) 4유에서 재앙이 생기니, 그 주관하는 것은 (목을) 무너뜨리고 꺾는 범과 이리 같은 (기운)입니다. 서늘한 기운이 이에 쓰여야만, 낳는 다스림이 이에 꺾입니다.

종혁의 벼리는, 절수(라고 하는데, 거두는 기운을 꺾는다는 뜻)입니다. 거두는 기운이 이에 늦어지고, 낳는 기운이 이에 드날리고, (화인) 기름과 (토인) 생겨남(化)이 (자연 속의) 질서(德)와 딱 맞추어 화의 다스림이 이에 펴지고, 만물들이 우거집니다. 그 기운은 드날리는 것이고, 그 쓰임은 시끄럽게 움직이고 급히 날카로워지는 것이고, 그 움직임은 기침이 쇳소리처럼 나고 말을 잘 못하고 가슴이 답답하고 기운이 거슬러 뻗치는 궐증이고, 그 탈남은 기침과 헐떡거림과 천식하는 것이고, 그 장기는 허파이고, 그 과일은 오얏과 은행이고, 그 열매는 껍질과 보늬이고, 그 곡식은 삼과 기장이고, 그 맛은 씀과 매움이고, 그 빛깔은 하양과 빨강이고, 그 가축은 닭과 양이고, 그 벌레는 딱딱한 짐승과 깃달린 짐승이고, 그 주관하는 것은 밝게 빛나고 불꽃이 녹이는 것이고, 그 소리는 상과 치이고, 그 탈은 코 막히고 기침하고 재채기 하고 코리 흘리는 것이니, 화의 기운을 따라서 생깁니다. 소상은 소치와 더불어 같고, 상상은 정상과 더불어 같고, 상각은 정각과 더불어 같습니다. 이는 모두 몹쓸 기운이 허파를 다쳤기 때문입니다. 뜨거운 빛이 심해지면 얼음과 눈과 서리와 우박이 되는데, (서쪽인) 7(궁)에서 재앙이 생기니, 그 주관하는 것은 물고기 돼지 쥐이고, (그 해의) 추운 기운이 일찍 이르고 이에 큰 추위를 낳습니다.

학류의 벼리는, 반양(이라고 하는데, 도리어 양이 드러난다는 뜻)입니다. 갈무리하는 (수의) 시킴이 일어나지 못하고, 생기는 (토의) 기운이 번창하고, (화인) 기르는 기운이 퍼지고 펼쳐져서, 겨울잠 자는 벌레가 숨지 않고, 흙이 축축하고 윤택하여 샘물이 줄어들고, 푸나무가 가지마다 우거지고 잘 자라서 이삭이 가득 차고 번성합니다. 그 기운은 뭉쳐 막히는 것이고, 그 쓰임은 스며들고 새는 것이고, 그 움직임은 굳어져 멈추는 것이고 그 피어남은 마르는 탈이고, 그 장기는 콩팥이고, 그 과일은 대추와 은행이고, 그 열매는 물기와 살이고, 그 곡식은 기장과 피이고, 그 맛은 닮과 짬이고, 그 빛깔은 노랑과 검정이고, 그 가축은 돼지와 소이고, 그 벌레는 물고기와 벌거벗은 짐승이고, 그 주관하는 것은 먼지가 자욱하게 햇빛을 가리는 것이고, 그 소리는 우와 궁이고, 그 탈은 오그라들고 궐증이 생기는 것이니, 토의 기운을 따라서 생깁니다. 소우는 소궁과 더불어 같고, 상궁은 정궁과 더불어 같습니다. 이는 모두 몹쓸 기운이 콩팥을 다쳤기 때문입니다. 먼지가 어둡게 끼고 소낙비가 내리면 푸나무를 꺾고 뿌리째 뽑아버리는데, (북쪽인) 1(궁)에서 재앙이 생기니, 그 주관하는 것은 길짐승 중에 여우와 오소리가 나타나고, 변화하여 갈무리 하지 못합니다. 그러므로 (힘없는 나의) 위기를 타고 가면 (나를 이기는 기운이) 재촉하지 않아도 이르고, (그 기운이) 사납고 모질어서 베풀지 않으면 재앙이 도리어 이에 미치는데, 작은 것은 되갚는 것도 작고, 심한 것은 되갚는 것도 심하니, 기운의 규칙입니다.

發生之紀, 是爲啓陳, 土疏泄, 蒼氣達, 陽和布化, 陰氣乃隨, 生氣淳化, 萬物以榮, 其化生, 其氣美, 其政散, 其令條舒, 其動掉眩巓疾, 其德鳴靡啓坼, 其變振拉摧拔, 其穀麻稻, 其畜鷄犬, 其果李桃, 其色靑黃白, 其味酸甘辛, 其象春, 其經足厥陰少陽, 其臟肝脾, 其蟲毛介, 其物中堅外堅, 其病怒, 太角與上商同, 上徵則其氣逆, 其病吐利, 不務其德, 則收氣復, 秋氣勁切, 甚則肅殺, 淸氣大至, 草木雕零, 邪乃傷肝. 赫曦之紀, 是爲蕃茂, 陰氣內化, 陽氣外榮, 炎暑施化, 物得以昌, 其化長, 其氣高, 其政動, 其令明顯, 其動炎灼妄擾, 其德喧暑鬱蒸, 其變炎烈沸騰, 其穀麥豆, 其畜羊豕, 其果杏栗, 其色赤白玄, 其味苦辛鹹, 其象夏, 其經手少陰太陽, 手厥陰少陽, 其臟心肺, 其蟲羽鱗, 其物脈濡, 其病笑瘧, 瘡瘍血流狂妄目赤, 上羽與正徵同, 其收齊, 其病痓, 上徵而收氣後也, 暴烈其政, 藏氣乃復, 時見凝慘, 甚則雨水, 霜雹, 切寒, 邪傷心也. 敦阜之紀, 是爲廣化, 厚德淸靜, 順長以盈, 至

陰內實, 物化充成, 烟埃朦鬱, 見於厚土, 大雨時行, 濕氣乃用, 燥政
乃辟, 其化圓, 其氣豊, 其政靜, 其令周備, 其動濡積并稿, 其德柔潤
重淖, 其變震驚, 飄驟崩潰, 其穀稷麻, 其畜牛犬, 其果棗李, 其色黃
今玄蒼, 其味甘鹹酸, 其象長夏, 其經足太陰陽明, 其臟脾腎, 其蟲倮
毛, 其物肌核, 其病腹滿, 四肢不擧, 大風迅至, 邪傷脾也. 堅成之紀,
是爲收引, 天氣潔, 地氣明, 陽氣隨陰治化, 燥行其政, 物以司成, 收
氣繁布, 化洽不終, 其化成, 其氣削, 其政肅, 其令銳切, 其動暴折瘍
疰, 其德霧露蕭飋, 其變肅殺雕零, 其穀稻黍, 其畜鷄馬, 其果桃杏,
其色白靑丹, 其味辛酸苦, 其象秋, 其經手太陰陽明, 其臟肺肝, 其蟲
介羽, 其物殼絡, 其病喘喝, 胸憑仰息, 上徵與正商同, 其生齊, 其病
咳, 政暴變, 則名木不榮, 柔脆焦首, 長氣斯救, 大火流炎爍, 且至蔓
將槁, 邪傷肺也. 流衍之紀, 是爲封藏, 寒司物化, 天地嚴凝, 藏政以
布, 長令不揚, 其化凜, 其氣堅, 其政謐, 其令流注, 其動漂泄沃涌, 其
德凝慘寒雰, 其變冰雪霜雹, 其穀豆稷, 其畜彘牛, 其果栗棗, 其色黑
丹黃今, 其味鹹苦甘, 其象冬其經足少陰太陽, 其臟腎心, 其蟲鱗倮,
其物濡滿, 其病脹, 上羽而長氣不化也, 政過則化氣大擧, 而埃昏氣交,
大雨時降, 邪傷腎也, 故曰: 不恒其德, 則所勝來復, 政恒其理, 則所
勝同化, 此之謂也.

발생의 벼리는, 계진(이라고 하는데 묵은 것을 열어서 편다는 뜻)입니다. 토가 성
글어지고 새나가고, (목인) 푸른 기운이 화들짝 자라고, 양의 온화한 기운이 펼
쳐지고, 음의 기운이 이에 따르고, 낳는 기운이 흠뻑 생겨서 만물이 우거집니
다. 그 생겨남(化)은 낳음이고, 그 기운은 아름다움이고, 그 다스림은 흩어짐이
고, 그 시킴(令)은 가닥가닥 펴지는 것이고, 그 움직임은 몸이 떨리고 눈이 아찔
하여 어지러운 것과 지랄이고, 그 (자연 속의) 질서(德)는 푸나무 울리는 소리가
나고 기운을 퍼뜨리고 껍질을 열어 싹트게 하는 것이고, 그 바뀜은 흔들어서 망
가뜨리고 떨어뜨리고 뿌리 뽑는 것이고, 그 곡식은 삼과 벼이고, 그 가축은 닭

과 개이고, 그 과일은 오얏과 복숭아이고, 그 빛깔은 파랑 노랑 하양이고, 그 맛은 심 닮 매움이고, 그 밑그림(象)은 봄이고, 그 경락은 족궐음과 소양이고, 그 장기는 간과 비장이고, 그 벌레는 길짐승과 딱딱한 짐승이고, 그 식물은 속과 겉이 딱딱한 것이고, 그 탈은 노여움입니다. 태각은 상상과 같습니다. (만약 소음과 소양이 사천하는 해인) 상치이면 그 기운이 거스르니, 그 탈은 게우고 아래로 쏟습니다. (목이) 그 (자연의) 질서(를 베푸는) 일을 힘쓰지 않으면 거두는 기운이 되갚는데, 가을의 기운이 (거두기 위해) 굳세게 자르는데, 심하면 숙살하고, 서늘한 기운이 크게 이르러 푸나무가 말라 떨어지고, 몹쓸 기운이 이에 간을 다칩니다.

혁희의 벼리는, 번무(라고 하는데 우거지다는 뜻)입니다. 음의 기운이 안으로 생기고, 양의 기운이 밖으로 빛나는데, 불볕더위가 생겨남(化)을 베풀어, 만물이 번창합니다. 그 생겨남은 사람이고, 그 기운은 높이 오름이고, 그 다스림은 움직임이고, 그 시킴(令)은 밝게 드러남이고, 그 움직임은 뜨겁게 타올라 망령되이 시끄러움이고, 그 질서는 따뜻하고 뜨거움이 푹푹 찌는 것이고, 그 바뀜은 뜨겁게 타오르고 끓어오르는 것이고, 그 곡식은 보리와 콩이고, 그 가축은 양과 돼지이고, 그 과일은 은행과 밤이고, 그 빛깔은 빨강 하양 검정이고, 그 맛은 씀 매움 짬이고, 그 밑그림은 여름이고, 그 경맥은 수소음과 태양 수궐음과 소양이고, 그 장기는 염통과 허파이고, 그 벌레는 날짐승과 비늘 달린 짐승이고, 그 식물은 맥과 젖음이고, 그 탈은 웃는 학질 부스럼 종기 피 흘림 미치고 망령되고 눈이 빨개지는 것입니다. (태양이 사천하는 해인) 상우는 정치와 같습니다. 그 거둠은 평상시와 같고, 그 탈은 바람으로 인한 탈이고, (화가 사천하는) 상치이면 거두는 기운이 뒤로 물러납니다. 그 다스림이 사나우면 갈무리하는 기운이 이에 되갚아서, 때때로 엉기고 처참함이 나타나고, 심하면 비오고 서리 우박이 쏟아져 절박해지고 추워지니, 몹쓸 기운이 염통을 다치게 합니다.

돈부의 벼리는, 광화(라고 하는데 생겨남을 널리 한다는 뜻)입니다. 두터운 (자연의) 질서(를 베푸는 일)을 고요하게 하고, 기르는 (화를) 따라서 (만물을) 채우고, 지극한 음(인 태음)이 안으로 실해져 사물의 생겨남(化)이 알차게 이루어집니다. 연기 같은 먼지가 자욱하게 언덕배기에 나타나고 큰 비가 때로 오고, 축축한 기운이 이에 작용하여 메마른 다스림이 이에 피합니다. 그 생겨남은 원이고, 그 기운은 풍요로움이고, 그 다스림은 고요함이고, 그 시킴은 두루 갖춤이고, 그 움직임은 축축하게 적시는 것과 쌓임이고, 그 질서는 부드럽게 적셔서 거듭 질펀해짐이고, 그 곡식은 피와 삼이고, 그 가축은 소와 개이고, 그 과일은 대추와 오얏이고, 그 빛깔은 노랑 검정 파랑이고, 그 맛은 닮 짬 심이고, 그 밑그림은 장마철이고, 그 경맥은 족태음과 양명이고, 그 장기는 비장과 콩팥이고, 그 벌레는 벌거벗은 짐승과 길짐승이고, 그 식물은 살과 씨앗이고, 그 탈은 배가 가득한 것 팔다리를 들지 못하는 것이고, 큰 바람이 빨리 이르면 몹쓸 기운이 비장을 다칩니다.

견성의 벼리는, 수인(이라고 하는데, 거두어 당긴다는 뜻)입니다. 하늘의 기운이 깨끗하고 땅의 기운은 밝아서, 양의 기운은 따르고 음은 생겨남을 다스리고, 메마름이 그 다스림을 행하여 사물이 이루어지는 것을 맡고, 거두는 기운이 크게 펼쳐져 (토가) 윤택함을 낳는 일을 마치지 못합니다. 그 생겨남은 (열매를) 이룸이고, 그 기운은 깎이고, 그 다스림은 엄숙하고, 그 시킴은 날카롭게 잘림이고, 그 움직임은 사납게 끊어지고 헐고 곪는 것이고, 그 질서는 안개 끼고 이슬 내리고 쌀쌀하게 바람 부는 것이고, 그 바뀜은 숙살하여 말라 떨어지는 것이고, 그 곡식은 벼와 기장이고, 그 가축은 닭과 말이고, 그 과일은 복숭아와 은행이고, 그 빛깔은 하양 파랑 빨강이고, 그 맛은 매움 심 씀이고, 그 밑그림은 가을이고, 그 경맥은 수태음과 양명이고, 그 장기는 허파와 간이고, 그 벌레는 딱딱한 짐승과 깃달린 짐승이고, 그 식물은 껍질과 보늬(絡)이고, 그 탈은 헐떡거리는 소리가 나고 (답답해서) 가슴을 펴고 쳐다보며 숨 쉽니다. (군화나 상화가 사천하는 해인) 상치는 정상과 같습니다. 그 낳음은 가지런히 같이 하고, 그 탈은 기침입니다. 다스림이 난폭하게 바뀌면 큰 나무들이 우거지지 않고, 부드럽고 약한 것은 머리를 태우고, 기르는 기운이 이에 구하는데, 큰 불기운이 흘러 태우고 녹이는 것이 이르러 덩굴이 장차 마릅니다. 몹쓸 기운이 허파를 다칩니다.

유연의 벼리는, 봉장(이라고 하는데 닫아서 감춘다는 뜻)입니다. 추위가 사물의 생겨남을 맡으니, 하늘과 땅이 엄하게 엉기고, 갈무리하는 다스림이 펴져서, 기르는 기운이 드날리지 못하게 합니다. 그 생겨남은 차가와짐이고, 그 기운은 단단하고, 그 다스림은 안정되고, 그 시킴은 흐르고 물 대는 것이고, 그 움직임은 뜨고 새고 물젖고 넘침이고, 그 질서는 엉기고 처참하고 춥고 안개 끼는 것이고, 그 바뀜은 얼음 얼고 눈서리 우박 내리는 것이고, 그 곡식은 콩과 기장이고, 그 가축은 돼지와 소이고, 그 과일은 밤과 대추이고, 그 빛깔은 검정 빨강 노랑이고, 그 맛은 짬 매움 닮이고, 그 밑그림은 겨울이고, 그 경맥은 족소음과 태양이고, 그 장기는 염통과 콩팥이고, 그 벌레는 물고기와 벌거벗은 짐승이고, 그 식물은 물기와 살이고, 그 탈은 배가 붓고 가득 합니다. (태양이 사천하는 해인) 상우에는 기르는 기운이 생기지 못하는데, 수의 다스림이 지나치면 (수에게 되갚는 토의) 생기는 기운이 크게 일어나서 큰 비가 때때로 내리고, 몹쓸 기운이 콩팥을 다치게 합니다. 그러므로 말하기를, 그 (자연의) 질서를 늘 따르지 않으면 이기는 것이 와서 되갚고, 늘 원리대로 다스리지 않으면 이기는 것이 동화한다고 했으니, 이를 이르는 것입니다.

70-2

帝曰: 天不足西北, 左寒而右涼, 地不滿東南, 右熱而左溫, 其故何也. 岐伯曰: 陰陽之氣, 高下之理, 太少之異也. 東南方, 陽也, 陽者, 其精降於下, 故右熱而左溫; 西北方, 陰也, 陰者 其精奉於上, 故左寒而右涼, 是以地有高下, 氣有溫涼. 高者氣寒, 下者氣熱. 故適寒涼者脹之, 溫熱者瘡, 下之則脹已, 汗之則瘡已. 此腠理開閉之常, 太少之異耳. 帝曰: 其於壽夭. 岐伯曰: 陰精所奉其人壽, 陽精所降其人夭. 帝曰: 善, 其病也, 治之奈何. 岐伯曰: 西北之氣, 散而寒之, 東南之氣, 收而溫之, 所謂同病異治也. 故曰: 氣寒氣涼, 治以寒涼, 行水漬之, 氣溫

氣熱, 治以溫熱, 强其內守, 必同其氣, 可使平也, 假者反之. 帝曰: 善. 一州之氣 生化壽夭不同, 其故何也. 岐伯曰: 高下之理 地勢使然也, 崇高則陰氣治之, 汚下則陽氣治之, 陽勝者先天, 陰勝者後天, 此地理之常, 生化之道也. 帝曰: 其有壽夭乎. 岐伯曰: 高者其氣壽, 下者其氣夭, 地之大小異也. 小者小異, 大者大異, 故治病者, 必明天道地理, 陰陽更勝, 氣之先後, 人之壽夭, 生化之期, 乃可以知人之形氣矣.

황제가 말했다. 하늘은 서북쪽이 모자라서 왼쪽이 춥고 오른쪽이 서늘하고, 땅은 동남쪽이 차지 않아서 오른쪽이 열나고 왼쪽이 따스하다고 했는데, 어떤 까닭입니까?

기백이 말했다. 음과 양의 기운은 높고 낮은 원리에 따라서 (기운의) 크고 적음이 다릅니다. 동남쪽은 양입니다. 양이라는 것은 그 불거름의 기운이 아래로 내려오는 까닭에 오른쪽이 열나고 왼쪽이 따뜻합니다. 서북쪽은 음입니다. 음이라는 것은 그 불거름의 기운이 위로 떠받드는 까닭에 왼쪽이 차고 오른쪽이 서늘합니다. 이러므로 땅에는 높낮이가 있고, 기운에는 따뜻함과 서늘함이 있습니다. 올라가는 것은 기운이 차고, 내려오는 것은 기운이 열납니다. 그러므로 춥고 서늘한 곳에 가면 붓고, 따뜻하고 열나는 곳에 가면 부스럼이 납니다. 이를 내리면 붓기가 그치고, 이를 땀내면 부스럼이 그칩니다. 이는 살결이 열리고 닫히는 규칙이고, 크고 적음의 다름일 따름입니다.

황제가 말했다. 그것이 오래 살고 빨리 죽는 것에서는 어떻습니까?

기백이 말했다. 음의 불거름이 받드는 곳에서는 사람이 오래 살고, 양의 불거름이 내리는 곳에서는 사람이 일찍 죽습니다.

황제가 말했다. 좋습니다. 그 탈은 어떻게 다스립니까?

기백이 말했다. (추워서 기름지게 먹는) 서북쪽의 기운은 (속을 식혀야 하니) 흩뜨리고 춥게 해야 하고, (더워서 차게 먹는) 동남쪽의 기운은 (속을 덥혀야 하니) 거두고 따뜻하게 해야 합니다. 이른바 탈은 같지만 달리 다스린다고 합니다. 그러므로 말하기를, 기운이 차고 기운이 서늘하면 추위와 서늘함으로 다스리고, 물에 담가서 이를 적십니다. 기운이 따뜻하고 기운이 열나면 따뜻함과 열로 다스리고, 안을 세게 지켜서 반드시 그 기운을 같게 하면 화평하게 할 수 있습니다. 가짜 증세는 이와 거꾸로 합니다.

황제가 말했다. 좋습니다. 한 고을의 기운에도 낳고 생기고 오래 살고 일찍 죽고 하여 같지 않으니, 그 까닭은 어떻습니까?

기백이 말했다. 높고 낮음의 원리이니, 땅의 기세가 그렇게 한 것입니다. 높으면 음의 기운이 이를 다스리고, 낮으면 양의 기운이 이를 다스립니다. 양이 이기는 것은 (날씨가) 하늘(의 때)에 앞서고, 음이 이기는 것은 (날씨가) 하늘에 뒤따릅니다. 이것이 지리의 규칙이고, 낳고 생기는 이치입니다.

황제가 말했다. 거기에도 오래 살고 일찍 죽는 것이 있습니까?

기백이 말했다. 높은 곳은 그 기운이 오래 가고, 낮은 곳은 그 기운이 짧으니, 땅의 작고 크기에 따라 다릅니다. (땅이) 작은 것은 (오래 삶과 일찍 죽음이) 조금 다르고, 큰 것은 크게 다릅니다. 그러므로 탈을 다스리는 것은, 하늘의 이치와 땅의 원리, 음과 양이 번갈이 이기는 것, 기운의 앞섬과 뒤따름, 사람의 길고 짧은 목숨, 낳고 생기는(生化) 시기에 반드시 밝아야만 이에 사람의 꼴과 기운을 알 수 있습니다.

70-3

帝曰: 善. 其歲有不病, 而藏氣不應不用者, 何也. 岐伯曰: 天氣制之, 氣有所從也. 帝曰: 願卒聞之. 岐伯曰: 少陽司天, 火氣下臨, 肺氣上從, 白起金用, 草木眚, 火見燔焫, 革金且耗, 大暑以行, 咳嚏, 鼽衄, 鼻窒日瘍, 寒熱胕腫, 風行於地, 塵沙飛揚, 心痛胃脘痛, 厥逆膈不通, 其主暴速. 陽明司天, 燥氣下臨, 肝氣上從, 蒼起木用而立, 土乃眚, 凄滄數至, 木伐草萎, 脇痛目赤, 掉振鼓栗, 筋痿不能久立, 暴熱至土乃暑, 陽氣鬱發, 小便變, 寒熱如瘧, 甚則心痛, 火行於槁, 流水不冰, 蟄蟲乃見. 太陽司天, 寒氣下臨, 心氣上從, 而火且明, 丹起, 金乃眚,

寒淸時擧, 勝則水冰, 火氣高明, 心熱煩, 溢乾, 善渴, 鼽嚏, 喜悲數欠, 熱氣妄行, 寒乃復, 霜不時降, 善忘, 甚則心痛, 土乃潤, 水豊衍, 寒客至, 沈陰化, 濕氣變物, 水飮內稽, 中滿不食, 皮〔疒雚〕肉苛, 筋脈不利, 甚則胕腫, 身後癰. 厥陰司天, 風氣下臨, 脾氣上從, 而上且, 黃起, 水乃眚, 土用革, 體重, 肌肉萎, 食減口爽, 風行太虛, 雲物搖動, 目轉耳鳴, 火縱其暴, 地乃暑, 大熱消爍, 赤沃下, 蟄蟲數見, 流水不冰, 其發機速. 少陰司天, 熱氣下臨, 肺氣上從, 白起, 金用, 草木眚, 喘嘔, 寒熱, 嚏鼽衄鼻窒, 大暑流行, 甚則瘡瘍燔灼, 金爍石流, 地乃燥淸, 凄滄數至, 脇痛, 善太息, 肅殺行, 草木變. 太陰司天, 濕氣下臨, 腎氣上從, 黑起水變, 埃冒雲雨, 胸中不利, 陰萎氣大衰, 而不起不用, 當其時, 反腰脽痛, 動轉不便也, 厥逆, 地乃藏陰, 大寒且至, 蟄蟲早附, 心下痞痛, 地烈冰堅, 少腹痛, 時害於食, 乘金則止水增, 味乃鹹, 行水減也.

황제가 말했다. 좋습니다. 그 해에 (운기에 따라) 탈나지 않고, (5)장의 기운이 (운기에) 호응하지도 않고 작용하지도 않은 것은 어떻게 된 것입니까?

기백이 말했다. 하늘의 기운이 이를 통제하고, (장의) 기운이 따르기 때문입니다.

황제가 말했다. 바라건대 모두 듣고 싶습니다.

기백이 말했다. 소양이 사천하면 불의 기운이 아래로 다다르고, 허파의 기운이 위로 따라가서, 하양이 일어나고 금이 작용하니, 푸나무가 재앙을 받고, 불이 뜨겁게 태우고, 금을 변혁하고 또 없애고, 큰 더위가 나돌고, 기침하고 재채기하고 코피 흘리고 코 막히고, (화의 작용으로) 부스럼 추위와 열이 오락가락하고 발이 붓, (궐음이 재천하여) 바람이 땅에 나돌아서 먼지와 모래가 날아오르고, 염통이 아프고 위완이 아프고, (갑자기 쏠리는) 궐의 기운이 거슬러서 격막이 통하지 않고, 그 주관하는 것이 몹시 빠릅니다.

양명이 사천하면 메마른 기운이 아래로 다다르고, 간의 기운이 따라 올라가, 파랑이 일어나고 목이 작용하여 서고, 토가 이에 재앙을 받습니다. 추위가 자주 이르고, 나무가 꺾이고 풀이 시들고, 옆구리가 아프고 눈이 빨갛습니다. 어지러워서 흔들리고 벌벌 떨고, 힘줄이 오그라들어서 오래 설 수가 없습니다. (소음이 재천하므로) 엄청난 열이 이르고 흙이 이에 더워져서 양의 기운이 뭉쳤다 피고, 오줌이 노랗고, 추위와 열이 학질 같고, 심하면 가슴이 아프고, 화가 나돌아서 마르고, 흐르는 물이 얼지 않아서 겨울잠 자는 벌레들이 나타납니다.

태양이 사천하면 추운 기운이 아래로 내리고, 염통의 기운이 위로 따라가서 화가 또 밝고 빨강이 일어나고 금이 이에 재앙을 받습니다. 추위와 서늘함이 때로 일어나다가, 이기면 물이 업니다. 화의 기운이 높고 밝아서 가슴이 열나고 번거롭고, 목구멍이 마르고 자주 목마르고 코가 막히고 재채기하고, 자주 슬퍼하고 자주 하품합니다. 뜨거운 기운이 망령되이 나돌면, 추위가 이에 되풀이되고, 서리가 때도 아닌데 내리고, 자주 잊다가 심하면 가슴이 아픕니다. (태음이 재천이므로) 토가 이에 윤택하고 수가 풍성하게 넘치고, 추운 손님이 이르러 가라앉으면서 음산한 것이 생기고, 축축한 기운이 물건(의 모양)을 바뀌게 하고, 마신 물이 안으로 쌓여 속이 가득하고 먹지 못합니다. 살갗이 마비된 듯 무겁고 살이 매운 느낌이 나는 듯하고, 힘줄과 맥이 이롭지 않다가 심하면 발등이 붓고 몸 뒤에 악창이 생깁니다.

궐음이 사천하면 바람의 기운이 아래로 내리고 비장의 기운이 위로 따라가고, 토가 또한 커집니다. 노랑이 일어나서 수가 이에 재앙을 받습니다. 토가 변혁에 쓰여서, 몸이 무겁고 살이 시들고, 먹는 것이 줄고 입이 다칩니다. 바람이 텅 빈 곳으로 나돌아서 구름이 요동하고 눈이 돌아가고 귀가 웁니다. (소양이 재천하여) 화가 그 난폭함을 따라다니고, 땅이 이에 더워져서 큰 열이 녹일 듯합니다. (푸나무는) 붉게 물들어 떨어지고, 겨울잠 자는 벌레들이 자주 나타나고, 흐르는 물이 얼지 않고, 탈 나타나는 것이 베틀처럼 빠릅니다.

소음이 사천하면 뜨거운 기운이 아래로 내리고, 허파의 기운이 위로 따라가서 하양이 일어나고 금이 작용하여 푸나무가 재앙을 받습니다. 헐떡거리고 구역질하고 추위와 열이 오락가락하고 재채기하고 코 막히고 코피 나고, 큰 더위가 흘러다녀서 심하면 부스럼과 종기가 불타는 것 같고, 쇠와 돌이 녹아내립니다. (양명이 재천하여) 땅이 이에 메마르고 서늘하고, 서늘함이 자주 이르고, 옆구리가 아프고 자주 한숨을 쉬고 숙살이 행해져서 푸나무가 바뀝니다.

태음이 사천하면 축축한 기운이 아래로 내리고, 콩팥의 기운이 위로 따라가서 검정이 일어나고 수가 바뀝니다. 먼지가 자욱하여 비구름을 이루고, 가슴 속이 이롭지 않고, 자지가 오그라들고 기운이 크게 풀죽어서 일어나지도 쓰지도 못합니다. 그 때를 당하면 도리어 허리와 볼기가 아프고 돌리는 것이 편하지 않고 (기운이) 거슬러 치밉니다. (태양이 재천하여) 땅이 이에 음을 갈무리하고, 큰 추위가 또 이르고, 겨울잠 자는 벌레들이 일찍 숨습니다. 가슴 밑이 막혀서 아프고, 땅이 갈라지고 얼음이 단단하고, 아랫배가 아프고, 때로 밥 먹는 것이 방해받다가 금을 타면 고인 물이 불어나고, 맛이 짜고 흐르는 물이 줄어듭니다.

70-4

帝曰: 歲有胎孕不育, 治之不全, 何氣使然. 岐伯曰: 六氣五類, 有相勝制也. 同者盛之, 異者衰之, 此天地之道, 生化之常也. 故厥陰司天, 毛蟲靜, 羽蟲育, 介蟲不成;左泉, 毛蟲育, 倮蟲耗, 羽蟲不育, 少陰司天, 羽蟲靜, 介蟲育, 毛蟲不成. 在泉, 羽蟲育, 介蟲耗不育, 太陰司天, 倮蟲靜, 鱗蟲育, 羽蟲不成; 在泉, 裸蟲育, 鱗蟲不成. 少陽司天, 羽蟲靜, 毛蟲育, 倮蟲不成; 在泉, 羽蟲育, 介蟲耗, 毛蟲不育. 陽明司天, 介蟲靜, 羽蟲育, 介蟲不成; 在泉, 介蟲育, 毛蟲耗, 羽蟲不成. 太陽司天, 鱗蟲靜, 倮蟲育. 在泉, 鱗蟲耗, 倮蟲不育, 諸乘所不成之運, 則甚也. 故氣主有所制, 歲立有所生, 地氣制己勝, 天氣制勝己. 天制色, 地制形, 五類衰盛, 各隨其氣之所宜也. 故有胎孕不育, 治之不全, 此氣之常也, 所謂中根也, 根於外者亦五, 故生化之別, 有五氣, 五味, 五色, 五類, 五宜也. 帝曰: 何謂也. 岐伯曰: 根於中者, 命曰神機, 神

去則機息, 根於外者, 命曰氣立, 氣止則化絶, 故各有制, 各有勝, 各有生, 各有成. 故曰: 不知年之所加, 氣之同異, 不足以言生化, 此之謂也.

황제가 말했다. 해에는 아이를 배고서도 기르지 못함이 있는데, 이를 다스림이 온전하지 못한 것은 어떤 기운이 그렇게 시키는 것입니까?

기백이 말했다. 6기운과 5갈래는 서로 이기고 억누르는 것이 있습니다. 같은 것은 이를 드세게 하고 다른 것은 풀죽게 합니다. 이것이 하늘과 땅의 이치이고, 낳고 생기는 규칙입니다. 그러므로 궐음이 사천하면, 길짐승이 조용해지고, 날짐승은 잘 자라고, 딱딱한 짐승은 (잉태가) 이루어지지 않습니다. (궐음이) 재천하면 길짐승이 잘 자라고 벌거벗은 짐승은 줄어들고 날짐승은 자라지 않습니다. 소음이 사천하면, 날짐승은 고요해지고, 딱딱한 짐승은 잘 자라고, 길짐승은 (잉태가) 안 이루어집니다. (소음이) 재천하면 길짐승은 잘 길러지고, 딱딱한 짐승은 줄거나 못 자랍니다. 태음이 사천하면 벌거벗은 짐승은 고요하고, 물고기는 잘 자라고, 길짐승은 안 이루어집니다. 재천하면 벌거벗은 짐승은 잘 자라고, 물고기는 안 이루어집니다. 소양이 사천하면 날짐승은 고요하고, 길짐승은 잘 자라고, 벌거벗은 짐승은 이루어지지 않습니다. 재천하면 날짐승은 잘 자라고, 딱딱한 짐승은 줄어들고, 길짐승은 잘 자라지 않습니다. 양명이 사천하면 딱딱한 짐승은 고요하고, 날짐승은 잘 자라고, 딱딱한 짐승은 안 이루어집니다. 재천하면 딱딱한 짐승은 잘 자라고, 길짐승은 줄어들고, 날짐승은 안 이루어집니다. 태양이 사천하면 물고기는 고요하고, 벌거벗은 짐승은 잘 자랍니다. 재천하면 물고기는 줄어들고, 벌거벗은 짐승은 못 자랍니다. 모두가 못 이루는 운기를 타면 심해집니다. 그러므로 운기를 주관하는 데는 (옷을 만들기 위해 재고 자르듯이) 마르는 것(制)이 있고, 해를 세우는 데는 낳는 것이 있습니다. 땅의 기운은 자기가 이기는 것을 마르고, 하늘의 기운은 자기를 이기는 것을 마릅니다. 하늘은 빛깔을 마르고, 땅은 꼴을 마릅니다. 5행의 드셈과 풀죽음은 각기 그 기운의 마땅한 바를 따릅니다. 그러므로 새끼를 배고서도 기르지 못함이 있고, 다스려도 온전하지 못한 것이 있습니다. 이 기운의 일정함은 이른바 복판의 뿌리라는 것입니다. (복판이 아니라) 밖에 뿌리를 두는 것이 또한 다섯입니다. 그러므로 낳음과 생겨남의 갈라짐에는, 5기운, 5맛, 5빛깔, 5가지, 5마땅함이 있습니다.

황제가 말했다. 어떤 것을 이르는 것입니까?

기백이 말했다. 복판에 뿌리 두는 것은 이를 일러 얼의 틀이라고 합니다. 얼(神)이 떠나가면 틀(機)도 멈춥니다. 바깥에 뿌리 두는 것을 일러 기운이 선다고 합니다. 기운이 그치면 생겨남(化)도 끊어집니다.* 그러므로 각기 (재고 마름질하듯이) 마름(制)이 있고, 이김(勝)이 있고, 낳음(生)이 있고, 이루어짐(成)이 있습니다. 그러므로 그 해에 (운기가) 더하는 바에 따라 기운이 같거나 다름을 알지 못하면, 낳고 생겨남을 말할 수 없다고 했으니, 이를 이르는 것입니다.

70-5

帝曰: 氣始而生化, 氣散而有形, 氣布而繁育, 氣終而象變, 其致一也, 然而五味所資, 生化有薄厚, 成熟有多少, 終始不同, 其故何也. 岐伯曰: 地氣制之也, 非天不生 地不長也. 帝曰: 願聞其道. 岐伯曰: 寒熱燥濕不同其化也, 故少陽在泉, 寒毒不生, 其味辛, 其治苦酸, 其穀蒼丹. 陽明在泉, 濕毒不生, 其味酸, 其氣濕, 其治辛苦甘, 其穀丹素. 太陽在泉, 熱毒不生, 其味苦, 其治淡鹹, 其穀黃今秬. 厥陰在泉, 淸毒不生, 其味甘, 其治酸苦, 其穀蒼赤, 其氣專, 其味正. 少陰在泉, 寒毒不生, 其味辛, 其治辛苦甘, 其穀白丹. 太陰在泉, 燥毒不生, 其味鹹, 其氣熱, 其治甘鹹, 其穀黃今秬. 化淳則咸守, 氣專則辛化而俱知.

황제가 말했다. 기운이 처음 비롯될 때는 낳고 생겨나고, 기운이 흩어질 때는 꼴이 만들어지고, 기운이 퍼질 때는 우거지게 길러지고, 기운이 마칠 때는

---

*   복판의 얼과 바깥의 기운이 만나서 생명 활동이 이루어진다는 뜻. 制는 옷감을 마름질하는 것을 뜻하는 말이다. 그러므로 마름질에는 통제한다는 뜻과 새로운 것을 만든다는 뜻이 동시에 들어있다.

모습이 바뀌는데, 그 과정은 하나입니다. 그러나 5맛이 이바지하는(資) 바에, 낳고 생겨나는 것에는 엷음과 두터움이 있고, 이룸과 익음에는 많고 적음이 있어서 끝과 처음이 같지 않습니다. 그 까닭은 어떻습니까?

기백이 말했다. 땅의 기운이 이를 억누르는 것입니다. 하늘이 낳지 않고 땅이 기르지 않아서 그런 것이 아닙니다.

황제가 말했다. 바라건대 그 이치를 듣고 싶습니다.

기백이 말했다. 추위와 열 메마름과 축축함은 그 생겨나는 것이 같지 않습니다. 그러므로 소양이 재천하면 지독한 추위는 생기지 않고, 그 맛은 매움이고, 그 다스림은 씀과 심이고, 그 곡식은 푸르고 붉습니다. 양명이 재천하면 지독한 축축함은 생기지 않고, 그 맛은 심이고, 그 기운은 축축함이고, 그 다스림은 매움 씀 닮이고, 그 곡식은 붉고 흽니다. 태양이 재천하면 지독한 열은 생기지 않고, 그 맛은 씀이고, 그 다스림은 담백함과 짬이고, 그 곡식은 누런 찰기장입니다. 궐음이 재천하면 지독한 서늘함은 생기지 않고, 그 맛은 닮이고, 그 다스림은 심가 씀이고, 그 곡식은 푸름과 빨강이고, 그 기운은 오로지 하나이고, 그 맛은 (다른 것이 섞이지 않은) 바른 맛입니다. 소음이 재천하면 지독한 추위는 생기지 않고 그 맛은 매움이고, 그 다스림은 매움 씀 닮이고, 그 곡식은 희고 붉습니다. 태음이 재천하면 지독한 메마름은 생기지 않고, 그 맛은 짬이고, 그 기운은 열이고, 그 다스림은 닮과 짬이고, 그 곡식은 노란 찰기장입니다. 생겨남이 순하면 짠 맛이 지키고, 기운이 오로지하면 매움이 생겨나서 같이 다스립니다.

70-6

故曰: 補上下者從之, 治上下者逆之, 以所在寒熱盛衰而調之. 故曰: 上取下取, 內取外取, 以求其過, 能毒者以厚藥, 不勝毒者以薄藥, 此之謂也. 氣反者, 病在上, 取之下, 病在下, 取之上, 病在中, 傍取之. 治熱以寒, 溫而行之, 治寒以熱, 涼而行之, 治溫以淸, 冷而行之, 治淸以溫, 熱而行之, 故消之削之, 吐之下之, 補之瀉之, 久新同法. 帝

日: 病在中而不實不堅, 且聚且散, 奈何. 岐伯日: 悉乎哉問也. 無積
者求其臟, 虛則補之, 藥以祛之, 食以隨之, 行水漬之, 和其中外, 可
使畢已. 帝日: 有毒無毒, 服有約乎. 岐伯日: 病有久新, 方有大小, 有
毒無毒, 固宜常制矣. 大毒治病, 十去其六, 常毒治病, 十去其七, 小
毒治病, 十去其八, 無毒治病, 十去其九. 穀肉果菜, 食養盡之, 無使
過之, 傷其正也. 不盡, 行復如法. 必先歲氣, 無伐天和, 無盛盛, 無虛
虛, 而遺人天殃, 無致邪, 無失正, 絕人長病. 帝日: 其久病者, 有氣從
不康, 病去而瘠奈何. 岐伯日: 昭乎哉, 聖人之問也. 化不可代, 時不
可違. 夫經絡以通, 血氣以從, 復其不足, 與衆齊同, 養之和之, 靜以
待時, 謹守其氣, 無使傾移, 其形乃彰 生氣以長 命日聖王. 故大要日
無伐化, 無違時, 必養必和, 待其來復, 此之謂也. 帝日: 善.

그러므로 말하기를, 위와 아래를 보탠다는 것은 이를 따르는 것이고, 위와
아래를 다스린다는 것은 이를 거스르는 것이니, 추위와 열이 드세고 풀죽음이
있는 곳에서 이를 조절합니다. 그러므로 말하기를, 위에서 고르고 아래에서 고
르고, 안에서 고르고 밖에서 골라서 그 허물을 구하고, 독을 견딜 수 있으면 두
터운 약을 쓰고, 독을 이길 수 없으면 엷은 약을 쓴다고 했는데 이것을 이른 것
입니다. 기운이 반대인 것은, 탈이 위에 있으면 아래를 고르고, 탈이 아래에 있
으면 위를 고르고, 탈이 복판에 있으면 언저리를 고릅니다. 열을 다스리는 데는
찬 것으로 하되 따뜻하게 하여 이를 행하고, 추위를 다스리는 데는 열로써 하
되, 서늘하게 하여 이를 행합니다. 따뜻한 것을 다스리는 데는 서늘한 것으로
하되 차게 하여 이를 행하고, 서늘한 것을 다스리는 데는 따뜻함으로써 하되 열
나게 하여 이를 행합니다. 그러므로 줄이고 깎고 게우고 내리고 보태고 덜고 하
여, 묵은 탈이나 새 탈이나 같은 법으로 합니다.

황제가 말했다. 탈이 속에 있는데, 실하지도 않고 단단하지도 않고, 모였다
가 흩어졌다 하는 것은 어떻습니까?

기백이 말했다. 물음이 참 다 갖추었습니다. 적이 없으면 그 (5)장에서 구합

니다. 허하면 이를 보태고, 약을 써서 이를 없애고, 음식으로 이를 따르고, 물을 써서 이를 적시고, 속과 겉을 화평하게 하면 탈이 그치게 할 수 있습니다.

황제가 말했다. 독이 있는 것과 독이 없는 것을 먹게 하는 데 지켜야 할 것이 있습니까?

기백이 말했다. 탈에는 묵은 것과 새것이 있고, 방법에는 크고 작은 것이 있고, 독이 있고 없는 것이 있는데, 정말 일정한 규제를 지켜야 합니다. 큰 독이 탈을 다스리는 것은 10에 6을 없애는 것이고, 보통 독이 탈을 다스리는 것은 10에 7을 없애는 것이고, 작은 독이 탈을 다스리는 것은 10에 8을 없애는 것이고, 독이 없이 탈을 다스리는 것은 10에 9를 없애는 것입니다. 곡식 살코기 과일 푸성귀 이런 것을 먹어서 탈을 다하게 하되, 이를 지나쳐서 바른 기운이 다치지 않도록 해야 합니다. (탈이) 다하지 않으면 이와 같은 법으로 되풀이하는데 반드시 먼저 그 해의 기운을 앞세워서, 하늘의 기운이 화평한 것을 치지 말고, 드센 것을 더욱 드세게 하거나 허한 것을 더 허하게 하지 않게 하여 사람에게 재앙을 남기지 말고 몹쓸 기운에 이르지 않게 하고 바른 기운을 잃지 않게 해서 사람의 긴 목숨을 끊지 않게 해야 합니다.

황제가 말했다. 오래 앓는 사람이 기운은 따르는데 튼튼하지 않거나, 탈은 없어졌는데 파리하면 어떻게 합니까?

기백이 말했다. 임금님의 물음이 참 밝습니다. (만물이) 생겨나는 것은 (사람이) 대신할 수 없고 때는 어길 수 없습니다. 무릇 경락이 뚫리고 피와 기운이 따라서, 모자란 것을 회복하되 보통 사람과 같게 합니다. 이를 기르고 화평하게 하고 고요하게 하여 때를 기다리되 삼가 그 기운을 지키고 어느 한쪽으로 기울어지게 하지 않으면 그 꼴이 이에 밝아지고, 기운이 생기고 길러질 것입니다. 이를 일러 거룩한 임금이라고 합니다. 그러므로 「대요」에서 말하기를, 생겨남을 대신하지 말고 때를 어기지 말고, 반드시 기르고 반드시 화평하게 하여, 그 회복이 될 때를 기다리라고 한 것이 것을 이르는 것입니다.

황제가 말했다. 좋습니다.

육원정기대론편(六元正紀大論篇) 제71

-6기의 다스림에 대한 큰 말씀

71-1

黃帝問曰: 六化六變, 勝復淫治, 甘苦辛鹹酸淡先後, 余知之矣. 夫五運之化, 或從五氣, 或逆天氣, 或從天氣而逆地氣, 或從地氣而逆天氣, 或相得, 或不相得, 余未能明其事. 欲通天之紀, 從地之理, 和其運, 調其化, 使上下合德, 無相奪倫, 天地升降, 不失其宜, 五運宣行, 勿乖其政, 調之正味, 從逆奈何. 岐伯稽首再拜對曰: 昭乎哉問也. 此天地之綱紀, 變化之淵源, 非聖帝孰能窮其至理歟, 臣雖不敏, 請陳其道, 令終不滅, 久而不易. 帝曰: 願夫子推而次之, 從其類序, 分其部主, 別其宗司, 昭其氣數, 明其正化, 可得聞乎. 岐伯曰: 先立其年, 以明其氣, 金木水火土, 運行之數, 寒暑燥濕風火, 臨御之化, 則天道可見, 民氣可調, 陰陽卷舒, 近而無惑, 數之可數者, 請遂言之.

황제가 물었다. 6기운이 생겨나고 6기운이 바뀌는데, (서로) 이기고 되갚고 (그에 따라 사람이) 탈나고 (그 탈을) 다스립니다. (여기에) 달고 쓰고 맵고 짜고 시고 싱거운 것이 앞뒤가 있음을 나는 압니다. 무릇 5운이 생겨나는 데, 어떤 것은 5기운을 따르고, 어떤 것은 하늘의 기운을 따르고 땅의 기운을 거스르고, 어떤 것은 땅의 기운을 따르고 하늘의 기운을 거스르고, 어떤 것은 서로 (자리를) 얻고, 어떤 것은 얻지 못하고 하여, 나는 아직 그 일을 밝힐 수 없습니다. 하늘의 벼리에 통하고 땅의 원리에 따라서 그 운을 조화롭게 하고 그 생겨남을 조절하여, 위와 아래가 질서를 딱 맞추어서 서로 해야 할 일(倫)을 빼앗지 않고, 하늘과 땅의 오르내림이 그 마땅함을 잃지 않게 하고, 5운이 마땅히 돌아서 그 다스림이 어그러지지 않게 하고, 이를 조절하여 맛을 바로잡는데, 따르고 거스름은 어떻습니까?

기백이 머리 조아려 2번 절하고 대답했다. 물음이 참 밝습니다. 이것은 하늘의 벼리이고 변화의 연원이니, 거룩한 임금이 아니면 누가 그 지극한 원리를 다하겠습니까? 신이 비록 똑똑하지 못하나 청컨대 그 이치를 펴겠습니다. 마치거나 사라지지 않고 오래도록 바뀌지 않게 해주십시오.

황제가 말했다. 바라건대 스승님께서 미루어 헤아리고 차례 지우고 그 갈래와 순서(序)를 따르고, 그 부분과 주인을 나누고 그 어른과 심부름꾼을 가르고, 그 기운의 법칙(數)을 밝히고 그 바른 생겨남을 또렷하게 하시기를 바라니, 들을 수 있겠습니까?

기백이 말했다. 먼저 그 해를 세우고, 그 기운을 또렷이 하고, 금목수화토의 운이 가는 셈과 추위 더위 메마름 축축함 바람 불이 내려서 생겨나는 것을 알면 하늘의 이치 또한 볼 수 있고, 백성들의 기운을 조절할 수 있습니다. 음과 양이 말렸다가 펴지는 것이 가까워서 의혹됨이 없습니다. 법칙 중에서 헤아릴 수 있는 것은 모두 말씀 드리겠습니다.

帝曰: 太陽之政奈何. 岐伯曰: 辰戌之紀也. 太陽 太角 太陰 壬辰 壬戌 其運風, 其化鳴紊啓拆, 其變振拉摧拔, 其病眩掉目暝. 太角 少徵 太宮 少商 太羽. 太陽 太徵 太陰 戊辰 戊戌同正徵, 其運熱, 其化喧暑鬱燠, 其變炎烈沸騰, 其病熱鬱. 太徵 少宮 太商 少羽 少角. 太陽 太宮 太陰 甲辰歲會 (同天符) 甲戌歲會(同天符), 其運陰埃, 其化柔潤重澤, 其變震驚飄驟, 其病濕下重. 太宮 少商 太羽 太角 少徵. 太陽 太商 太陰 庚辰 庚戌其運凉, 其化霧露蕭飋, 其變肅殺凋零, 其病燥, 背瞀胸滿. 太商 少羽 少角 太徵 少宮. 太陽 太羽 太陰 丙辰天符 丙戌天符, 其運寒, 其化凝慘栗冽, 其變冰雪霜雹, 其病大寒留於溪谷. 太羽 太角 少徵 太宮 少商. 凡此太陽司天之政, 氣化運行先天, 天氣肅, 地氣靜, 寒臨太虛, 陽氣不令, 水土合德, 上應辰星鎭星. 其穀玄黅今,

其政肅, 其令徐, 寒政大擧, 澤無陽焰, 則火發待時. 少陽中治, 時雨乃涯, 止極雨散, 還於太陰, 雲朝北極, 濕化乃布, 澤流萬物, 寒敷於上, 雷動於下, 寒濕之氣, 持於氣交. 民病寒濕發, 肌肉萎, 足萎不收, 濡瀉血溢. 初之氣, 地氣遷, 氣乃大溫, 草乃早榮, 民乃厲, 溫病乃作, 身熱頭痛, 嘔吐, 肌腠瘡瘍. 二之氣, 大凉反至, 民乃慘, 草乃遇寒, 火氣遂抑, 民病氣鬱中滿, 寒乃始. 三之氣, 天政布, 寒氣行, 雨乃降, 民病寒, 反熱中, 癰疽注下, 心熱瞀悶, 不治者死. 四之氣, 風濕交爭, 風化爲雨, 乃長乃化乃成, 民病大熱少氣, 肌肉萎足萎, 注下赤白. 五之氣, 陽復化, 草乃長, 乃化乃成, 民乃舒. 終之氣, 地氣正, 濕令行陰凝太虛, 埃昏郊野, 民乃慘悽, 寒風以至, 反者孕乃死. 故歲宜苦以燥之溫之, 必析其鬱氣, 先資其化源, 抑其運氣, 扶其不勝, 無使暴過而生其疾, 食歲穀以全其眞, 避虛邪以安其正. 適氣同異, 多少制之, 同寒濕者燥熱化, 異寒濕者燥濕化, 故同者多之, 異者少之. 用寒遠寒, 用凉遠凉, 用溫遠溫, 用熱遠熱, 食宜同法. 有假者反常, 反是者病, 所謂時也.

황제가 말했다. 태양의 다스림은 어떻습니까?

기백이 말했다. 진술의 벼리입니다. 태양이 사천하고 태각(이어서 목이 지나치고) 태음이 재천하는 것이 임진과 임술입니다. 그 운이 바람이고, 그 생겨남은 바람이 나무에 부딪히는 소리가 시끄럽고 땅이 열리고 터지는 것이고, 그 바뀜은 푸나무를 뒤흔들고 꺾고 뿌리째 뽑히는 것입니다. 그 탈은 어지러워서 떨고 눈이 아득하여 안 보입니다. (주운과 객운이) 태각 소치 태궁 소상 태우 순으로 가며 (53일 5각씩 맡습)니다. 태양이 사천하고 태치(이어서 화가 지나치고) 태음이 재천하는 것이 무진과 무술입니다. (화운이 평기인) 정치와 같습니다. 그 운은 열이고, 그 생겨남은 더워지고 열이 뭉치는 것이고, 그 바뀜은 몹시 뜨거운 열기가 끓어오르는 것입니다. 그 탈은 열이 뭉치는 것입니다. (객운의 5보는) 태치 소궁 태상 소우 태각(이고, 주운의 5보는 소각 태치 소궁 태상 소우)입니다. 태양이 사천하고 태궁(이어서 토가 지나치고) 태음이 재천하는 것이 갑진 세회 동천부와 갑술 세회 동천부입니다. 그 운은 음산한 비이고, 그 생겨남은 부드럽게 적셔서 거듭 윤택해지는 것이고, 그 바뀜은 벼락에 놀라고 바람 드세고 소나기 오는 것입니다. 그 탈은 축축함으로 아래가 무거운 것입니다. (객운 5보는) 태궁 소상 태우 소각 태치(이고, 주운 5보는 태각 소치 태궁 소상 태우)입니다. 태양이 사천하고 태상(이어서 금이 지나치고) 태음이 재천하는 것이 경진과 경술입니다. 그 운은 서늘함이고, 그 생겨남은 안개 끼고 이슬 내리고 가을바람이 쓸쓸히 부는 것이고, 그 바뀜은 숙살로 (나무가) 시들어 떨어지는 것입니다. 그 탈은 메마름으로 등이 답답하고 무겁고 가슴이 가득 차는 것입니다. (객운 5보는) 태상 소우 태각 소치 태궁(이고, 주운 5보는 소각 태치 소궁 태상 소우)입니다. 태양이 사천하고 태우(이어서 수가 지나치고) 태음이 재천하는 것이 병진 천부와 병술 천부입니다. 그 운은 추위이고, 그 생겨남은 차갑게 얼어붙는 것이고, 그 바뀜은 얼음 얼고 눈 서리 우박 내리는 것입니다. 그 탈은 큰 추위가 뼈와 힘줄 사이 오목한 곳에 모이는 것입니다. (객운 5보는) 태우 소각 태치 소궁 태상(이고, 주운 5보는 태각 소치 태궁 소상 태우)입니다. 무릇 이 태양사천의 다스림은 기화 운행이 하늘에 앞서서 하늘의 기운이 엄숙하고 땅의 기운은 고요합니다. 추위가 크게 빈 곳에 내려서 양의 기운이 펴지지 못하고, 수와 토가 함께 베풀고 위로 신성과 진성이 호응합니다. 그 곡식은 검고 누런 것이고, 그 다스림은 엄숙하고, 그 시킴(令)은 느리고, 추위의 다스림이 크게 일어나 연못에 양의 불기운이 없으면 불이 피어도 때를 기다려야 합니다. 소양이 가운데에서 다스리니 때로 비가 이에 이르고, (소양이) 끝에서 그치면 비가 흩어집니다. (운기가) 태음으로 돌아가면 북쪽 끝에서 구름이 모이고 축축함이 생겨서 퍼지니 만물을 윤택하게 적십니다. 추위가 위에서 펼쳐지고 우레가 아래에서 움직여, 추위와 축축한 기운이 (운)기가 엇갈리는 곳에서 지킵니다. 백성들은 추위와 축축함이 피우는 탈을 앓고, 살이 시들고, 다리가 오그라들어 거두지 못하고 설사하고 피를 흘립니다. 처음의 기운은 (주기가 궐음이고 객기가 소양인데), (앞 해의) 땅의 기운이 옮겨옵니다. 기운이 이에 크게 따스하고 풀이 이에 일찍 자랍니다. 백성들은 이에 탈나고, 온병이 이에 일어나고, 몸이 열나고 머리가 아프고, 게우고, 살과 살결에 부스럼과 종기가 납니다. 2번째 기운은 (주기가 소음이고 객기가 양명인데), 큰 서늘함이 이르러 백성들이 이에 처참하고 풀도 추위를 만나 불의 기운이 쫓겨납니다. 백성들은 기운이 뭉치고 속이 가득한 탈을 앓고, 추위가 이에 비롯됩니다. 3번째 기운은 (객기가 태양이고 주기가 소양인데), 사천의 다스림이 펼쳐집니다. 추위가 나돌아서 이에 비가 내리고, 백성들은 추운데 도리어 속이 열나는 탈을 앓고, 악창과 종기, 물똥을 쏟는 탈을 앓습니다. 가슴이 열나고 눈이 희미해지는데, 다스리지 않으면 죽습니다. 4번째 기운은 (주기가 태음이고 객기가 궐음인데), 바람과 축축함이 서로 다투고, 바람이 생겨나서 비가 되고, 이에 자라고 이에 생겨나고 이에 이루어집니다. 백성들은 크게 열나고 기운이 적고, 살이 마르고 붉고 흰 것을 쏟는 탈을 앓습니다. 5번째 기운은 (주기가 양명이고 객기가 소음인데), 양이 다시 생겨나서 풀이 이에 자라고, 이에 생겨나고 이에 이루어집니다. 백성들은 이에 펴집니다. 마지막 기운은 (주기가 태양이고 객기가 태음인데), 땅의 기운이 바르게 되니, 축축함이 나돌고 음의 기운이 큰 허공에 서리니, 흙먼지가 들에 가득합니다. 백성들은 이에 아프고 추위를 느끼고, 찬 바람이 이릅니다. (때에) 반대되면 아기를 배어도 죽습니다. 그러므로 (태양이 사천하는) 해에는 마땅히 쓴맛으로 이를 메마르게 하고 이를 따뜻하게 해야 합니다. 반드시 그 뭉친 기운을 꺾어서 그 생겨난 원천을 이바지해주어야 하고, 그 운의 기운을 억누르고 못 이기는 것을 받들어주어서 (운의 기운이) 난폭함이 지나쳐서 그 탈이 생기지 않도록 해야 합니다. 그 해의 (운기에 맞는) 곡식을 먹어서 그 참 기운을 온전하게 해야 하고 허한 몹쓸 기운을 피해서 그 바른 기운을 편안하게 합니다. (운기의) 기운이 같고 다른 것을 알맞게 하고, 많고 적은 것을 맞게 하여, 추위와 축축함이 서로 같은 것은 메마름과 열이 생겨나게 하고, 추위와 축축함이 서로 다른 것은 메마름과 축축함을 생겨나게 해야 합니다. 그러므로 같은 것은 많게 하고 다른 것은 적게 하되, 찬 약을 쓸 때는 추운 때를 멀리하고, 서늘한 약을 쓸 때는 서늘한 때를 멀리하고, 따뜻한 약을 쓸 때는 따뜻한 때를 멀리하고, 열나는 약을 쓸 때는 열나는 때를 멀리합니다. 먹는 것도 같은 법을 따릅니다. 거짓 증세는 보통과 거꾸로 하니, 이와 거꾸로 하는 것은 탈납니다. 이른바 (알맞은) 때라고 하는 것입니다.

帝曰: 善. 陽明之政, 奈何. 岐伯曰: 卯酉之紀也. 陽明 少角 少陰, 清熱勝復同, 同正商 丁卯歲會 丁酉 其運風清熱. 少角初正 太徵 少宮 太商 少羽終. 陽明 少徵 少陰 寒雨勝復同, 同正商. 癸卯同歲會 癸酉 同歲會 其運熱 寒雨. 少徵 太宮 少商 太羽終 太角. 陽明 少宮 少陰 風凉勝復同. 己卯 己酉 其運雨風凉. 少宮 太商 少羽 少角 太徵. 陽明 少商 少陰 寒熱勝復同, 同正商. 乙卯天符 乙酉歲會 太一天符 其運凉 熱寒. 少商 太羽 太角 少徵 太宮. 陽明 少羽 少陰 雨風勝復同, 辛卯 少宮同. 辛酉 辛卯 其運寒 雨風 少羽 少角 太徵 太宮 太商. 凡此陽明 司天之政, 氣化運行後天, 天氣急, 地氣明, 陽專其令, 炎暑大行, 物 燥以堅, 淳風乃治, 風燥橫運, 流於氣交, 多陽少陰, 雲趨雨府, 濕化 乃敷, 燥極而澤, 其穀白丹, 間穀命太者, 其耗白甲品羽, 金火合德, 上應太白熒惑. 其政切, 其令暴, 蟄蟲乃見, 流水不冰, 民病咳嗌塞, 寒熱發暴, 振慄癃悶, 清先而勁, 毛蟲乃死, 熱後而暴, 介蟲乃殃, 其 發躁, 勝復之作, 擾而大亂, 清熱之氣, 持於氣交. 初之氣, 地氣遷, 陰 始凝, 氣始肅, 水乃冰, 寒雨化, 其病中熱脹, 面目浮腫, 善眠, 鼽衄, 嚔欠嘔, 小便黃赤, 甚則淋. 二之氣, 陽乃布, 民乃舒, 物乃生榮, 厲大 至, 民善暴死. 三之氣, 天政布, 凉乃行, 燥熱交合, 燥極而澤, 民病寒 熱. 四之氣, 寒雨降, 病暴仆, 振慄譫妄, 少氣嗌乾, 引飮, 及爲心痛, 癰腫瘡瘍, 瘧寒之疾, 骨痿血便. 五之氣, 春令反行, 草乃生榮, 民氣 和. 終之氣, 陽氣布, 候反溫, 蟄蟲來見, 流水不冰, 民乃康平, 其病 溫, 故食歲穀以安其氣, 食間穀以去其邪. 歲宜以鹹以苦以辛, 汗之清 之散之, 安其運氣, 無使受邪, 折其鬱氣, 資其化源, 以寒熱輕重少多

其制, 同熱者多天化, 同淸者多地化, 用涼遠涼, 用熱遠熱, 用寒遠寒, 用溫遠溫, 食宜同法. 有假者反之, 此其道也. 反是者亂天地之經, 擾陰陽之紀也.

황제가 말했다. 양명의 다스림은 어떻습니까?

기백이 말했다. 묘유의 벼리입니다. 양명이 사천하고 소각(이어서 목이 모자라고) 소음이 재천하여, 서늘함과 열이 이기고 되갚음이 같고, (평기인) 정상과 같은데, 정묘 세회와 정유입니다. 그 운이 바람 서늘함 열입니다. (객운 5보는) 소각 태치 소궁 태상 소우입니다. 양명이 사천하고 소치(이어서 화가 모자라고) 소음이 재천하면, 찬비가 이기고 되갚는 것이 같고, 정상과 같은데, 계묘 동세회와 계유 동세회입니다. 운은 열과 찬비입니다. (객운 5보는) 소치 태궁 소상 태우 소각이고, (주운 5보는 태각 소치 태궁 소상 태우)입니다. 양명이 사천하고 소궁(이어서 토가 모자라고) 소음이 재천하면, 바람이 서늘하고 이김과 되갚음이 같은데, 기묘 기유입니다. 그 운은 비바람과 서늘함입니다. (객운 5보는) 소궁 태상 소우 태각 소치(이고, 주운 5보는 소각 태치 소궁 태상 소우)입니다. 양명이 사천하고 소상(이어서 금이 못 미치고) 소음이 재천하면, 열과 추위가 이기고 되갚는 것이 같은데, 정상과 같습니다. 을묘 천부 을유 세회 태일천부입니다. 그 운은 서늘함 추위 열입니다. (객운 5보는) 소상 태우 소각 태치 소궁(이고, 주운 5보는 태각 소치 태궁 소상 태우)입니다. 양명이 사천하고 소우(이어서 수가 못 미치고) 소음이 재천하면 비바람이 이김과 되갚음이 같고, 신묘는 소궁과 같은데, 신묘 신유입니다. 그 운은 추위 비 바람입니다. (객운 5보는) 소우 태각 소치 태궁 소상(이고, 주운 5보는 소각 태치 소궁 태상 소우)입니다. 무릇 이 양명 사천의 다스림은 기화 운행이 하늘에 뒤져서 하늘의 기운이 급하고 땅의 기운은 밝습니다. 양이 그 시킴(令)을 오로지하고 무더위가 크게 나다녀서 식물이 메마르고 단단해지고, 순한 바람이 이에 다스립니다. 바람과 메마름이 운기 중에 멋대로 하여 기운이 사귀는 곳에 흐르고, 양이 많고 음이 적어서 구름이 몰려가고 비가 곳집처럼 고여서 축축함이 생겨나서 이에 펼쳐집니다. 메마름이 끝으로 가서 윤택해집니다. 그 곡식은 희고 빨간 것이고, 운기가 아닌 때의 곡식(이 열매 맺는 것은) 크다고 말하고, 그 줄어드는 것은 희고 딱딱한 짐승과 날짐승이고, 금과 화가 함께 베풀어 위로 태백성과 형혹성이 호응합니다. 그 다스림은 자름이고, 그 시킴은 난폭함이고, 겨울잠 자는 벌레들이 이에 나타나고, 흐르는 물이 얼지 않습니다. 백성들은 기침과 목구멍 막히는 탈을 앓고, 추위와 열이 심하고, 바들바들 떨고 똥오줌이 이롭지 못합니다. 서늘함이 먼저 이르러 날카로워지면 길짐승이 이에 죽고, 열이 뒤따라와 갑작스러우면 딱딱한 짐승들이 이에 죽습니다. 그 피어남은 시끄러움이고 이김과 되갚음이 만들어지고 시끄럽고 크게 어지럽습니다. 서늘하고 뜨거운 기운이 운기가 사귀는 곳에서 지킵니다.

처음의 기운은 (주기가 궐음이고 객기가 태음인데), (앞 해의) 땅의 기운이 옮겨옵니다. 음이 비로소 맺히고 기운이 비로소 엄숙해지고 물이 이에 얼고 추운 비가 생겨납니다. 그 탈은 속이 열나고 붓고, 얼굴과 눈이 붓고, 자주 졸리고, 코피가 나고 딸꾹질과 하품과 구역질이 나고 오줌이 누렇거나 벌건데 심하면 임질이 생깁니다. 2번째 기운은 (주기 객기가 모두 소양인데), 양이 이에 펼쳐져 백성들도 이에 퍼집니다. 식물이 이에 나서 잘 자라고, 역병이 크게 이르러 백성들이 자주 갑자기 죽습니다. 3번째 기운은 (객기가 소음이고 주기가 양명인데), 하늘의 다스림이 펼쳐지고 서늘함이 이에 나다니고 메마름과 열이 서로 엇갈리고 마주쳐, 메마름이 끝에 이르면 윤택해집니다. 백성들은 춥고 열나는 탈을 앓습니다. 4번째 기운은 (주기가 태음이고 객기가 태양인데), 찬비가 내리고, 갑자기 꺼꾸러지는 탈을 앓고, 헛소리하고 망령되이 행동하고, 기운이 적고 목구멍이 마르고, 물을 당기고, 가슴이 아프고 악창이 나고 붓고 부스럼이 나고 학질이 나서 아프고 뼈가 저리고 피오줌을 쌉니다. 5번째 기운은 (주기가 양명이고 객기가 궐음인데), 가을에 봄의 시킴이 행해지니, 물이 이에 나서 자라고 백성의 기운이 화평합니다. 마지막 기운은 (주기가 태양이고 객기가 소음인데), 양의 기운이 펼쳐져 날씨가 도리어 따스하고 겨울잠 자는 짐승이 나타나고 흐르는 물이 얼지 않고 사람이 이에 건강하고 평안하나 온병에 잘 걸립니다. 그러므로 그 해(에 알맞은) 곡식을 먹어서 기운을 편안하게 하고, 그 해가 아닌 곡식을 먹어서 그 몹쓸 기운을 없애야 합니다. 그러므로 (양명이 사천하는) 해에는 마땅히 짠맛 쓴맛 매운맛으로 이를 땀나게 하고 이를 서늘하게 해서 이를 흩어서 그 운기를 안정시키고 몹쓸 기운을 받지 않도록 하고 그 뭉친 기운을 꺾어서 그 생겨난 원천을 밑받침해주어야 합니다. 추위와 열의 가볍고 무거움에 따라 (약을) 적게 하고 많게 하는데, (재천의) 열과 같은 것은 하늘의 기운에서 생겨난 것을 많이 쓰고, 서늘함과 같은 것은 땅의 기운에서 생겨난 것을 많이 씁니다. 그러므로 서늘한 약을 쓸 때는 서늘한 때를 멀리하고, 열나는 약을 쓸 때는 열나는 때를 멀리하고, 따뜻한 약을 쓸 때는 따뜻한 때를 멀리합니다. 먹는 것도 같은 법을 따릅니다. 거짓 증세는 보통과 거꾸로 하니, 이것이 그 이치입니다. 이와 거꾸로 하는 것은 하늘과 땅의 씨줄을 어지럽게 하고, 음과 양의 벼리를 시끄럽게 하는 것입니다.

帝曰: 善. 少陽之政奈何. 岐伯曰: 寅申之紀也, 少陽 太角 厥陰 壬寅 同天符 壬申同天符. 其運風鼓, 其化鳴紊啓拆, 其變振拉摧拔, 其病掉眩支脇驚駭. 太角 少徵 太宮 少商 太羽. 少陽 太徵 厥陰 戊寅天符 戊申天符 其運暑, 其化喧囂, 鬱懊, 其變炎烈沸騰, 其病上, 熱鬱, 血溢, 血泄, 心痛. 太徵 少宮 太商 少羽 少角. 少陽 太宮 厥陰 甲寅 甲申 其運陰雨, 其化柔潤重澤, 其變震驚飄驟, 其病體重胕腫痞飮. 太宮 少商 太羽 太角. 少徵 少陽 太商 厥陰 庚寅 庚申 同正商 其運凉. 其化霧露淸切, 其變肅殺凋零, 其病肩背胸中. 太商 少羽 少角 太徵 少宮. 少陽 太羽 厥陰 丙寅 丙申 其運寒肅, 其化凝慘慄冽, 其變冰雪霜雹, 其病寒. 浮腫 太羽 太角 少徵 太宮 少商. 凡此少陽司天之政, 氣化運行先天, 天氣正, 地氣擾, 風乃暴擧, 木偃沙飛, 炎火乃流, 陰行陽化, 雨乃時應, 火木同德, 上應熒惑歲星. 其穀丹蒼, 其政嚴, 其令擾, 故風熱參布, 雲物沸騰, 太陰橫流, 寒乃時至, 凉雨並起. 民病寒中, 外發瘡瘍, 內爲泄滿. 故聖人遇之, 和而不爭, 往復之作, 民病寒熱瘧泄,

聾瞑嘔吐, 上怫腫色變. 初之氣, 地氣遷, 風勝乃搖, 寒乃去, 候乃大溫, 草木早榮, 寒來不殺, 溫病乃起, 其病氣怫於上, 血溢目赤, 咳逆頭痛, 血崩, 脇滿, 膚腠中瘡. 二之氣, 火反鬱, 白埃四起, 雲趨雨府, 風不勝濕, 雨乃零, 民乃康, 其病熱鬱於上, 咳逆嘔吐, 瘡發於中, 胸嗌不利, 頭痛身熱, 昏憒膿瘡. 三之氣, 天政布, 炎暑至, 少陽臨上, 雨乃涯, 民病熱中, 聾瞑血溢, 膿瘡咳嘔, 鼽衄渴嚔欠, 喉痺目赤, 善暴死. 四之氣, 凉乃至, 炎暑間化, 白露降, 民氣和平, 其病滿, 身重. 五之氣, 陽乃去, 寒乃來, 雨乃降, 氣門乃閉, 剛木早凋, 民避寒邪, 君子周密. 終之氣, 地氣正, 風乃至, 萬物反生, 霿霧以行, 其病關閉不禁, 心痛, 陽氣不藏而咳, 抑其運氣, 贊所不勝, 必折其鬱氣, 先取化源, 暴過不生, 苛疾不起. 故歲宜鹹辛宜酸, 滲之泄之, 漬之發之, 觀氣寒溫以調其過, 同風熱者多寒化, 異風熱者少寒化, 用熱遠熱, 用溫遠溫, 用寒遠寒, 用凉遠凉, 食宜同法, 此其道也. 有假者反之, 反是者病之階也.

황제가 말했다. 소양의 다스림은 어떻습니까?

기백이 말했다. 인신의 벼리입니다. 소양이 사천하고 태각(이어서 목이 지나치고) 궐음이 재천하는 것이 임인 동천부와 임신 동천부입니다. 그 운이 바람이 북 치듯 하는 것이고, 그 생겨남(化)은 바람이 울며 어지러이 불고 땅을 열고, 그 바뀜(變)은 나무를 뒤흔들고 꺾고 뿌리째 뽑히는 것입니다. 그 탈은 어지러워서 떨고 눈이 아득하여 안 보이고 옆구리가 버티듯이 아프고 깜짝 놀랍니다. (주운과 객운이 같으며) 태각 소치 태궁 소상 태우입니다. 소양이 사천하고 태치(이어서 화가 지나치고) 궐음이 재천하는 것이 무인 천부과 무신 천부입니다. 그 운은 더위이고, 그 생겨남은 불이 드세고 열이 뭉치는 것이고, 그 바뀜은 몹시 뜨거운 열기가 끓어오르는 것입니다. 그 탈은 위로 열이 오르고 열이 뭉쳐서 피가 넘치고 가슴이 아픈 것입니다. (객운 5보는) 태치 소궁 태상 소우 태각(이고, 주운 5보는 소각 태치 소궁 태상 소우)입니다. 소양이 사천하고 태궁(이어서 토가 지나치고)

궐음이 재천하는 것이 갑인과 갑신입니다. 그 운은 음산한 비이고, 그 생겨남은 부드럽게 적셔서 거듭 윤택해지는 것이고, 그 바뀜은 벼락에 놀라고 바람 드세고 소나기 오는 것입니다. 그 탈은 몸이 무겁고 발등이 붓고 소화가 잘 안 되어 배가 부른 것입니다. (객운 5보는) 태궁 소상 태우 소각 태치(이고, 주운 5보는 태각 소치 태궁 소상 태우)입니다. 소양이 사천하고 태상(이어서 금이 지나치고) 궐음이 재천하는 것이 경인과 경신입니다. (금운 평기인) 정상과 같습니다. 그 운은 서늘함이고, 그 생겨남은 안개 끼고 이슬 내리고 가을바람이 쓸쓸히 부는 것이고, 그 바뀜은 숙살로 (나무가) 시들어 떨어지는 것입니다. 그 탈은 어깨와 등과 가슴속에서 생깁니다. (객운 5보는) 태상 소우 태각 소치 태궁(이고, 주운 5보는 소각 태치 소궁 태상 소우)입니다. 소양이 사천하고 태우(이어서 수가 지나치고) 궐음이 재천하는 것이 병인과 병신입니다. 그 운은 추위와 엄숙함이고, 그 생겨남은 차갑게 얼어붙고 떨리는 찬바람 부는 것이고, 그 바뀜은 얼음 얼고 눈 서리 우박 내리는 것입니다. 그 탈은 큰 추위로 붓는 것입니다. (객운 5보는) 태우 소각 태치 소궁 태상(이고, 주운 5보는 태각 소치 태궁 소상 태우)입니다. 무릇 이 소양사천의 다스림은 기화 운행이 하늘에 앞서서 하늘의 기운이 바르고 땅의 기운은 시끄러워서 편안하지 않습니다. 바람이 갑자기 일어나 나무가 쓰러지고 모래가 날리고, 불꽃이 생겨서 흐르고, 음의 기운도 나돌고 양도 생겨나고, 비가 이에 때로 호응하고, 화와 목이 같이 베풀고, 위로 형혹성과 세성이 호응합니다. 그 곡식은 붉고 푸른 것이고, 그 다스림은 엄숙하고, 그 시킴은 시끄럽습니다. 그러므로 바람과 열이 널리 퍼지고 구름이 끓어오르고, 태음이 멋대로 흘러 추위가 때로 이르고 서늘한 비가 아울러 일어납니다. 백성들은 속이 추워서 밖으로는 부스럼이 퍼지나 안으로는 설사하고 가득 차는 탈을 앓습니다. 그러므로 성인은 이를 만나도 조화롭게 하여 다투지 않습니다. 열과 추위가 오가며 일어나는 것이 백성들은 추위와 열 학질과 설사를 앓고 귀먹고 눈멀고 구역질 하고 위가 기운이 쏠려 답답하고 붓고 낯빛이 바뀝니다. 처음의 기운은 (주기가 궐음이고 객기가 소음인데), (앞 해의) 땅의 기운이 옮겨옵니다. 바람이 이겨서 이에 흔들리고,

추위가 이에 물러가고 날씨가 크게 따듯해 풀이 이에 일찍 자랍니다. 추위가 와도 죽지 않고 온병이 이에 일어납니다. 그 탈은 기운이 위로 발끈 솟고 피가 넘치고 눈이 빨갛고, 기침이 거슬러 머리가 아프고, 피가 많이 쏟아지고, 옆구리가 가득하고, 살갗과 살결에 부스럼이 납니다. 2번째 기운은 (주기가 소음이고 객기가 태음인데), 화가 거꾸로 뭉쳐서 흰 먼지가 사방에서 일어나고, 구름이 내달려 비가 오고, 바람이 축축함을 못 이겨 비가 이에 차가워지고, 백성들은 건강합니다. 그 탈은 열이 위에서 뭉치고 기침이 거슬러서 구토가 나오고, 종기가 안에서 나고 가슴과 목구멍이 이롭지 않고, 머리가 아프고 몸에서 열나고 정신이 어둡고 어지럽고 고름이 생기고 헙니다. 3번째 기운은 (객기도 주기도 소양인데), 사천의 다스림이 펼쳐집니다. 불볕더위가 이르고 소양이 위에 다다르니, 비가 이에 오다가 그칩니다. 백성들은 속이 열나는 탈을 앓고, 귀먹고 눈이 어둡고 피가 넘치고 고름과 종기가 생기고 기침하고 구역질하고, 코피를 쏟고, 목마르고 재치기 하고 하품하고 목구멍이 저리고 눈이 빨갛고 자주 갑자기 죽습니다. 4번째 기운은 (주기가 태음이고 객기가 양명인데), 서늘함이 이에 이르고 불볕더위가 사이를 두고 이르고, 흰 이슬이 내리고, 백성들은 기운이 화평하고, 그 탈은 속이 가득하고 몸이 무겁습니다. 5번째 기운은 (주기가 양명이고 객기가 태양인데), 양이 이에 물러가고 추위가 이에 옵니다. 비가 내리고, 기운의 문이 이에 닫히고, 센 나무가 일찍 시듭니다. 백성들은 추위를 피하고, 군자는 (옷을) 두르고 두텁게 입습니다. 마지막 기운은 (주기가 태양이고 객기가 궐음인데), 땅의 기운이 바르게 되니, 바람이 이에 이르고, 만물이 거꾸로 행기고, 자욱한 안개가 낍니다. 그 탈은 뼈마디가 닫히는 것이 금해지지가 않고, 가슴이 아프고 양의 기운이 갈무리되지 않아 기침합니다. 그 운기를 억누르고 이기지 못하는 것을 도와서, 반드시 그 뭉친 기운을 꺾고, 먼저 생겨나는 근원을 골라서 갑작스런 허물이 생기지 않도록 하고 사나운 탈이 일어나지 않도록 해야 합니다. 그러므로 이런 해에는 마땅히 짜고 맵고 시게 하여 흘러나가게 하고 새게 하고 스미고 피게 하며 운기의 추위와 따스함을 살펴 그 허물을 조절해야 합니다. 만일 (중운이) 바람과 열과 같은 것이면 추위가 생겨나는 것을 많이 하고, 바람과 열과 다른 것이면 추위가 생겨나는 것을 적게 합니다. 열나는 약을 쓸 때는 열나는 때를 멀리하고, 따뜻한 약을 쓸 때는 따뜻한 때를 멀리하고, 추운 약을 쓸 때는 추운 때를 멀리하고, 서늘한 약을 쓸 때는 서늘한 때를 멀리합니다. 먹는 것도 같은 법을 따릅니다. 이것이 그 이치입니다. 거짓 증세는 보통과 거꾸로 합니다. 이와 거꾸로 하는 것은 탈로 다가가는 섬돌입니다.

帝曰: 善. 太陰之政奈何. 岐伯曰: 丑未之紀也. 太陰 少角 太陽 淸熱勝復同. 同正宮 丁丑 丁未 其運風 淸熱. 少角 太徵 少宮 太商 少羽 太陰 少徵 太陽 寒雨勝復同 癸丑 癸未 其運熱 寒雨. 少徵 太宮 少商 太羽 太角. 太陰 少宮 太陽 風淸勝復同, 同正宮. 己丑太一天符 己未太一天符 其運雨 風淸. 少宮 太商 少羽 少角 太徵 太陰 少商 太陽 熱寒勝復同, 乙丑 乙未 其運凉熱. 少商 太羽 太角 少徵 太宮. 凡此太陰司天之政, 氣化運行後天, 陰專其政, 陽氣退避, 大風時起, 天氣下降, 地氣上騰, 原野昏霧, 白埃四起, 雲奔南極, 寒雨數至, 物成於差夏. 民病寒濕腹滿, 身憤, 胕腫痞逆, 寒厥拘急, 濕寒合德, 黃黑埃昏, 流行氣交, 上應鎭星辰星. 其政肅, 其令寂, 其穀黅玄. 故陰凝於上, 寒積於下, 寒水勝火則爲冰雹, 陽光不治, 殺氣乃行. 故有餘宜高, 不及宜下, 有餘宜晚, 不及宜早, 土之利氣之化也, 民氣亦從之, 間穀命其太也. 初之氣, 地氣遷, 寒乃去, 春氣正, 風乃來, 生布萬物以榮, 民氣條舒, 風濕相薄, 雨乃後, 民病血溢, 筋絡拘强, 關節不利, 身重筋萎. 二之氣, 大火正, 物承化, 民乃和, 其病溫厲大行, 遠近咸苦, 濕蒸相薄, 雨乃時降. 三之氣, 天政布, 濕氣降, 地氣騰, 雨乃時降, 寒乃隨之, 感於寒濕, 則民病身重, 胕腫, 胸腹滿. 四之氣, 畏火臨, 溽蒸化, 地氣騰, 天氣否隔, 寒風曉暮, 蒸熱相薄, 草木凝烟, 濕化不流, 則白露陰布, 以成秋令, 民病腠理熱, 血暴溢, 瘧, 心腹滿熱, 臚脹, 甚則胕

腫. 五之氣, 慘令已行, 寒露下, 霜乃早降, 草木黃落, 寒氣及體, 君子周密, 民病皮腠. 終之氣, 寒大擧, 濕大化, 霜乃積, 陰乃凝, 水堅冰, 陽光不治, 感於寒, 則病人關節禁固, 腰脽痛, 寒濕推於氣交而爲疾也. 必折其鬱氣, 而取化源, 益其歲氣, 無使邪勝, 食歲穀以全其眞, 食間穀以保其精. 故歲宜以苦燥之溫之, 甚者發之泄之. 不發不泄, 則濕氣外溢, 肉潰皮折, 而水血交流,, 必贊其陽火, 令禦甚寒, 從氣異同, 少多其判也. 同寒者以熱化, 同濕者以燥化,, 異者少之, 同者多之,, 用涼遠涼, 用寒遠寒, 用溫遠溫, 用熱遠熱. 食宜同法. 假者反之, 此其道也. 反是者病也.

황제가 말했다. 좋습니다. 태음의 다스림은 어떻습니까?

기백이 말했다. 축미의 벼리입니다. 태음이 사천하고 소각(이어서 목이 못 미치고) 태양이 재천하면 서늘함과 열이 이기고 되갚음이 같습니다. (토운이 평기인) 정궁과 같은 정축 정미에는 그 운이 (운기는) 바람 (이김은) 서늘함 (되갚음은) 열입니다. (객운 5보는) 소각 태치 소궁 태상 소우이고 (주운도 이와 같습니다.) 태음이 사천하고 소치(이어서 화가 못 미치고) 태양이 재천하면 추위와 비가 이기고 되갚음이 같습니다. 계축 계미에는 그 운이 열 추위 비입니다. (객운 5보는) 소치 태궁 소상 태우 소각이고 (주운 5보는 태각 소치 태궁 소상 태우입니다.) 태음이 사천하고 소궁(이어서 토가 못 미치고) 태양이 재천하면 바람과 서늘함이 이기고 되갚음이 같습니다. (토운이 평기인) 정궁과 같은 기축 태을천부 기미 태을천부에는 그 운이 비 바람 서늘함입니다. (객운 5보는) 소궁 태상 소우 태각 소치이고, (주운 5보는 소각 태치 소궁 태상 소우입니다.) 태음이 사천하고 소상(이어서 금이 못 미치고) 태양이 재천하면 열과 추위가 이기고 되갚음이 같습니다. 을축 을미에는 그 운이 서늘함 열 추위입니다. (객운 5보는) 소상 태우 소각 소치 태궁이고 (주운 5보는 태각 소치 태궁 소상 태우입니다.) 태음이 사천하고 소우(이어서 수가 못 미치고) 태양이 재천하면 비와 바람이 이기고 되갚음이 같습니다. (토운이 평기인) 정궁과 같은 신축 동세회 신미 동세회에는 그 운이 추위 비 바람입니다. (객운 5보는) 소우 태각 소치 태궁 소상이고, (주운 5보는 소각 태치 소궁 태상 소우입니다.) 무릇 이 태음사천의 다스림은, 기화 운행이 하늘에 뒤져서, 음이 그 다스림을 오로지합니다. 양의 기운이 물러나 (음을) 피하고 큰 바람이 때로 일어납니다. 하늘의 기운이 내려오고 땅의 기운이 치솟아 오르고, 들판에 안개가 자욱하고, 흰 먼지가 사방에서 일어나고, 구름이 남쪽 끝으로 내닫고, 찬비가 자주 이르고, 식물이 끝 여름과 초가을에 열매 맺습니다. 백성들은 추위와 축축한 탈을 앓고, 배가 그득하고 몸이 빵빵하게 붓고 발등이 붓고 뱃속이 결리고 가득하고 기운이 거스르고 한궐하여 갑자기 당깁니다. 축축함과 추위가 함께 베풀어지고, 누렇고 검고 자욱한 먼지가 흘러 다니고 기운이 엇갈리고, 위로 진성과 신성이 호응합니다. 그 다스림은 엄숙함이고, 그 시킴은 고요함이고, 그 곡식은 누렇고 검습니다. 그러므로 음이 위에서 엉기고 추위가 아래에서 쌓이고, 추위와 물이 불을 이기면 얼음과 우박이 됩니다. 양의 빛이 다스리지 못하여 죽이는 기운이 이에 나다닙니다. 그러므로 (곡식의 기운이) 남으면 높은 곳에 (심는 것이) 마땅하고, 모자라면 낮은 곳에 심는 것이 마땅합니다. 남으면 늦게 심고, 모자라면 일찍 심는 것이 마땅합니다. 흙의 이로움이 기운의 생겨남(인데, 이를 농사에 이용하는 것입니다.) 백성들의 기운 또한 이를 따르고 간기에 생기는 곡식은 이름을 크다고 합니다. 처음의 기운은 (주기가 궐음이고 객기도 궐음인데), (앞 해의) 땅의 기운이 옮겨옵니다. 추위가 이에 가고 봄의 기운이 바르니, 바람이 이에 오고 생기가 펴지고 만물이 꽃피웁니다. 백성의 기운이 끝까지 펼쳐지나, 바람과 축축함이 서로 부딪히고 비가 이에 늦어져서 백성들은 피가 넘치는 탈을 앓고, 힘줄이 당겨져 급하고 뼈마디가 이롭지 않고, 몸이 무겁고 힘줄이 오그라듭니다. 2번째 기운은 (주기와 객기가 모두 소음이어서) 큰 화가 올바르고, 식물이 그 생겨남을 이어 받고, 백성들이 이에 화평합니다. 그 탈은 온병과 역병이 크게 나도는데 멀고 가까운 곳이 모두 같습니다. 축축함과 찌는 더위가 서로 쳐서 비가 이에 때때로 내립니다. 3번째 기운은 (주기는 소양 객기는 태음인데) 하늘의 다스림이 펼쳐지니 축축한 기운이 내려오고 땅의 기운이 올라서 비가 이에 때로 내리고 추위가 이에 따라옵니다. 추위와 축축함에 닿아서 백성들은 몸이 무겁고 발등이 붓과 가슴과 배가 가득한 탈을 앓습니다. 4번째 기운은 (주기가 태음 객기가 상화인데) 두려운 화(인 상화)가 다다르니 찌는 더위가 생겨나고, 땅의 기운이 오르니 하늘의 기운이 막히고, 찬바람이 아침저녁으로 불고 찌는 더위와 열이 서로 치니, 푸나무에 연기가 어리고, 축축함이 생겨나서 흐르지 않으면 흰 이슬이 음산하게 퍼져서 가을의 시킴이 이루어집니다. 백성들은 살결이 열나는 탈을 앓고, 피가 갑자기 넘치고, 학질을 앓고, 마음과 배가 가득하고 열나고, 살갗이 붓고 심하면 살이 붓습니다. 5번째 기운은 (주기와 객기가 양명인데) 참혹한 시킴이 벌써 나돌아서 찬 이슬이 내리고 서리가 이에 일찍 이르니, 푸나무가 누렇게 떨어지고 찬 기운이 몸에 미칩니다. 군자는 (안으로) 두루 쟁여서 (앓지 않)으나 백성들은 살갗과 살결의 탈을 앓습니다. 마지막 기운은 추위가 크게 일어나고 축축함이 크게 생겨나고, 서리가 이에 쌓이고, 음의 기운이 이에 엉기고, 물이 단단하게 얼고, 양의 빛이 다스려지지 못합니다. 추위에 닿으면 탈난 사람은 뼈마디가 굳고 허리와 엉덩이가 아프고 추위와 축축함이 기운이 엇갈리는 곳에서 지켜 탈이 됩니다. 반드시 그 뭉친 기운을 꺾고, 먼저 생겨나는 근원을 골라서 그 해의 기운을 더하게 하고 몹쓸 기운이 이기지 않도록 하고, 그 해의 곡식을 먹어서 참 (기운)을 온전히 하고, 해야 합니다. 간기의 곡식을 먹어서 그 불거름을 지켜야 합니다. 그러므로 이런 해에는 마땅히 쓴맛으로 이를 메마르게 하고 따뜻하게 해야 하고, 심하면 이를 펴서 흩뜨리고 새나가게 해야 합니다. 펴서 흩뜨리지도 않고 새나가지도 않으면 축축한 기운이 밖으로 넘치고 살이 무너지고 살갗이 터져서 물과 피가 섞여 흐릅니다. 반드시 그 양의 화를 돕고 심한 추위를 막게 하고, (세운과 세)기가 같은지 다른지에 따라 (약의) 적고 많음을 갈라야 합니다. 만일 (중운이) 추위와 같은 것이면 열이 생겨나는 것으로 하고, 축축함과 같은 것이면 메마름이 생겨나는 것으로 합니다. 다른 것은 이를 적게 하고, 같은 것은 이를 많이 합니다. 서늘한 약을 쓸 때는 서늘한 때를 멀리 하고, 따뜻한 약을 쓸 때는 따뜻한 때를 멀리하고, 추운 약을 쓸 때는 추운 때를 멀리하고, 열나는 약을 쓸 때는 열나는 때를 멀리합니다. 먹는 것도 같은 법을 따릅니다. 이것이 그 이치입니다. 거짓 증세는 보통과 거꾸로 합니다.

帝曰: 善. 少陰之政奈何. 岐伯曰: 子午之紀也. 少陰 大角 陽明 壬子 壬午 其運風鼓, 其化鳴紊啓拆, 其變振拉摧拔, 其病支滿. 太角 少徵 太宮 少商 太羽. 太陰 太徵 陽陰 戊子天符 戊午太一天符, 其運炎暑, 其化喧曜鬱燠, 其變炎烈沸騰, 其病上熱, 血溢. 太徵 少宮 太商 少羽 少角 少陰 太宮 陽明 甲子 甲午 其運陰雨, 其化柔潤時雨, 其變震驚 飄驟, 其病中滿身重. 太宮 少商 太羽 太角 少徵. 少陰 太商 陽明 庚 子同天符 庚午同天符 同正商. 其運凉勁, 其化霧露蕭颸, 其變肅凋零, 其病下淸. 太商 少羽 少角 太徵 少宮. 少陰 太羽 陽明 丙子歲會 丙午 其運寒, 其化凝慘慄冽, 其變冰雪霜雹, 其病寒下. 太羽 太角 少徵 太 宮 少商. 凡此少陰司天之政, 氣化運行先天, 地氣肅, 天氣明, 寒交 暑, 熱加燥, 雲馳雨府, 濕化乃行, 時雨乃降, 金火合德, 上應熒惑太 白. 其政明, 其令切, 其穀丹白, 水火寒熱持於氣交, 而爲病始也. 熱 病生於上, 淸病生於下, 寒熱凌犯而爭於中, 民病咳喘, 血溢血泄, 鼽 嚏目赤, 眥瘍, 寒厥入胃, 心痛, 腰痛, 腹大, 嗌乾, 腫上. 初之氣, 地 氣遷, 燥將去, 寒乃始, 蟄復藏水乃冰霜復降, 風乃至, 陽氣鬱, 民反 周密, 關節禁固, 腰脽痛, 炎暑將起, 中外瘡瘍. 二之氣, 陽氣布, 風乃 行, 春氣以正, 萬物應榮, 寒氣時至, 民乃和, 其病淋, 目暝目赤, 氣鬱 於上而熱. 三之氣, 天政布, 大火行, 庶類蕃鮮, 寒氣時至, 民病氣厥 心痛, 寒熱更作, 咳喘目赤. 四之氣, 溽暑至, 大雨時行, 寒熱互至, 民 病寒熱, 嗌乾黃癉, 鼽衄飮發. 五之氣, 畏火臨, 暑反至, 陽乃化, 萬物 乃生, 乃長榮, 民乃康, 其病溫. 終之氣, 燥令行, 餘火內格, 腫於上, 咳喘, 甚則血溢, 寒氣數擧, 則霿霧臀, 病生皮腠, 內含於脇, 下連少 腹而作寒中, 地將易也. 必抑其運氣, 資其歲勝, 折其鬱發, 先取化源,

無使暴過而生其病也, 食歲穀以全眞氣, 食間穀以避虛邪, 歲宜鹹以軟之, 而調其上, 甚則以苦發之, 以酸收之, 而安其下, 甚則以苦泄之, 適氣同異而多少之, 同天氣者以寒清化, 同地氣者以溫熱化,, 用熱遠熱, 用凉遠凉, 用溫遠溫, 用寒遠寒, 食宜同法. 有假則反, 此其道也, 反是者病作矣.

황제가 말했다. 좋습니다. 소음의 다스림은 어떻습니까?

기백이 말했다. 자오의 벼리입니다. 소음이 사천하고 소각(이어서 목이 지나치고) 양명이 재천하는 임자 임오는, 그 운이 바람이 북치는 것 같고, 그 생겨남은 바람소리가 시끄럽고 땅이 열려 싹이 트고, 그 바뀜은 푸나무를 휘둘러 꺾고 뿌리째 뽑아버리고, 그 탈은 옆구리 아래가 버티듯이 가득합니다. (객운과 주운이 같은데 5보는) 태치 소궁 태상 소우 태각입니다. 소음이 사천하고 태치(이어서 화가 지나치고) 양명이 재천하는 무자 천부 무오 태일천부에는 그 운이 무더위이고, 그 생겨남은 더워져 열이 뭉치는 것이고, 그 바뀜은 몹시 뜨거운 열이 끓어오름이고, 그 탈은 열이 위로 오르고 피가 넘침입니다. (객운 5보는) 태치 소궁 태상 소우 태각이고 (주운 5보는 소각 태치 소궁 태상 소우입니다.) 소음이 사천하고 태궁(이어서 토가 지나치고) 양명이 재천하는 갑자 갑오에는 그 운이 음산한 비이고, 그 생겨남(化)은 만물을 부드럽게 적시고 거듭 윤택하게 함이고, 그 바뀜(變)은 번개에 놀라고 거센 바람과 소낙비이고, 그 탈은 속이 가득하고 몸이 무거운 것입니다. (객운 5보는) 태궁 소상 태우 소각 태치이고, (주운 5보는 태각 소치 태궁 소상 태우입니다.) 소음이 사천하고 태상(이어서 금이 지나치고) 양명이 재천하는 경자 동천부 경오 동천부에는 정궁과 같습니다. 그 운은 서늘함과 굳셈이고, 그 생겨남은 안개 끼고 이슬 내리고 가을바람 쓸쓸히 부는 것이고, 그 바뀜은 숙살하여 시들어 떨어지는 것이고, 그 탈은 아래가 서늘한 것입니다. (객운 5보는) 태상 소우 태각 소치 태궁 이고, (주운 5보는 소각 태치 소궁 태상 소우입니다.) 소음이 사천하고 태우(이어서 수가 지나치고) 양명이 재천하는 병자 세회 병오에는 그 운이 추위이고, 그 생겨남은 얼음이 얼도록 차가움이고, 그 바뀜은 얼음 눈 서리 우박 내리는 것이고, 그 탈은 아래가 차가운 것입니다. (객운 5보는) 태우 소각 태치 소궁 태상이고, (주운 5보는 태각 소치 태궁 소상 태우입니다.) 무릇 이 소음사천의 다스림은 기화와 운행이 하늘에 앞서고, 땅의 기운이 엄숙하고, 하늘의 기운이 밝아서 추위가 더위와 엇갈리고, 열이 메마름에 더해져 구름이 축축한 기운이 몰린 곳으로 치닫고, 축축함이 생겨나서 이에 나돌고, 때로 비가 내리고, 금과 화가 함께 베풀어지고, 위로 형혹성과 태백성이 호응합니다. 그 다스림(政)은 밝고, 그 시킴(令)은 부러짐이고, 그 곡식은 붉고 흽니다. 수와 화 추위와 열이 기운이 엇갈리는 곳에서 지켜 탈이 말미암습니다. 열병이 위에서 생기고, 서늘한 탈이 아래서 생기고, 추위와 열이 함부로 하여 속에서 다툽니다. 백성들은 기침하고 헐떡거리고, 피가 넘치고 새나가고, 코피가 나고 재채기하고 눈이 벌게지고 눈초리가 헐고, 한궐이 밥통으로 들어가서 염통이 아프고 허리가 아프고, 배가 커지고 목구멍이 마르고 위쪽이 부어오릅니다. 처음의 기운은 (주기가 궐음이고 객기가 태양인데) (앞 해의) 땅의 기운인 (상화가) 옮겨가서, 메마름이 장차 떠나가고 추위가 이에 비롯합니다. 겨울잠 자는 짐승들이 다시 숨고, 물이 이에 업니다. 서리가 내리고, 바람이 이에 이르고, 양의 기운이 뭉칩니다. 백성들은 (풀려야 할 살결이) 도리어 쟁여지고, 뼈마디가 굳고, 허리와 볼기짝이 아픕니다. 불볕더위가 장차 일어나고 안팎으로 헙니다. 2번째 기운은 (주기 소음 객기 궐음인데) 양의 기운이 펼쳐지고 바람이 이에 나돌고, 봄의 기운이 바르게 되어 만물이 꽃피우고, 추운 기운이 때로 이르고, 백성들이 이에 화평합니다. 그 탈은 임질이고, 눈이 어둡고 눈이 벌게지고, 기가 위에서 뭉쳐서 열납니다. 3번째 기운은 (주기 소양 객기 소음인데) 하늘의 다스림이 펼쳐지고, 큰 불이 나돌고, 모든 생물이 번성하고 신선합니다. 추운 기운이 때로 이르고, 백성들이 앓는 탈은 가슴이 갑자기 아프고, 추위와 열이 오락가락하고, 기침하고 헐떡거리고 눈이 붉어지는 것입니다. 4번째 기운은 (주기와 객기가 습토인데) 눅눅한 더위가 이르고 큰비가 때로 나돌고, 추위와 열이 서로 이르고, 백성들의 탈은 추위와 열이 오락가락하고, 목구멍이 마르고 노래져 숨 가쁘고, 코피가 나고 물 마시려는 탈이 생깁니다. 5번째 기운은 (주기 양명 객기 소양인데) 두려운 화가 다다르고, 더위가 거꾸로 이르고, 양이 이에 생겨나고, 만물이 이에 생겨나고 이에 자라고 우거집니다. 백성들은 이에 건강하고 그 탈은 온병입니다. 마지막 기운은 (주기 태양 객기 양명인데) 메마름이 나돌게 하고, 남은 화가 안으로 막히고, 위에서 붓고, 기침하고 헐떡거리고, 심하면 피가 넘치고, 추운 기운이 자주 일어나면 안개가 햇빛을 가립니다. 탈은 살갗과 살결에서 생기고 안으로 옆구리에 둥지 틀고, 아래로 아랫배에 이어져 속에 추위를 일으킵니다. 땅(의 기운)이 장차 바뀌려고 합니다. 반드시 그 운기를 억누르고, 그 해의 기운이 이기는 것을 도와주고, 그 뭉친 기운을 꺾어서 펴게 하고, 먼저 생겨나는 근원을 골라서, 크게 지나친 기운으로 하여금 그 탈을 낳지 못하게 해야 합니다. 그 해의 곡식을 먹어서 참 (기운)을 온전히 해야 합니다. 간기의 곡식을 먹어서 허한 기운을 피해야 합니다. 그러므로 이런 해에는 마땅히 짠맛으로 이를 부드럽게 하고 그 위를 조절하는데 심하면 쓴맛으로 이를 펴고 신맛으로 거둡니다. 그 아래를 안정시키는데 심하면 쓴맛으로 이를 새나가게 해야 합니다. (세운과 세)기가 같은지 다른지에 따라 (약의) 적고 많음을 갈라야 합니다. 만일 (중운이) 하늘의 기운과 같은 것이면 추위와 서늘함이 생겨나는 것으로 하고, 땅의 기운과 같은 것이면 따뜻함과 열이 생겨나는 것으로 합니다. 다른 것은 이를 적게 하고, 같은 것은 이를 많이 합니다. 열나는 약을 쓸 때는 열나는 때를 멀리하고, 서늘한 약을 쓸 때는 서늘한 때를 멀리 하고, 따뜻한 약을 쓸 때는 따뜻한 때를 멀리하고, 추운 약을 쓸 때는 추운 때를 멀리합니다. 먹는 것도 같은 법을 따릅니다. 이것이 그 이치입니다. 거짓 증세는 보통과 거꾸로 합니다.

帝曰: 善. 厥陰之政奈何. 岐伯曰: 巳亥之紀也. 厥陰 少角 少陽 淸熱 勝復同 同正角 丁巳天符 丁亥天符, 其運風, 淸熱. 少角 太徵(戊) 少宮 太商 少羽 厥陰 少徵 少陽 寒雨勝復同, 癸巳同歲會 癸亥同歲會 其運熱, 寒雨. 少徵 太宮 少商 太羽 太角 厥陰 少宮 少陽 風淸勝復同

同正角. 己巳 己亥 其運雨 風淸. 少宮 太商 少羽 少角 太徵. 厥陰 少
商 少陽 熱寒勝復同 同正角, 乙巳 乙亥 其運凉, 熱寒. 少商 太羽) 太
角 少徵 太宮 厥陰 少羽 少陽 風雨勝復同, 辛巳 辛亥 其運寒 雨風.
少羽 少角 太徵 少宮 太商. 凡此厥陰司天之政, 氣化運行後天, 諸同
正歲, 氣化運行同天, 天氣擾, 地氣正, 風生高遠, 炎熱從之, 雲趨雨
府, 濕化乃行, 風火同德, 上應歲星熒惑. 其政撓, 其令速, 其穀蒼丹,
間穀言太者, 其耗文角品羽, 風燥火熱, 勝復更作, 蟄蟲來見, 流水不
冰, 熱病行於下, 風病行於上, 風燥勝復, 形於中. 初之氣, 寒始肅, 殺
氣方至, 民病寒於右之下. 二之氣, 寒不去, 華雪水冰, 殺氣施化, 霜
乃降, 名草上焦, 寒雨數至, 陽復化, 民病熱於中. 三之氣, 天政布, 風
乃時擧, 民病泣出, 耳鳴掉眩. 四之氣, 溽暑濕熱相薄, 爭於左之上,
民病黃癉而爲腑腫. 五之氣, 燥濕更勝, 沈陰乃布, 寒氣及體, 風雨乃
行. 終之氣, 畏火司令, 陽乃大化, 蟄蟲出現, 流水不冰, 地氣大發, 草
乃生, 人乃舒, 其病溫厲. 必折其鬱氣, 資其化源, 贊其運氣, 無使邪勝,
歲宜以辛調上, 以鹹調下, 畏火之氣, 無妄犯之, 用溫遠溫, 用熱遠熱,
用凉遠凉, 用寒遠寒., 食宜同法. 有假反常, 此之道也, 反是者病.

황제가 말했다. 좋습니다. 궐음의 다스림은 어떻습니까?

기백이 말했다. 축미의 벼리입니다. 궐음이 사천하고 소각(이어서 목이 못 미
치고) 소양이 재천하면 서늘함과 열이 이기고 되갚음이 같습니다. (토운이 평기인)
정각과 같은 정사 천부 정해 천부에는 그 운이 (운기는) 바람 (승기는) 서늘함 (복
기는) 열입니다. (객운 5보는) 소각 태치 소궁 태상 소우이고 (주운도 이와 같습니다.)
궐음이 사천하고 소치(이어서 화이 못 미치고) 소양이 재천하면 추위와 비가 이기
고 되갚음이 같습니다. 계사 동세회 계해 동세회에는 그 운이 열 추위 비입니
다. (객운 5보는) 소치 태궁 소상 태우 소각이고 (주운 5보는 태각 소치 태궁 소상 태우
입니다.) 궐음이 사천하고 소궁(이어서 토가 못 미치고) 소양이 재천하면 바람과 서
늘함이 이기고 되갚음이 같습니다. (토운이 평기인) 정각과 같은 기사 기해에는

그 운이 비 바람 서늘함입니다. (객운 5보는) 소궁 태상 소우 태각 소치이고, (주운 5보는 소각 태치 소궁 태상 소우입니다.) 궐음이 사천하고 소상(이어서 금이 못 미치고) 소양이 재천하면 열과 추위가 이기고 되갚음이 같습니다. 정각과 같은 을사 을해에는 그 운이 서늘함 열 추위입니다. (객운 5보는) 소상 태우 소각 소치 태궁이고 (주운 5보는 태각 소치 태궁 소상 태우입니다.) 궐음이 사천하고 소우(이어서 수가 못 미치고) 소양이 재천하면 비와 바람이 이기고 되갚음이 같습니다. 신사 신해에는 그 운이 추위 비 바람입니다. (객운 5보는) 소우 태각 소치 태궁 소상이고, (주운 5보는 소각 태치 소궁 태상 소우입니다.) 무릇 이 궐음 사천의 다스림은, 기화와 운행이 하늘에 앞서지만, 모든 정각이라고 한 해는 기화와 운행이 하늘과 같습니다. 하늘의 기운은 소란스럽고 땅의 기운은 바르고 바람은 높고 멀리 생기고, 무더운 열이 이를 따릅니다. 구름이 축축한 기운이 몰린 곳으로 달려가고, 축축함이 생겨서 이에 나돕니다. 바람과 불이 함께 베풀어지고 위로 세성과 형혹성이 호응합니다. 그 다스림은 요란함이고, 그 시킴은 빠름이고, 그 곡식은 푸르고 붉은 것이고, 간기의 곡식은 큰 것이라고 말합니다. 그 줄어드는 것은 무늬 좋은 뿔과 깃달린 짐승입니다. 바람과 메마름과 불과 열이 이기고 되갚는 일이 번갈아 일어납니다. 겨울잠 자는 짐승들이 나타나고 흐르는 물이 얼지 않습니다. 열나는 탈이 아래에 나돌고, 바람 탈이 위에서 나돌고, 바람과 메마름이 이기고 되갚는 것은 가운데에서 모습을 드러냅니다. 처음의 기운은 (주기 궐음 객기 양명인데) 추위가 비로소 엄숙해지고, 살기가 바야흐로 이르니, 백성들의 탈은 오른쪽 아래가 추운 것입니다. 2번째 기운은 (주기 소음 객기 태양인데) 추위가 떠나지 않아서 눈꽃이 얼고 물이 얼, 살기가 생겨남을 베풀어서 서리가 이에 내리고, 큰 풀들이 위가 타고, 찬비가 자주 이르고, 양이 생겨남을 되갚습니다. 백성들의 탈은 속에 열나는 것입니다. 3번째 기운은 (주기 소양 객기 궐음인데) 하늘의 다스림이 펼쳐지는데, 바람이 이에 때로 일어나고 백성들은 눈물이 나고, 귀울이하고, 어지럽고 아찔합니다. 4번째 기운은 (주기 태음 객기 소음인데) 눅눅한 더위와 축축함과 열이 서로 쳐서 (사천의) 왼쪽 위에서 다툽니다. 백성들은 누렇

게 되고 발등이 붓게 되는 탈을 앓습니다. 5번째 기운은 (주기 양명 객기 태음인데)
메마름과 축축함이 번갈아 이기고, 가라앉은 음이 이에 펼쳐지고, 추운 기운이
몸에 미치고, 바람과 비가 이에 나돕니다. 마지막 기운은 (주기 태양 객기 소양인
데) 두려운 화(인 상화)가 오므로 양이 이에 크게 생겨나서, 겨울잠 자는 짐승이
나타나고 흐르는 물이 얼지 않고 땅의 기운이 크게 퍼서 풀이 이에 나고, 사람
이 이에 (기운을) 펼칩니다. 그 탈은 온병과 역병입니다. 반드시 그 뭉친 기운을
꺾고, 생겨나는 근원을 도와서 그 운기를 돕고, 몹쓸 기운이 이기지 못하게 그
해에 마땅히 매운 맛으로 위를 조절하고, 짠맛으로 아래를 조절하여 두려운 화
의 기운이 망령되이 이를 침범하지 못하게 해야 합니다. 따뜻한 약을 쓸 때는
따뜻한 때를 멀리하고, 열나는 약을 쓸 때는 열나는 때를 멀리하고, 서늘한 약
을 쓸 때는 서늘한 때를 멀리 하고, 추운 약을 쓸 때는 추운 때를 멀리합니다.
먹는 것도 같은 법을 따릅니다. 이것이 그 이치입니다. 거짓 증세는 보통과 거
꾸로 합니다.

帝曰: 善. 夫子言可謂悉矣, 然何以明其應乎. 岐伯曰: 昭乎哉問也.
夫六氣者, 行有次 止有位. 故常以正月朔日平旦視之, 睹其位而知其
所在矣. 運有餘其致先, 運不及其至後, 此天之道, 氣之常也. 運非有
餘 非不足 是謂正歲 其至當其時也. 帝曰: 勝復之氣, 其常在也. 災眚
時至, 候也, 奈何. 岐伯曰: 非氣化者, 是謂災也. 帝曰: 天地之數, 終
始, 奈何. 岐伯曰: 悉乎哉問也. 是明道也, 數之始起於上, 而終於下,
歲半之前, 天氣主之, 歲半之後, 地氣主之, 上下交互, 氣交主之, 歲
紀畢矣, 故曰位明. 氣月可知乎, 所謂氣也. 帝曰: 餘司其事, 則而行
之, 不合其數何也. 岐伯曰: 氣用有多少, 化洽有盛衰, 衰盛多有, 同
其化也. 帝曰: 願聞同化何如. 岐伯曰: 風溫春化同, 熱曛昏火夏化同,
勝與復同, 燥淸烟露秋化同, 雲雨昏暝埃長夏化同, 寒氣霜雪冰冬化
同. 此天地五運六氣之化, 更用盛衰之常也. 帝曰: 五運行同天化者命

日天符, 余志之矣. 願聞同地化者何謂也. 岐伯曰: 太過而同天化者三, 不及而同天化者亦三, 太過而同地化者三, 不及而同地化者亦三, 此凡二十四歲也. 帝曰 願聞其所謂也. 岐伯曰: 甲辰甲戌太宮下加太陰, 壬寅壬申太角下加厥陰, 庚子庚午太商下加陽明, 如是者三, 癸巳癸亥少徵下加少陽, 辛丑辛未少羽下加太陽, 癸卯癸酉少徵下加少陰, 如是者三, 戊子戊午太徵上臨少陰, 戊寅戊申太徵上臨少陽, 丙辰丙戌太羽上臨太陽, 如是者三, 丁巳丁亥少角上臨厥陰, 乙卯乙酉少商上臨陽明, 己丑己未少宮上臨太陰, 如是者三, 除此二十四歲, 則不加不臨也. 帝曰: 加者何謂. 岐伯曰: 太過而加同天符, 不及而加同歲會也. 帝曰: 臨者何謂. 岐伯曰: 太過不及, 皆曰天符, 而變行有多少, 病形有徵甚, 生死有早晏耳. 帝曰: 夫子言用寒遠寒, 用熱遠熱, 余未知其然也, 願聞何謂遠. 岐伯曰: 熱無犯熱, 寒無犯寒, 從者和, 逆者病, 不可不敬畏而遠之, 所謂時興六位也. 帝曰: 溫涼何如. 岐伯曰: 司氣以熱, 用熱無犯, 司氣以寒, 用寒無犯, 司氣以涼, 用涼無犯, 司氣以溫, 用溫無犯, 間氣同其主無犯, 異其主則小犯之, 是謂四畏, 必謹察之. 帝曰: 善. 其犯者何如. 岐伯曰: 天氣反時 則可依則, 及勝其主則可犯, 以平爲期, 而不可過, 是謂邪氣反勝者. 故曰: 無失天信, 無逆氣宜, 無翼其勝, 無贊其復, 是謂至治.

황제가 말했다. 좋습니다. 스승님의 말씀은 모두 갖추었다고 할 수 있습니다. 그러나 어떻게 그 호응함을 밝힐 수 있습니까?

기백이 말했다. 물음이 참 밝습니다. 무릇 6기라는 것은 감에 차례가 있고 멈춤에 자리가 있습니다. 그러므로 늘 정월 초하루 아침에 이를 보되, 그 자리를 보아서 그것이 있는 바를 압니다. 운이 남(아서 지나치면) 그 (기운) 이르는 것이 앞서고, 운이 모자라면 그 이르는 것이 늦습니다. 이것이 하늘의 이치이고 기운의 규칙입니다. 운이 남지도 않고 모자라지도 않으면, 이를 일러 올바른 해라고 하는데, 그 (기운이) 다다름이 마땅히 제 때에 맞습니다.

황제가 말했다. 이기고 되갚는 기운이 늘 있는데, 재앙이 때로 이르는 것은 어찌 살핍니까?

기백이 말했다. 기운이 생겨나지 않는 것, 이를 재앙이라고 합니다.

황제가 말했다. 하늘(인 사천)과 땅(인 재천)의 규칙이 끝나고 비롯함은 어떻습니까?

기백이 말했다. 물음이 빠뜨린 것 어느 하나 없습니다. 이는 이치를 밝히는 것입니다. 규칙의 비롯됨은, 위에서 일어나 아래에서 마치니, (한) 해 절반의 앞은 하늘의 기운이 주관하고, 뒤는 땅의 기운이 주관합니다. 위와 아래가 서로 맞물림은 기운이 엇갈리는 곳에서 이를 주관하니, (이) 해의 기(紀)가 끝납니다. 그러므로 자리가 밝으면 기운이 펼쳐지는 (12)달을 알 수 있다고 했으니, 이른바 (6걸음으로 펼쳐지는) 기운을 말하는 것입니다.

황제가 말했다. 내가 (임금으로서) 그 일을 맡아서 법칙을 삼아 이를 시행하는데, 그 수와 딱 맞지 않는 것은 어떤 까닭입니까?

기백이 말했다. 기운의 쓰임에는 많고 적음이 있고, 생겨나서 다스려짐에는 드셈과 풀죽음이 있습니다. 드셈과 풀죽음 많음과 적음은 그 (네 철의 기운이) 생겨남(化)과 같습니다.

황제가 말했다. 바라건대 생겨남이 같은 것은 어떤지 듣고 싶습니다.

기백이 말했다. 바람과 따뜻함은 봄에 생겨남이 같고, 열나고 찌고 노을처럼 타오르는 불은 여름에 생겨남과 같고, 이기는 것은 되갚는 것과 같습니다. 메마르고 서늘한 연기와 이슬이 맺는 것은 가을에 생겨남과 같고, 눈 비 내리고 어둡게 먼지 내리는 것은 장마철에 생겨나는 것과 같고, 추운 기운으로 서리와 눈과 얼음이 어는 것은 겨울에 생겨남과 같습니다. 이것은 하늘과 땅의 5운과 6기가 생겨나는 것이고, (5운6기가) 번갈아 쓰여서 드세어지고 풀죽는 규칙입니다.

황제가 말했다. 5운이 하늘의 기운과 같이 생겨나는 것을 일러 천부라고 하는데, 나는 이것을 압니다. 바라건대 땅의 기운과 같이 생겨나는 것은 어떻습니까?

기백이 말했다. 지나치면서 하늘의 기운과 같이 생겨나는 것이 3이고, 못 미치면서 하늘의 기운과 같이 생겨나는 것이 3이고, 지나치면서 땅의 기운과 같이 생겨나는 것이 3이고, 못 미치면서 땅의 기운과 같이 생겨나는 것이 3입니다. 이것은 무릇 24해입니다.

황제가 말했다. 바라건대 그 이르는 바를 듣고 싶습니다.

기백이 말했다. 갑진과 갑술은 태궁이 아래로 태음에 더하고, 임인과 임신은 태각이 아래로 궐음에 더하고, 경자와 경오는 태상인데 아래로 양명에 더하니, 이와 같은 것이 3입니다. 계사와 계해는 소치인데 아래로 소양에 더하고, 신축과 신미는 소우인데 아래로 태양에 더하고, 계묘와 계유는 소치인데 아래로 소음에 더하니, 이와 같은 것이 3입니다. 무자와 무오는 태치인데 위로 소음에 다다르고 무인과 무신은 태치인데 위로 소양에 다다르고, 병진과 병술은 태우인 위로 태양에 다다르니, 이와 같은 것이 3입니다. 정사와 정해는 소각인데 위로 궐음에 다다르고, 을묘와 을유는 소상인데 위로 양명에 다다르고, 기축과 기미는 소궁인데 위로 태음이 다다르는데, 이와 같은 것이 3입니다. 이 24해를 빼면 더하지도 다다르지도 않습니다.

황제가 말했다. 더하는 것은 어떤 것을 이릅니까?

기백이 말했다. 지나치면서 더하는 것은 동천부이고 못 미치면서 더하는 것은 동세회입니다.

황제가 말했다. 다다르는(臨) 것은 어떤 것을 이릅니까?

기백이 말했다. 지나치거나 못 미치는 것을 모두 천부라고 하는데, 운기가 바뀌어감에 많고 적음이 있고, 탈의 꼴에 작고 심함이 있고, 삶과 죽음에 이르고 늦은 것이 있을 따름입니다.

황제가 말했다. 스승님께서 찬 약을 쓸 때는 찬 때를 멀리하고, 열나는 약을 쓸 때는 열나는 때를 멀리하라고 했는데, 나는 아직 그래야 하는 까닭을 알지 못하겠습니다. 바라건대 어떻게 멀리 하라는 것인지 듣고 싶습니다.

기백이 말했다. 열나는 약을 쓸 때는 열나는 때를 범하지 말고, 찬 약을 쓸 때는 찬 때를 범하지 말아야 합니다. (이를) 따르는 사람은 (치우침 없이) 고르고, 이를 거스르는 사람은 탈납니다. 공경하고 두려워하여 이를 멀리하지 않을 수 없으니 이른바 (약을 쓸 적당한) 때가 6기의 자리에서 일어난다고 하는 것입니다.

황제가 말했다. 따뜻함과 서늘함은 어떻습니까?

기백이 말했다. 기운을 다스리는 때가 열나는 때이면 열나는 약을 씀에 (그 때를) 범함이 없게 하고, 기운을 다스리는 때가 차가운 때이면 차가운 약을 씀에 (그 때를) 범함이 없게 하고, 기운을 다스리는 때가 서늘한 때이면 서늘하게 하는 약을 씀에 (그 때를) 범함이 없게 하고, 기운을 다스리는 때가 따스한 때이면 따스한 약을 씀에 (그 때를) 범함이 없게 합니다. 간기가 주기와 같으면 (그 때를) 범하지 말고, (간기가) 그 주기와 다르면 이를 작게 범합니다. 이것이 네 가지 두려움이라고 하는데, 반드시 삼가 이를 살펴야 합니다.

황제가 말했다. 좋습니다. 그 범하는 것은 어떻습니까?

기백이 말했다. 하늘의 기운이 (그) 때(의 기운과) 반대되면 때(의 기운)에 기댈 수 있지만, 그 주인 되는 기운을 이김에 미치면 (그 때를) 범할 수 있으되, 고른 (약)으로 (결과를) 기약해야지 지나치게 할 수는 없습니다. 이를 일러 몹쓸 기운이 도리어 이기는 것이라고 합니다. 그러므로 말하기를, 하늘의 믿음을 잃지 말고 기운의 마땅함을 거스르지 말고, 그 이기는 것을 돕지 말고, 되갚는 것을 부추기지 말라고 했으니 이것이 지극한 다스림을 말하는 것입니다.

71-2

帝曰: 善. 五運氣行主歲之紀, 其有常數乎. 岐伯曰: 臣請次之. 甲子甲午歲, 上少陰火, 中太宮土運, 下陽明金, 熱化二, 雨化五, 燥化四, 所謂正化日也. 其化上咸寒, 中苦熱, 下酸熱, 所謂藥食宜也. 乙丑乙未歲, 上太陰土, 中少商金運, 下太陽水, 熱化寒化勝復同, 所謂邪氣化日也. 災七宮. 濕化五, 清化四, 寒化六, 所謂正化日也. 其化上苦熱, 中酸和, 下甘熱, 所謂藥食宜也. 丙寅丙申歲, 上少陽相火, 中太

羽水運, 下厥陰木, 火化二, 寒化六, 風化三, 所謂正化日也. 其化上
咸寒, 中咸溫, 下辛溫, 所謂藥食宜也. 丁卯丁酉歲, 上陽明金, 中少
角木運, 下少陰火, 清化熱化勝復同, 所謂邪氣化日也. 災三宮. 燥化
九, 風化三, 熱化七, 所謂正化日也. 其化上苦, 小溫, 中辛和, 下咸
寒, 所謂藥食宜也. 戊辰戊戌歲, 上太陽水, 中太徵火運, 下太陰土,
寒化六, 熱化七, 濕化五, 所謂正化日也. 其化上苦溫, 中甘和, 下甘
溫, 所謂藥食宜也. 己巳己亥歲, 上厥陰木, 中少宮土運, 下少陽相火,
風化清化勝復同, 所謂邪氣化日也. 災五宮., 風化三, 濕化五, 火化
七, 所謂正化日也. 其化上辛涼, 中甘和, 下咸寒, 所謂藥食宜也. 庚
午庚子歲, 上少陰火, 中太商金運, 下陽明金, 熱化七, 清化九, 燥化
九, 所謂正化日也. 其化上咸寒, 中辛溫, 下酸溫, 所謂藥食宜也. 辛
未辛丑歲, 上太陰土, 中少羽水運, 下太陽水, 雨化風化勝復同, 所謂
邪氣化日也. 災一宮. 雨化五, 寒化一, 所謂正化日也. 其化上苦熱,
中苦和, 下苦熱, 所謂藥食宜也. 壬申壬寅歲, 上少陽相火, 中太角木
運, 下厥陰木, 火化二, 風化八, 所謂正化日也. 其化上咸寒, 中酸和,
下辛涼, 所謂藥食宜也. 癸酉癸卯歲, 上陽明金, 中少徵火運, 下少陰
火, 寒化雨化勝負同, 所謂邪氣化日也. 災九宮. 燥化九, 熱化二, 所
謂正化日也. 其化上苦小溫, 中咸溫, 下咸寒, 所謂藥食宜也. 甲戌甲
辰歲, 上太陽水, 中太宮土運, 下太陰土, 寒化六, 濕化五, 正化日也.
其化上苦熱, 中苦溫, 下苦溫, 藥食宜也. 乙亥乙巳歲, 上厥陰木, 中
少商金運, 下少陽相火, 熱化寒化勝負同, 邪氣化日也. 災七宮. 風化
八, 清化四, 火化二, 正化度也. 其化上辛涼, 中酸化, 下咸寒, 藥食宜
也. 丁丑丁未歲, 上太陰土, 中少角木運, 下太陽水, 清化熱化勝負同,
邪氣化度也. 災三宮. 雨化五, 風化三, 寒化一, 正化度也. 其化上苦
溫, 中辛溫, 下甘熱, 藥食宜也. 戊寅戊申歲, 上少陽相火, 中太徵火
運, 下厥陰木, 火化七, 風化三, 正化度也. 其化上咸寒, 中甘和, 下辛

凉, 藥食宜也. 己卯己酉歲, 上陽明金, 中少宮土運, 下少陰火, 風化淸化勝負同, 邪氣化度也. 災五宮. 淸化九, 雨化五, 熱化七, 正化度也. 其化上苦小溫, 中甘和, 下咸寒, 藥食宜也. 庚辰庚戌歲, 上太陽水, 中太商金運 下太陰土, 寒化一, 淸化九, 雨化五, 正化度也. 其化上苦熱, 中辛溫, 下甘熱, 藥食宜也. 辛巳辛亥歲, 上厥陰木, 中少羽水運, 下少陽相火, 雨化風化勝負同, 邪氣化度也. 災一宮. 風化三, 寒化一, 火化七, 正化度也. 其化上辛凉, 中苦和, 下咸寒, 藥食宜也. 壬午壬子歲, 上少陰火, 中太角木運, 下陽明金, 熱化二, 風化八, 淸化四, 正化度也. 其化上咸寒, 中酸凉, 下酸溫, 藥食宜也. 癸未癸丑歲, 上太陰土, 中少徵火運, 下太陽水, 寒化雨化勝負同, 邪氣化度也. 災九宮. 雨化五, 火化二, 寒化一, 正化度也. 其化上苦溫, 中咸溫, 下甘熱, 藥食宜也. 甲申甲寅歲, 上少陽相火, 中太宮土運, 下厥陰木, 火化二, 雨化五, 風化八, 正化度也. 其化上咸寒, 中咸和, 下辛凉, 藥食宜也. 乙酉乙卯歲, 上陽明金, 中少商金運, 下少陰火, 熱化寒化勝負同, 邪氣化度也. 災七宮. 燥化四, 淸化四, 熱化二, 正化度也. 其化上苦小溫, 中苦和, 下咸寒, 藥食宜也. 丙戌丙辰歲, 上太陽水, 中太羽水運, 下太陰土, 寒化六, 雨化五, 正化度也. 其化上苦熱, 中咸溫, 下甘熱, 藥食宜也. 丁亥丁巳歲, 上厥陰木, 中少角木運, 下少陽相火, 淸化熱化勝負同, 邪氣化度也. 災三宮. 風化三, 火化七, 正化度也. 其化上辛凉, 中辛和, 下咸寒, 藥食宜也. 戊子戊午歲, 上少陰火, 中太徵火運, 下陽明金, 熱化七, 淸化九, 正化度也. 其化上咸寒, 中甘寒, 下酸溫, 藥食宜也. 己丑己未歲, 上太陰土, 中少宮土運, 下太陽水, 風化淸化勝負同, 邪氣化度也. 災五宮. 雨化五, 寒化一, 正化度也. 其化上苦熱, 中甘和, 下甘熱, 藥食宜也. 庚寅庚申歲, 上少陽相火, 中太商金運, 下厥陰木, 火化七, 淸化九, 風化三, 正化度也. 其化上咸寒, 中辛溫, 下辛凉, 藥食宜也. 辛卯辛酉歲, 上陽明金, 中少羽

水運, 下少陰火, 雨化風化勝負同, 邪氣化度也. 災一宮. 淸化九, 寒化一, 熱化七, 正化度也. 其化上苦小溫, 中苦和, 下咸寒, 藥食宜也. 壬辰壬戌歲, 上太陽水, 中太角木運, 下太陰土, 寒化六, 風化八, 雨化五, 正化度也. 其化上苦溫, 中酸和, 下甘溫, 藥食宜也. 癸巳癸亥, 上厥陰木, 中少徵火運, 下少陽相火, 寒化雨化勝負同, 邪氣化度也. 災九宮. 風化八, 火化二, 正化度也, 其化上辛凉, 中咸和, 下咸寒, 藥食宜也. 凡此定期之紀, 勝復正化, 皆有常數, 不可不察, 故知其要者, 一言而終, 不知其要, 流散無窮, 此之謂也. 帝曰: 善. 五運之氣, 亦復歲乎. 岐伯曰: 鬱極乃發, 待時而作也. 帝曰: 請問其所謂也. 岐伯曰: 五常之氣, 太過不及, 其發異也. 帝曰: 願卒聞之. 岐伯曰: 太過者暴, 不及者徐, 暴者爲病甚, 徐者爲病持. 帝曰: 太過不及, 其數何如. 岐伯曰: 太過者其數成, 不及者其數生, 土常以生也. 帝曰: 其發也何如. 岐伯曰: 土鬱之發, 岩谷震驚, 雷殷氣交, 埃昏黃黑, 化爲白氣, 飄驟高深, 擊石飛空, 洪水乃從, 川流漫衍, 田牧土駒, 化氣乃敷, 善爲時雨, 始生始長, 始化始成, 故民病心腹脹, 脹鳴而爲數後, 甚則心痛脇, 嘔吐霍亂, 飮發注下, 胕腫身重, 雲奔雨府, 霞擁朝陽, 山澤埃昏, 其乃發也, 以其四氣, 雲橫天山, 浮游生滅, 怫之先兆. 金鬱之發, 天潔地明, 風淸氣切, 大凉乃擧, 草樹浮烟, 燥氣以行, 霧霧數起, 殺氣來至, 草木蒼乾, 金乃有聲, 故民病咳逆, 心脇滿引少腹, 善暴痛, 不可反側, 嗌乾面塵, 色惡, 山澤焦枯, 土凝霜, 鹵怫乃發也, 其氣五, 夜零白露, 林莽聲凄, 怫之兆也. 水鬱之發, 陽氣乃避, 陰氣暴擧, 大寒乃至, 川澤嚴凝, 寒氣結爲霜雪, 甚則黃黑昏翳, 流行氣交, 乃爲霜殺, 水乃見祥, 故民病寒客心痛, 腰脽痛, 大關節不利, 屈伸不便, 善厥陰, 痞堅, 腹滿, 陽光不治, 空積沈陰, 白埃昏暝, 而乃發也, 其氣二火前後, 太虛深玄, 氣猶麻散, 微見而隱, 色黑微黃, 怫之先兆也. 木鬱之發, 太虛埃昏, 雲物以擾, 大風乃至, 屋發折木, 木有變, 故民病胃腕

當心而痛, 上支兩脇, 膈咽不通, 食飮不下, 甚則耳鳴眩轉, 目不識人, 善暴僵仆, 太虛蒼埃, 天山一色, 或氣濁色黃黑鬱若, 橫雲不起雨, 而乃發也, 其氣無常, 長川草偃, 柔葉呈陰, 松吟高山, 虎嘯岩岫, 怫之先兆也. 火鬱之發, 太虛腫翳, 大明不彰, 炎火行, 大暑至, 山澤燔燎, 材木流津, 廣廈騰煙, 土浮霜鹵, 止水乃減, 蔓草焦黃, 風行惑言, 濕化乃後, 故民病少氣, 瘡瘍癰腫, 脇腹胸背面首, 四支 憤, 臚脹瘍痱, 嘔逆瘛瘲, 骨痛, 節乃有動, 注下溫瘧, 腹中暴痛, 血溢流注, 精液乃少, 目赤心熱, 甚則瞀悶懊憹, 善暴死, 刻終大溫, 汗濡玄府, 其乃發也, 其氣四, 動復則靜, 陽極反陰, 濕令乃化乃成, 華發水凝, 山川冰雪, 焰陽午澤, 怫之先兆也, 有怫之應而後報也, 皆觀其極而乃發也, 木發無時, 水隨火也, 謹候其時, 病可與期, 失時反歲, 五氣不行, 生化收藏, 政無恆也. 帝曰: 水發而雹雪 土發而飄驟 木發而毀折 金發而清明 火發而曛昧何氣使然. 岐伯曰: 氣有多少 發有微甚 微者當其氣 甚者兼其下 徵其下氣 而見可知也. 帝曰: 善. 五氣之發不當位者何也. 岐伯曰: 命其差. 帝曰: 差有數乎. 岐伯曰: 後皆三十度而有奇也. 帝曰: 氣至而先後者何. 岐伯曰: 遠太過則其至先, 遠不及則其至後, 此後之常也. 帝曰: 當時而至者何也. 岐伯曰: 非太過非不及, 則至當時, 非是者害也. 帝曰: 善, 氣有非時而化者何也. 岐伯曰: 太過者當其時, 不及者歸其己勝也. 帝曰: 四時之氣, 至有早晏高下左右, 其候何如. 岐伯曰: 行有逆順, 至有遲速, 故太過者化先天, 不及者化後天. 帝曰: 願聞其行何謂也. 岐伯曰: 春氣西行, 夏氣北行, 秋氣東行, 冬氣南行, 故春氣始於下, 秋氣始於上, 夏氣始於中, 冬氣始於標, 春氣始於左, 秋氣始於右, 冬氣始於後, 夏氣始於前, 此四時正化之常, 故至高之地, 冬氣常在, 至下之地, 春氣常在, 必謹察之. 帝曰: 善.

황제가 말했다. 좋습니다. 5운의 기운이 (한 해를) 가는 것과 그 해를 주관하는 벼리(인 틀)에는 일정한 규칙이 있습니까?

기백이 말했다. 신이 청하건대 이를 차례로 말씀드리겠습니다. 갑자와 갑오의 해에는, 위는 소음 화이고, 가운데는 태궁 토운이고, 아래는 양명 금입니다. 열이 생겨나는 것은 2일이고, 비가 생겨나는 것은 5일이고, 메마름이 생겨나는 것은 4일이니, 이른바 바르게 생겨나는 날(正化日)입니다. 그 생겨남은 위(인 재천은 화이므로 상극인) 짠맛과 찬 것을 (써서 바로잡고), 가운데(인 중운은 토이므로 상극인) 쓴맛과 열을 (써서 바로잡고), 아래(인 재천은 금이므로 상극인) 신맛과 열을 써서 (바로 잡아야) 합니다. 이른바 약과 먹을거리가 마땅해야 한다고 한 것입니다. 을축과 을미의 해에는, 위는 태음 토이고, 가운데는 소상 금운이고, 아래는 태양 수입니다. 열이 생겨나고 추위가 생겨나서 이기고 되갚는 것이 같으니, 이른바 몹쓸 기운이 생겨나는 날(正化日)입니다. 재앙은 (9궁 중에 서쪽인) 7궁에 있습니다. 축축함이 생겨나는 날은 5일이고, 서늘함이 생겨나는 날은 4일이고, 추위가 생겨나는 날은 6일입니다. 이른바 바르게 생겨나는 날(正化日)입니다. 그 생겨남은 위는 쓴맛과 열이고, 가운데는 신맛과 화평함이고, 아래는 단맛과 열이니, 이른바 약과 먹을거리가 마땅해야 한다고 한 것입니다. 병인과 병신의 해에는 위는 소양 상화이고, 가운데는 태우 수운이고, 아래는 궐음 목입니다. 화가 생겨나는 것은 2일이고, 추위가 생겨나는 것은 6일이고, 바람이 생겨나는 것은 3일이니, 이른바 바르게 생겨나는 날(正化日)입니다. 그 생겨남은 위는 짠맛과 추위이고, 가운데는 짠맛과 따스함이고, 아래는 매운맛과 따스함이니, 이른바 약과 먹을거리가 마땅해야 한다는 것입니다. 정묘 세회와 정유의 해에는 양명 금은 위이고, 가운데는 소각 목운이고, 아래는 소음 화입니다. 서늘함이 생겨나고 열이 생겨나서 이기고 되갚음이 같습니다. 이른바 몹쓸 기운이 생겨나는 날(正化日)입니다. 재앙은 3궁에 있습니다. 메마름이 생겨나는 것은 9일이고, 바람이 생겨나는 것은 3일이고, 열이 생겨나는 것은 7일이니, 이른바 바르게 생겨나는 날입니다. 그 생겨남은 위는 쓴맛과 조금 따스함이고, 가운데는 매운맛과 화평함이고, 아래는 짠맛과 추위이니, 이른바 약과 먹을거리가 마땅해야 한다는 것입니다. 무진과 무술의 해에는 위는 태양 수이고, 가운데는 태치 화운이고,

아래는 태음 토입니다. 추위가 생겨나는 것은 6일이고, 열이 생겨나는 것은 7일이고, 축축함이 생겨나는 것은 5일이니, 이른바 바르게 생겨나는 날(正化日)입니다. 그 생겨남은 위는 쓴맛과 따스함이고, 가운데는 단맛과 화평함이고, 아래는 단맛과 따스함이니, 이른바 약과 먹을거리가 마땅해야 한다는 것입니다. 기사와 기해의 해에는 위는 궐음 목이고, 가운데는 소궁 토운이고, 아래는 소양 상화입니다. 바람이 생겨나고 서늘함이 생겨나서 이기고 되갚는 것이 같으니, 이른바 몹쓸 기운이 생겨나는 것입니다. 재앙은 5궁에 있습니다. 바람이 생겨나는 것은 3일이고, 축축함이 생겨나는 것은 5일이고, 불이 생겨나는 것은 7일이니, 이른바 바르게 생겨나는 날(正化日)입니다. 그 생겨남은 위는 매운맛과 서늘함이고, 가운데는 단맛과 화평함이고, 아래는 짠맛과 추위이니, 이른바 약과 먹을거리가 마땅해야 한다는 것입니다. 경오 동천부와 경자 동천부의 해에는 위는 태음 토이고, 가운데는 태상 금운이고, 아래는 양명 금입니다. 열이 생겨나는 것은 7일이고, 서늘함이 생겨나는 것은 9일이고, 메마름이 생겨나는 것은 9일이니, 이른바 바르게 생겨나는 날(正化日)입니다. 그 생겨남은 위는 짠맛과 추위이고, 가운데는 매운맛과 따스함이고, 아래는 신맛과 따스함이니, 이른바 약과 먹을거리가 마땅해야 한다는 것입니다. 신미 동세회와 신축 동세회의 해에는 위는 태음 토이고, 가운데는 소우 수운이고, 아래는 태양 수입니다. 비가 생겨남과 바람이 생겨남이 이기고 지는 것이 같으니 이른바 몹쓸 기운이 생겨나는 날(正化日)입니다. 재앙은 1궁에 있습니다. 비가 생겨나는 것은 5일이고, 추위가 생겨나는 것은 1일이니, 이른바 바르게 생겨나는 날입니다. 그 생겨남은 위는 쓴맛과 열이고, 가운데는 쓴맛과 화평함이고, 아래는 쓴맛과 열이니, 이른바 약과 먹을거리가 마땅해야 한다는 것입니다. 임신 동천부와 임인 동천부의 해에는 위는 소양 상화이고, 가운데는 태각 목운이고, 아래는 궐음 목입니다. 화가 생겨나는 것은 2일이고, 바람이 생겨나는 것은 8일이니, 이른바 바르게 생겨나는 날(正化日)입니다. 그 생겨남은 위는 짠맛과 추위이고, 가운데는 신맛과 화평함이고, 아래는 매운맛과 서늘함이니, 이른바 약과 먹을거리가 마땅해야 한다는 것입니다. 계유 동세회와 계묘 동세회의 해에는 위는 양명 금이고, 가운데는 소치 화운이고, 아래는 소음 화입니다. 추위가 생겨나고 비가 생겨나고 이기고 되갚는 것이 같으니, 이른바 몹쓸 기운이 생겨나는 날입니다. 재앙은 9궁에 있습니다. 메마름이 생겨나는 것은 9일이고, 열이 생겨나는 것은 2일이니, 이른바 바르게 생겨나는 날(正化日)입니다. 그 생겨남은 위는 쓴맛과 조금 따스함이고, 가운데는 짠맛과 따스함이고, 아래는 짠맛과 추위이니, 이른바 약과 먹을거리가 마땅해야 한다는 것입니다. 갑술 세회 동천부와 갑진 세회 동천부의 해에는 위는 태양 수이고, 가운데는 태궁 토운이고, 아래는 태음 토입니다. 추위가 생겨나는 것은 6일이고, 축축함이 생겨나는 것은 5일이니, 바르게 생겨나는 날(正化日)입니다. 그 생겨남은 위는 쓴맛과 열이고, 가운데는 쓴맛과 따스함이고, 아래는 쓴맛과 따스함이니, 약과 먹을거리가 마땅해야 합니다. 을해 을사의 해에는 위는 궐음 목이고, 가운데는 소상 금운이고, 아래는 소양 상화입니다. 열이 생겨나고 추위가 생겨나고 이기고 되갚음이 같으니, 몹쓸 기운이 생겨나는 날입니다. 재앙은 7궁에 있습니다. 바람이 생겨나는 것은 8일이고, 서늘함이 생겨나는 것은 4일이고, 불이 생겨나는 것은 2일이니, 바르게 생겨나는 날(正化日)입니다. 그 생겨남은 위는 매운맛과 서늘함이고, 가운데는 신맛과 화평함이고, 아래는 짠맛과 추위이니, 약과 먹을거리가 마땅해야 합니다. 병자 세회와 병오의 해에는 위는 소음 화이고, 가운데는 태우 수운이고, 아래는 양명 금입니다. 열이 생겨나는 것은 2일이고, 추위가 생겨나는 것은 6일이고, 서늘함이 생겨나는 것은 4일이니, 바르게 생겨나는 날(正化日)입니다. 그 생겨남은 위는 짠맛과 추위이고, 가운데는 짠맛과 열이고, 아래는 신맛과 따스함이니, 약과 먹을거리가 마땅해야 합니다. 정축과 정미의 해에는 위는 태음 토이고, 가운데는 소각 목운이고, 아래는 태양 수입니다. 서늘함이 생겨나고 열이 생겨나고 이기고 되갚는 것이 같으니 몹쓸 기운이 생겨나는 날입니다. 재앙은 3궁에 있습니다. 비가 생겨나는 것은 5일이고, 바람이 생겨나는 것은 3일이고, 추위가 생겨나는 것은 1일이니, 바르게 생겨나는 날(正化日)입니다. 그 생겨남은 위는 쓴맛과 따스함이고, 가운데는 매운맛과 따스함이고, 아래는 단맛과 열이니, 약과 먹을거리가 마땅해야 합니다. 무인과 무신 천부의 해에는 위는 소양 상화이고, 가운데는 태치 화운이고, 아래는 궐음 목입니다. 불이 생겨나는 것은 7일이고, 바람이 생겨나는 것은 3일이니, 바르게 생겨나는 날입니다. 그 생겨남은 위는 짠맛과 추위이고, 가운데는 단맛과 화평함이고, 아래는 매운맛과 서늘함이니, 약과 먹을거리가 마땅해야 합니다. 기묘와 기유의 해에는 위는 양명 금이고, 가운데는 소궁 토운이고, 아래는 소음 화입니다. 바람이 생겨나고 서늘함이 생겨나고 이기고 되갚는 것이 같으니, 몹쓸 기운이 생겨나는 날(正化日)입니다. 재앙은 5궁에 있습니다. 서늘함이 생겨나는 것은 9일이고, 비가 생겨나는 것은 5일이고, 열이 생겨나는 것은 7일이니, 바르게 생겨나는 날입니다. 그 생겨남은 위는 쓴맛과 조금 따스함이고, 가운데는 단맛과 화평함이고, 아래는 짠맛과 추위이니, 약과 먹을거리가 마땅해야 합니다. 경진 경술의 해에는 위는 태양 수이고, 가운데는 소상 금운이고, 아래는 태음 토입니다. 추위가 생겨나는 것은 1일이고, 비가 생겨나는 것은 5일이니, 바르게 생겨나는 날(正化日)입니다. 그 생겨남은 위는 쓴맛과 열이고, 가운데는 매운맛과 따스함이고, 아래는 단맛과 열이니, 약과 먹을거리가 마땅해야 합니다. 신사와 신해의 해에는 위는 궐음 목이고, 가운데는 소우 수운이고, 아래는 소양 상화입니다. 비가 생겨나고 바람이 생겨나고 이기고 되갚는 것이 같으니 몹쓸 기운이 생겨나는 날입니다. 재앙은 1궁에 있습니다. 바람이 생겨나는 것은 3일이고, 추위가 생겨나는 것은 1일이고, 화가 생겨나는 것은 7일이니, 바르게 생겨나는 날(正化日)입니다. 그 생겨남은 위는 매운맛과 서늘함이고, 가운데는 쓴맛과 화평함이고, 아래는 짠맛과 추위이니, 약과 먹을거리가 마땅해야 합니다. 임오와 임자의 해에는 위는 소음 화이고, 가운데는 태각 목운이고, 아래는 양명금입니다. 열이 생겨나는 것은 2일이고, 바람이 생겨나는 것은 8일이고, 서늘함이 생겨나는 것은 4일이니, 바르게 생겨나는 날(正化日)입니다. 그 생겨남은 위는 짠맛과 추위이고, 가운데는 신맛과 서늘함이고, 아래는 신맛과 따스함이니, 약과 먹을거리가 마땅해야 합니다. 계미와 계축의 해에는 위는 태음 토이고, 가운데는 소치 화운이고, 아래는 태양 수입니다. 추위가 생겨나고 비가 생겨나고 이기고 되갚는 것이 같으니, 몹쓸 기운이 생겨나는 날입니다. 재앙은 9궁에 있습니다. 비가 생겨나는 것은 5일이고, 화가 생겨나는 것은 2일이고, 추위가 생겨나는 것은 1일이니, 바르게 생겨나는 날(正化日)입니다. 그 생겨남은 위는 쓴맛과 따스함이고, 가운데는 짠맛과 따스함이고, 아래는 단맛과 열이니, 약과 먹을거리가 마땅해야 합니다. 갑신과 갑인의 해에는 위는 소양 상화이고, 가운데는 태궁 토운이고, 아래는 궐음 목입니다. 화가 생겨나는 것은 2일이고, 비가 생겨나는 것은 5일이고, 바람이 생겨나는 것은 8일이니, 바르게 생겨나는 날입니다. 그 생겨남은 위는 짠맛과 추위이고, 가운데는 짠맛과 화평함이고, 아래는 매운맛과 서늘함이니, 약과 먹을거리가 마땅해야 합니다. 을유 태을천부와 을묘 천부의 해에는 위는 양명 금이고, 가운데는 소상 금운이고, 아래는 소음 화입니다. 열이 생겨나고 추위가 생겨나고 이기고 되갚는 것이 같으니, 몹쓸 기운이 생겨나는 날입니다. 재앙은 7궁에 있습니다. 메마름이 생겨나는 것은 4일이고, 서늘함이 생겨나는 것은 4일이고, 열이 생겨나는 것은 2일이니, 바르게 생겨나는 날(正化日)입니다. 그 생겨남은 위는 쓴맛과 조금 따스함이고, 가운데는 쓴맛과 화평함이고, 아래는 짠맛과 추위이니, 약과 먹을거리가 마땅해야 합니다. 병술 천부와 병진 천부의 해에는 위는 태양 수이고, 가운데는 태우 수운이고, 아래는 태음 토입니다. 추위가 생겨나는 것은 6일이고, 비가 생겨나는 것은 5일이니, 바르게 생겨나는 날(正化日)입니다. 그 생겨남은 위는 쓴맛과 열이고, 가운데는 짠맛과 따스함이고, 아래는 단맛과 열이니, 약과 먹을거리가 마땅해야 합니다. 정해 천부와 정사 천부의 해에는 위는 궐음 목이고, 가운데는 소각 목운이고, 아래는 소양 상화입니다. 서늘함이 생겨나고 열이 생겨나고 이기고 되갚는 것이 같으니, 몹쓸 기운이 생겨나는 날입니다. 재앙은 3궁에 있습니다. 바람이 생겨나는 것은 3일이고, 화가 생겨나는 것은 7일이니, 바르게 생겨나는 날(正化日)입니다. 그 생겨남은 위는 매운맛과 서늘함이고, 가운데는 매운맛과 화평함이고, 아래는 짠맛과 추위이니, 약과 먹을거리가 마땅해야 합니다. 무자 천부와 무오 태일천부의 해에는 위는 소음 화이고, 가운데는 태치 화운이고, 아래는 양명 금입니다. 열이 생겨나는 것은 7일이고, 서늘함이 생겨나는 것은 9일이니, 바르게 생겨나는 날입니다. 그 생겨남은 위는 짠맛과 추위이고, 가운데는 단맛과 추위이고, 아래는 신맛과 따스함이니, 약과 먹을거리가 마땅해야 합니다. 기축 태일천부와 기미 태일천부의 해에는 위는 태음 토이고, 가운데는 소궁 토운이고, 아래는 태양 수입니다. 바람이 생겨나고 서늘함이 생겨나고 이기고 되갚는 것이 같으니 몹쓸 기운이 생겨나는 날입니다. 재앙은 5궁에 있습니다. 비가 생겨나는 것은 5일이고, 추위가 생겨나는 것은 1일이니, 바르게 생겨나는 날(正化日)입니다. 그 생겨남은 위는 쓴맛과 열이고, 가운데는 단맛과 화평함이고, 아래는 단맛과 열이니, 약과 먹을거리가 마땅해야 합니다. 경인 경신의 해에는 위는 소양 상화이고, 가운데는 태상 금운이고, 아래는 궐음 목입니다. 화가 생겨나는 것은 7일이고, 서늘함이 생겨나는 것은 9일이고, 바람이 생겨나는 것은 3일이니, 바르게 생겨나는 날(正化日)입니다. 그 생겨남은 위는 짠맛과 추위이고, 가운데는 매운맛과 따스함이고, 아래는 매운맛과 서늘함이니, 약과 먹을거리가 마땅해야 합니다. 신묘와 신유의 해에는 위는 양명 금이고, 가운데는 소우 수운이고, 아래는 소음 화입니다. 비가 생겨나고 바람이 생겨나고 이기고 되갚는 것이 같으니, 몹쓸 기운이 생겨나는 날입니다. 재앙은 1궁에 있습니다. 서늘함이 생겨나는 것은 9일이고, 추위가 생겨나는 것은 1일이고, 열이 생겨나는 것은 7일이니, 바르게 생겨나는 날입니다. 그 생겨남은 그 위는 쓴맛과 조금 따스함이고, 가운데는 쓴맛과 화평함이고, 아래는 짠맛과 추위이니, 약과 먹을거리가 마땅해야 합니다. 임진 임술의 해에는 위는 태양 수이고, 가운데는 태각 목운이고, 아래는 태음 토입니다. 추위가 생겨나는 것은 6일이고, 바람이 생겨나는 것은 8일이고, 비가 생겨나는 것은 5일이니, 바르게 생겨나는 날(正化日)입니다. 그 생겨남은 위는 쓴맛과 따스함이고, 가운데는 신맛과 화평함이고, 아래는 단맛과 따스함이니, 약과 먹을거리가 마땅해야 합니다. 계사 동세회와 계해 동세회의 해에는 위는 궐음 목이고, 가운데는 소치 화운이고, 아래는 소양 상화입니다. 추위가 생겨나고 비가 생겨나고 이기고 되갚는 것이 같으니, 몹쓸 기운이 생겨나는 날입니다. 재앙은 9궁에 있습니다. 바람이 생겨나는 것은 8일이고, 화가 생겨나는 것은 2일이니, 바르게 생겨나는 날(正化日)입니다. 그 생겨남은 위는 매운 맛과 서늘함이고, 가운데는 짠맛과 화평함이고, 아래는 짠맛과 추위이니, 약과 먹을거리가 마땅해야 합니다. 무릇 정해진 기간(인 60년 1갑)의 버리는, 이김 되갚음 바름 생겨남(같은) 모든 것에 일정한 규칙이 있어서 살피지 않을 수 없습니다. 그러므로 그 요점을 아는 사람은 한 마디로 마칠 수 있지만, 그 요점을 알지 못하면 흐르고 흩어지는 것에 끝이 없다고 한 것이 이것입니다.

황제가 말했다. 좋습니다. 5운의 기운은 또한 (그) 해(의 기운)을 되갚습니까?

기백이 말했다. 뭉치는 것이 끝에 이르면 (탈이) 나는데, (운기가 작용하는) 때를 기다려서 만들어집니다.

황제가 말했다. 청컨대 그 이르는 바에 대해 여쭙니다.

기백이 말했다. 5행의 기운은, 지나치고 못 미침에 따라 그 (탈)나는 것이 다릅니다.

황제가 말했다. 바라건대 다 듣겠습니다.

기백이 말했다. 지나친 것은 갑작스럽고 못 미치는 것은 천천히 나타납니다. 갑작스럽다는 것은 탈이 심한 것을 말하고, 천천히 나타난다는 것은 탈이 오래 유지된다는 것입니다.

황제가 말했다. 지나침과 못 미침은 그 수가 어떻습니까?

기백이 말했다. 지나친 것은 그 수가 이루는 것이고, 못 미치는 것은 그 수가 낳는 것인데, (중앙) 토는 늘 낳는 것으로 합니다.

황제가 말했다. 그 (탈)나는 것은 어떻습니까?

기백이 말했다. 토가 뭉친 것이 (탈)나면 바위 골짜기에 우레가 쳐서 놀라고, 벼락이 (하늘과 땅의) 기운이 사귈 때 많이 생기고, 자욱한 먼지가 노랗고 검고, 흰 기운이 생기고, 갑작스런 바람과 소나기가 높은 산과 깊은 골짜기에 불고 쏟아지고, 공중으로 돌을 날리고, 큰 물이 뒤따르고, 냇물이 넘치고, 밭과 목장이 흙을 뒤덮입니다. 생겨나는 기운이 이에 펴지고, 때맞춰 비가 내리고, (생명이) 비로소 낳고 자라고 크고 이룹니다. 그러므로 백성들은 가슴과 배가 부푸는 탈을 앓고, 창자에서 소리가 나고 뒤를 자주 보고, 심하면 가슴이 아프고 옆구리가 가득하고, 게우고 곽란을 일으키고, 먹은 것을 내고 쏟고, 발등이 붓고 몸이 무겁습니다. 구름이 빠르게 축축한 기운이 몰린 곳으로 달아나고, 아침 붉새가 고리처럼 감기고, 산과 연못에 먼지가 자욱합니다. 그것이 이에 피면 (토이므로) 4번째 운기가 됩니다. 구름이 하늘과 산에 빗기고, 하루살이가 낳았다가 사라지는 것은 (뭉쳤던 것이) 불끈 일어나려고 앞서 나타나는 조짐입니다. 금이 뭉친 것이 (탈)나면 하늘은 깨끗하고 땅은 밝고, 바람은 서늘하고 기운은 자르는 듯하여 큰 서늘함이 이에 일어나고, 풀과 나무에 엷은 연기가 떠오르고, 메마른 기운이 나돌아서 뿌연 안개가 자주 일어나고, 살기가 이르러 푸나무가 푸른 채로 마르고, 이에 쇠 소리가 납니다. 그러므로 백성들은 기침하고 기운이 거스르는 탈을 앓고, 가슴과 옆구리가 가득하고 아랫배가 당기고, 자주 갑작스럽게 아프고, 돌아누울 수 없고, 목구멍이 마르고 낯빛이 먼지 낀 것처럼 나쁩니다. 산과 연못이 마르고, 흙에 서리가 내린 것처럼 소금이 엉깁니다. 이에 불끈 (탈이) 피어나는 것은 5번째 운기입니다. 밤에 흰 이슬이 내리고 우거진 숲의 바람소리가 처량하면 탈이 나타날 조짐입니다. 수가 뭉친 것이 (탈)나면, 양의 기운은 이에 피하고, 음의 기운이 갑자기 일어나고, 큰 추위가 이에 이르고, 내와 연못이 단단히 업니다. 추워서 맺힌 것이 서리와 눈이 되고, 심하면 누렇고 검은 노을처럼 끼는 안개가 기운이 사귈 때 크게 나돕니다. 이에 서리가 숙살을 하고 물이 이에 나타날 조짐을 보입니다. 그러므로 백성들은 추위가 가슴에 깃들어 아픈 탈을 앓고, 허리와 볼기가 아프고, 큰 뼈마디가 이롭지 않고, 굽고 펴는 것이 잘 안 되고, 자주 궐역하고, 배가 단단해지고 배가 그득합니다. 양의 빛이 다스리지 못하고, 허공에 음산한 기운이 쌓이고, 흰 먼지가 노을처럼 끼어 어둡습니다. 이에 (탈)나는 것은 그 운기가 두 번째인 화의 앞뒤입니다. 허공이 깊고 거무스름하고, 기운이 오히려 삼줄기처럼 흩어지고, 살짝 나타나다가 다시 숨습니다. 낯빛은 검으면서 노란 기운이 조금 서립니다. (탈이) 불끈 나타날 조짐입니다. 목이 뭉친 것이 (탈)나면, 허공이 먼지 자욱하고, 구름이 요란하고, 큰 바람이 이에 이르고, 집의 기둥뿌리가 뽑히고 나무가 꺾이고, 나무에 변고가 나타납니다. 백성들은 위완이 아프고 가슴이 아픈 탈을 앓고 위로 양 옆구리가 결리고 격막과 목구멍이 통하지 않고, 음식이 내려가지 않고, 심하면 귀울이가 생기고 눈이 빙글빙글 돌고, 눈으로 사람을 알아보지 못하고 자주 갑자기 고꾸라집니다. 허공에 푸른 먼지가 끼고 하늘과 산이 한 빛깔이고, 혹은 기운이 흐립니다. 낯빛은 노랗고 검은 것이 마치 뭉친 것 같습니다. 구름이 빗겨서 (비가) 일어나지 않고 이에 (탈)나는 것에는 그 기운이 일정함이 없습니다. 긴 냇가에 자라는 풀이 눕고, 부드러운 잎사귀들이 뒤집혀서 밑을 보이고, 소나무가 높은 산에서 울고 범의 소리가 골짜기에서 울리면 (탈이) 불끈 나타나려는 조짐입니다. 화가 뭉친 기운이 (탈)나면, 허공이 뿌옇게 해를 가리고, 해가 드러나지 않고, 불볕더위가 나돌고, 큰 더위가 이르러, 산과 연못이 불타고, 나무가 진액을 흘리고, 큰집에 연기가 오르고, 흙에 서리 같은 소금이 엉기고, 물이 그치거나 줄어들고 덩굴 풀이 노랗게 타고, 바람이 나돌아서 (사람들의) 말이 어지럽고, 축축함이 생겨나서 이에 뒤따릅니다. 그러므로 백성들은 기운이 적고, 가려움과 부스럼 악창을 앓고 붓고, 옆구리와 배와 가슴과 등 얼굴과 머리 팔다리가 붓고 가득차고, 살갗이 붓고 부스럼 생기고 구역질하고, 경풍을 앓고 뼈가 아프고, 마디가 이에 꿈틀거리고, 내리쏟고 온학을 앓고, 뱃속이 갑자기 아프고, 피가 넘쳐흐르고, 정액이 줄고, 눈이 벌겋고 가슴에 열나고, 심하면 정신이 아득해지고 번거로워하고, 갑자기 죽은 일이 잦습니다. 하루가 끝나면 크게 따뜻해지고, 땀이 땀구멍을 적십니다. 그 (탈)나는 것은 네 번째 운기입니다. 움직임이 다시 하면 고요해지고, 양이 끝에 이르면 도리어 음이 됩니다. 축축함이 이에 생겨나게 하고 이루게 합니다. 꽃이 피고 물이 엉기고, 산천이 얼음과 눈으로 뒤덮이고 남쪽 연못에 불꽃이 생기면 이것이 불끈 (탈)날 조짐입니다. 이런 조짐이 있은 뒤에 되갚음이 있으니, 모두 그 끝과 이에 (탈)나는 것을 살펴보아야 합니다. 목이 피는 데는 때가 없습니다. 물은 불을 따릅니다. 삼가 그 때를 살피면 탈은 그 나는 때를 더불어 알 수 있고, 때를 잃으면 도리어 그 해의 운기에 반하여 5행이 가지 않고, 낳고 생겨나고 거두고 갈무리하는 다스림에 일정함이 없습니다.

황제가 말했다. 수가 (뭉쳤다가) 피면 우박이 내리고, 토가 (뭉쳤다가) 피면 사나운 바람과 소나기가 오고, 목이 (뭉쳤다가) 피면 망가지고 꺾이고, 금이 (뭉쳤다가) 피면 서늘하게 밝고, 화가 (뭉쳤다가) 피면 찌듯이 몽롱한데, 어떤 기운이 그렇게 하는 것입니까?

기백이 말했다. 기운에는 많고 적음이 있고, 탈남(發)에는 미미함과 심함이 있습니다. 미미함이라는 것은 그 기운에 맞은 것이고, 심한 것은 그 아래(인 재천)의 기운을 아우른 것입니다. 아래의 기운을 살피면 그 나타나는 것도 알 수 있습니다.

황제가 말했다. 좋습니다. 5기운이 (뭉쳤다가) 피는데(發), 그 자리에 마땅하지 않은 것은 어떻습니까?

기백이 말했다. 명령이 차이가 나서 그렇습니다.

황제가 말했다. 그 차이에도 수가 있습니까?

기백이 말했다. 뒤로 모두 30일과 나머지(인 43각 7푼)이 있습니다.

황제가 말했다. 기운이 이르는데 앞과 뒤는 어떻습니까?

기백이 말했다. 운이 지나치면 그 이름이 앞서고, 운이 못 미치면 그 이름이 뒤섭니다. 이것이 절후의 규칙입니다.

황제가 말했다. 그 때에 마땅하게 이르는 것은 어떻습니까?

기백이 말했다. 지나침도 아니고 못 미침도 아니면 마땅한 때에 이릅니다. 이것이 아니면 재앙입니다.

황제가 말했다. 좋습니다. 기운에는 때가 아닌데도 생겨나는 것이 있는데 어떻습니까?

기백이 말했다. 지나친 것은 그 때에 마땅하고, 못 미치는 것은 자기를 이기는 것으로 돌아갑니다.

황제가 말했다. 네 철의 기운이 이르는 데는 이르고 늦은 것이 있는데, 높낮이와 왼쪽 오른쪽은 그 조짐이 어떻습니까?

기백이 말했다. 감에는 거스름과 따름이 있고, 이름에는 더딤과 빠름이 있습니다. 그러므로 지나친 것이 생겨남은 하늘의 기운에 앞서고, 못 미치는 것이 생겨남은 하늘의 기운에 뒤섭니다.

황제가 말했다. 바라건대 그 감인 어떠한지 듣고 싶습니다.

기백이 말했다. 봄의 기운은 (동쪽에서 나서 남쪽을 거쳐) 서쪽으로 가고, 여름의 기운은 북쪽으로 가고, 가을의 기운은 동쪽으로 가고, 겨울의 기운은 남쪽으로 갑니다. 그러므로 봄의 기운은 아래에서 비롯되고, 가을의 기운은 위에서 비롯되고, 여름의 기운은 속에서 비롯되고, 겨울의 기운은 끝(인 우듬지)에서 비롯됩니다. 봄의 기운은 아래에서 비롯되고, 가을의 기운은 오른쪽에서 비롯되고, 겨울의 기운은 뒤에서 비롯되고, 여름의 기운은 앞에서 비롯됩니다. 이것이 네 철이 올바르게 생겨나는 규칙(正化)입니다. 그러므로 지극히 높은 땅에는 겨울의 기운이 늘 있고, 지극히 낮은 땅에는 봄의 기운이 늘 있으니, 반드시 삼가 이를 살펴야 합니다.

황제가 말했다. 좋습니다.

71-3

黃帝問曰: 五運六氣之應見, 六化之正, 六變之紀何如. 岐伯對曰: 夫六氣正紀, 有化有變, 有勝有負, 有用有病, 不同其候, 帝欲何乎. 帝曰: 願盡聞之. 岐伯曰: 請遂言之, 夫氣之所至也, 厥陰所至爲和平, 少陰所至爲暄, 太陰所至爲埃溽, 少陽所至爲炎暑, 陽明所至爲淸勁, 太陽所至爲寒氣, 時化之常也. 厥陰所至爲風府, 爲與啓; 少陰所至爲火府, 爲舒榮; 太陰所至爲雨府, 爲員盈; 少陽所至爲熱府, 爲行出; 陽明所至爲司殺府, 爲庚蒼; 太陽所至爲寒府, 爲歸藏, 司化之常也.

厥陰所至, 爲生爲風搖; 少陰所至, 爲榮爲形見; 太陰所至, 爲化爲雲雨; 少陽所至, 爲長爲蕃鮮; 陽明所至, 爲收爲霧露; 太陽所至, 爲藏爲周密; 氣化之常也. 厥陰所至, 爲風生, 終爲肅; 少陰所至, 爲熱生, 中爲寒; 太陰所至, 爲濕生, 終爲注雨; 少陽所至, 爲火生, 終爲蒸溽; 陽明所至, 爲燥生, 終爲凉; 太陽所至, 爲寒生, 中爲溫; 德化之常也, 厥陰所至爲毛化, 少陰所至爲羽化, 太陰所至爲倮化, 少陽所至爲羽化, 陽明所至爲介化, 太陽所至爲鱗化, 德化之常也, 厥陰所至爲生化, 少陰所至爲榮化, 太陰所至爲濡化, 少陽所至爲茂化, 陽明所至爲堅化, 太陽所至爲藏化, 布政之常也, 厥陰所至爲飄怒太凉, 少陰所至爲太暄寒, 太陰所至爲雷霆驟注烈風, 少陽所至爲飄風燔燎霜凝, 陽明所至爲散落溫, 太陽所至爲寒雪冰雹白埃, 氣變之常也, 厥陰所至爲撓動, 爲迎隨; 少陰所至爲高明焰, 爲曛; 太陰所至爲沈陰, 爲白埃, 爲晦暝; 少陽所至爲光顯, 爲彤雲, 爲曛; 陽明所至爲烟埃, 爲霜, 爲勁切, 爲凄鳴; 太陽所至爲剛固, 爲堅芒, 爲立; 令行之常也, 厥陰所至爲裏急, 少陰所至爲瘍胗身熱, 太陰所至爲積飮否隔, 少陽所至爲嚏嘔爲瘡瘍, 陽明所至爲浮虛, 太陽所至爲屈伸不利, 病之常也, 厥陰所至爲支痛, 少陰所至爲驚惑, 惡寒戰慄, 譫妄, 太陰所至爲積滿, 少陽所至驚躁, 瞀昧暴病, 陽明所至爲鼽尻陰股膝髀腨, 足病, 太陽所至爲腰痛, 病之商也, 厥陰所至爲軟戾, 少陰所至爲悲妄衄衊, 太陰所至爲中滿霍亂吐下, 少陽所至爲喉痺耳鳴嘔涌, 陽明所至皴揭, 太陽所至爲寢汗痙, 病之常也. 厥陰所至爲脇痛, 嘔泄, 少陰所至爲語笑, 太陰所至爲重胕腫, 少陽所至爲暴注, 瞤瘛, 暴死, 陽明所至爲鼽嚏, 太陽所至爲流泄, 禁止, 病之常. 凡此十二變者, 報德以德, 報化以化, 報政以政, 報令以令, 氣高則高, 氣下則下, 氣後則後, 氣前則前, 氣中則中, 氣外則外, 位之常也, 故風勝則動, 熱勝則腫, 燥熱則乾, 寒勝則浮, 濕勝則濡泄, 甚則水閉胕腫, 隨氣所在, 以言其變耳. 帝曰: 願聞

其用也. 岐伯曰: 夫六氣之用, 各歸不勝而爲化, 故太陰雨化, 施於太陽, 太陽寒化, 施於少陰, 少陰熱化, 施於陽明, 陽明燥化, 施於厥陰, 厥陰風化, 施於太陰, 各命其所在以徵之也. 帝曰: 自得其位何如. 岐伯曰: 自得其位常化也. 帝曰: 願聞所在也. 岐伯曰: 命其位而方月可知也. 帝曰: 六位之氣盈虛何如, 岐伯曰: 太少異也, 太者之至徐而常, 少者暴而亡. 帝曰: 天地之氣盈虛何如. 岐伯曰: 天氣不足, 地氣隨之, 地氣不足, 天氣從之, 運居其中而常先也, 惡所不勝, 歸所同和, 隨運歸從, 而生其病也, 故上勝則天氣降而下, 下勝則地氣遷而上, 多少而差其分, 微者小差, 甚者大差, 甚則位易氣交, 易則大變生而病作矣. 大要曰: 甚紀五分, 微紀七分, 其差可見, 此之謂也. 帝曰: 善. 論言熱無犯熱, 寒無犯寒, 餘欲不遠寒不遠熱奈何. 岐伯曰: 悉乎哉問也, 發表而不遠熱, 攻裏不遠寒. 帝曰: 不發不攻, 而犯寒犯熱何如. 岐伯曰: 寒熱內賊, 其病益甚. 帝曰: 願聞無病者何如. 岐伯曰: 無者生之, 有者甚之, 帝曰: 生者何如. 岐伯曰: 不遠熱則熱至, 不遠寒則寒至, 寒至則堅否, 腹滿, 痛急, 不利之病生矣, 熱至則身熱, 吐下霍亂, 癰疽瘡瘍, 瞀鬱注下, 瞤瘛腫脹, 嘔, 衄衊頭痛, 骨節變肉痛, 血溢血泄, 淋悶之病作矣. 帝曰: 治之奈何. 岐伯曰: 時必順之, 犯者治以勝也. 黃帝問曰: 婦人重身, 毒之何如, 岐伯曰: 有故無損, 亦無殞也, 帝曰: 願聞其故何謂也. 岐伯曰: 大積大聚, 其可犯也, 衰其太半而止, 過者死. 帝曰: 善. 鬱之甚者, 治之奈何. 岐伯曰: 木鬱達之, 火鬱發之, 土鬱奪之, 金鬱泄之, 水鬱折之, 然調其氣, 過者折之, 以其畏也, 所謂瀉之. 帝曰: 假者何如. 岐伯曰: 有假其氣, 則無禁也, 所謂主氣不足, 客氣勝也. 帝曰: 至哉. 聖人之道, 天地大化, 運行之節, 臨御之紀, 陰陽之政, 寒暑之令, 非夫子孰能通之, 請藏之靈蘭之室, 署曰六元正紀, 非齋戒不敢示, 愼傳也.

황제가 물었다. 5운6기가 호응하여 나타나는데, 6생겨남의 바름과 6바뀜의 벼리는 어떻습니까?

기백이 대답했다. 무릇 6기운의 바름과 벼리는, 생겨남이 있고 바뀜이 있고 이김이 있고 되갚음이 있고 쓰임이 있고 탈이 있어서 그 조짐이 같지 않습니다. 임금님께서는 무엇을 알고자 하십니까?

황제가 말했다. 바라건대 다 듣고 싶습니다.

기백이 말했다. 청컨대 이를 다 말씀드리겠습니다. 무릇 기운이 이르는 것 (에 관한 말씀)입니다. 궐음이 이르는 곳은 화평하고, 소음이 이르는 곳은 따뜻하고, 태음이 이르는 곳은 먼지 피고 축축하고, 소양이 이르는 곳은 불볕더위가 일고, 양명이 이르는 곳은 서늘하고 자르듯하고, 태양이 이르는 곳은 춥고 안개가 낍니다. 때(에 따라) 생겨나는(時化) 규칙입니다. 궐음이 이르는 곳은 바람의 곳간이 되고, (씨앗이 싹트듯이) 깨고 열립니다. 소음이 이르는 곳은 불의 곳간이 되고, 펼쳐서 우거집니다. 태음이 이르는 곳은 비의 곳간이 되고, 두루 채웁니다. 소양이 이르는 곳은 열의 곳간이 되고, (밖으로) 나가는 것이 됩니다. 양명이 이르는 곳은 죽임을 맡는 곳간이 되고, 푸름이 꺾이는 것이 됩니다. 태양이 이르는 곳은 추위의 곳간이 되고, 돌아가 갈무리하는 것이 됩니다. 이것이 생겨남을 맡는(司化) 규칙입니다. 궐음이 이르는 곳은 낳음이 되고, 바람이 소란합니다. 소음이 이르는 곳은 꽃피움이 되고, 꼴이 나타납니다. 태음이 이르는 곳은 생겨남이 되고, 구름과 비가 생깁니다. 소양이 이르는 곳은 자람이 되고, 번성함이 또렷합니다. 양명이 이르는 곳은 거둠이 되고, 안개와 이슬이 내립니다. 태양이 이르는 곳은 갈무리함이 되고, 두루 촘촘해집니다. 이것이 기운이 생겨나는(氣化) 규칙입니다. 궐음이 이르는 곳은 바람이 생기고, 끝에서는 숙살이 됩니다. 소음이 이르는 곳은 열이 생기고, 가운데에서는 추위가 됩니다. 태음이 이르는 곳은 축축함이 생기고, 끝에서는 비가 쏟아집니다. 소양이 이르는 곳은 화가 생기고, 끝에서는 푹푹 찝니다. 양명이 이르는 곳은 메마름이 생기고, 끝에서는 서늘해집니다. 태양이 이르는 곳은 추위가 생기고, 가운데에서는 따스해집니다. 이것이 질서가 생겨나는(德化) 규칙입니다. 궐음이 이르는 곳은 길짐승이 생겨납니다. 소음이 이르는 곳은 날짐승이 생겨납니다. 태음이 이르는 곳은 벌거벗은 짐승이 생겨납니다. 소양이 이르는 곳은 날짐승이 생겨납니다. 양명이 이르는 곳은 딱딱한 짐승이 생겨납니다. 태양이 이르는 곳은 물고기가 생겨납니다. 이것이 질서가 생겨나는 규칙입니다. 궐음이 이르는 곳은 생김이 생겨납니다. 소음이 이르는 곳은 꽃피움이 생겨납니다. 태음이 이르는 곳은 적심이 생겨납니다. 소양이 이르는 곳은 우거짐이 생겨납니다. 양명이 이르는 곳은 단단함이 생겨납니다. 태양이 이르는 곳은 갈무리함이 생겨납니다. 이것이 다스림을 펴는(布政) 규칙입니다. 궐음이 이르는 곳은 세찬 바람이 노엽게 불고 크게 서늘합니다. 소음이 이르는 곳은 크게 덥고 찹니다. 태음이 이르는 곳은 벼락과 번개가 치고 소나기 내리고 배운 바람이 붑니다. 소양이 이르는 곳은 센 바람이 불고 불타오르고 서리가 엉깁니다. 양명이 이르는 곳은 나뭇잎이 흩어지고 따스합니다. 태양이 이르는 곳은 찬 눈이 내리고 얼음이 얼고 우박이 내리고 흰 먼지가 핍니다. 이것이 기운이 바뀌는(氣變) 규칙입니다. 궐음이 이르는 곳은 요란스럽게 움직이고 (바람끼리 서로) 맞이하고 따릅니다. 소음이 이르는 곳은 매우 밝게 빛나고 열기를 내뿜습니다. 태음이 이르는 곳은 음이 가라앉고 흰 먼지가 핍니다. 소양이 이르는 곳은 빛이 드러나고 붉은 구름이 핍니다. 양명이 이르는 곳은 연기와 먼지가 끼고 서리가 내리고 굳게 자르고, 처참한 울음이 납니다. 태양이 이르는 곳은 굳세고 굳어지고 흰 까끄라기 곡식이 되고 (뽑히지 않고 질기게) 섭니다. 이것이 (하늘의) 시킴이 행해지는(令行) 규칙입니다. 궐음이 이르는 곳은 속이 급합니다. 소음이 이르는 곳은 헐고 홍역 같은 탈이 나고 몸이 열납니다. 태음이 이르는 곳은 먹은 것이 쌓이고 격막이 막힙니다. 소양이 이르는 곳은 딸꾹질하고 게우고 가려움이 됩니다. 양명이 이르는 곳은 살갗이 허해져 뜹니다. 태양이 이르는 곳은 굽고 펴기가 이롭지 못합니다. 이것이 탈(病)의 규칙입니다. 궐음이 이르는 곳은 옆구리가 버티듯이 결립니다. 소음이 이르는 곳은 깜짝 놀라고 정신이 헛갈리고 덜덜 떨고 소름끼치고 헛소리를 합니다. 태음이 이르는 곳은 무언가 쌓여서 속이 가득합니다. 소양이 이르는 곳은 놀라 소란스럽고 아득하고 갑자기 탈납니다. 양명이 이르는 곳은 코피가 나고 꼬리뼈가 아프고 허벅다리 안쪽 무릎 넓적다리 장딴지 정강이 발이 탈납니다. 태양이 이르는 곳은 허리가 아픕니다. 이것이 탈의 규칙입니다. 궐음이 이르는 곳은 오그라듭니다. 소음이 이르는 곳은 슬퍼하고 망령되고 코피 나고 나쁜 피를 쏟습니다. 태음이 이르는 곳은 속이 가득하고 곽란이 나고 게우고 내리 쏟습니다. 소양이 이르는 곳은 목구멍이 저리고 귀울이하고 구역질합니다. 양명이 이르는 곳은 살갗이 갈라 터지고 일어납니다. 태양이 이르는 곳은 잠자리에서 땀 흘리고 경련을 합니다. 이것이 탈의 규칙입니다. 궐음이 이르는 곳은 옆구리가 아프고 게우고 내리 쏟습니다. 소음이 이르는 곳은 말하며 웃습니다. 태음이 이르는 곳은 무겁고 발등이 붓습니다. 소양이 이르는 곳은 갑자기 내리쏟고 떨고 갑자기 죽습니다. 양명이 이르는 곳은 코피가 나고 딸꾹질을 합니다. 태양이 이르는 곳은 똥오줌을 못 참거나 못 눕니다. 이것이 탈의 규칙입니다. 무릇 이 12가지 바뀜은 질서를 질서로 갚고, 생겨남을 생겨남으로 갚고, 다스림을 다스림으로 갚고, 시킴을 시킴으로 갚는 것입니다. 기운이 높으면 (탈도) 높고, 기운이 낮으면 낮습니다. 기운이 뒤지면 (탈도) 뒤지고, 기운이 앞서면 앞섭니다. 기운이 속에 있으면 (탈도) 속에 있고, 기운이 밖에 있으면 밖에 있습니다. 자리의 규칙입니다. 그러므로 바람이 이기면 움직이고, 열이 이기면 붓고, 메마름이 이기면 메마르고, 추위가 이기면 뜨고, 축축함이 이기면 적시고 새나가고, 심하면 물이 닫혀서 발등이 붓습니다. 기운이 있는 곳을 따라서 그 바뀜을 말하였습니다.

황제가 말했다. 바라건대 그 쓰임에 대해 듣고 싶습니다.

무릇 6기의 쓰임은 (5행 관계에서) 각기 나를 이기지 못하(여 내가 이기)는 곳으로 돌아가서 생겨나게 됩니다. 그러므로 태음으로 비가 생겨나는 것은 태양에서 펴고, 태양으로 추위가 생겨나는 것은 소음에서 펴고, 소음으로 열이 생겨나는 것은 양명에서 펴고, 양명으로 메마름이 생겨나는 것은 궐음에서 펴고, 궐음으로 바람이 생겨나는 것은 태음에서 펴니, 각기 그 있는 곳을 명하여 이를 부릅니다.

황제가 말했다. 스스로 제 자리를 얻는 것은 어떻습니까?

기백이 말했다. 스스로 제 자리를 얻는 것은 늘 하듯이 생겨납니다.

황제가 말했다. 바라건대 있는 곳을 듣고 싶습니다.

기백이 말했다. 그 자리를 이르되, (자리에 따르는) 귀퉁이를 차지한 다른 운기와 그 달(의 성격)을 알 수 있습니다.

황제가 말했다. 6자리의 기운이 차고 비는 것(지나침과 못 미침)은 어떻습니까?

기백이 말했다. 크고 적은 것이 다릅니다. 큰 것은 이르는 것이 느리나 일정해지고, 적은 것은 갑작스러우나 (금방) 사라집니다.

황제가 말했다. 하늘과 땅의 기운이 차고 비는 것은 어떻습니까?

기백이 말했다. 하늘의 기운이 모자라면 땅의 기운이 이를 따르고, 땅의 기운이 모자라면 하늘의 기운이 이를 따릅니다. (5)운은 그 가운데에 머무르는데 늘 (하늘이나 땅보다) 먼저 합니다. (5운은 하늘이나 땅을) 이기지 못하는 것을 싫어하여, 함께 어울리는 것으로 돌아가는데, 운이 돌아가는 것을 따라서 탈을 낳습니다. 그러므로 위(인 하늘)이 이기면 하늘의 기운이 내려오고, 아래가 이기면 땅의 기운이 위로 옮겨갑니다. 많거나 적음에 따라 그 푼수를 차이 두는데, (오르내림이) 미미한 것은 조금 차이나고 심한 것은 크게 차이나니, 심하면 자리가 바뀌고 기운이 엇갈립니다. (자리가) 바뀌면 큰 변고가 생겨서 탈이 생깁니다. 『대요』에 말하기를, 심한 기운에서는 5푼이고 미미한 기운에서는 7푼이니 그 차이를 볼 수 있다고 했는데, 이것을 말한 것입니다.

황제가 말했다. 좋습니다. 말씀하시기를, 열나는 약을 쓸 때는 열나는 때를 범하면 안 되고, 찬 약을 쓸 때는 찬 때를 범하면 안 된다고 했는데, 내가 추위도 멀리하지 않고 더위도 멀리하지 않고자 하는데 어떻습니까?

기백이 말했다. 물음이 다 갖추었습니다. 겉을 피어나게(發) 하는 데는 열나는 때를 멀리하지 않고, 속을 치는 데는 찬 때를 멀리하지 않습니다.

황제가 말했다. 피어나지도 않고 치지도 않으면서 추위를 범하고 열을 범하면 어떻습니까?

기백이 말했다. 추위와 열이 안에서 도적질을 하여 그 탈이 더욱 심해집니다.

황제가 말했다. 바라건대 그 탈이 없는 사람일 경우에는 어떠한지 듣고 싶습니다.

기백이 말했다. (탈이) 없는 사람은 (탈을) 낳고, (탈이) 있는 사람은 더욱 심하게 합니다.

황제가 말했다. (탈을) 낳는 것은 어떻습니까?

기백이 말했다. 열을 멀리 하지 않으면 열이 이르고, 추위를 멀리하지 않으면 추위가 이릅니다. 추위가 이르면 뱃속이 단단해지면서 막히고, 탈이 급해지고 아래가 이롭지 못한 탈이 생깁니다. 열이 이르면 몸이 열나고 게우고 내리쏟고 곽란이 나고 악창 홍역 부스럼 가려움이 생기고 정신이 어지럽고 뭉치고, 아래로 쏟고 힘줄이 떨리고 붓고, 구역질하고, 코피 나고 머리 아프고, 뼈마디 모양이 바뀌고, 살이 아프고 피가 넘치고 피가 새고, 임질이 생깁니다.

황제가 말했다. 이를 다스리는 것은 어떻습니까?

기백이 말했다. 반드시 때를 따르고, 어긋난 것은 이기는 것으로 다스립니다.

황제가 물었다. 부인의 몸이 무거운데 독한 약을 쓰는 것은 어떻습니까?

기백이 말했다. (약을 쓰는) 까닭이 있으면 산모도 죽지 않고 아기도 죽지 않습니다.

황제가 말했다. 바라건대 그 까닭이 무엇을 이르는 것인지 듣고 싶습니다.

기백이 말했다. 큰 적과 큰 취는 (약으로) 칠 수 있으나, 그 절반 정도만 풀죽게 해서 그쳐야지 지나치면 죽습니다.

황제가 말했다. 좋습니다. 뭉친 것이 심한 사람은 이를 어떻게 다스립니까?

기백이 말했다. 목이 뭉친 것은 이를 뚫고, 화가 뭉친 것은 이를 펴고, 토가 뭉친 것은 이를 빼앗고, 금이 뭉친 것은 이를 새나가게 하고, 수가 뭉친 것은 이를 꺾습니다. 그러나 그 기운을 조절하는데, 지나친 것은 꺾는 것이니, 그것이 두려운 (바가 있는) 까닭에 이른바 덜어낸다고 하는 것입니다.

황제가 말했다. 가짜 증세는 어떻습니까?

기백이 말했다. 그 기운이 가짜로 나타나면 하지 말라는 곳을 지키지 않아도 됩니다. 이른바 주기가 모자라면 객기가 이긴다는 것입니다.

황제가 말했다. 성인의 이치는 정말로 지극합니다. 천지가 크게 생겨나고 운기가 가는 마디와, 다다라서(臨) 몰아가는 기틀, 음과 양의 다스림, 추위와 더위의 시킴은, 스승님이 아니면 누가 이에 통달하겠습니까? 청컨대 이를 영란이라는 골방에 숨겨서, 6원정기라고 하고 목욕재계하지 않고서는 꺼내보지 않고, (후세에) 전하는 것을 삼가겠습니다.

刺法論篇 第七十二
本病論篇 第七十三

이 2편은 없어짐. 후대에 누군가 덧보탰는데, 문장도 조잡하고 내용도 단순하여 딱히 볼 것이 없음. 당나라 왕빙이 보충할 때는 이 2편이 없었음.

지진요대론편(至眞要大論篇) 제74
– 지극히 참되고 중요한 6기의 탈과 치료에 대한 큰 말씀

74-1

黃帝問曰: 五氣交合, 盈虛更作, 余知之矣. 六氣分治, 司天地者, 其至何如. 岐伯再拜對曰: 明乎哉問也. 天地之大紀, 人神之通應也. 帝曰: 願聞上合昭昭, 下合冥冥, 奈何. 岐伯曰: 此道之所主, 工之所疑也. 帝曰: 願聞其道也. 岐伯曰: 厥陰司天, 其化以風, 少陰司天, 其化以熱, 太陰司天, 其化以濕, 少陽司天, 其化以火, 陽明司天, 其化以燥, 太陽司天, 其化以寒, 以所臨臟位, 命其病者也. 帝曰: 地化奈何. 岐伯曰: 司天同候, 間氣皆熱. 帝曰: 間氣何謂. 岐伯曰: 司左右者是

謂間氣也. 帝曰: 何以異之. 岐伯曰: 主歲者紀歲, 間氣者紀步也. 帝
曰: 善. 歲主奈何. 岐伯曰: 厥陰司天爲風化, 在泉爲酸化, 司氣爲蒼
化, 間氣爲動化, 少陰司天爲熱化, 在泉爲苦化, 不司氣化, 居氣爲灼
化, 太陰司天爲濕化, 在泉爲甘化, 司氣爲黃今化, 間氣爲柔化, 少陽
司天爲火化, 在泉爲苦化, 司氣爲丹化, 間氣爲明化, 陽明司天爲燥化,
在泉爲辛化, 司氣爲素化, 間氣爲清化, 太陽司天爲寒化, 在泉爲鹹化,
司氣爲玄化, 間氣爲藏化. 故治病者, 必明六化分治, 五味五色所生,
五藏所宜, 乃可以言盈虛病生之緖也. 帝曰: 厥陰在泉, 而酸化先, 余
知之矣, 風化之行也何如. 岐伯曰: 風行於地, 所謂本也, 餘氣同法,
本乎天者, 天之氣也. 本乎地者, 地之氣也, 天地合氣, 六節分而萬物
化生矣. 故曰: 謹候氣宜, 無失病機, 此之謂也. 帝曰: 其主病何如. 岐
伯曰: 司歲備物, 則無遺主矣. 帝曰: 先歲物何也. 岐伯曰: 天地之專
精也. 帝曰: 司氣者何如. 岐伯曰: 司氣者主歲同然, 有餘不足也. 帝
曰: 非司歲物何謂也. 岐伯曰: 散也. 故質同而異等也. 氣味有薄厚,
性用有躁靜, 治保有多少, 力化有淺深, 此之謂也. 帝曰: 歲主臟害何
謂. 岐伯曰: 以所不勝命之 則其要也. 帝曰: 治之奈何. 岐伯曰: 上淫
於下, 所勝平之, 外淫於內, 所勝治之. 帝曰: 善. 平氣何如. 岐伯曰:
謹察陰陽所在而調之, 以平爲期. 正者正治, 反者反治. 帝曰: 夫子言
察陰陽所在而調之, 論言人迎與寸口相應, 若引繩, 小大齊等, 命曰平.
陰之所在寸口, 何如. 岐伯曰: 視歲南北可知之矣. 帝曰: 願卒聞之.
岐伯曰: 北政之歲, 少陰在泉, 則寸口不應, 厥陰在泉, 則右不應, 太
陰在泉, 則左不應. 南政之歲, 少陰司天, 則寸口不應, 厥陰司天, 則
右不應, 太陰司天, 則左不應, 諸不應者反其診則見矣. 帝曰: 尺候何
如. 岐伯曰: 北政之歲, 三陰在下, 則寸不應, 三陰在上, 則尺不應, 南
政之歲, 三陰在天, 則寸不應, 三陰在泉, 則尺不應, 左右同. 故曰: 知
其要者, 一言而終, 不知其要, 流散無窮, 此之謂也.

황제가 물었다. 5기운이 엇갈리고 만나는데 차고 비움이 번갈아 일어나는 것은 내가 압니다. 6기운이 나뉘어 다스리는데, 하늘과 땅을 맡은 것은 그 이르는 것이 어떻습니까?

기백이 2번 절하고 대답했다. 물음이 참 또렷합니다. 하늘과 땅의 큰 벼리는 사람의 얼이 통하여 호응하는 것입니다.

황제가 말했다. 바라건대 위로 밝고 또 밝음에 딱 맞고, 아래로 아득하고 또 아득함에 딱 맞는 것은 어떤지 듣고 싶습니까?

기백이 말했다. 이것은 (자연의) 이치가 주관하는 바이나 의원들이 의심하는 바입니다.

황제가 말했다. 바라건대 그 이치를 듣고 싶습니다.

기백이 말했다. 궐음이 사천하면 그 생겨남은 불이고, 소음이 사천하면 그 생겨남은 열이고, 태음이 사천하면 그 생겨남은 축축함이고, 소양이 사천하면 그 생겨남은 불이고, 양명이 사천하면 그 생겨남은 메마름이고, 태양이 사천하면 그 생겨남은 추위입니다. 이런 까닭에 (기운이 다다르는) 장기의 자리로 그 탈이 든다고 한 것입니다.

황제가 말했다. 땅의 생겨남은 어떻습니까?

기백이 말했다. 사천과 조짐이 같고, 간기도 모두 그렇습니다.

황제가 말했다. 간기는 무엇을 이르는 것입니까?

기백이 말했다. 왼쪽과 오른쪽을 맡는 것, 이를 일러 간기라고 합니다.

황제가 말했다. 어떻게 다릅니까?

기백이 말했다. 해를 주관하는 것은 (1)해를 벼리 삼(아 다스리)고, 간기는 (1년을 여럿으로 나눈) 기(紀)의 (1)걸음입니다.

황제가 말했다. 좋습니다. 해를 주관하는 것은 어떻습니까?

기백이 말했다. 궐음은 사천하면 바람으로 생겨나고, 재천하면 신맛으로 생겨나고, 사기하면 파랑으로 생겨나고, 간기하면 움직임으로 생겨납니다. 소음은 사천하면 열로 생겨나고, 재천하면 쓴맛으로 생겨나고, 기화하는 것을 맡지 않고, 간기하면 불사름으로 생겨납니다. 태음은 사천하면 축축함으로 생겨나고, 재천하면 단맛으로 생겨나고, 사기하면 노랑으로 생겨나고, 간기하면 부드러움으로 생겨납니다. 소양은 사천하면 불로 생겨나고, 재천하면 쓴맛으로 생겨나고, 사기하면 빨강으로 생겨나고, 간기하면 밝음으로 생겨납니다. 양명은 사천하면 메마름으로 생겨나고, 재천하면 매운맛으로 생겨나고, 사기하면 하양으로 생겨나고, 간기하면 서늘함으로 생겨납니다. 태양은 사천하면 추위로 생겨나고, 재천하면 짠맛으로 생겨나고, 사기하면 검정으로 생겨나고, 간기하면 갈무리함으로 생겨납니다. 그러므로 탈을 다스리는 사람은 반드시 6가지 생겨남(化)이 나누어 다스림과 5맛과 5낯빛이 낳는 바와 5장이 마땅히 하는 바를 밝게 알아야 이에 채우고 비움에 따라 탈이 생기는 실마리를 말할 수 있습니다.

황제가 말했다. 궐음이 재천하여 신맛이 생겨나는 것은, 먼저 내가 이를 압니다. 바람의 생겨남이 시행된다는 것은 어떻습니까?

기백이 말했다. 바람이 땅에서 나다닐 때는 이른바 뿌리입니다. 나머지 기운도 법을 같이 합니다. 하늘에 뿌리를 둔 것은 하늘의 기운이고, 땅에 뿌리를 둔 것은 땅의 기운인데, 하늘과 땅이 기운을 모아서 6기운으로 나누고 만물을 생겨나게 합니다. 그러므로 삼가 기운을 살펴서 탈의 실마리를 잃지 말라고 한 것입니다.

황제가 말했다. 그 탈을 주관하는 것은 어떻습니까?

기백이 말했다. 해를 맡는데 그에 맞는 물건(인 약재)을 마련하면 주관함을 빠뜨리지 않을 것입니다.

황제가 말했다. 먼저 그 해의 물건을 (마련하는) 것은 어쩐 일입니까?

기백이 말했다. (그것은) 하늘과 땅이 (사람의 목숨을 기르는) 불거름(精)입니다.

황제가 말했다. 대운의 기운을 받은 약재는 어떻습니까?

기백이 말했다. 대운의 기운을 받은 것도 해를 주관하는 것과 같습니다. 그러나 남음과 모자람이 있습니다.

황제가 말했다. 그 해를 주관하는 약재가 아닌 것은 어떻게 부릅니까?

기백이 말했다. (기운이) 흩어졌다고 합니다. 그러므로 바탕은 같으나 등급이 다릅니다. 기운과 맛에는 엷음과 두터움이 있고, 성질과 쓰임에는 시끄러움과 고요함이 있고, (탈) 다스림과 (참 기운을) 지킴에는 많고 적음이 있고, (약의) 힘과 (운기의) 생겨남에는 얕고 깊음이 있으니, 이를 이르는 것입니다.

황제가 말했다. (그) 해가 장에 해를 입히는 것을 주관하는 것은 어떻게 말합니까?

기백이 말했다. (5행 상극에서) 이기지 못하는 것으로 이를 이름 붙이면 그것이 요점입니다.

황제가 말했다. 이를 다스리는 것은 어떻습니까?

기백이 말했다. 위(인 사천)이 아래(인 장기)에서 어지럽히면 이기는 것으로 이를 고르고, 밖(인 재천)이 안(인 장기)에서 어지럽히면 이기는 것으로 이를 다스립니다.

황제가 말했다. 좋습니다. 평기일 때는 어떻습니까?

기백이 말했다. 삼가 음양이 있는 바를 살펴서 이를 조절하고 고르게 되기를 기대합니다. (증상이) 바른 것은 바르게 다스리고, (증상이) 거꾸로 (나타나는) 것은 거꾸로 다스립니다.

황제가 말했다. 스승님께서 음과 양이 있는 곳을 살펴서 이를 조절한다고 했고, (3부9후)「론」에서 인영과 촌구가 서로 호응함이 새끼줄을 당기는 것 같아서 크고 작은 것이 똑같아야 고르다고 한다고 말했습니다. 음이 있는 촌구는 어떻습니까?

기백이 말했다. 그 해(의 다스림)이 남쪽인가 북쪽인가를 (보면) 이를 알 수 있습니다.

황제가 말했다. 바라건대 다 듣고 싶습니다.

기백이 말했다. 북쪽 다스림의 해에 소음이 재천하면 촌구가 호응하지 않고, 궐음이 재천하면 오른쪽이 호응하지 않고, 태음이 재천하면 왼쪽이 호응하지 않습니다. 남쪽 다스림의 해에 소음이 사천하면 촌구가 호응하지 않고, 궐음이 사천하면 오른쪽이 호응하지 않고, 태음이 사천하면 왼쪽이 호응하지 않습니다. 모든 호응하지 않는 것도 그 진단을 거꾸로 하면 나타납니다.

황제가 말했다. 척에서 살피는 것은 어떻습니까?

기백이 말했다. 북쪽 다스림의 해에 3음이 아래에 있으면 촌은 호응하지 않고, 3음이 위에 있으면 척이 호응하지 않습니다. 남쪽 다스림의 해에 3음이 재천하면 촌이 호응하지 않고, 3음이 재천하면 척이 호응하지 않습니다. 왼쪽과 오른쪽이 같습니다. 그러므로 그 요점을 아는 사람은 한 마디로 마치고, 그 요점을 모르는 사람은 끝이 없이 흐르고 흩어진다고 했으니 이것을 이르는 것입니다.*

74-2

帝曰: 善. 天地之氣, 內淫而病何如. 岐伯曰: 歲厥陰在泉, 風淫所勝, 則地氣不明, 平野昧, 草乃早秀, 民病洒洒振寒, 善伸數欠, 心痛支滿, 兩脇裏急, 飲食不下, 膈咽不通, 食則嘔, 腹脹善噫, 得後與氣, 則快然如衰, 身體皆重. 歲少陰在泉, 熱淫所勝, 則焰浮川澤, 陰處反明, 民病腹中常鳴, 氣上沖胸, 喘, 不能久立, 寒熱皮膚痛, 目瞑齒痛, 腫, 惡寒發熱如瘧, 少腹中痛, 腹大, 蟄蟲不藏. 歲太陰在泉, 草乃早榮. 濕淫所勝, 則埃昏岩谷, 黃反見黑, 至陰之交. 民病飲積心痛, 耳聾, 渾渾焞焞, 溢腫喉痺, 陰病血見, 少腹病腫, 不得小便, 病沖頭痛, 目似脫, 項似拔, 腰似折, 髀不可以回, 膕如結, 腨如別. 歲少陽在泉. 火淫所勝, 則焰明郊野, 寒熱更至, 民病注泄赤白, 少腹痛, 溺赤, 甚則

---

* 남정과 북정에 대해서는 해설이 제각각이다. 음과 양의 운동에서 북쪽이 음이고 남쪽이 양이라고 할 때, 우주의 기운은 북—동—남—서로 옮겨가므로 북쪽을 기준으로 남쪽을 보는 관점을 북쪽의 다스림, 남쪽을 기준으로 북쪽을 보는 관점을 남쪽의 다스림이라고 한 것이다. 이것이 맥법과 연관되어서 입증하기가 어려운 점이 있다. 그래서 해설자마다 다 다른 주장을 해도 확인할 길이 없게 된다.

血便. 少陰同候, 歲陽明在泉, 燥淫所勝, 則霧霧淸瞑. 民病喜嘔, 嘔有苦, 善太息, 心脇痛, 不能反側, 甚則嗌干, 面塵, 身無膏澤, 足外反熱, 歲太陽在泉. 寒淫所勝, 則凝肅慘栗, 民病少腹控睪, 引腰脊, 上沖心痛, 血見, 嗌痛頷腫. 帝曰: 善. 治之奈何. 岐伯曰: 諸氣在泉, 風淫於內, 治以辛涼, 佐以苦, 以甘緩之, 以辛散之. 熱淫於內, 治以咸寒, 佐以甘苦, 以酸收之, 以苦發之. 濕淫於內, 治以苦熱, 佐以酸淡, 以苦燥之, 以淡泄之. 火淫於內, 治以咸冷, 佐以苦辛, 以酸收之, 以苦發之, 燥淫於內, 治以苦溫, 佐以甘辛, 以苦下之. 寒淫於內, 治以甘熱, 佐以苦辛, 以咸瀉之, 以辛潤之, 以苦堅之. 帝曰: 善. 天氣之變何如. 岐伯曰: 厥陰司天, 風淫所勝, 則太虛埃昏, 雲物以擾, 寒生春氣, 流水不冰, 民病胃脘當心而痛, 上肢兩脇, 膈咽不通, 飲食不下, 舌本强, 食則嘔, 冷泄腹脹, 溏泄瘕水閉, 蟄蟲不去. 病本於脾, 沖陽絕, 死不治. 少陰司天, 熱淫所勝, 怫熱至, 火行其政, 民病胸中煩熱, 溢乾, 右胠滿, 皮膚痛, 寒熱咳喘, 大雨且至, 唾血血泄, 鼽衄, 嚏嘔, 溺色變, 甚則瘡瘍胕腫, 肩背臂臑及缺盆中痛, 心痛, 肺䐜, 腹大滿, 膨膨而喘咳. 病本於肺, 尺澤絕, 死不治. 太陰司天, 濕淫所勝, 則況陰且布, 雨變枯槁, 胕腫骨痛, 陰痺, 陰痺者, 按之不得, 腰脊頭項痛, 時眩大便難, 陰氣不用, 饑不欲食咳唾則有血, 心如懸. 病本於腎, 太溪絕, 死不治. 少陽司天, 火淫所勝, 則溫氣流行, 金政不平, 民病頭痛, 發熱惡寒而瘧, 熱上皮膚痛, 色變黃赤, 傳而爲水, 身面紆腫, 腹滿仰息, 泄注赤白, 瘡瘍, 咳唾血, 煩心, 胸中熱, 甚則鼽衄. 病本於肺, 天府絕, 死不治. 陽明司天, 燥淫所勝, 則木乃晩榮, 草乃晩生, 筋骨內變, 民病左胠脇痛, 寒淸於中, 感而瘧, 大涼革候, 咳, 腹中鳴, 注泄鶩溏, 名木斂生, 菀於下, 草焦上首, 心脇暴痛, 不可反側, 嗌乾面塵腰痛, 丈夫㿉疝, 婦人少腹痛, 目昧眥, 瘍瘡痤癰, 蟄蟲來見. 病本於肝, 太沖絕, 死不治. 太陽司天, 寒淫所勝, 則寒氣反至, 水且冰, 血變於

中, 發爲癰瘍, 民病厥心痛, 嘔血, 血泄, 鼽衄, 善悲, 時眩仆, 運火炎
烈, 雨暴乃雹, 胸腹滿, 手熱肘攣, 掖腫, 心淡淡大動, 胸脇胃脘不安,
面赤目黃, 善噫嗌乾, 甚則色炲, 渴而欲飮. 病本於心, 神門絶, 死不
治. 所謂動氣, 知其臟也. 帝曰: 善. 治之奈何. 岐伯曰: 司天之氣, 風
淫所勝, 平以辛凉, 佐以苦甘, 以甘緩之, 以酸瀉之., 熱淫所勝, 平以
咸寒, 佐以苦甘, 以酸收之. 濕淫所勝, 平以苦熱, 佐以酸辛, 以苦燥
之, 以淡泄之. 濕上甚而熱, 治以苦溫, 佐以甘辛, 以汗爲故而止. 火
淫所勝, 平以酸冷, 佐以苦甘, 以酸收之, 以苦發之, 以酸復之, 熱淫
同. 燥淫所勝, 平以苦濕, 佐以酸辛, 以苦下之. 寒淫所勝, 平以辛熱,
佐以甘苦, 以鹹瀉之. 帝曰: 善. 邪氣反勝, 治之奈何. 岐伯曰: 風司於
地, 淸反勝之, 治以酸溫, 佐以苦甘, 以辛平之, 熱司於地, 寒反勝之,
治以甘熱, 佐以苦辛, 以咸平之. 濕司於地, 熱反勝之, 治以苦冷, 佐
以咸甘以苦平之. 火司於地, 寒反勝之, 治以甘熱, 佐以苦辛, 以咸平
之. 燥司於., 熱反勝之, 治以平寒, 佐以苦甘, 以酸平之, 以和爲利.
寒司於地, 熱反勝之, 治以咸冷, 佐以甘辛, 以苦平之. 帝曰: 其司天
邪勝何如. 岐伯曰: 風化於天, 淸反勝之, 治以酸溫, 佐以甘苦. 熱化
於天, 寒反勝之, 治以甘溫, 佐以苦酸辛. 濕化於天, 熱反勝之, 治以
苦寒, 佐以苦酸. 火化於天, 寒反勝之, 治以甘熱, 佐以苦辛. 燥化於
天, 熱反勝之, 治以辛寒, 佐以苦甘. 寒化於天, 熱反勝之, 治以鹹冷,
佐以苦辛. 帝曰: 六氣相勝奈何. 岐伯曰: 厥陰之勝, 耳鳴頭眩, 憒憒
欲吐, 胃膈如寒, 大風數舉, 倮蟲不滋, 胠脇氣幷, 化而爲熱, 小便黃
赤, 胃脘當心而痛, 上肢兩脇, 腸鳴殆泄, 少腹痛, 注下赤白, 甚則嘔
吐, 膈咽不通, 少陰之勝, 心下熱, 善饑, 齊下反動, 氣游三焦, 炎暑
至, 木乃津, 草乃萎, 嘔逆躁煩, 腹滿痛, 溏泄, 傳爲赤沃. 太陰之勝,
火氣內鬱, 瘡瘍於中, 流散於外, 病在胠脇, 甚則心痛, 熱格, 頭痛, 喉
痺, 項强, 獨勝則濕氣內鬱, 寒迫下焦, 痛留頂, 互引眉間, 胃滿, 雨數

至, 燥化乃見, 少腹滿, 腰脽重强, 內不便, 善注泄, 足下溫, 頭重, 足脛胕腫, 飮發於中, 胕腫於上, 少陽之勝, 熱客於胃, 煩心心痛目赤, 欲嘔嘔酸, 善饑耳痛溺赤, 善驚譫妄, 暴熱消爍, 草萎水涸, 介蟲乃屈, 少腹痛, 下沃赤白. 陽明之勝, 淸發於中, 左胠脇痛, 溏泄, 內爲嗌塞, 外發癩疝, 大凉肅殺, 華英改容, 毛蟲乃殃, 胸中不便, 嗌塞而咳, 太陽之勝, 凝慄且至, 非時水冰, 羽乃後化, 痔瘧發, 寒厥入胃則內生心痛, 陰中乃瘍, 隱曲不利, 互引陰股, 筋肉拘苛, 血脈凝泣, 絡滿色變, 或爲血泄, 皮膚否腫, 腹滿食減, 熱反上行, 頭項巓頂腦戶中痛, 目如脫, 寒入下焦, 傳爲濡瀉. 帝曰: 治之奈何. 岐伯曰: 厥陰之勝, 治以甘淸, 佐以苦辛, 以酸瀉之. 少陰之勝, 治以辛寒, 佐以苦咸, 以甘瀉之. 太陰之勝, 治以咸熱, 佐以辛甘, 以苦瀉之. 少陽之勝, 治以辛寒, 佐以甘咸, 以甘瀉之. 陽明之勝, 治以酸溫, 佐以辛甘, 以苦泄之. 太陽之勝, 治以甘熱, 佐以辛酸, 以咸瀉之. 帝曰: 六氣之復何如. 岐伯曰: 悉乎哉問也. 厥陰之復, 少腹堅滿, 裏急暴痛, 偃木飛沙, 倮蟲不榮, 厥心痛, 汗發嘔吐, 飮食不入, 入而復出, 筋骨掉眩淸厥, 甚則入脾, 食痺而吐, 衝陽絕, 死不治. 少陰之復, 懊熱內作, 煩燥鼽嚔, 少腹絞痛, 火見燔炳, 嗌燥分注時止, 氣動於左, 上行於右, 咳, 皮膚痛, 暴瘖, 心痛, 鬱冒不知人, 乃洒淅惡寒振栗, 譫妄, 寒已而熱, 渴而欲飮, 少氣骨痿, 隔腸不便, 外爲浮腫, 噦噫, 赤氣後化, 流水不冰, 熱氣大行, 介蟲不復, 病痱胗瘡瘍, 癰疽痤痔, 甚則入肺, 咳而鼻淵, 天府絕, 死不治. 太陰之復, 濕度乃擧, 體重中滿, 食飮不化, 陰氣上厥, 胸中不便, 飮發於中, 咳喘有聲, 大雨時行, 鱗見於陸, 頭頂痛重, 而掉瘛尤甚, 嘔而密默, 唾吐淸液, 甚則入腎竅, 瀉無度, 太溪絕, 死不治. 少陽之復, 大熱將至, 枯燥燔熱, 介蟲乃耗, 驚瘛咳衄, 心熱煩燥, 便數憎風, 厥氣上行, 面如浮埃, 目乃瞤瘛, 火氣內發, 上爲口糜嘔逆, 血溢血泄, 發而爲瘧, 惡寒鼓栗, 寒極反熱, 溢絡焦槁, 渴引水漿, 色變

黃赤, 少氣脈萎, 化而爲水, 傳爲胕腫, 甚則入肺, 咳而血泄, 尺澤絕, 死不治. 陽明之復, 清氣大舉, 森木蒼乾, 毛蟲乃厲, 病生胠脅, 氣歸於左, 善太息, 甚則心痛, 否滿腹脹而泄, 嘔苦咳噦煩心, 病在膈中, 頭痛, 甚則入肝, 驚駭筋攣, 太沖絕, 死不治. 太陽之復, 厥氣上行, 水凝雨冰, 羽蟲乃死, 心胃生寒, 胸膈不利, 心痛否滿, 頭痛善悲, 時眩仆, 食減, 腰脽反痛, 屈伸不便, 地裂冰堅, 陽光不治, 少腹控睾, 引腰脊, 上沖心, 唾出清水, 及爲噦噫, 甚則入心, 善忘善悲, 神門絕, 死不治. 帝曰: 善. 治之奈何. 岐伯曰: 厥陰之復, 治以酸寒, 佐以甘辛, 以酸瀉之, 以甘緩之. 少陰之復, 治以咸寒, 佐以苦辛, 以甘瀉之, 以酸收之, 辛苦發之, 以咸軟之. 太陰之復, 治以苦熱, 佐以酸辛, 以苦瀉之, 燥之泄之. 少陽之復, 治以咸冷, 佐以苦辛, 以咸軟之, 以酸收之, 辛苦發之, 發不遠熱, 無犯溫涼, 少陰同法. 陽明之復, 治以辛溫, 佐以苦甘, 以苦泄之, 以苦下之, 以酸補之. 太陽之復, 治以咸熱, 佐以甘辛, 以苦堅之, 治諸勝復, 寒者熱之, 溫者清之, 清者溫之, 散者收之, 抑者散之, 燥者潤之, 急者緩之, 堅者軟之, 脆者堅之, 衰者補之, 强者瀉之, 各安其氣, 必清必靜, 則病氣衰去, 歸其所宗, 此治之大體也.

황제가 말했다. 좋습니다. 하늘과 땅의 기운이 안에서 어지럽혀서 탈나는 것은 어떻습니까?

기백이 말했다. 그 해에, 궐음이 재천하여 바람이 (속인 장기를) 어지럽혀 이긴 바 되면, 땅의 기운이 밝지 못하여 들판이 어둑하고, 풀은 일찍 이삭을 내밉니다. 백성은 오싹 추워서 떨고, 자주 기지개 켜고 하품하고, 가슴이 아프고 떠받치듯이 그득하고, 양쪽 옆구리 속이 당기고, 먹은 것이 내려가지 않고, 횡격막과 목구멍 사이가 막히고, 먹으면 게우고, 배가 부르고 트림을 하고, 똥이 방귀와 같이 나오면 시원하기가 풀죽은 듯하고, 몸이 모두 무겁습니다. 그 해에, 소음이 재천하여 열이 (속인 장기를) 어지럽혀 이긴 바 되면, 불꽃같은 아지랑이가 내와 연못에 피어오르고, 그늘까지 오히려 밝고, 백성들은 뱃속이 늘 울리고, 기운이 가슴으로 치밀어서 숨이 가빠 오래 서있기 힘들고, 추위와 열이 나면서 살갗이 아프고, 눈이 어둡고 이빨이 아프고, 콧마루가 붓고, 추위가 싫어지고 열나는 것이 학질과 같고, 아랫배 속이 아프고 배가 커지고, 겨울잠 자는 벌레들이 숨지 않습니다. 그 해에, 태음이 재천하여 푸나무가 일찍 꽃피우고, 축축함이 (속인 장기를) 어지럽혀 이긴 바 되면, 티끌이 바위 골짜기까지 가득하고, 4번째 운기가 들어오면 노랑이 도리어 검은 빛을 띱니다. 백성들은 먹은 것이 쌓이고, 가슴이 아프고 귀가 먹고, 눈이 어지럽고 희미하고, 목이 붓고 목구멍이 저리고, 똥오줌이 피가 보이고, 아랫배가 아프고 붓, 오줌이 나오지 않고, 기운이 위로 치밀어서 머리가 아프고 눈이 빠질 듯하고, 목이 잡아 뽑는 듯하고 허리가 꺾인 것 같고, 넓적다리를 돌리지 못하고, 오금이 묶인 듯하고, 장딴지가 떨어질 것 같습니다. 그 해에, 소양이 재천하여 화가 (속인 장기를) 어지럽혀 이긴 바 되면, 들판에 아지랑이가 끼고 밝고 추위와 열이 번갈아 이릅니다. 백성들은 붉고 흰 설사를 하고, 아랫배가 아프고 오줌이 붉고, 심하면 똥오줌을 쌉니다. 소음도 조짐이 같습니다. 그 해에, 양명이 재천하여 메마름이 (속인 장기를) 어지럽혀 이긴 바 되면, 안개가 끼어 날씨가 밝으면서도 어둡습니다. 백성들은 구역질을 하고, 구역질을 하면 입이 쓰고, 한숨을 잘 쉬고, 가슴과 옆구리가 아파서 돌아눕지 못하고, 심하면 목구멍이 마르고, 얼굴에 때가 끼고, 몸에 윤기가 없고, 발등에 도리어 열납니다. 그 해에, 태양이 재천하여 추위가 (속인 장기를) 어지럽혀 이긴 바 되면, (날씨가) 엉기고 엄숙하고 참혹합니다. 백성들은 아랫배가 불두덩을 잡아당기고, 허리가 아프고, 양의 기운이 치밀어서 가슴이 아프고 피가 나고, 목구멍이 아프고 턱이 붓습니다.

황제가 말했다. 좋습니다. 이를 다스리는 것은 어떻게 합니까?

기백이 말했다. 모든 기운이 재천하는데, 바람이 안에서 어지럽히면 매운맛과 서늘함으로 다스리고, 쓴맛으로 돕고, 단맛으로 이를 느슨하게 하고, 매운맛으로 이를 흩뜨립니다. 열이 안에서 어지럽히면 짠맛과 추위로 다스리고, 단맛으로 돕고, 신맛으로 이를 거두게 하고, 쓴맛으로 이를 피우게 합니다. 축축함이 안에서 어지럽히면 쓴맛과 열로 다스리고, 신맛과 싱거운 맛으로 돕고, 쓴 맛으로 이를 메마르게 하고, 싱거운 맛으로 이를 새나가게 합니다. 화가 안에서 어지럽히면 짠맛과 차가움으로 다스리고, 쓴맛과 매운맛으로 돕고, 신맛으로 이를 거두고, 쓴맛으로 이를 피우게 합니다. 메마름이 안에서 어지럽히면 쓴맛 과 따스함으로 다스리고, 단맛과 매운맛으로 돕고, 쓴맛으로 이를 내리게 합니 다. 추위가 안에서 어지럽히면 단맛과 열로 다스리고, 쓴맛과 매운맛으로 돕고, 짠맛으로 이를 덜어내고, 매운맛으로 이를 윤택하게 하고, 쓴맛으로 이를 단단 하게 합니다.

황제가 말했다. 좋습니다. 하늘 기운의 바뀜은 어떻습니까?

기백이 말했다. 궐음이 사천하여 바람이 (속의 장기를) 어지럽혀 이긴 바 되 면, 허공이 먼지로 어둑하고, 구름이 소란하고, 추위에 봄의 기운이 생겨서 흐 르는 물이 얼지 않습니다. 백성들은 위완과 가슴 아픈 것이 팔과 양 옆구리로 뻗치고, 격막과 목구멍이 통하지 않고, 먹은 것이 내려가지 않고, 혀 밑이 뻣뻣 하고, 먹으면 게우고 찬 설사를 하고 배가 붓고, 당설을 하고 적 덩어리가 생겨 오줌이 막히고 겨울잠 자는 짐승들이 숨지 않습니다. 탈은 비장에 뿌리를 둔 것 이니, 충양 맥이 끊어지면 죽습니다. 소음이 사천하여 열이 (속의 장기를) 어지럽 혀 이긴 바 되면, 불끈 치솟는 열이 이르러 화가 그 다스림을 폅니다. 백성들은 가슴 속이 번거롭고 열나고, 목구멍이 메마르고 오른쪽 옆구리가 가득하고, 살 갗이 아프고, 춥고 열나고 기침하고 헐떡거리고, 큰 비가 또 이르면 피를 토하 거나 내리쏟고, 코피가 나고 재치기하고 구역질하고, 오줌 빛깔이 바뀝니다. 심 하면 가려움증이 생기고 발이 붓고, 어깨와 등 팔과 결분 속이 아프고, 가슴이 아프고 허파가 붓고, 배가 커지고 가득차고 팽팽하고 헐떡거리고 기침합니다. 탈은 허파에 뿌리를 두었으니, 척택이 끊어지면 죽고 다스리지 못합니다. 태음 이 사천하여 축축함이 (속의 장기를) 어지럽혀 이긴 바 되면, 가라앉은 음이 펼쳐 져서 비가 오고 나무가 마릅니다. 붓고 뼈가 아프고 음비가 생깁니다. 음비는 (아프다가도) 누르면 어디가 아픈지 알 수 없습니다. 허리와 등과 머리와 목이 아프고, 때로 어지럽고 똥 누기가 어렵고, 음의 기운이 쓰이지 않아서 주려도 먹을 수 없고, 기침을 하면 피가 섞여 나오고 가슴이 매달린 것 같습니다. 탈은 콩팥에 뿌리를 두니 태계가 끊어지면 다스리지 못합니다. 소양이 사천하여 화가 (속의 장기를) 어지럽혀 이긴 바 되면, 따스한 기운이 흘러 다녀서 금의 다스림이 고르지 않게 됩니다. 백성들은 머리가 아프고, 열이 나고 춥고 학질 같고, 열이 오르면 살갗이 아프고, 낯빛이 누렇고 붉게 바뀌면 (다른 탈로) 옮겨가서 몸이 붓는 수종이 되는데 몸과 얼굴이 붓고 배가 가득하여 올려다보며 숨쉬고, 붉고 흰 설사를 하고, 부스럼이나 종기가 나고, 기침을 하면 피가 섞여 나오고, 가슴이 번거롭고 가슴속에서 열나고, 심하면 코피가 납니다. 탈은 허파에 뿌리를 두었으므로 천부가 끊어지면 죽고 다스리지 못합니다. 양명이 사천하여 메마름이 (속의 장기를) 어지럽혀 이긴 바 되면, 나무가 이에 뒤늦게 자라고, 풀이 이에 뒤늦게 나고, 힘줄과 뼈가 안에서 (탈로) 바뀝니다. 백성들은 왼쪽 옆구리가 아프고, 속에 추위와 서늘함이 느껴져서 학질이 되면, 기침을 하고 뱃속이 꾸르륵거리고, 쏟거나 묽은 설사를 하고, 가슴과 옆구리가 갑자기 아프고, 돌아누울 수 없고 목구멍이 메마르고 낯에 먼지가 낀 듯하고 허리가 아프고, 사내는 불두덩이 당기고 부인은 아랫배가 아프고, 눈이 어둡고 눈초리가 헐고, 부스럼 뾰루지 악창이 생기고, 겨울잠 자는 짐승들이 나타납니다. 탈은 간에 뿌리를 둔 것이니, 태충이 끊어지면 죽고 다스리지 못합니다.* 태양이 사천하여 추위가 (속의 장기를) 어지럽혀 이긴 바 되면, 추운 기운이 거꾸로 이르러서 물이 또 얼고, 피가 속에서 바뀌어 악창과 부스럼으로 핍니다. 백성들은 가슴속이 아프고 피를 토하거나 피 섞인 설사를 하고, 코피가 나고, 자주 슬퍼하고, 때로 어지러워서 엎어집니다. 운이 화에 이르러 불타고 뜨거우면 비가 갑자기 오고 우박이 쏟아지고, 가슴과 배가 가득하고, 손에서 열나고 팔꿈치가 뒤틀리고 겨드랑이가 붓고, 가슴이 조용하다가 크게 울렁거리고, 가슴과 옆구리와 위완이 편안하지 않

---

* '大凉革候 …名木斂生 菀於下 草焦上首'는 앞 구절로 들어가야 문맥이 맞다.

고, 낯이 붉고 눈이 누렇고, 자주 탄식하고 목구멍이 마르고, 심하면 낯빛이 태운 듯하고, 목말라서 마시려고 합니다. 탈은 염통에 뿌리를 둔 것이니, 신문이 끊어지면 죽고 다스리지 못합니다. 이른바 움직이는 기운으로 그 장기(의 탈)을 압니다.

황제가 말했다. 좋습니다. 이를 다스리는 것은 어떻게 합니까?

기백이 말했다. 사천의 기운에 바람이 안에서 어지럽혀 이긴 바 되면 매운맛과 서늘함으로 고르게 하고, 쓴맛과 단맛으로 돕고, 단맛으로 이를 느슨하게 하고, 신맛으로 이를 덜어냅니다. 열이 안에서 어지럽혀 이긴 바 되면 짠맛과 추위로 고르게 하고, 단맛으로 돕고, 신맛으로 이를 거두게 합니다. 축축함이 안에서 어지럽혀 이긴 바 되면 쓴맛과 열로 이를 고르게 하고, 신맛과 매운맛으로 돕고, 쓴맛으로 이를 메마르게 하고, 싱거운 맛으로 이를 새나가게 합니다. 축축함이 위에서 심하고 열나면 쓴맛과 따스함으로 다스리고, 단맛과 매운맛으로 돕고, 땀이 나는 것을 기준 삼아서 그치고, 화가 안에서 어지럽혀 이긴 바 되면 신맛과 차가움으로 고르고, 쓴맛과 단맛으로 돕고, 신맛으로 이를 거두고, 쓴맛으로 이를 피우게 하고, 신맛으로 이를 돌이키는데, 열(의 경우)와 똑같습니다. 메마름이 안에서 어지럽혀 이긴 바 되면 쓴맛과 따스함으로 고르고, 신맛과 매운맛으로 돕고, 쓴맛으로 이를 내리게 합니다. 추위가 안에서 어지럽혀 이긴 바 되면 매운맛과 열로 고르게 하고, 단맛과 쓴맛으로 돕고, 짠맛으로 이를 덜어냅니다.

황제가 말했다. 좋습니다. 몹쓸 기운이 거꾸로 이기면 이를 다스리는 것은 어떻게 합니까?

기백이 말했다. 바람이 땅에서 맡아 다스리는데, 서늘함이 거꾸로 이를 이기면, 신맛과 따스함으로 이를 다스리고, 쓴맛과 단맛으로 이를 돕고, 매운맛으로 이를 고르게 합니다. 열이 땅에서 맡아 다스리는데, 추위가 거꾸로 이를 이기면, 단맛과 열로 이를 다스리고, 쓴맛과 매운맛으로 이를 돕고, 짠맛으로 이를 고르게 합니다. 축축함이 땅에서 맡아 다스리는데, 열이 거꾸로 이를 이기면, 쓴맛과 차가움으로 이를 다스리고, 짠맛과 단맛으로 이를 돕고, 쓴맛으로 이를 고르게 합니다. 불이 땅에서 맡아 다스리는데, 추위가 거꾸로 이를 이기면, 단맛과 열로 이를 다스리고, 쓴맛과 매운맛으로 이를 돕고, 짠맛으로 이를 고르게 합니다. 메마름이 땅에서 맡아 다스리는데, 열이 거꾸로 이를 이기면, 매운맛과 추위로 이를 다스리고, 쓴맛과 단맛으로 이를 돕고, 신맛으로 이를 고르게 합니다. 추위가 땅에서 맡아 다스리는데, 열이 거꾸로 이를 이기면, 짠맛과 추위로 이를 다스리고, 단맛과 매운맛으로 이를 돕고, 쓴맛으로 이를 고르게 합니다.

황제가 말했다. 그 사천의 몹쓸 기운이 이기는 것은 어떻습니까?

기백이 말했다. 바람이 하늘에서 생겨나야 하는데 서늘함이 거꾸로 이를 이기면, 신맛과 따스함으로 다스리고, 단맛과 쓴맛으로 돕습니다. 열이 하늘에서 생겨나야 하는데 추위가 거꾸로 이를 이기면, 단맛과 따스함으로 다스리고, 쓴맛과 신맛과 매운맛으로 돕습니다. 축축함이 하늘에서 생겨나야 하는데 열이 거꾸로 이를 이기면, 쓴맛과 추위로 다스리고, 단맛과 쓴맛으로 돕습니다. 화가 하늘에서 생겨나야 하는데 추위가 거꾸로 이를 이기면, 단맛과 열로 다스리고, 쓴맛과 매운맛으로 돕습니다. 메마름이 하늘에서 생겨나야 하는데 열이 거꾸로 이를 이기면, 매운맛과 추위로 다스리고, 쓴맛과 단맛으로 돕습니다. 추위가 하늘에서 생겨나야 하는데 열이 거꾸로 이를 이기면, 짠맛과 차가움으로 다스리고, 쓴맛과 매운맛으로 돕습니다.

황제가 말했다. 6기운이 서로 이기는 것은 어떻습니까?

기백이 말했다. 궐음이 이기면 귀울이가 생기고 머리가 어지럽고, 심란하여 게우려고 하고, 밥통과 횡격막이 추운 듯합니다. 큰 바람이 자주 일어나고, 벌 거벗은 짐승이 기름지지 못하고, 옆구리에 기운이 아울렀다가 생겨나면 열이 되고, 오줌이 누렇고 붉고, 위완과 가슴이 아픈데 위로 양 옆구리로 뻗치고, 창 자가 꾸르륵거리고 설사하고, 아랫배가 아프고 붉고 흰 설사를 하고, 심하면 게 우고 구역질하고, 횡격막과 목구멍이 통하지 않습니다. 소음이 이기면 가슴 아래에서 열이 나고, 자주 배고프다가 배꼽 밑에서 도리어 (맥박이) 뛰면 기운이 삼초로 달려가고, 불볕더위가 이르고 나무가 이에 액이 흐르고 풀이 이에 시듭니다. 구역질하고 조급해져서 가슴이 번거롭고, 배가 가득하고 아프고 당설을 하고, (탈이) 옮겨가서 붉은 오줌을 눕니다. 태음이 이겨서 화의 기운이 안으로 뭉치면, 속에서 종기가 생기고, 밖에서 흩어지면 탈이 옆구리에 있는데, 심하면 가슴이 아프고 열이 막혀서 머리가 아프고 목구멍이 저리고 목이 뻣뻣하고, 홀로 이기면 축축한 기운이 안에서 뭉쳐서 추위가 하초를 다그치니 아픔이 정수리에 머물면 눈썹 사이를 서로 당기고, 위가 가득합니다. 비가 자주 이르다가 메마름이 이에 생겨나면 아랫배가 가득하고 허리와 꽁무니뼈가 무겁고 뻣뻣하고, 속이 편하지 않고, 자주 설사하고, 다리 아래가 따뜻하고, 머리가 무겁고, 발과 정강이 붓고, 먹은 것이 속에서 피면 위에서 붓습니다. 소양이 이기는데, 열이 밥통에 깃들면 마음이 번거롭고 가슴이 아프고, 눈이 빨갛고, 구역질나고, 신물이 올라오고, 자주 배고프고, 귀가 아프고, 오줌이 빨갛고, 망령되이 말합니다. 갑자기 열나서 태우고 녹일듯하고, 풀이 시들고 물이 마르고 딱딱한 짐승들이 이에 물러나면 아랫배가 아프고 오줌이 붉고 흽니다. 양명이 이기는데 서늘함이 속에서 피면 왼쪽 옆구리가 아프고 당설을 하고, 안에서는 목구멍이 막히고 밖에서는 불두덩이 당기는 탈이 생깁니다. 큰 서늘함이 숙살을 하여 꽃이 시들하고 길짐승이 죽습니다. 가슴속이 편하지 않고 목구멍이 막히고 기침이 납니다. 태양이 이기는데 찬 기운이 엉긴 바람이 이르면 때가 아닌데도 물이 얼고, 깃이 이에 늦게 생겨나고, 치질과 학질이 생기고, 추위가 갑자기 밥통 속으로 들어가면 안에서는 가슴 아픈 증상이 생기고 불두덩 속이 헐어서 구부리기가 이롭지 않고 허벅다리와 불두덩이 서로 당기고, 힘줄과 살이 당기고 아프고, 피와 맥이 뒤엉키고 낙맥이 가득차서 빛깔이 바뀌고, 혹은 피가 새고, 살갗이 막히고 붓고, 배가 가득하고 먹는 것이 줄어듭니다. 열이 거꾸로 위로 올라가면 머리와 목과 신정과 뇌호의 속이 아프고, 눈이 빠질 듯하고, 추위가 하초로 들어가면 (탈이) 옮겨서 아랫도리를 적십니다.

황제가 말했다. 이를 다스리는 것은 어떻습니까?

기백이 말했다. 궐음이 이기는 것은, 단맛과 서늘함으로 다스리고, 쓴맛과 매운맛으로 돕고, 신맛으로 이를 덜어냅니다. 소음이 이기는 것은, 매운맛과 추위로 다스리고, 쓴맛과 짠맛으로 돕고, 단맛으로 이를 덜어냅니다. 태음이 이기는 것은, 짠맛과 열로 다스리고, 매운맛과 단맛으로 돕고, 쓴맛으로 이를 덜어냅니다. 소양이 이기는 것은, 매운맛과 추위로 다스리고, 단맛과 짠맛으로 돕고, 단맛으로 이를 덜어냅니다. 양명이 이기는 것은, 신맛과 따스함으로 다스리고, 매운맛과 단맛으로 돕고, 쓴맛으로 이를 새나가게 합니다. 태양이 이기는 것은, 단맛과 열로 다스리고, 매운맛과 신맛으로 돕고, 짠맛으로 이를 덜어냅니다.

황제가 말했다. 6기운의 되갚음은 어떻습니까?

기백이 말했다. 물음이 다 갖추었습니다. 궐음의 되갚음은, 아랫배가 단단하고 가득하고, 속이 급하고 갑자기 아픕니다. 나무가 쓰러지고 모래가 날리고, 벌거벗은 짐승이 잘 자라지 못하고, 가슴이 갑자기 아프고, 땀이 나고 구역질이 나고, 먹어도 들어가지 않고, 들어가도 다시 나오지 않고, 힘줄과 뼈가 떨리고 어지럽고, (팔다리가) 갑자기 싸늘해지고, 심하면 비장에 들어가서 식비를 일으키고 게웁니다. 충양이 끊어지면 죽고 다스리지 못합니다. 소음의 되갚음은, 덥고 열나는 것이 속에서 생겨, 가슴이 번거롭고 메마르고 코피가 나고 재채기하고, 아랫배가 쥐어짜듯이 아프고, 불이 보이면 타는 듯이 목이 메마르고, 살결을 적시는 것이 때로 그치고, 기운이 왼쪽에서 움직여서 오른쪽에서 위로 올라가면 기침하고 살갗이 아프고 갑자기 목소리가 안 나오고, 가슴이 아프고 머리를 모자 쓴 듯이 답답하고 사람을 알아보지 못하고, 이에 추워서 떨면 헛소리하고 추위가 그쳐서 열나면 목말라서 마시려고 하고 기운이 적어서 뼈가 오그라드는 듯하고, 창자가 막혀 똥을 누지 못하고, 밖으로 붓기가 생기고, 트림을 하고, 붉은 (화의) 기운이 뒤늦게 생겨나서 흐르는 물이 얼지 않고, 열의 기운이 크게 나돌아서 딱딱한 짐승이 돌아가지 않습니다. 땀띠, 부스럼딱지, 종기, 악창,

뾰루지, 치질을 앓고, 심하면 허파로 들어가 기침이 나고 콧물이 납니다. 천부가 끊어지면 죽고 다스리지 못합니다. 태음의 되갚음은, 축축함에서 생긴 것들이 일어나니 몸이 무겁고 속이 가득하고 먹은 것이 삭지 않고, 음의 기운이 위로 치밀면 가슴속이 편하지 않고, 담음이 속에서 생기면 기침과 숨 가쁜 소리가 나고, 큰비가 때로 나돌고 물고기가 뭍에 나타나고, 머리와 정수리가 아프고 무겁고, 떨림과 경풍이 더욱 심해지고, 구역질나고, 말을 하지 않고 침을 뱉는데 맑은 액이 나오고 심하면 (축축함이) 콩팥으로 들어가서 (앞뒤의) 구멍이 내리쏟는데 막힘이 없습니다. 태계가 끊어지면 죽고 다스리지 못합니다. 소양의 되갚음은, 큰 열이 장차 이르려는데 나무들이 메마르고 불타고, 딱딱한 짐승들이 이에 줄어들고, 놀람과 경풍이 생기고 기침과 코피를 흘리고, 가슴이 열나고 번거롭고 메마르고 문득 자주 바람을 싫어하고, 뻗치는 기운이 위로 올라가면 낯이 뜨고 먼지 낀 것 같고, 눈꺼풀이 떨리고, 화의 기운이 안에서 피어서 위로 올라가면 입안이 헐고 구역질하고 피가 넘치거나 새나가고, 피어서 학질이 되면 춥고 떨리고, 추위가 끝에 이르면 거꾸로 열이 되고, 목구멍의 낙맥이 타서 마르고, 목마름에 물과 마실 거리를 당기고, 낯빛이 누렇게 붉게 바뀌고, 기운이 적어서 맥이 시들어 물이 생겨나고, (탈이) 옮겨가서 붓고, 심하면 허파로 들어가서 기침하고 피가 새나갑니다. 척택이 끊어지면 죽고 다스리지 못합니다. 양명의 되갚음은, 서늘한 기운이 크게 일어나면 숲과 나무가 푸른 채 메마르고, 길짐승이 역병에 걸립니다. 탈이 옆구리에 생겨서 왼쪽으로 몰리면 자주 한숨을 쉬고, 심하면 가슴이 아프고, 가슴 밑이 박히고 가득하고 배가 부르고 설사하고, 입이 쓰고 기침하고, 딸꾹질하고, 가슴이 번거롭습니다. 탈이 격막 속에 있으면 머리가 아프고, 심하면 간으로 들어가 놀라고 힘줄이 뒤틀립니다. 태충이 끊어지면 죽고 다스리지 못합니다. 태양의 되갚음은, 갑작스레 치미는 기운이 위로 올라가서 물이 얼고 우박이 떨어지고, 날짐승이 죽습니다. 가슴과 밥통에 추위가 생겨 격막이 이롭지 않으면 가슴이 아프고, 가슴 밑이 막히고 가득하고, 머리가 아프고 자주 슬퍼하고, 때로 어지러워서 넘어지고, 먹고 싶은 생각이 줄고, 허리와 볼기가 아프면서 굽고 펴기가 편하지 않습니다. 땅이 얼고 얼음이 단단해져 양의 빛이 다스리지 못하면 아랫배에서 불두덩이 당기고 허리와 등을 끌어다가 위로 가슴으로 치밀어 오르면 맑은 물을 게우고, 딸꾹질하고, 한숨을 쉬고, 심하면 가슴으로 들어가 잘 잊고 슬퍼합니다. 신문이 끊어지면 죽고 다스리지 못합니다.

황제가 말했다. 좋습니다. 이를 다스림은 어떻습니까?

기백이 말했다. 궐음의 되갚음은, 신맛과 추위로 다스리고, 단맛과 매운맛으로 돕고, 신맛으로 이를 덜어내고, 단맛으로 이를 느슨하게 합니다. 소음의 되갚음은, 짠맛과 추위로 다스리고, 쓴맛과 매운맛으로 돕고, 단맛으로 이를 덜어내고, 신맛으로 이를 거두고, 매운맛과 쓴맛으로 이를 피어나게 하고, 짠맛으로 이를 부드럽게 합니다. 태음의 되갚음은, 쓴맛과 열로 다스리고, 신맛과 매운맛으로 돕고, 쓴맛으로 이를 덜어내고, 마르게 하고, 새나가게 합니다. 소양의 되갚음은, 짠맛과 추위로 다스리고, 쓴맛과 매운맛으로 돕고, 짠맛으로 이를 부드럽게 하고, 신맛으로 이를 거두고, 매운맛과 쓴맛으로 이를 발산하게 합니다. 발산시키는 데는 열나는 약을 멀리하지 않는데, 따뜻한 약과 서늘한 약은 범하지 않으니, 소음도 같은 법을 씁니다. 양명의 되갚음은, 매운맛과 따스함으로 다스리고, 단맛과 매운맛으로 돕고, 쓴맛으로 이를 단단하게 합니다. 모든 이김과 되갚음을 다스리는 것은, 추운 것은 열나게 하고, 열나는 것은 춥게 하고, 따뜻한 것은 서늘하게 하고, 서늘한 것은 따스하게 하고, 흩어지는 것은 거두어들이고, 억누르는 것은 흩어지게 하고, 메마른 것은 윤택하게 하고, 급한 것은 느긋하게 하고, 단단한 것은 부드럽게 하고, 무른 것은 단단하게 하고, 풀죽은 것은 이를 보태고, 센 것은 덜어내고, 각기 그 기운을 안정시켜서 반드시 서늘하게 하고 고요하게 하면 탈의 기운이 풀죽어서 물러가고 (기운이) 가장 중요한(宗) 곳으로 돌아가니, 이것이 (탈을) 다스리는 큰 뼈대입니다.

帝曰: 善. 氣之上下何謂也. 岐伯曰: 身半以上其氣三矣. 天之分也.
天氣主之, 身半以下 其氣三矣. 地之分也. 地氣主之, 以名命氣, 以氣
命處, 而言其病半, 所謂天樞也. 故上勝而下俱病者, 以地名之, 下勝
而上俱病者, 以天名之, 所謂勝至, 報氣屈伏而未發也. 復至則不以天
地異名, 皆如復氣爲法也. 帝曰: 勝復之動, 時有常乎, 氣有必乎, 岐
伯曰: 時有常位, 而氣無必也. 帝曰: 願聞其道. 岐伯曰: 初氣終三
氣, 天氣主之, 勝之常也, 四氣盡終氣, 地氣主之, 復之常也. 有勝則
復, 無勝則否. 帝曰: 善. 復已而勝何如. 岐伯曰: 勝至而復, 無常數
也. 衰乃止耳. 復已而勝, 不復則害, 此傷生也. 帝曰: 復而反病何也.
岐伯曰: 居非其位, 不相得也, 大復其勝, 則主勝之, 故反病也. 所謂
火燥熱也. 帝曰: 治之何如. 岐伯曰: 夫氣之勝也, 微者隨之, 甚者制
之, 氣之復也, 和者平之, 暴者奪之, 皆隨勝氣, 安其屈伏, 無問其數,
以平爲期, 此其道也. 帝曰: 善. 客主之勝復奈何. 岐伯曰: 客主之氣,
勝而無復也. 帝曰: 其逆從何如. 岐伯曰: 主勝逆 客勝從 天之道也.
帝曰: 其生病何如. 岐伯曰: 厥陰司天, 客勝則耳鳴掉眩, 甚則咳; 主
勝則胸脇痛, 舌難以言. 少陰司天, 客勝則鼽嚏, 頸項强, 肩背瞀熱,
頭痛, 少氣, 發熱, 耳聾目暝, 甚則胕腫血溢, 瘡瘍咳喘; 主勝則心熱
煩躁, 甚則脇痛支滿. 太陰司天, 客勝則首面胕腫, 呼吸氣喘, 主勝則
胸腹滿, 食已而瞀. 少陽司天, 客勝則丹胗外發, 及爲丹熛, 瘡瘍嘔逆,
喉痺頭痛溢腫, 耳聾血溢, 內爲瘈瘲, 主勝則胸滿, 咳, 仰息, 甚而有
血, 手熱. 陽明司天, 淸復內餘, 則咳衄嗌塞, 心鬲中熱, 咳不止, 而白
血出者死. 太陽司天, 客勝則胸中不利, 出淸涕, 感寒則咳; 主勝則喉
嗌中鳴. 厥陰在泉, 客勝則大關節不利, 內爲痙强拘瘈, 外爲不便; 主
勝則筋骨繇并, 腰腹時痛. 少陰在泉, 客勝則腰痛, 尻股膝髀腨 足病,
瞀熱以酸, 胕腫不能久立, 溲便變; 主勝則厥氣上行, 心痛發熱, 鬲中,

衆皆作, 發於胠脇, 魄汗不藏, 四逆而起. 太陰在泉, 客勝則足痿下重,
便溲不時, 濕客下焦, 發而濡瀉及爲腫, 隱曲之疾; 主勝則寒氣逆滿,
食飮不下, 甚則爲疝. 少陽在泉 客勝則腰腹痛而反惡寒, 甚則下白溺
白; 主勝則熱反上行, 而客於心, 心痛發熱, 格中而嘔, 少陰同候. 陽
明在泉, 客勝則淸氣動下, 少腹堅滿, 而數便瀉; 主勝則腰重腹痛, 少
腹生寒, 下爲鶩溏, 則寒厥於腸, 上沖胸中, 甚則喘, 不能久立. 太陽
在泉, 寒復內餘, 則腰尻痛, 屈伸不利, 股脛足膝中痛. 帝曰: 善. 治之
奈何. 岐伯曰: 高者抑之, 下者擧之, 有餘折之, 不足補之, 佐以所利,
和以所宜, 必安其主客, 適其寒溫, 同者逆之, 異者從之. 帝曰: 治寒
以熱, 治熱以寒, 氣相得者逆之, 不相得者從之, 余以知之矣. 其於正
味何如. 岐伯曰: 木位之主, 其瀉以酸, 其補以辛; 火位之主, 其瀉以
甘; 其補以鹹; 土位之主, 其瀉以苦, 其補以甘; 金味之主, 其補以酸;
水位之主, 其瀉以鹹, 其補以苦. 厥陰之客, 以辛補之, 以酸瀉之, 以
甘緩之; 少陰之客, 以鹹補之, 以甘瀉之, 以鹹收之; 太陰之客, 以甘
補之, 以苦瀉之, 以甘緩之; 少陽之客, 以鹹補之, 以甘瀉之, 以鹹軟
之; 陽明之客, 以酸補之, 以辛瀉之, 以苦泄之; 太陽之客, 以苦補之,
以鹹瀉之, 以苦堅之, 以辛潤之, 開發腠理, 致津液通氣也.

황제가 말했다. 좋습니다. 기운의 위와 아래는 무엇을 말하는 것입니까?

기백이 말했다. (사람은 배꼽을 몸의 복판으로 여기니,) 몸의 절반(인 배꼽) 위에
그 기운이 3입니다. (위는) 하늘이 나뉜 것이니, 하늘의 기운이 이를 주관합니
다. 몸의 절반(인 배꼽) 아래에 그 기운이 3입니다. 땅이 나뉜 것이니, 땅의 기운
이 이를 주관합니다. (3음3양 같은) 이름으로 기운(의 성격)을 이름 붙이고, 기운으
로 (그것이 흘러가는) 자리(의 성질)을 이름 붙이면, (비로소) 그 탈을 말(할 수 있습)
니다. 절반(인 배꼽 높이)를 일러 천추(혈)이라고 하는데, (뜻은 위와 아래가 맞물려
돌아가는 하늘의 지도리입니다.) 그러므로 위(인 사천)이 이겨서 아래(인 재천)이 함께
탈난 것은 땅(인 재천의 기운)으로 이를 이름 붙이고, 아래(인 재천)이 이겨서 위(인

사천)이 함께 탈난 것은 하늘(인 사천의 기운)으로 이를 이름 붙입니다. 이른바 이기는 것이 이르면 되갚는 기운은 무릎 꿇어서 아직 (탈로) 나타나지 않는다는 것입니다. 되갚는 것이 이르면 하늘과 땅(의 기운)에 따라서 다르게 이름 붙이지 않고, 모두 되갚는 기운과 같이 하는 것을 법으로 삼습니다.

황제가 말했다. 이김과 되갚음의 움직임에서, 때는 일정함이 있습니까? 기운은 반드시 (나타나는 무엇이) 있습니까?

기백이 말했다. 때는 일정한 자리가 있으나, 기운은 반드시 그런 것이 없습니다.

황제가 말했다. 바라건대 그 이치를 듣고 싶습니다.

기백이 말했다. 1번째 기운부터 (1년의 절반인) 3번째 기운을 마치기까지는 하늘의 기운이 이를 주관하는데, 이기는 기운이 늘 있습니다. 4번째 기운부터 마지막 기운을 다할 때까지는 땅의 기운이 이를 주관하는데, 되갚는 기운이 늘 있습니다. 이김이 있으면 되갚음도 있지만, 이김이 없으면 되갚음이 없습니다.

황제가 말했다. 좋습니다. 되갚음이 끝나고 (다시) 이기는 것은 어떻습니까? 황제가 말했다. 이김이 이르면 (뒤이어) 되갚음이 있으니, 일정한 규칙이 없습니다. (기운이) 한풀 꺾이면 (되갚음도) 그칠 따름입니다. 되갚음이 그치고 이김이 나타났는데, 되갚지 않으면 해롭습니다. 이것이 낳은 것을 다친 것입니다.

황제가 말했다. 되갚았는데 거꾸로 탈나는 것은 어떻게 된 것입니까?

기백이 말했다. 머문 곳이 (제) 자리가 아니어서, (하늘과 땅의 기운이) 서로 얻지 못한 것입니다. 그 이김을 크게 되갚으면 주관하는 (기운이) 이를 이깁니다. 그러므로 거꾸로 탈나는 것입니다. 이른바 화 메마름 열(이 주관하는 때)라는 것입니다.

황제가 말했다. 이를 다스림은 어떻게 해야 합니까?

기백이 말했다. 무릇 기운이 이기는 것은, 미약한 것은 이를 따르고, 심한 것은 이를 억누릅니다. 기운이 되갚는 것은, 화평한 것은 이를 고르게 하고, 사나운 것은 이를 빼앗습니다. 모두 이기는 기운을 따르고 그 무릎 꿇은 것을 안정시키는데, 그 수를 묻지 말고 고른 것으로 기약을 삼습니다. 이것이 그 이치입니다.

황제가 말했다. 좋습니다. 객기와 주기가 이기고 되갚는 것은 어떻습니까?

황제가 말했다. 객기와 주기의 기운은, 이김이 있고 되갚음은 없습니다.

황제가 말했다. 그 거스름과 따름은 어떻습니까?

기백이 말했다. 주기가 (객기를) 이기면 거스르는 것이고, 객기가 (주기를) 이기면 따르는 것입니다. 하늘의 이치입니다.

황제가 말했다. 그 탈이 생기는 것은 어떻습니까?

기백이 말했다. 궐음 사천은, 객기가 이기면 귀울이가 생기고, 흔들리고 어지럽고, 심하면 기침을 합니다. 주기가 이기면 가슴과 옆구리가 아프고, 혀가 말하기 어렵습니다. 소음 사천은, 객기가 이기면 코피가 나고 재채기하고, 목이 뻣뻣하고, 어깨와 등이 열나고, 머리가 아프고, 기운이 적고, 열나고, 귀먹고, 눈이 어둡고, 심하면 붓고 피가 흘러넘치고, 가려움과 부스럼이 생기고 기침 나고 헐떡거립니다. 주기가 이기면, 가슴에 열나고 번거롭고 시끄럽고, 심하면 옆구리가 아프고 버티듯이 가득합니다. 태음 사천은, 객기가 이기면 무리와 얼굴이 붓고, 숨 쉬는 기운이 헐떡거립니다. 주기가 이기면 가슴과 배가 가득하고, 먹고 나면 눈이 감깁니다. 소양 사천은, 객기가 이기면 붉은 부스럼이 밖으로 피고, 불똥이 튄 것 같이 붉고, 부스럼과 종기가 생기고, 구역질이 나고 목구멍이 저리고, 머리가 아프고 목구멍이 붓고, 귀먹고, 피가 넘치고, 안으로 경풍이 됩니다. 주기가 이기면 가슴이 가득하고, 기침하고 고개 쳐들고 숨쉬고, 심하면 피가 나고 손이 열납니다. 양명 사천은, 서늘한 기운이 다시 안에서 남으면 기침이 나고 코피 나고 목구멍이 막히고, 가슴과 격막 속이 열나고, 기침이 멈추지 않고 흰 피가 나는 사람은 죽습니다. 태양 사천은, 객기가 이기면 가슴속이 이롭지 않고, 맑은 눈물이 나고, 추위에 닿으면 기침합니다. 주기가 이기면 목구멍 속이 울립니다. 궐음 재천은, 객기가 이기면 큰 뼈마디가 이롭지 않고, 안으로 심줄이 당기고 뻣뻣해지고, 경풍이 일어나고, 밖으로 편하지 않습니다. 주기가 이기면 힘줄과 뼈가 떨리고 오그라들고, 허리와 배가 때로 아픕니다. 소음 재천은, 객기가 이기면 허리가 아프고, 꽁무니와 허벅다리와 정강이뼈와 발이 탈나고, 눈이 흐리고 열나고 저리고, 부어서 오래 설 수 없고, 오줌 빛깔이 붉게 바뀝니다. 주기가 이기면 뻗치는 기운이 위로 올라가서, 가슴이 아프고 열나고, 격막 속이 아프고, 여러 비증이 나타나고, 옆구리에서 발작하여 땀이 갈무리되지 못하고, 팔다리에서 기운이 거스릅니다. 태음 재천은, 객기가 이기면 발이 오그라들고 다리가 무겁고, 똥오줌이 잦고, 축축함이 하초에 깃들면 처음에는 지리다가 붓고 똥오줌이 이롭지 않고, 사타구니가 고개 숙여 제대로 힘을 쓰지 못합니다. 주기가 이기면 찬 기운이 거슬러올라서 가득하고 먹은 것이 내려가지 않고, 심하면 불두덩이 당깁니다. 소양 재천은, 객기가 이기면 허리와 배가 아프고, 도리어 추위를 느끼고, 심하면 흰 오줌과 똥을 눕니다. 주기가 이기면 열이 도리어 위로 올라가서 염통으로 들어가니 가슴이 아프고 열나고, 중초에서 막히면 게우니, 소음과 조짐이 똑같습니다. 양명 재천은, 객기가 이기면 서늘한 기운이 하초를 움직이니, 아랫배가 굳고 가득하고, 자주 설사합니다. 주기가 이기면 허리가 무겁고, 배가 아프고, 아랫배에 추위가 생겨 당설을 하고, 추위가 창자에서 치밀어서 가슴 속으로 올라와 치받고, 심하면 숨이 가빠서 오래 서지 못합니다. 태양 재천은, 추위가 다시 안에서 남으면 허리와 꽁무니가 아파서 굽고 펴지를 못하고, 허벅다리와 정강이와 다리와 무릎이 아픕니다.

황제가 말했다. 좋습니다. 이를 다스리는 것은 어떻습니까?

기백이 말했다. 높은 것은 억누르고, 낮은 것은 들추고, 남으면 꺾고, 모자라면 보탭니다. 이로운 것으로 돕고 마땅한 것으로 온화하게 하여, 반드시 그 주기와 객기를 안정시켜서 추위와 따스함에 맞추는데, (주기와 객기가 서로) 같은 것은 (이기는 것을) 거스르고 다른 것은 따릅니다.

황제가 말했다. 찬 것을 열로 다스리고, 열을 찬 것으로 다스리는데, 기운이 서로 얻는 것은 이를 거스르고, 서로 얻지 못한 것은 이를 따른다는 것을, 나는 벌써 압니다. (기운에) 걸맞은 맛은 어떻습니까?

기백이 말했다. 목이 주관하는 자리에서는 신맛으로 덜어내고 매운맛으로 보탭니다. 화가 주관하는 자리에서는 단맛으로 덜어내고 짠맛으로 보탭니다. 토가 주관하는 자리에서는 매운맛으로 덜어내고 단맛으로 보탭니다. 금이 주관하는 자리에서는 매운맛으로 덜어내고 신맛으로 보탭니다. 수가 주관하는 자리에서는 짠맛으로 덜어내고 쓴맛으로 보탭니다. 궐음이 객기로 와서 이기는 때에는 매운맛으로 이를 보태고 신맛으로 이를 덜어냅니다. 소음이 객기로 와서 이기는 때에는 짠맛으로 이를 보태고 단맛으로 이를 덜어냅니다. 태음이 객기로 와서 이기는 때에는 단맛으로 이를 보태고 쓴맛으로 이를 덜어냅니다. 소양이 객기로 와서 이기는 때에는 짠맛으로 이를 보태고 단맛으로 이를 덜어냅니다. 양명이 객기로 와서 이기는 때에는 신맛으로 이를 보태고 매운맛으로 이를 덜어냅니다. 태양이 객기로 와서 이기는 때에는 짠맛으로 이를 보태고 짠맛으로 이를 덜어내고, 쓴맛으로 이를 단단하게 하고, 매운맛으로 이를 윤택하게 하고, 살결이 열리게 하여 진액이 기운과 통하도록 해야 합니다.

帝曰: 善. 願聞陰陽之三也. 何謂. 岐伯曰: 氣有多少異用也. 帝曰: 陽明何謂也. 岐伯曰: 兩陽合明也. 帝曰: 厥陰何也. 岐伯曰: 兩陰交盡也. 帝曰: 氣有多少 病有盛衰 治有緩急 方有大小, 願聞其約 奈何. 岐伯曰: 氣有高下, 病有遠近, 證有中外, 治有輕重, 適其至所爲故也, 大要也. 君一臣二 奇之制也; 君二臣四 偶之制也; 君二臣三 奇之制也; 君二臣六 偶之制也. 故曰: 近者奇之, 遠者偶之;, 汗者不以奇, 下者不以偶; 補上治上, 制以緩, 補下治, 下制以急; 急則氣味厚, 緩則氣味薄, 適其至所, 此之謂也. 病所遠而中道氣味之者, 食而過之, 無越其制度也. 是故平氣之道, 近而奇偶, 制小其服也; 遠而奇偶, 制大其服也; 大則數少, 小則數多; 多則九之, 少則二之, 奇之不去則偶之, 是謂重方; 偶之不去則反佐以取之, 所謂寒熱溫涼反從其病也. 帝曰:

善. 病生於本 余知之矣. 生於標者, 治之奈何. 岐伯曰: 病反其本, 得標之病, 治反其本, 得標之方. 帝曰: 善. 六氣之勝, 何以候之. 岐伯曰: 乘其至也. 清氣大來, 燥之勝也. 風木受邪, 肝病生焉. 熱氣大來, 火之勝也. 金燥受邪, 肺病生焉. 寒氣大來, 水之勝也. 火熱受邪, 心病生焉. 濕氣大來, 土之勝也. 寒水受邪, 腎病生焉. 風氣大來, 木之勝也. 土濕受邪脾病生焉, 所謂感邪而生病也. 乘年之虛, 則邪甚也; 失時之和亦邪甚也. 遇月之空, 亦邪甚也; 重感於邪, 則病危矣; 有勝之氣, 其來必復也. 帝曰: 其脈至何如. 岐伯曰: 厥陰之至其脈弦, 少陰之至其脈鉤, 太陰之至其脈沈, 少陽之至大而浮, 陽明之至短而濇, 太陽之至大而長, 至而和則平, 至而甚則病, 至而反者病, 至而不至者病, 未至而至者病, 陰陽易者危. 帝曰: 六氣標本所從不同 奈何. 岐伯曰: 氣有從本者 有從標本者 有不從標本者也. 帝曰: 願卒聞之. 岐伯曰: 少陽太陰從本 少陰太陽從本從標 陽明厥陰不從標本 從乎中也. 故從本者化生於本, 從標本者有標本之化, 從中者以中氣爲化也. 帝曰: 脈從而病反者, 其診何如. 岐伯曰: 脈至而從, 按之不鼓, 諸陽皆然. 帝曰: 諸陰之反, 其脈何如. 岐伯曰: 脈至而從, 按之鼓甚而盛也, 是故百病之起, 有生於本者, 有生於標者, 有生於中氣者, 有取本而得者, 有取標而得者, 有取中氣而得者; 有取標本而得者, 有逆取而得者, 有從取而得者. 逆, 正順也; 若順, 逆也. 故曰: 知標與本 用之不殆 明知逆順 正行無問 此之謂也. 不知是者 不足以言診 足以亂經. 故大要曰, 粗工嘻嘻, 以爲可知, 言熱未已, 寒病復始, 同氣異形, 迷診亂經, 此之謂也. 夫標本之道要而博, 小而大, 可以言一而知百病之害, 言標與本, 易而無損, 察本與標, 氣可令調, 明知勝復, 爲萬民式, 天之道畢矣. 帝曰: 勝復之變, 早晏何如. 岐伯曰: 夫所勝者勝至已病, 病已慍慍, 而復已萌也. 夫所復者, 勝盡而起, 得位而甚, 勝有微甚, 復有少多, 勝和而和, 勝虛而虛, 天之常也. 帝曰: 勝復之作, 動不當位, 或

後時而至, 其故何也. 岐伯曰: 夫氣之生與其化衰盛異也. 寒暑溫凉盛衰之用, 其在四維. 故陽之動始於溫, 盛於暑, 陰之動始於清, 盛於寒, 春夏秋冬各差其分. 故大要曰: 彼春之暖, 爲夏之暑, 彼秋之忿, 爲冬之怒, 謹按四維, 斥候皆歸, 其終可見, 其始可知, 此之謂也. 帝曰: 差有數乎. 岐伯曰: 又凡三十度也. 帝曰: 其脈應皆何如. 岐伯曰: 差同正法, 待時而去也. 脈要曰: 春不況, 夏不弦, 冬不濇, 秋不數, 是謂四塞. 沈甚曰病, 弦甚曰病, 濇甚曰病, 數甚曰病, 參見曰病, 復見曰病, 未去而去曰病, 去而不去曰病, 反者死. 故曰氣之相守司也, 如權衡之不得相失也. 夫陰陽之氣清淨, 則生化治, 動則苛疾起, 此之謂也. 帝曰: 幽明何如. 岐伯曰: 兩陰交盡故曰幽, 兩陽合明故曰明, 幽明之配, 寒暑之異也. 帝曰: 分至何如. 岐伯曰: 氣至之謂至, 氣分之謂分, 至則氣同, 分則氣異, 所謂天地之正紀也. 帝曰: 夫子言春秋氣始於前, 冬夏氣始於後, 余已知之矣. 然六氣往復, 主歲不常也. 其補瀉奈何. 岐伯曰: 上下所主, 隨其條利, 正其味, 則其要也. 左右同法. 大要曰: 少陽之主, 先甘後鹹, 陽明之主, 先辛後酸, 太陽之主, 先鹹後苦, 厥陰之主, 先酸後辛, 少陰之主, 先甘後鹹, 太陰之主, 先苦後甘, 佐以所利, 資以所生, 是謂得氣.

황제가 말했다. 바라건대, 음과 양이 셋이라고 하는데, 어떻게 된 것입니까?

기백이 말했다. 기운에는 많고 적음이 있어 쓰임을 달리합니다.

황제가 말했다. 양명은 어떻습니까?

기백이 말했다. 두 양이 밝음을 하나로 모은 것입니다.

황제가 말했다. 궐음은 어떻습니까?

기백이 말했다. 두 음의 엇갈림이 (태음과 소음을 거쳐) 다한 것입니다.

황제가 말했다. 기운에는 많음과 적음이 있고, 탈에는 드셈과 풀죽음이 있고, 다스림에는 느슨함과 서두름이 있고, 처방에는 큰 것과 작은 것이 있는데, 바라건대 그(것을 간단하게) 묶자면 어떻습니까?

기백이 말했다. 기운에는 높음과 낮음이 있고, 탈에는 멂과 가까움이 있고, 증상에는 안과 밖이 있고, 다스림에는 가벼움과 무거움이 있으니, (약이) 그 이르는 곳에 알맞은 것을 기준(故)으로 삼습니다. 『대요』에 이르기를, 군약 1에 신약 2을 쓰는 것은 홀수로 짓는 것이고, 군약 2에 신약 4을 쓰는 것은 짝수로 짓는 것이고, 군약 2에 신약 3은 홀수로 짓는 것이고, 군약 2에 신약 6으로 짓는 것은 짝수로 짓는 것이라고 하였습니다. 그러므로 가까운 것은 홀수로 짓고, 먼 것은 짝수로 짓고, 땀나는 것은 홀수로 하지 않고, 내리는 것은 짝수로 하지 않습니다. 위를 보태고 위를 다스리는 것은 느슨하게 하고, 아래를 보태고 아래를 다스리는 것은 서둘러 하고, 서두르려면 기운과 맛이 두터워야 하고, 느슨하려면 기운과 맛이 얇아야 그 이르는 곳에 알맞다고 했으니, 이것이 이를 말한 것입니다. (만약) 탈이 먼 곳에 있어서 기운과 맛이 중간의 길을 거쳐서 가(之)야 하는 사람은, 밥을 먹어서 이를 지나가게 하되, 그 정해진 규칙을 넘으면 안 됩니다. 이런 까닭에 기운을 고르게 하는 이치는, (탈난 곳이) 가까운 것에 홀수로 짓든 짝수로 짓든 먹는 양을 작게 짓습니다. (탈난 곳이) 먼 것에 홀수로 짓든 짝수로 짓든 먹는 양을 크게 짓습니다. 크면 (약의) 가짓수를 적게 하고, 작으면 (약의) 가짓수를 많게 합니다. 많으면 9가지까지 하고, 적으면 2가지까지 합니다. 홀수로 했는데 (탈이) 사라지지 않으면 짝수로 합니다. 이를 거듭 처방한다고 말합니다. 짝수로 했는데 (탈이) 사라지지 않으면 거꾸로 (탈을) 도와주는 것을 고릅니다. 추위 열 따스함 서늘함에 거꾸로 그 탈을 따른다고 한 것입니다.

황제가 말했다. 좋습니다. 탈이 (6기)의 뿌리에서 생기는 것은, 내가 압니다. (뿌리가 아니라) 우듬지에서 생기는 것은, 어떻게 다스립니까?

기백이 말했다. 탈은 그 뿌리를 거스르면 우듬지의 탈을 얻게 되고, 다스림이 그 뿌리를 거스르면 우듬지의 처방을 얻게 됩니다.

황제가 말했다. 좋습니다. 6기가 이기는 것은, 어떻게 살핍니까?

기백이 말했다. (허한 것을) 타고 이르는 것을 (살핍니다.) 서늘한 기운이 크게 오면 메마름이 이긴 것입니다. 바람인 목이 몹쓸 기운을 받아서 간에 탈이 난 것입니다. 열나는 기운이 크게 오면 화가 이긴 것입니다. 금인 메마름이 몹쓸 기운을 받아서 허파에 탈이 난 것입니다. 차가운 기운이 크게 오면 수가 이긴 것입니다. 화인 열이 몹쓸 기운을 받아서 염통에 탈이 난 것입니다. 축축한 기운이 크게 오면 토가 이긴 것입니다. 추위인 수가 몹쓸 기운을 받아서 콩팥에 탈이 난 것입니다. 바람의 기운이 크게 오면 목이 이긴 것입니다. 토인 축축함이 몹쓸 기운을 받아서 비장에 탈이 난 것입니다. 이른바 몹쓸 기운에 닿아서 탈이 생긴다는 것입니다. (그) 해(의 기운)이 허한 것을 타면 몹쓸 기운이 심해집니다. 철과 조화를 이루지 못하면 또한 몹쓸 기운이 심해집니다. 달이 비는 때를 만나도 또한 몹쓸 기운이 심해집니다. 몹쓸 기운에 거듭 닿으면 탈이 위태로워집니다. 이기는 기운이 있으면 반드시 되갚음이 옵니다.

황제가 말했다. 그 맥이 이르는 것은 어떻습니까?

기백이 말했다. 궐음이 이르는 것은 그 맥이 활시위 같습니다. 소음이 이르는 것은 그 맥이 갈고리 같습니다. 태음이 이르는 것은 그 맥이 가라앉습니다. 소양이 이르는 것은 크고 뜹니다. 양명이 이르는 것은 짧고 껄끄럽습니다. 태양이 이르는 것은 크고 깁니다. 이르는데 화평하면 고른 것이고, 이르는데 심하면 탈난 것입니다. 이르는데 (증상과) 반대이면 탈난 것이고, 이르러야 하는데도 이르지 않으면 탈난 것이고, 이르지 않아야 하는데 이르는 것은 탈난 것이고, 음과 양이 바뀐 것은 위태롭습니다.

황제가 말했다. 6기의 우듬지(인 3음3양)과 뿌리(인 바람 불 열 메마름 추위)는 따르는 바가 같지 않는데, 어떻게 된 것입니까?

기백이 말했다. 기운에는 뿌리를 따르는 것이 있고, 우듬지와 뿌리를 따르는 것이 있고, 우듬지와 뿌리를 따르지 않는 것이 있습니다.

황제가 말했다. 바라건대 다 듣고 싶습니다.

기백이 말했다. 소양과 태음은 뿌리를 따르고, 소음과 태양은 뿌리를 따르고 우듬지를 따르고, 양명과 궐음은 우듬지를 따르지 않고 뿌리를 따르지 않고 속을 따릅니다. 그러므로 뿌리를 따르는 것은 뿌리에서 생겨나고, 우듬지와 뿌리를 따르는 것은 우듬지와 뿌리의 생겨남이 있고, 속을 따르는 것은 속의 기운을 생겨남으로 삼습니다.

황제가 말했다. 맥이 따르는데 탈과 반대인 것은 그 진단을 어떻게 합니까?

기백이 말했다. 맥이 이르되 (병증을) 따르는데, 이를 누르면 북 치듯 하지 않습니다. 모든 양이 다 그렇습니다.

황제가 말했다. 모든 음(의 증상)이 (맥과) 거꾸로 나타나는데, 그 맥은 어떻습니까?

기백이 말했다. 맥이 이르되 (병증을) 따르는데, 이를 누르면 북 치듯 하는 것이 심하고 드셉니다. 이런 까닭에 온갖 탈이 일어나는 것은 뿌리에서 생기는 것이 있고 우듬지에서 생기는 것이 있고 속에서 생기는 것이 있습니다. 뿌리를 골라서 (효과를) 얻는 것이 있고, 우듬지를 골라서 (효과를) 얻는 것이 있고, 속을 골라서 (효과를) 얻는 것이 있고, 우듬지와 뿌리를 골라서 (효과를) 얻는 것이 있고, 거꾸로 골라서 (효과를) 얻는 것이 있고, 따라서 골라서 (효과를) 얻는 것이 있습니다. (탈에는) 거스르는 것이나, (다스림에서는) 바르게 따르는 것입니다. 그러므로 우듬지와 뿌리를 알면 이를 써도 위태롭지 않고, 거스름과 따름을 또렷이 알면 바르게 다스리는데 묻는 것이 없다고 하였는데, 이를 말하는 것입니다. 이를 아는 사람은 진단을 말하기 어렵고, 경전을 어지럽히고도 남습니다. 그러므로 『대요』에 말하기를, 어설픈 의원이 기뻐하며 알 수 있다고 말하나, 열이라고 진단한 말이 아직 끝나기도 전에 추운 탈이 다시 시작되니, (몹쓸) 기운은 같으나 (탈난) 꼴이 달라서 진단하는 것을 헤매고 경전을 어지럽힌다고 하였으니, 이것을 말하는 것입니다. 무릇 우듬지와 뿌리의 이치는 중요하고도 (쓰임이) 넓고, 작으면서도 커서 한 마디 말로 온갖 탈의 해로움을 안다고 말할 수 있습니다. 우듬지를 뿌리와 더불어 말하면 쉬운데도 손해 보지 않을 것이요, 뿌리를 우듬지와 더불어 살피면 기운도 조절하게 할 수 있으니, 이김과 되갚음을 또렷이 알아서 만백성의 규칙으로 삼으면 하늘의 이치를 다한 것입니다.

황제가 말했다. 이김과 되갚음이 바뀌는데, 빠름과 이름은 어떻습니까?

기백이 말했다. 무릇 이기는 것이란, 이기는 것이 이르면 (사람은) 벌써 탈납니다. 탈이 벌써 쌓이고 쌓였는데, 되갚음은 벌써 싹틉니다. 무릇 되갚는 것이란, 이김이 다하면서 일어나고, 제 자리를 얻어서 심해집니다. 이김이 조금 심하면 되갚음도 조금 많고, 이김이 온화하면 되갚음도 온화하고, 이김이 허하면 되갚음도 허합니다. (이것이) 하늘의 규칙입니다.

황제가 말했다. 이김과 되갚음이 일어나는 것이, 자기 자리에서 움직이지 않고 혹은 때늦게 이르니 그 까닭은 어떻습니까?

기백이 말했다. 무릇 6기운이 막 생기는 것은, 그것이 생겨남의 풀죽고 드센 것과는 다릅니다. 추위 더위 따스함 서늘함이 드세고 풀죽는 작용은 (환절기 진술축미인) 4유에 있습니다. 그러므로 양의 움직임은 따뜻함에서 비롯하여 더위에서 드세고, 음의 움직임은 서늘함에서 비롯하여 추위에서 드세서 봄 여름 가을 겨울이 각기 그 (운기의) 푼수에서 차이가 납니다. 그러므로 『대요』에 이르기를, 저 봄의 따스함이 여름의 더위가 되고, 저 가을의 분함이 겨울의 노여움이 되니, 삼가 4유를 살펴서 척후가 모두 돌아오면, 그 끝을 볼 수 있고 그 처음을 알 수 있다고 하였으니, 이것을 말한 것입니다.

황제가 말했다. 차이에 수치가 있습니까?

기백이 말했다. 무릇 30도입니다.

황제가 말했다. 그 맥이 (때에) 호응하는 것은 어떻습니까?

기백이 말했다. 차이가 나도 바른 법과 같아서 때를 기다리고 물러갑니다. 『맥요』에 말하기를, 봄에 가라앉지 않고, 여름에 활시위 같지 않고, 겨울에 껄끄럽지 않고, 가을에 빠르지 않은 것 이것이 4막힘입니다. 가라앉은 것이 심하면 탈이고, 활시위 같은 것이 심하면 탈이고, 껄끄러움이 심하면 탈이고, 빠른 것이 심하면 탈이고, 섞여 나타나면 탈이고, 다시 나타나면 탈이고, 아직 가지 않았는데 오면 탈이고, (증상과 맥이) 거꾸로 나타나면 죽습니다. 그러므로 기운이 서로 지켜서 맡음이 마치 저울대와 저울추가 서로 잃지 않는 것과 같다고 하였습니다. 무릇 음과 양의 기운은 깨끗하여, 고요하면 낳고 생겨나고 다스리고,

움직이면 가혹한 탈이 일어나니, 이것을 말한 것입니다.

황제가 말했다. 어둠과 밝음은 어떻습니까?

기백이 말했다. 두 음이 엇갈려 (기운이) 다합니다. 그러므로 어둡다고 합니다. 두 양이 딱 맞아서 밝아집니다. 그러므로 밝다고 합니다. 어둠과 밝음이 (어느 철에) 짝을 맺는가에 따라 추위와 더위가 다릅니다.

황제가 말했다. (춘분 추분인 2)분과 (하지 동지인 2)지는 어떻습니까?

기백이 말했다. 기운이 이르는 것이 지요, 기운이 나뉘는 것이 분입니다. 이르면 기운이 같고, 나뉘면 기운이 다릅니다. 이른바 하늘과 땅의 올바른 벼리라고 합니다.

황제가 말했다. 스승님이 말씀하시기를, 봄 가을에는 기운이 앞에서 비롯되고, 겨울 여름엔 기운이 뒤에서 비롯된다고 하셨습니다. 나는 벌써 이를 압니다. 그러나 6기운이 왔다갔다 하는 것은 그 해를 주관하는 것이 일정하지 않습니다. 그 보탬과 덞은 어떻게 합니까?

기백이 말했다. 위(인 사천)과 아래(인 재천)이 주관하는데 그 이로운 바를 따라서 약을 바로 하면 그것이 요점입니다. 왼쪽과 오른쪽(의 경우)도 법이 같습니다. 『대요』에 이르기를, 소양이 주관할 때는 단맛을 먼저하고 짠맛을 나중에 합니다. 양명이 주관할 때는 매운맛을 먼저 하고 신맛을 나중에 합니다. 태양이 주관할 때는 짠맛을 먼저하고 매운맛을 나중에 합니다. 궐음이 주관할 때는 신맛을 먼저하고 매운맛을 나중에 합니다. 소음이 주관할 때는 단맛을 먼저 하고 짠맛을 나중에 합니다. 태음이 주관할 때는 쓴맛을 먼저하고 단맛을 나중에 합니다. 이로운 바로 돕고, 낳는(生) 바로 이바지(資)합니다. 이를 일러 기운을 얻는다고 합니다.

74-5

帝曰: 善. 夫百病之生也, 皆生於風寒暑濕燥火, 以之化之變也. 經言盛者瀉之, 虛則補之, 余錫以方士, 而方士用之尙未能十全, 余欲令要

道必行, 桴鼓相應, 猶拔刺雪汗, 工巧神聖, 可得聞乎. 岐伯曰: 審察
病機, 無失氣宜. 此之謂也. 帝曰: 願聞病機何如. 岐伯曰: 諸風掉眩,
皆屬於肝; 諸寒收引, 皆屬於腎, 諸氣 膹鬱 皆屬於肺, 諸濕腫滿 皆屬
於脾; 諸熱瞀瘛 皆屬於火; 諸痛痒瘡 皆屬於心; 諸厥固泄, 皆屬於下;
諸痿喘嘔, 皆屬於上, 諸禁鼓栗, 如喪神守, 皆屬於火; 諸痙項强, 皆
屬於濕; 諸逆沖上, 皆屬於火; 諸脹腹大, 皆屬於熱; 諸燥狂越, 皆屬
於火; 諸暴强直, 皆屬於風; 諸病有聲, 鼓之如鼓, 皆屬於熱; 諸病胕
腫, 疼酸驚駭, 皆屬於火; 諸轉反戾, 水液渾濁 皆屬於熱; 諸病水液,
澄徹清冷, 皆屬於寒; 諸嘔吐酸暴注下迫, 皆屬於熱, 故大要曰, 謹守
病機, 各司其屬, 有者求之, 無者求之, 盛者責之, 虛者責之, 必先五
勝, 疏其血氣, 令其調達, 而致和平, 此之謂也. 帝曰: 善. 五味陰陽之
用何如. 岐伯曰: 辛甘發散爲陽, 酸苦涌泄爲陰, 鹹味涌泄爲陰, 淡味
滲泄爲陽, 六者, 或收, 或散, 或緩, 或急, 或燥, 或潤, 或軟, 或堅,
以所利而行之, 調其氣使其平也. 帝曰: 非調氣而得者, 治之奈何, 有
毒無毒, 何先何後, 願聞其道, 岐伯曰: 有毒無毒, 所治爲主, 適大小
爲制也. 帝曰: 請言其制. 岐伯曰: 君一臣二 制之小也; 君一臣三佐
五, 制之中也; 君一臣三佐九, 制之大也; 寒者熱之, 熱者寒之, 微者
逆之, 甚者從之, 堅者削之, 客者除之, 勞者溫之, 結者散之, 留者攻
之, 燥者濡之, 急者緩之, 散者收之, 損者溫之, 逸者行之, 驚者平之,
上之下之, 摩之浴之, 薄之劫之, 開之發之, 適事爲故. 帝曰: 何謂逆
從. 岐伯曰: 逆者正治, 從者反治, 從少從多, 觀其事也. 帝曰: 反治何
謂. 岐伯曰: 熱因寒用, 寒因熱用, 塞因塞用, 通因通用, 必伏其所主,
而先其所因, 其始則同, 其終則異, 可使破積, 可使潰堅, 可使氣和,
可使必已. 帝曰: 善. 氣調而得者何如. 岐伯曰: 逆之從之, 逆而從之,
從而逆之, 疏氣令調, 則其道也. 帝曰: 善. 病之中外何如. 岐伯曰: 從
內之外者, 調其內; 從外之內者, 治其外; 從內之外而盛於外者, 先調

其內而後治其外; 從外之內而盛於內者, 先治其外而後調其內, 中外不相及, 則治主病. 帝曰: 善. 火熱復, 惡寒發熱, 有如瘧狀, 或一日發, 或間數日發, 其故何也. 岐伯曰: 勝復之氣, 會遇之時, 有多少也. 陰氣多而陽氣少, 則其發日遠, 陽氣多而陰氣少, 則其發日近. 此勝復相薄, 盛衰之節, 瘧亦同法. 帝曰: 論言治寒以熱, 治熱以寒, 而方士不能廢繩墨而更其道也. 有病熱者寒之而熱, 有病寒者熱之而寒, 二者皆在, 新病復起, 奈何治. 岐伯曰: 諸寒之而熱者, 取之陰, 熱之而寒者, 取之陽, 所謂求其屬也. 帝曰: 善. 服寒而反熱, 服熱而反寒, 其故何也. 岐伯曰: 治其王氣是以反也. 帝曰: 不治王而然者何也. 岐伯曰: 悉乎哉. 問也. 不治五味屬也. 夫五味入胃, 各歸所喜, 故酸先入肝, 苦先入心, 甘先入脾, 辛先入肺, 鹹先入腎, 久而增氣, 物化之常也. 氣增而久, 夭之由也. 帝曰: 善. 方制君臣, 何謂也. 岐伯曰: 主病之謂君, 佐君之謂臣, 應臣之謂使, 非上下三品之謂也. 帝曰: 三品何謂. 岐伯曰: 所以明善惡之殊貫也. 帝曰: 善. 病之中外何如. 岐伯曰: 調氣之方, 必別陰陽, 定其中外, 各守其鄉, 內者內治, 外者外治, 微者調之, 其次平之, 盛者奪之, 汗者下之, 寒熱溫凉, 衰之以屬, 隨其攸利. 謹道如法, 萬舉萬全, 氣血正平, 長有天命. 帝曰: 善.

황제가 말했다. 좋습니다. 무릇 온갖 탈이 생기는 것은, 모두가 바람 추위 더위 축축함 메마름 불에서 생기는데, 이들로부터 생겨나고 이들로부터 바뀝니다. 경전에 말하기를, 드센 것은 덜고 허한 것은 보탠다고 했습니다. 내가 방사들에게 주어서 방사들이 이를 쓰는데, 아직 10가지 다 온전할 수 없습니다. 내가 중요한 이치를 반드시 시행하게 하여, 북채와 북이 서로 호응하는 것이 가시를 뽑고 더러운 것을 눈으로 뒤덮듯이 하려는데, 재주가 뛰어난 사람, 신 같은 사람, 거룩한 사람들(의 의견)을 들을 수 있겠습니까?

기백이 말했다. 탈이 움직이는 낌새를 살펴서 기운이 마땅한 순간을 잃지 말라, 이것을 말하는 것입니다.

황제가 말했다. 바라건대 탈(이 움직이는 낌새인) 기틀은 어떠한지 듣고 싶습니다.

기백이 말했다. 모든 바람으로 (몸을) 떨고 (머리가) 어지러운 것은 모두 간에 속합니다. 모든 추위로 거두고 당겨지는 것은 모두 콩팥에 속합니다. 모든 기운으로 채우고 뭉치는 것은 모두 허파에 속합니다. 모든 축축함으로 붓고 가득한 것은 모두 비장에 속합니다. 모든 열로 (눈이) 감기고 경풍하는 것은 모두 화에 속합니다. 모든 아픔과 가려움은 모두 염통에 속합니다. 모든 궐증과 (똥오줌이) 굳고 설사하는 것은 모두 하초에 속합니다. 모든 위증과 헐떡거림 구역질은 모두 상초에 속합니다. 모든 이를 물고 턱을 부딪치고 떠는 것이 마치 정신을 제대로 지키지 못하는 것 같은 것은 모두 화에 속합니다. 모든 땅김과 목 뻣뻣함은 모두 축축함에 속합니다. 모든 거슬러 위를 치받음은 모두 화에 속합니다. 모든 뱃속이 커지는 것은 모두 열에 속합니다. 모든 시끄러움과 미쳐 날뜀은 모두 화에 속합니다. 모든 갑작스레 굳어지고 곧아지는 것은 모두 바람에 속합니다. 모든 탈에 소리가 마치 북치듯이 하는 것이 있는 것은 모두 열에 속합니다. 모든 붓기와 아프고 시큰거리고 놀라는 것은 모두 화에 속합니다. 힘줄이 돌아가고 몸이 어그러져 뒤틀리는 것 오줌이 흐린 것은 모두 열에 속합니다. 모든 물과 진액이 맑고 차가운 것은 모두 추위에 속합니다. 모든 구역질과 신물을 게우는 것과 사납게 아래로 쏟고 내리누르는 것은 모두 열에 속합니다. 그러므로 『대요』에 이르기를, 삼가 탈의 기틀을 지켜서 각기 그 딸린 것을 맡는데, 있는 것에서 구하고 없는 것에서 구하고 드센 것은 꾸짖어 (덜고), 허한 것은 꾸짖어 (보태)는데, 반드시 5(행이) 서로 이기는 것을 먼저 하여, 그 피와 기운을 소통시키고 조절하고 다다르게 해서 (치우침 없이) 고름에 이르도록 하라 하였으니, 이를 말한 것입니다.

황제가 말했다. 좋습니다. 5맛이 음과 양에서 쓰이는 것은 어떻습니까?

기백이 말했다. 심과 닮은 피어 흩어지니 양이 되고, 심과 씀은 솟고 새나가게 하니 음이 됩니다. 짠맛은 솟고 새나가니 음이 되고, 싱거운 맛은 (오줌으로)

잘 나가고 쏟아지니 양이 됩니다. 6가지가 어떤 것은 거두고 어떤 것은 흩고 어떤 것은 느긋하게 하고 어떤 것은 다급하게 하고 어떤 것은 메마르게 하고 어떤 것은 윤택하게 하고 어떤 것은 부드럽게 하고 어떤 것은 단단하게 하니, 이로운 것으로 (필요한 곳에) 가게 하고 기운을 조절하여 고르게 합니다.

황제가 말했다. 기를 조절하는데 나아지는 것이 아닌 것은, 어떻게 다스립니까? 독이 있는 것과 독이 없는 것은 어떤 것을 먼저 하고 어떤 것을 나중에 합니까? 바라건대 그 이치를 듣고 싶습니다.

기백이 말했다. 독이 있는 것과 없는 것은, 다스리는 바를 주로 하여 크고 작음에 맞게 만듭니다.

황제가 말했다. 청컨대 그 만드는 방법을 말씀해주십시오.

기백이 말했다. 군약 1에 신약 2는 작은 처방이고, 군약 1에 신약 3에 좌약 5는 중간 처방이고, 군약 1에 신약 3에 좌약 9는 큰 처방입니다. 추운 것은 열나게 하고, 열나는 것은 춥게 하고, 미약한 것은 거스르게 하고, 심한 것은 따르게 하고, 단단한 것은 깎고, (탈이) 깃든 것은 없애고, 수고로운 것은 따스하게 하고, 맺은 것은 흩게 하고, 머무는 것은 치고, 메마른 것은 적시고, 급한 것은 느긋하게 하고, 흩어진 것은 거두고, 덜어낸 것은 따뜻하게 하고, 안일한 것은 나다니게 하고, 놀란 것은 고르게 하고, 올리고 내리고 안마하고 목욕시키고, 치고 겁주고 열고 피게 해서, 일에 맞추는 것을 기준(故) 삼습니다.

황제가 말했다. 무엇을 거스른다고 하고 따른다고 합니까?

기백이 말했다. 거스른다는 것은 바르게 다스리는 것이요, 따른다는 것은 (증상과) 거꾸로 다스린다는 것입니다. 따름이 적고 따름이 많고 한 것은 그 일을 봐가면서 합니다.

황제가 말했다. 거꾸로 다스린다는 것은 어떤 것을 말하는 것입니까?

기백이 말했다. 열에는 찬 약을 쓰고, 추위에는 열나는 약을 쓰고, 막힌 것에는 막히는 약을 쓰고, 통하는 것에는 통하는 약을 씁니다. 그 주된 것을 굴복시키고 그 원인이 되는 것을 먼저 해야 하니, 처음에는 (처방과 증상이) 같으니 끝에는 달라서, 뱃속에 뭉친 것을 깰 수 있고, 단단한 것을 무너뜨릴 수 있고, 기운으로 하여금 화평하게 하고 반드시 (탈이) 그치게 할 수 있습니다.

황제가 말했다. 좋습니다. 기운이 조절되는데도 (탈을) 얻는 것은 어떻습니까?

기백이 말했다. 이를 거스르게 하거나, 이를 따르게 하고, (먼저) 거스르고 (나중에) 따르게 하거나, (먼저) 따르고 (나중에) 거스르게 하여, 기운을 소통하게 하고 조절하게 하면, 그것이 이치입니다.

황제가 말했다. 좋습니다. 탈의 안팎은 어떻습니까?

기백이 말했다. 안을 따라서 밖으로 나간 것은 그 안을 조절하고, 밖을 따라서 안으로 들어온 것은 그 밖을 다스리고, 안을 따라서 밖으로 나가서 밖에서 드세진 것은 먼저 그 안으로 조절하고 뒤에 그 밖을 다스리고, 밖을 따라서 안으로 들어와서 안에서 드세진 것은 먼저 그 밖을 다스리고 뒤에 안을 조절하고, 안과 밖이 서로 미치면 주된 탈을 다스립니다.

황제가 말했다. 좋습니다. 화와 열이 되갚으면 추위와 열이 학질 같아서 혹은 1일에 나타나고 혹은 여러 날을 사이 두고 나타나니, 그 까닭은 어떻습니까?

기백이 말했다. 이김과 되갚음의 기운이 만나는 때에 많고 적음이 있습니다. 음의 기운이 많고 양의 기운이 적으면 그 나타나는 날이 멀고, 양의 기운이 많고 음의 기운이 적으면 그 나타나는 날이 가깝습니다. 이것은 이김과 되갚음이 서로 쳐서 드세고 풀죽는 마디이니, 학질 또한 법이 같습니다.

기백이 말했다. 『논』에 말하기를, 추위를 다스리는 것은 열로 하고, 열을 다스리는 것은 추위로 하라고 했는데, (둥글지 못하고 모난 선비인) 방사들은 (법규인) 먹줄을 버리고 그 이치를 바꾸려고 합니다. 열을 앓는 사람 중에는 이를 춥게 하는데도 열나고, 추위를 앓는 사람 중에는 열나게 하는데도 추워하고, 이 두 가지가 모두 있는데 새로운 탈이 다시 일어나는 것은 어떻게 다스립니까?

기백이 말했다. 모든 차게 하는데도 열나는 것은 음을 고르고, 열나게 하는데도 추운 것은 양을 고르니, 이른바 (탈이) 소속된 것을 구하는 것입니다.

황제가 말했다. 좋습니다. 찬 약을 먹었는데 거꾸로 열나고, 열나는 약을 먹었는데도 거꾸로 추우니, 그 까닭은 어떻습니까?

기백이 말했다. (그 철에) 임금 (노릇하는) 기운을 다스린 것입니다. 이런 까닭에 (약효가) 거꾸로 나타나는 것입니다.

황제가 말했다. (그 철에) 임금 (노릇하는) 기운을 다스리지 않았는데도 그런 것은 어찌 된 일입니까?

기백이 말했다. 물음이 참말로 다 갖추었습니다. 5가지 맛이 소속된 것을 다스리지 않은 것입니다. 무릇 5맛이 밥통으로 들어가면 각기 기뻐하는 곳으로 돌아갑니다. 그러므로 신맛은 간으로 먼저 가고, 쓴맛은 염통으로 먼저 가고, 단맛은 비장으로 먼저 가고, 매운맛은 허파로 먼저 가고, 짠맛은 콩팥으로 먼저 가니, 오래도록 (한) 기운을 불리면 (그 기운의) 사물이 생겨나는 규칙이고, 기운이 불어나는 것이 오래 되면 삿된 탈을 일으키는 원인이 됩니다.

황제가 말했다. 좋습니다. 약 처방의 임금과 신하는 무엇을 말합니까?

기백이 말했다. 탈을 주관하는 것을 일러 임금이라고 하고, 임금을 돕는 것을 일러 신하라고 하고, 신하에 호응하는 것을 벼슬아치라고 하니, (약재의) 상 중 하 품질을 말하는 것이 아닙니다.

황제가 말했다. 3품은 무엇을 말하는 것입니까?

기백이 말했다. 좋음과 나쁨이 달리 꿰어지는 것이 또렷한 까닭을 말하는 것입니다.

황제가 말했다. 좋습니다. 탈의 안팎은 어떻습니까?

기백이 말했다. 기운을 조절하는 방법은 반드시 음과 양을 가르고 그 안팎을 정하여, 각기 그 고향(인 영역)를 지키는 것입니다. 안의 탈은 안으로 다스리고 밖의 탈은 밖으로 다스리되, 작은 것은 조절하고, 그 다음은 고르게 하고 드센 것은 빼앗습니다. (겉 탈은) 땀내고 (속 탈은) 내리고, 추위 열 따스함 서늘함은 이를 한풀 꺾이게 하되 그 속한 성질을 따르고 그 이로움을 따라야 합니다. 삼가 이치가 법과 같으면, 어떤 일을 해도 다 온전하고, 기운과 피가 바르고 고르니, 하늘이 준 목숨을 오래도록 지킬 것입니다.

황제가 말했다. 좋습니다.

저지교론편(著至敎論篇) 제75
– 지극한 가르침에 대한 큰 말씀

75-1

黃帝坐明堂, 召雷公而問之曰: 子知醫之道乎. 雷公對曰: 誦而頗能解,
解而未能別, 別而未能明, 明而未能彰, 足以治群僚, 不足至侯王. 願
得受樹天之度, 四時陰陽合之, 別星辰與日月光, 以彰經術, 後世益明,
上通神農, 著至敎, 疑於二皇. 帝曰: 善. 無失之, 此皆陰陽表裏, 上下
雌雄相輸應也. 而道上知天文, 下知地理, 中知人事, 可以長久, 以敎
衆庶, 亦不疑殆, 醫道論篇, 可傳後世, 可以爲寶. 雷公曰: 請受道, 諷
誦用解.

황제가 명당에 앉아서 뇌공을 불러 물었다. 그대는 탈 고치는 이치를 아십
니까?

뇌공이 대답했다. (옛 가르침을) 그냥 입으로 외우기는 하나, (뜻을) 모두 풀 수
는 없습니다. 풀기는 하나, 아직 (원리를 앞뒤가 맞게 가닥가닥) 가를 수는 없습니
다. 가르기는 하나, 아직 (그 속까지) 밝힐 수는 없습니다. 밝기는 하나, 아직 아
롱지듯이 드러나게 할 수는 없습니다. 벼슬아치(같은 잔 탈)을 다스리기에는 족
하나, 임금(처럼 큰 탈)에 이르러서는 부족합니다. 바라건대 (해시계의 바늘에 해당
하는) 나무를 세워서 하늘(의 움직임)을 헤아리는데, 네 철과 음양이 딱 맞게 하
고, 뭇별과 해와 달의 빛을 (여럿으로) 가르고, 경전 속의 재주를 (비단의 무늬가 아
롱지듯이) 드러내어, 뒷날 더욱 밝게 함으로써, 위로는 신농에 통달하고 (그의) 지

극한 가르침을 드러내어, (마침내 복희와 신농) 두 임금과 비슷해지고 싶습니다.

황제가 말했다. 좋습니다. 이를 잃어서는 안 됩니다. 이는 모두 음과 양, 겉과 속, 위와 아래, 수컷과 암컷이 서로 주고받으며 호응하는 것입니다. (자연의) 이치란 위로 천문을 알고 아래로는 지리를 알고, 가운데로는 사람의 일을 알아야만, 오래갈 수 있고, 뭇사람을 가르쳐도 의문을 품지 않고, 위태롭지 않습니다. 탈 고치는 이치는 후세에 전할 만하고 보물로 삼을 만합니다.

뇌공이 말했다. 청하옵건대, (그) 이치를 주시면 노래하고 외워서 (고치는 데) 쓰고 (뜻을) 풀겠습니다.

75-2

帝曰: 子不聞陰陽傳乎. 曰 不知. 曰 夫三陽天爲業, 上下無常, 合而病至, 偏害陰陽. 雷公曰: 三陽莫當, 請聞其解. 帝曰: 三陽獨至者, 是三陽並至, 並至如風雨, 上爲巓疾, 下爲漏病, 外無期, 內無正, 不中經紀, 診無上下以書別. 雷公曰: 臣治疏愈, 說意而已. 帝曰: 三陽者至陽也. 積並則爲驚, 病起疾風, 至如礔礰, 九竅皆塞, 陽氣滂溢, 乾嗌喉塞, 並於陰則上下無常, 薄爲腸澼, 此謂三陽直心. 坐不得起臥者, 便身全 三陽之病. 且以知天下, 何以別陰陽, 應四時, 合之五行. 雷公曰: 陽言不別, 陰言不理, 請起受解, 以爲至道. 帝曰: 子若受傳, 不知合至道, 以惑師敎, 語子至道之要. 病傷五臟, 筋骨以消, 子言不明不別, 是世主學盡矣. 腎且絕, 惋惋日暮, 從容不出, 人事不殷.

황제가 말했다. 그대는 『음양전』에 대해서 못 들었습니까?

뇌공이 말했다. 알지 못합니다.

황제가 말했다. 3양(인 태양경)은 하늘을 (제가 하는) 일로 삼습니다. 위(인 손)과 아래(인 발)에 (따로따로) 정해진 것이 없어서 (위와 아래가) 딱 맞아서 탈이 이르면 음과 양(중에 어느 한 쪽을) 해칩니다.

뇌공이 말했다. 3양은 감당하지 못한다는데 그 풀이를 듣고 싶습니다.

황제가 말했다. 3양(인 태양)이 홀로 이른다는 것은 3양이 (손과 발에서) 아울러 이르는 것입니다. 아울러 이르는 것은 마치 비바람과 같아서 위로 가면 지랄이 되고 아래로 가면 똥오줌이 샙니다. 밖에서는 (예후가 없어 탈이 언제 나타날지) 기약이 없고, 안에서는 (별다른 조짐이 없어) 바로잡을 것이 없고, 경맥의 이치에도 맞지 않고 진단에도 위아래가 없어서 (『음양전』이라는) 글로 (탈을) 가려야 합니다.

뇌공이 말했다. 신은 (탈을) 다스려도 성글게 낫지만, '새긴 뜻'을 말씀드릴 뿐입니다.

황제가 말했다. 3양(인 태양)이란 (끝에) 이른 양입니다. 쌓여서 아우르면 놀람이 되고, 탈나면 빠른 바람을 일으키고, 벼락 치듯 이르러서, 9구멍이 막히고, 양의 기운이 퍼붓듯이 넘치고, 목구멍이 마르고 막힙니다. (태양이) 음에 아우르면 위아래에 일정함이 없고, 쳐서 장이 빨래한 듯합니다. 이를 일러 3양이 염통에 바로 맞았다고 합니다. 앉아서 일어나지 못하고, 누우면 편안해져 몸이 온전해지는 것도 3양의 탈입니다. 또한 그럼으로써 하늘 아래 (세상이) 어떻게 음과 양을 가르고, 네 철에 호응하며, 이를 5행에 딱 맞추는지를 압니다.

뇌공이 말했다. (겉으로) 드러난 말은 (갈래에 맞게) 가를 수 없고, (아직 속에) 숨은 말은 이해할 수 없으니, 청하건대 그 풀이를 받아서 지극한 이치로 삼고자 합니다.

황제가 말했다. 그대가 만약 전해준 것을 받았더라도 지극한 이치에 딱 맞추는 것을 알지 못한다면 스승의 가르침에 의혹이 일 것이니, 지극한 이치의 요점을 그대에게 말하겠습니다. 탈이 5장을 다치면 힘줄과 뼈가 깎입니다. 그대가 밝지 않고 못 가른다고 말하면 세상의 주된 배움이 다할 것입니다. 콩팥(의 기운)이 또한 끊어지려고 하면 불안하게 날이 저물고 조용히 나가려 하지 않고 사람의 일을 부지런히 하지 않습니다.*

---

*   이곳의 끝부분은 내용이 어수선하다.

시종용론편(示從容論篇) 제76

– 조용히 진단함에 대한 말씀

76-1

黃帝燕坐, 召雷公而問之曰: 汝受術誦書者, 若能覽觀雜學, 及于此類, 通合道理, 爲余言子所長. 五臟六腑, 膽胃大小腸, 脾胞膀胱, 腦髓涕唾, 哭泣悲哀, 水所從行. 此皆人之所生, 治之過失, 子務明之, 可以十全, 則不能知, 爲世所怨. 雷公曰: 臣請誦脈經上下篇, 甚衆多矣. 別異此類, 猶夫能以十全, 又安足以明之. 帝曰: 子別試通五臟之過, 六腑之所不和, 針石之敗, 毒藥所宜, 湯液滋味, 具言其狀, 悉言以對, 請問不知. 雷公曰: 肝虛, 腎虛, 脾虛, 皆令人體重煩寃, 當投毒藥, 刺灸砭石湯液. 或已或不已, 願聞其解. 帝曰: 公何年之長, 而問之少, 余眞問以自謬也. 吾問子窈冥, 子言上下篇以對, 何也. 夫脾虛浮以肺, 腎小浮似脾, 肝急況散似腎, 此皆工之所時亂也. 然從客得之. 若夫三臟土木水參居, 此童子之所知, 問之何也.

황제가 한가하게 앉았다가 뇌공을 불러서 물었다. 그대는 재주를 받고 글을 외는 사람이니, 만약 다른 여러 가지 학문을 살펴보고 (의학과) 견주어보기에 미쳐서 이치와 원리에 딱 맞게 (생각이) 뚫렸으면 나를 위하여 그대가 잘하는 바를 말해주십시오. 5장6부 쓸개 밥통 큰창자 작은창자 비장 아기집 오줌보 골 골수 눈물 침, 소리 내어 우는 것과 슬퍼하는 것, 물이 따라서 가는 바가 (그 이치와 원리에 따라 이루어지는 것)입니다. 이것은 모든 사람이 생기는 (뿌리 같은) 것으로, (탈을) 다스릴 때의 잘잘못을, 그대가 밝히는데 힘써야만 (모든 종류인) 열 가지로 다 온전할 수 있습니다. 알 수 없으면 세상이 원망하는 바가 될 것입니다.

뇌공이 말했다. 신이 청컨대 『맥경』의 상하 편을 외는 것이 아주 많습니다.

(서로) 다른 것을 가르고 (다른) 갈래를 견주는데, 오히려 아직 열 가지로 다 온전할 수 없거늘, 또 어찌 족히 이를 밝히겠습니까?

황제가 말했다. 그대는 따로 시험 삼아서 5장의 지나침, 6부의 조화롭지 못함, 침놓을 때의 어그러짐, (탈 중에서) 독한 약을 마땅히 써야 하는 것, 탕액과 맛난 먹을거리에 (두루) 통하여, 그 양상을 함께 말하고 (그 말에) 모두 대답하되, 알지 못하는 것이 있으면 묻기를 바랍니다.

뇌공이 말했다. 간허와 신허와 비허는 모두 사람으로 하여금 몸뚱이가 무겁고 (가슴이) 번거롭고 원통하게 하니, 마땅히 독한 약과 침뜸과 돌조각과 탕액을 썼는데도, (어떤 경우에는 탈이) 그치고 (어떤 경우에는) 그치지 않으니 바라건대 그 풀이를 듣고 싶습니다.

황제가 말했다. 공은 어찌 하여 나이는 어른인데 묻는 것은 어린 아이입니까? 내가 참으로 묻기를 잘못했습니다. 내가 물은 것은 (너무 깊어) 고요하고 그윽한 것인데, 그대는 『맥경』 상하 편으로 대답하니, 어찌 된 것입니까? 무릇 비장(의 맥)이 허하고 뜬 것은 허파와 비슷하고, 콩팥(의 맥)이 작고 뜨면 비장과 비슷하고, 간(의 맥)이 급하고 가라앉고 흩어지면 콩팥과 비슷하니, 이는 모두 의원들이 어지러워하는 것입니다. 그러나 (당황하지 말고) 조용히 하(여 맥을 잘 살피)면 이를 얻을 수 있습니다. 무릇 3장인 토목수 셋이 (횡격막 아래에) 놓인 것 같은 것, 이것은 아이도 아는 바인데, 이를 물음은 어찌 된 것입니까?

76-2

雷公日: 於此有人, 頭痛筋攣骨重怯然少氣, 噦噫腹滿時驚不嗜臥, 此何臟之發也, 脈浮而弦, 切之石堅, 不知其解, 復問所以三臟者, 以知其比類也. 帝日: 夫從容之謂也. 夫年長則求之於腑, 年少則求之於經, 年壯則求之於臟, 今子所言皆失. 八風菀熱, 五臟消爍, 傳邪相受. 夫浮而弦者, 是腎不足也. 況而石者, 是腎氣內著也. 怯然少氣者, 是水道不行, 形氣消索也. 咳嗽煩冤者, 是腎氣之逆也. 一人之氣, 病在一

臟也. 若言三臟俱行, 不在法也.

뇌공이 말했다. 여기 어떤 사람이 있는데, 머리가 아프고, 힘줄이 당기고, 뼈가 무겁고, 겁 많고 힘없고, 딸꾹질과 트림을 하고, 배가 가득하고, 때로 놀라나 눕기를 좋아하지는 않습니다. 이것은 어떤 장기에서 (탈이) 핀 것입니까? 맥은 뜨고 활시위 같고, 이를 누르면 돌처럼 단단하니, 그 풀이를 알지 못하겠습니다. (간, 콩팥, 비장) 3장이라는 것이 (그 맥을) 견주어서 (서로 다른 것으로) 가름을 아는지 다시 여쭙니다.

황제가 말했다. 무릇 조용히 하는 것을 말하는 것입니다. 무릇 나이가 많으면 (탈을) ⑹부에서 구하고, 나이가 적으면 경맥에서 구하고, 나이가 장년이면 ⑸장에서 구하니, 이제 그대가 말한 것은 모두 (이치를) 잃은 것입니다. 8바람으로 우거진 풀숲처럼 열나고, 5장이 다쳐서 녹아내리고, 몹쓸 기운을 옮기는데 5장이 서로 받으니, 맥이 뜨고 활시위 같은 것은 콩팥(의 기운)이 모자라는 것이고, 가라앉고 돌 같은 것은 콩팥(의 기운)이 속으로 달라붙은 것이고, 겁먹고 기운이 없는 것은 물길이 가지 못하여 꼴과 기운이 줄어들거나 다한 것이고, 기침하고 번거롭고 억울해하는 것은 콩팥의 기운이 거스른 것입니다. 한 사람의 기운이 탈나는 것은 1장에 있습니다. 만약 3장이 함께 가는 것을 말한다면 (그런 것은) 법에 있지 않습니다.

雷公日: 於此有人, 四肢解墮, 喘咳血泄, 而愚診之以爲傷肺, 切脈浮大而緊, 愚不敢治. 粗工下砭石, 病愈, 多出血, 血止身輕. 此何物也.
帝日: 子所能治, 知亦衆多, 與此病失矣. 譬以鴻飛, 亦沖于天. 夫經人之治病, 循法守度, 援物比類, 化之冥冥, 循上及下, 何必守經. 今夫脈浮大虛者, 是脾氣之外絕, 去胃外歸陽明也. 夫二火不勝三水, 是以脈亂而無常也. 四支解墮, 此脾精之不行也. 喘咳者, 是水氣並陽明也. 血泄者, 脈急血無所行也. 若夫以爲傷肺者, 由失以狂也. 不引比類, 是知不明也. 夫傷肺者, 脾氣不守, 胃氣不淸, 經氣不爲使, 眞臟

壞決, 經脈傍絕, 五臟漏泄, 不衄則嘔, 此二者不相類也, 譬如天之無
形, 地之無理, 白與黑相去遠矣, 是失我過矣, 以子知之, 故不告子,
明引比類從容, 是以名曰診輕, 是謂至道也.

뇌공이 말했다. 여기에 어떤 사람이 있는데, 팔다리가 늘어지고 게을러지
고, 헐떡거리며 기침하고 피가 새나갑니다. 어리석은 제가 이를 진단했는데, 허
파를 다친 것으로 여겼습니다. 맥을 짚어보니 뜨고 크고 팽팽했습니다. 제가 감
히 다스리지 못했는데, 어설픈 의원이 돌조각을 썼는데 탈이 나왔습니다. 피가
많이 났는데, 피가 그치자 몸이 가벼워졌습니다. 이것은 (대체) 어떤 물건이란
말입니까?

황제가 말했다. 그대가 다스릴 수 있고 아는 바가 또한 많습니다. (그러나) 이
탈(의 경우)와 더불어 (말한다면 이치를) 잃은 것입니다. (서투른 의원이 고친 것은) 빗
대어 말하자면 큰 기러기가 날아서 또한 하늘로 솟는 것과 같습니다. 무릇 성인
이 탈을 다스리는 것은, 법을 따르고 규칙을 지키고, 사물을 잡아다가 가르고
나누는데, 생겨남(化)이 아득하(고 변화무쌍하)여 위를 어루만지면 아래까지 미치
니, 어찌 꼭 경맥만을 지키겠습니까? 이제 맥이 뜨고 크고 허한 것은 비장의 기
운이 밖에서 끊어져서 밥통을 떠나 밖으로 양명에 돌아간 것입니다. 무릇 2(번
째 말한 밥통은) 화(인 양인데, 양명의 양화)는 (5행상) 3(번째 음인) 수를 이기지 못하
니, 이것은 맥이 어지러워지고 일정함이 없는 것입니다. 팔다리가 늘어지고 게
을러지는 것은 비장의 찰진 기운(精)이 돌지 않는 것입니다. 헐떡거리고 기침하
는 것은 물의 기운이 양명을 아우른 것입니다. 피가 새는 것은 맥이 급해서 피
가 갈 곳이 없는 것입니다. 만약 (이것을) 허파를 다친 것이라고 여긴다면 (이치
를) 잃은 까닭에 미친 것입니다. (비슷한 것들을) 가르고 나누는 방법을 끌어들이
지 않으면 이것은 (슬기가) 밝지 못한 것입니다. 무릇 허파를 다친 것은, 비장의
기운이 지켜지지 않고, 밥통의 기운이 맑지 못하고, 경맥의 기운이 제 노릇을
못하고, 진장맥이 무너져 결딴나고, 경맥의 곁이 끊어져서 5장(의 기운)이 새나
가느라고 코피가 나지 않으면 (피를) 게우는 것입니다. 코와 입으로 나오는 피,

이 두 가지는 서로 나뉘지 않습니다. 빗대어 말하자면 하늘은 꼴이 없고 땅은 다스림이 없어도 (저절로 돌아가는데, 하늘과 땅)의 관계가 하양과 검정이 서로 멀리 떨어진 것과 같다고 할 수 있습니다. 이러한 실수는 나의 허물입니다. 그대가 이를 안다고 여긴 까닭에 그대에게 말하지 않았습니다. 빗대고 가르는 것과 조용히 따르는 것을 밝히고 끌어왔으니, 이럼으로써 진단하는 경전이라고 이릅니다. 이것은 지극한 이치를 말합니다.

소오과론편(疏五過論篇) 제77
– 진단할 때의 5가지 허물에 대한 말씀

77-1

黃帝日: 嗚呼遠哉. 閔閔乎若視深淵, 若迎浮云, 視深淵尚可測, 迎浮雲莫知其際. 聖人之術, 爲萬民式, 論裁志意必有法則, 循經守數, 按循醫事, 爲萬民副. 故事有五過四德 汝知之乎. 雷公避席再拜日: 臣年幼小, 蒙愚以惑. 不聞五過與四德. 此類形名, 虛引其經 心無所對.

황제가 말했다. 아아, 멀구나! 걱정스럽구나! 마치 깊은 연못을 보는 것 같고, 뜬 구름을 맞는 것 같구나! 깊은 연못을 보는 것은 오히려 헤아릴 수 있으나, 뜬 구름을 맞는 것은 그 끝을 알 수 없구나. 성인의 의술은 온 백성이 (지켜야 할) 기준이 됩니다. 뜻을 말하고 (이치에 맞게) 마름질하는 데는 반드시 법칙이 있어야 하고, 경전을 따르고 규칙을 지키며, 의원이 탈 고치는 일을 잘 돌아가게 하는 것은 온 백성을 돕는 일입니다. 그러므로 일에는 5허물이 있고 4규칙이 있는데, 그대는 이를 아십니까?

뇌공이 자리를 비켜서 2번 절하고 말했다. 신은 나이가 어리고 적어서, 어둡고 어리석어 의혹된 까닭에 5허물과 4규칙을 듣지 못했습니다. (탈이나 사물의)

꼴과 이름을 빗대고 갈라 모으는데, 그 경전을 헛되이 끌어오기만 했지, 마음에는 대답할 것이 없습니다.

77-2

帝曰: 凡診病者, 必問嘗貴後賤, 雖不中邪, 病從內生, 名曰脫營, 嘗富後貧, 名曰失精. 五氣留連, 病有所並, 醫工診之. 不在臟腑, 不變軀形, 診之而疑, 不知病名, 身體日減 氣虛無精, 病深無氣, 洒洒然時驚, 病深者, 以其外耗於衛, 內奪於榮. 良工所失, 不知病情. 此亦治之一過也. 凡欲診病者, 必問飮食居處, 暴樂暴苦, 始樂後苦, 皆傷精氣, 精氣竭絶, 形體毁沮, 暴怒傷陰, 暴喜傷陽, 厥氣上行, 滿脈去形. 愚醫治之, 不知補瀉, 不知病情, 精華日脫, 邪氣乃並. 此治之二過也. 善爲脈者, 必以此類, 奇恒, 從容知之, 爲工而不知道, 此診之不足貴. 此治之三過也. 診有三常, 必問貴賤, 封君敗傷, 及欲侯王, 故貴脫勢, 雖不中邪, 精神內傷, 身必敗亡, 始富後貧, 雖不傷邪, 皮焦筋屈, 痿躄爲攣, 醫不能嚴, 不能動神, 外爲柔弱, 亂至失常, 病不能移, 則醫事不行, 此治之四過也., 凡診者, 必知終始, 有知餘緒, 切脈問名, 當合男女, 離絶菀結, 憂恐喜怒, 五臟空虛, 血氣離守, 工不能知, 何術之語. 嘗富大傷, 斬筋絶脈, 身體復行, 令澤不息. 故傷敗結, 留薄歸陽, 膿積寒熱, 粗工治之, 亟刺陰陽, 身體解散, 四支轉筋, 死日有期. 醫不能明, 不問所發, 惟言死日, 亦爲粗心. 此治之五過也.

황제가 말했다. 무릇 탈을 진단할 때 반드시 (그 사람의 신분이) 일찍감치 귀하다가 나중에 천해졌는지를 물어야 합니다. 비록 (밖으로부터) 몹쓸 기운에 맞지 않았다고 해도 탈이 속(의 감정)에서 생기는 것을 일러 영(혈)을 빼앗긴다고 합니다. 일찍이 부유했다가 나중에 가난해진 것을 일러 불거름(의 기운)을 잃었다고 합니다. 5(장의) 기운이 머물러 (서로) 이어지는데 탈이 (어느 한 기운을) 아우르는 바가 있으면, 의원은 이를 진단합니다. (그러나 탈이) (5)장(6)부에 있지 않고, 몸의 꼴이 바뀌지도 않으면, (의원이) 이를 진단하고는 의심하여 탈의 이름을 알지 못합니다. (그런데도) 몸뚱이는 날로 줄어들고, 기운은 허하여 불거름이 없고, 탈은 깊어져 기운도 없고, 오싹오싹하며 때때로 놀랍니다. 탈이 깊은 사람은, 밖으로 위(기)에서 줄어들고 안으로 영(혈)에서 빼앗깁니다. 좋은 의원이 잃은 바는 탈이 (환자가 살아오는 동안 신분이나 가난 같은 것이 일으킨 변화 중) 어떤 사정으로 생겼는지를 알지 못한 것입니다. 이것이 또한 탈 다스리는 사람의 1번째 허물입니다. 무릇 진단하려는 사람은 반드시 물어야 (할 것이 있습니다.) 먹고 마시는 것, 사는 곳, (환자의 삶이 어느 날) 갑자기 즐거워졌는지 갑자기 괴로워졌는지, 먼저 즐거웠다가 나중에 괴로워졌는지, 하는 것들입니다. (이) 모든 것들은 불거름의 기운을 다치게 하고, 불거름의 기운이 바닥나고 끊어지면 꼴과 몸뚱이가 망가집니다. 갑자기 성내면 음을 다치고, 갑자기 기뻐하면 양을 다치는데, (생활이 바뀌어서) 갑자기 뻗치는 기운이 위로 가서 맥을 채우면 (기운이) 꼴을 떠나갑니다. 어리석은 의원은 이를 다스리는데, 보태고 더는 것을 알지 못하고, 탈이 (감정 변화의 어떤) 사정(으로 생겼는지)를 알지 못하여, (탈을 고치는데도) 불거름의 생생한 빛이 날로 사라지고 몹쓸 기운이 이에 아우르니, (마음속의 감정 변화 때문에 생긴 화병을, 몸뚱이에만 사로 잡혀 고치려고 하는) 이것이 2번째 허물입니다. 맥을 잘 하는 사람은 반드시 (정상에서 벗어나) 기이한 증상을 보이는 탈과 일정한 증상을 보이는 탈을 (맥상에서) 가르고 (갈래별로) 모아서 조용히 이를 알아봅니다. 의원이 되고서 (이 맥의) 이치를 알지 못하면 이것은 진단하는데 족히 귀하게 여길 만한 것이 못 되니, 이것이 탈 다스리는 사람의 3번째 허물입니다. 진단에는 3번째 규칙이 있으니, 반드시 (신분의) 귀천을 물어야 합니다. 봉읍을 받고 그곳의 임금으로 봉해졌다가 떨려났는지, 제후나 왕이 되려고 했는지, 하는 것입니다. 그러므로 (신분이) 귀했다가 세력을 빼앗기면 비록 몹쓸 기운에 맞지 않았다고 해도 불거름(精)과 얼(神)이 안으로 다치고 몸뚱이도 반드시 어그러지고 망가집니다. 먼저 부유했다가 나중에 가난해지면, 비록 몹쓸 기운에 다치지 않았다고 해도, 살갗이 시들하고 파리하며 힘줄이 구부러져서 걸음도 제대로 못 걷고 경련을 일으킵니다. 의원이 (환자에게) 엄격할 수 없으면, (환자는) 얼을 움직(여서 자신을 지킬) 수 없고, 밖으로 유약하게 되어, (탈의) 어지러움이 (환자의 하루 생활이) 일정함을 잃는 지경까지 이르면 탈은 더 이상 나아지지 않습니다. (결국) 의원으로서 해야 할 일을 하지 못하게 되니, (탈이 신분에서 온 것을 알아보지 못한) 이것이 탈 다스리는 사람의 4번째 허물입니다. 무릇 진단이란 반드시 (탈의) 끝과 처음을 알고, (탈의) 나머지와 (그 나머지가 말미암은) 실마리를 알아야 합니다. 맥을 짚고 (환자가 알고 있는 탈의) 이름을 묻되 사내와 계집에 각기 딱 맞도록 물어야 합니다. 헤어지고 절망해서 (감정이) 뭉치고 맺혀 걱정하고 두려워하고 기뻐하고 노여워하면, 5장이 텅 비고 허해져서 피와 기운이 지켜야 할 자리를 떠나니, 의원이 이를 알 수 없으면 무슨 의술을 말하겠습니까? 일찍이 (집안이) 부유하다가 크게 다쳐서 힘줄을 베이고 맥을 끊으면, 몸이 다시 나다(닐 수 있도록 좋아져)도 (살갗의) 윤기가 숨쉬지 못(하고 푸석푸석하여 병색이 가시지 않)게 합니다. 그러므로 다친 것이 어그러져 맺혀 (몹쓸 기운이) 머물러 (참 기운을) 쳐서 양으로 돌아가면 고름이 쌓이고 추위와 더위가 오락가락합니다. 어설픈 의원이 이를 다스리는데, 음과 양만을 죽어라 찔러내면, 몸뚱이가 풀리고 (기운이) 흩어져서 팔다리의 힘줄이 풀리면 죽을 날을 기약합니다. 의원이 (이러한 것에) 밝을 수도 없고 (탈이 어떻게) 생겼는지 (사정을) 묻지도 않고 오로지 죽을 날만을 말하면, 또한 어수룩하기 그지없는 의원이 됩니다. (가슴속에 무엇이 응어리졌는지 묻지 않는) 이것이 탈 다스리는 사람의 5번째 허물입니다.

77-3

凡此五者, 皆受術不通, 人事不明也. 故曰: 聖人之治病也, 必知天地陰陽, 四時經紀, 五臟六腑, 雌雄表裏, 刺灸砭石, 毒藥所主, 從容人事, 以明經道. 貴賤貧富, 各異品理, 問年少長勇懼之理, 審於分部, 知病本始, 八正九候, 診必副矣. 治病之道, 氣內爲寶, 循求其理, 求之不得, 過在表裏, 守數據治, 無失俞理, 能行此術, 終身不殆, 不知

俞理, 五臟菀熱, 癰發六腑, 診病不審, 是謂失常. 謹守此治, 與經相明, 上經下經, 揆度陰陽, 奇恆五中, 決以明堂, 審於始終, 可以橫行.

무릇 이 5가지는 모두 (의원이) 재주를 받았으나 (여러 가지 상황에 두루) 뚫리지 못하고, 사람의 일에도 밝지 못한 것입니다. 그러므로 말하기를, 성인이 탈을 다스리는 데는 반드시 하늘과 땅, 음과 양, 네 철의 씨줄과 벼리(같이 중요한 틀), 5장과 6부, 암컷과 수컷, 겉과 속(의 관계), 침뜸과 돌조각 (쓰는 법), 독한 약이 주관하는 바를 알아서, 사람 고치는 일을 조용히 살펴서 탈을 다스리는 중요한 이치를 밝힙니다. (신분의) 귀함과 천함, (살림의) 가난함과 부유함에 따라 각자 (탈의) 성품과 결을 달리하고, 나이의 많고 적음 용감함과 겁 많은 정도를 묻고, (진단의 원칙에 따라 몸이나 얼굴을 보도록) 나뉜 영역을 살펴서, 탈의 뿌리와 처음, 8(방향에 따른 기운의 변화)와 9(맥의) 조짐을 알아야 합니다. 진단은 반드시 (그렇게 한) 다음입니다. 탈을 다스리는 이치는 기운이 안에서 보배로 삼는 것이고, 그 결을 따라서 구하는데, 구해도 얻지 못하면 허물은 겉과 속에 있습니다. 법도를 지켜서 그것에 의지하여 다스려서 유(혈)의 이치를 잃지 않으면 (물려받은) 이 재주를 수행할 수 있으니, 몸을 마칠 때까지 위태롭지 않지만, 유(혈)의 이치를 알지 못하면 5장이 우거진 풀숲처럼 열나고, 6부에 악창이 생깁니다. 탈을 진단하는데 살피지 않는 것, 이를 일러 법도를 잃었다고 합니다. 삼가 이를 지켜서 다스리면 경전과 더불어 서로 밝아지니, 『상경』과 『하경』(으로) 음과 양을 헤아리고, 종잡을 수 없는 탈과 일정한 탈과 5장(의 상태)를 명당(인 얼굴)로 결정하여 탈의 끝과 처음을 살피면 가히 내 멋대로 할 수 있습니다.

징사실론편(徵四失論篇) 제78
- 진단할 때의 4가지 잘못에 대한 말씀

黃帝在明堂, 雷公侍坐, 黃帝曰: 夫子所通書, 受事衆多矣, 試言得失之意, 所以得之, 所以失之. 雷公對曰: 循經受業, 皆言十全, 其時有過失者, 請聞其事解也. 帝曰: 子年少 智未及邪, 將言以雜合邪, 夫經脈十二, 絡脈三百六十五, 此皆人之所明知, 工之所循用也. 所以不十全者, 精神不專, 志意不理, 外內相失, 故時疑殆. 診不知陰陽逆從之理, 此治之一失矣. 受師不卒, 妄作雜術, 謬言爲道, 更名自功, 妄用砭石, 後遺身咎, 此治之二失也. 不適貧富貴賤之居, 坐之薄厚, 形之寒溫, 不適飮食之宜, 不別人之勇怯, 不知此類, 足以自亂, 不足以自明, 此治之三失也. 診病不問其始, 憂患飮食之失節, 起居之過度, 或傷於毒, 不先言此, 卒持寸口, 何病能中, 妄言作名, 爲粗所窮, 此治之四失也. 是以世人之語者, 馳千里之外, 不明尺寸之論, 診無人事. 治數之道, 從容之葆. 坐持寸口, 診不中五脈, 百病所起, 始以自怨, 遺師其咎. 是故治不能循理, 棄術於市, 妄治時愈, 愚心自得. 鳴呼, 窈窈冥冥, 孰知其道. 道之大者, 擬於天地, 配於四海, 汝不知道之諭, 受以明爲晦.

황제가 명당에 있는데, 뇌공이 옆에 앉았거늘, 황제가 말했다. 무릇 그대는 글을 통달하고 (스승한테서 사람고치는) 일을 받은 것이 많으니, 시험 삼아 얻음과 잃음의 뜻과 얻는 까닭과 잃는 까닭에 대해 말해보십시오.

뇌공이 대답했다. 경전을 따르고 (해야 할) 일을 받는데, 모두가 말씀은 완전하니 때로 잘못된 것이 있습니다. 청컨대 그 일에 대한 풀이를 듣고 싶습니다.

황제가 말했다. 그대는 나이가 어려서 앎이 아직 미치지 못했습니까? 아니면 (여러 설이) 뒤섞였습니까? 무릇 경맥 12가지와 낙맥 365개, 이것은 모두 남들도 밝히 아는 바이고 여느 의원들이 따르고 쓰는 것입니다. 그런데도 (이들이) 완전하지 못한 까닭은, 마음을 (한 곳에 쏟지 못해) 오로지하지 못하고, 생각이 조리가 없고, 손과 머리가 따로 노는 것입니다. 그러므로 (자신의 치료에 확신을 갖지 못하고) 때로 의심하여 위태롭습니다. 진단하는데 음과 양, 거스름과 따름의 이치를 알지 못하는 것, 이것이 탈 다스리는 사람의 1번째 잘못입니다. 스승에게 배우기를 마치지 않고서 망령되이 잡스러운 재주를 부리고, 틀린 말을 참 이치로 여기고 이름난 것들을 제 공덕으로 바꾸고 돌조각을 망령되이 써서 몸에 근심거리를 남기는 것, 이것이 탈을 다스리는 사람의 2번째 잘못입니다. (집안의) 가난함과 부유함, (신분의) 귀함과 천함, 사는 곳의 좋고 나쁨에 알맞게 하지 않고, 먹고 마시는 것을 적절하게 하지 않고, 사람됨이 용감한지 비겁한지를 갈라서 보지 못하고, (병증들을) 빗대어보고 나누는 것을 알지 못하면 스스로 어지러워지기만 하고 스스로 밝아지지 못하니 이것이 탈을 다스리는 사람의 3번째 잘못입니다. 탈을 진단하는데 그 처음을 묻지 않고, 걱정이나 근심, 먹고 마시는데 절제를 잃었는지, 움직임에 지나침은 없었는지, 또는 독에 다치지는 않았는지 하는 것을 말하게 하지 않고, 뜬금없이 촌구맥을 잡는다면 어떻게 탈을 맞출 수 있겠습니까? (잘 모른 채로) 망령되이 말하고 (탈의) 이름을 지어서 서툰 의원이 궁색해지니, 이것이 탈 다스리는 사람의 4번째 잘못입니다. 이런 까닭으로 세상 사람들의 말이란 천리 밖으로 (뜬소문처럼) 내달리면서도 (정작) 촌구(맥에서 벌어지는 일을) 이야기하는 것에는 밝지 못하여, 진단에 (그 탈을 참고할 만한) 사람의 일(을 살피는 것)이 없습니다. (이런 실력으로 탈을) 다스리는 법도의 이치는 조용히 (살피는 것을) 보배로 여긴다며, 앉아서 촌구맥을 잡고 진단하는데 (9조짐은 커녕) 5맥과 온갖 탈이 일어나는 증상을 맞추지 못하여 처음엔 스스로 원망하다가 나중에는 그 허물을 스승한테까지 남깁니다. 이런 까닭에 다스림이 순리를 따를 수 없으면 (스승한테 받은) 재주를 저잣거리에 내버리고, 망령되이 다스려서 때로 나으면 어리석은 마음에 스스로 얻었다(고 여깁니다.) 아아! 그윽하고도 아득하니, 누가 그 이치를 알겠습니까? 이치의 큼이란 하늘과 땅에 빗댈 수 있고, 4해에 짝합니다. 그대는 도를 깨우치지 못하면 (스승한테서 재주를) 받아도 밝은 것을 어두운 것이라고 여기(듯이 거꾸로 받아들일 것입)니다.

음양류론편(陰陽類論篇) 제79

-음과 양의 갈래에 대한 말씀

79-1

孟春始至, 黃帝燕坐臨觀八極, 正八風之氣, 而問雷公曰: 陰陽之類, 經脈之道, 五中所主, 何臟最貴. 雷公對曰: 春甲乙青, 中主肝, 治七十二日, 是脈之主時, 臣以其臟最貴. 帝曰: 却念上下經, 陰陽從容, 子所言貴, 最其下也. 雷公至齊七日, 旦復侍坐. 帝曰: 三陽爲經, 二陽爲維, 一陽爲游部, 此之五臟終始. 三陽爲表, 二陰爲裏, 一陰至絕, 作朔晦, 却具合以正其理. 雷公曰: 受業未能明. 帝曰: 所謂三陽者, 太陽爲經, 三陽脈至手太陰, 弦浮而不沈, 決以度, 察以心, 合之陰陽之論. 所謂二陽者, 陽明也. 至手太陰, 弦而沈急不鼓, 炅至以病皆死. 一陽者, 少陽也. 至手太陰上連人迎, 弦急縣不絕, 此少陽之病也. 專陰則死. 三陰者, 六經之所主也. 交於太陰, 伏鼓不浮, 上空志心. 二陰至肺, 其氣歸膀胱, 外連脾胃, 一陰獨至, 經絕氣浮, 不鼓, 鉤而滑. 此六脈者, 乍陰乍陽, 交屬相幷, 繆通五臟, 合於陰陽, 先至爲主, 後至爲客.

이른 여름에 처음 이른 (절기인 입춘)에 황제가 한가롭게 앉았다가 8방향을 두루 살피고 8바람의 기운을 바로잡고서 뇌공에게 물었다. 음과 양의 무리와, 경맥의 이치와, 5장이 주관하는 바로 (보건대), 어떤 장기가 가장 귀합니까?

뇌공이 대답했다. 봄은 갑이고 을이고 파랑이고, 간을 주로 주관하고, 72일을 다스리는데, 이 맥이 때를 주관하니, 신은 그 장기가 가장 귀하다고 여깁니다.

황제가 말했다. 물러가서 『상경』과 『하경』의 「음양」과 「조용」을 생각하기 바랍니다. 그대가 귀하다고 말한 바는 가장 낮은 것입니다.

뇌공이 재계하고 7일에 이르러 아침에 다시 옆에 앉자 황제가 말했다. 이른바 3양(인 태양)은 씨줄이 되고, 2양(인 양명)은 벼리가 되고, 1양(인 소양)은 (3양과 2양 사이를 지그재그로 왔다갔다 하여) 떠돌이입니다. 이것으로 5장의 처음과 끝을 알 수 있습니다. 3양은 겉이 되고, 2음(인 소음)은 속이 됩니다. 1음(인 궐음)은 (음의 기운이) 끊어짐에 이르(는 장기)여서 (장기들의 변화가 마치) 초생달에서 그믐달(로 오가는 모습과 같)으니, (모든 것이) 갖춰지고 딱 들어맞아서 그 이치를 바르게 합니다.

뇌공이 말했다. (해야 할) 일을 받았으나, 아직 (그에) 밝을 수는 없습니다.

황제가 말했다. 이른바 3양이라는 것은 태양이 씨줄이 됩니다. 3양맥이 수태음(의 촌구)에 이르러, (맥이) 활시위 같고 뜨고 가라앉지 않으면 (네 철에 호응하는 맥의) 규칙으로 (좋고 나쁨을) 결정하고, 염통(의 상태)를 살펴서 이것이 음양의 논리에 딱 맞도록 해야 합니다. 이른바 2양이라는 것은, 양명입니다. 수태음(의 촌구)에 이르러, 활시위 같고 가라앉고 북 치듯 하지 않으면 열이 이르러서 탈나면 모두 죽습니다. 1양이라는 것은 소양입니다. 수태음(의 촌구)에 이르러 위로 인영에 이어지고, 활시위 같고 급하고 매달리고 끊어지지 않으면, 이것은 소양의 탈입니다. 음을 오로지하(여 양이 사라지)면 죽습니다. 3음(인 태양)이라는 것은 6경의 주인노릇 하는 것입니다. (6경)은 태음에서 사귀는데, 엎드리고 북 치듯 하고 뜨지 않으면 위로 (허파의) 뜻과 염통(의 얼)을 텅 비게 합니다. 2음이 허파(의 촌구)에 이르면 그 기운이 오줌보로 돌아가고 밖으로 비장과 밥통에 이어집니다. 1음이 홀로 이르면 경맥이 끊어지고 기운이 뜨고, 북 치듯 하지 않고 갈고리 같고 매끄럽습니다. 이 6가지 맥이라는 것은 문득 음이 되고 문득 양이 되고, 엇갈려 이어지고 서로 아울러서, 5장에 얽혀 통하고, 음과 양에 딱 맞는데, 먼저 이르는 것이 주인이 되고, 뒤에 이르는 것이 손님이 됩니다.

79-2

雷公曰: 臣悉盡意, 受傳經脈, 頌得從容之道, 以合從容, 不知陰陽,

不知雌雄. 帝曰: 三陽爲父, 二陽爲衛, 一陽爲紀, 三陰爲母, 二陰爲
雌 一陰爲獨使. 二陽一陰, 陽明主病, 不勝一陰, 軟而動, 九竅皆沈,
三陽一陰, 太陽脈勝, 一陰不爲止, 內亂五臟, 外爲驚駭, 二陰二陽病
在肺, 少陰脈沈, 勝肺傷脾, 外傷四支. 二陰二陽皆交至, 病在腎, 罵
詈妄行, 巓疾爲狂. 二陰一陽, 病出於腎, 陰氣客游於心脘, 下空竅堤,
閉塞不通, 四肢別離, 一陰一陽代絶, 此陰氣至心, 上下無常, 出入不
知, 喉咽於燥, 病在土脾. 二陽三陰, 至陰皆在, 陰不過陽, 陽氣不能
止陰, 陰陽并絶, 浮爲血瘦, 沈爲膿附. 陰陽皆壯, 下至陰陽上合昭昭,
下合冥冥, 診決死生之期, 遂合歲首.

뇌공이 말했다. 신은 마음을 다하여 경맥을 전수받고, 조용의 이치를 외워
서 「조용」에 딱 맞추려고 하나, 음과 양을 알지 못하고 암컷과 수컷을 알지 못
합니다.

황제가 말했다. 3양(인 태양)은 아버지가 되고, 2양(인 양명)은 지킴이가 되고,
1양(인 소양)은 벼리가 됩니다. 3음(인 태음)은 어미가 되고 2음(인 소음)은 암컷이
되고, 1음(인 궐음)은 오직 심부름꾼이 됩니다. 2양과 1음은 양명이 탈을 주관하
는데 1음을 이기지 못하여 (맥이) 부드럽고 움직이고 9구멍이 모두 가라앉(아 통
하지 않)습니다. 3양과 1음은, 태양맥이 이겨서 1음이 (태양을) 멈추게 할 수 없
어, 안으로 5장을 어지럽히고 밖으로 놀랍니다. 2음과 2양은 탈이 허파에 있는
데, 소음맥은 가라앉아서 허파를 이기고 비장을 다치므로 밖으로 팔다리를 다
칩니다. 2음과 2양은 모두 사귀어 이르는데 탈이 콩팥에 있어서, 욕지거리 하고
망령되이 행동하고 지랄병을 앓아서 미칩니다. 2음과 1양은 탈이 콩팥에서 나
오는데, 음의 기운이 가슴 밑에 깃들고 떠다녀서 구멍들이 막혀 뚫리지 않으니
팔다리가 따로 놉니다. 1음과 1양은 (맥이) 오다말다 하고 끊어지면 이것은 음의
기운이 염통에 이른 것입니다. 위아래에 일정함이 없고 (먹을 것이) 들어오고 (똥
오줌이) 나가는 것을 알지 못하여 목구멍이 메마른데 탈이 토인 비장에 있습니
다. 2양과 3음과 지극한 음(인 태음)이 모두 있으면, 음은 양을 지나지 못하고 양

의 기운은 음을 멈추게 할 수 없어, 음과 양이 아울러 끊어지니, (맥이) 뜨면 뱃속에 핏덩어리가 있고, 가라앉으면 창자에 고름이 생긴 것입니다. 음양이 모두 굳세면 아래로 (계집은) 아기집과 (사내는) 불두덩에 이릅니다. (맥은) 위로 정말 밝으며, 정말 그윽합니다. (그러므로) 진단(을 제대로 하면) 죽살이의 때를 결정할 수 있고, 그 해를 주관하는 우두머리 기운에 딱 맞습니다.

79-3

雷公曰: 請問短期. 黃帝不應. 雷公復問. 黃帝曰: 在經論中. 雷公曰: 請問短期, 黃帝曰: 冬三月之病, 病合於陽者, 至春正月, 脈有死證, 皆歸出春; 冬三月之病, 在理已盡, 草與柳葉皆殺, 春陰陽皆, 絕期在孟春; 春三月之病曰陽殺, 陰陽皆絕, 期在草乾. 夏三月之病, 至陰不過十日, 陰陽交, 期在溓水; 秋三月之病, 三陽俱起, 不治自已; 陰陽交合者, 立不能坐, 坐不能起; 三陽獨至, 期在石水; 二陰獨至, 期在盛水.

뇌공이 말했다. 청하옵건대 짧게 (살다 죽는) 시기를 여쭙니다.

황제가 응하지 않자 뇌공이 다시 묻자 황제가 말했다. 옛 글 속에 있습니다.

뇌공이 말했다. 청컨대 짧게 (살다 죽는) 시기를 여쭙니다.

황제가 말했다. 겨울 3달의 탈 중에서 탈(의 증상)이 양에 딱 맞는 것은, 봄의 정월에 이르러 맥에 죽을 조짐이 있으면 모두 봄을 벗어날 무렵(인 초여름)에 돌아갑니다. 겨울 3달의 탈 중에서 (음양의) 이치가 벌써 다한 것이 있으면 풀과 버들잎이 (날 때) 모두 죽습니다. 봄에 음과 양(의 맥)이 모두 끊어진 것은 (죽을) 때가 이른 봄에 있습니다. 봄 3달의 탈은 양이 죽었다고 말하는데 음과 양이 모두 끊어진 것인데, 죽는 때는 풀이 마를 무렵에 있습니다. 여름 3달의 탈은 지극한 음(인 태음)이 탈들면 10일을 지나지 못합니다. 음과 양이 사귀면 때가 살얼음 어는 때에 있습니다. 가을 3달의 탈은, 3양이 아울러 일어나도 다스리지 않아도 저절로 그칩니다. 음과 양이 사귀고 딱 맞은 사람은 섰으면 앉을 수 없고 앉으면 설 수 없습니다. 3양이 홀로 이르면 때가 물이 돌처럼 단단해지는 때에 있습니다. 2음이 홀로 이르면 때가 (눈 녹아) 물이 드세지는 때에 있습니다.

❖ 〔해설〕 이곳의 글은 어수선하다. 맥에 관한 내용이어서 그렇기도 하지만 중간에 잘려나간 구절들이 적잖은 것 같다. 이 글만 가지고는 내용을 정확히 알기 어렵다. 여러 사람의 풀이를 읽어보아도 코에 걸면 코걸이 귀에 걸면 귀걸이 식이다.

방성쇠론편(方盛衰論篇) 제80
-기운의 많음과 적음 드셈과 풀죽음에 대한 말씀

80-1

雷公請問: 氣之多少, 何者爲逆, 何者爲從. 黃帝答曰: 陽從左, 陰從右, 老從上, 少從下. 是以春夏歸陽爲生, 歸秋冬爲死, 反之則歸秋冬爲生. 是以氣多少, 逆皆爲厥. 問曰: 有餘者厥耶. 答曰: 一上不下, 寒厥到膝, 少者秋冬死, 老者秋冬生, 氣上不下, 頭痛巓疾, 求陽不得, 求陰不審, 五部隔無徵, 若居曠野, 若伏空室, 綿綿乎屬, 不滿日. 是以少氣之厥, 令人妄夢, 其極至迷. 三陽絶, 三陰微 是爲少氣, 是以肺氣虛, 則使人夢見白物, 見人斬血借借, 得其時則, 夢見兵戰. 胃氣虛, 則使人夢見舟船溺人, 得其時則, 夢伏水中, 若有畏恐. 肝氣虛, 則夢見蘭香生草, 得其時則, 夢伏樹下不敢起. 心氣虛, 則夢救火陽物, 得其時則, 夢燔灼. 脾氣虛, 則夢飮食不足, 得其時則夢築垣蓋屋. 此皆五臟氣虛, 陽氣有餘, 陰氣不足, 合之五診, 調之陰陽, 以在經脈.

뇌공이 청하여 물었다. 기운의 많고 적음은, 어떤 것이 거스르는 것이 되고, 어떤 것이 따르는 것이 됩니까?

황제가 답했다. 양은 왼쪽을 따르고 음은 오른쪽을 따릅니다. 늙은이는 위를 따르고 젊은이는 아래를 따릅니다. 이러므로 봄 여름은 양으로 돌아가면 살게 되고, 가을 겨울로 돌아가면 죽습니다. 이와 반대이면 겨울로 돌아가면 살게 됩니다. 이러므로 기운이 많든 적든 거스르는 것은 모두 궐이 됩니다.

(뇌공이) 물었다. 남은 것도 궐이 됩니까?

(황제가) 답했다. (만에) 하나, 오르기만 하고 내리지 않아서, 한궐이 무릎에 이르면, 젊은이는 가을 겨울에 죽고, 늙은이는 가을 겨울에 삽니다. 기운이 올라가서 내리지 않으면 머리가 아프고 지랄병을 앓습니다. (맥에서) 양을 구하는데 얻지 못하고, 음을 구하는데 살펴볼 수 없으면, 5장(이 주관하는 곳)이 막혀 조짐이 나타나지 않는 것이, 마치 텅 빈 들에 사는 것 같고 텅 빈 방에 엎드린 것 같아서, 끊기지 않은 실처럼 이어가지만 (자기가 살 만큼의) 날을 채우지 못합니다. 이러므로 적은 기운이 갑자기 거슬러 치밀면 사람으로 하여금 망령되이 꿈꾸게 하고, 그것이 끝에 이르면 얼떨떨하기에 이릅니다. 3양이 끊어지고 3음이 미약해지는 것, 이것이 기운이 적은 것입니다. 이러므로 허파의 기운이 허하면, 사람으로 하여금 꿈에 흰 물건을 보게 하고, 사람이 베어져 피가 그득한 것을 보고, 때를 얻으면 꿈에 병사들이 싸우는 것을 봅니다. 콩팥의 기운이 허하면 사람으로 하여금 배와 물에 빠진 사람을 보게 하고, 그 때를 얻으면 꿈에 물속에 엎드려서 마치 두려워하는 것이 있는 듯합니다. 간이 허하면 꿈에 향기 나는 풀을 보고, 그때를 얻으면 꿈에 나무 밑에 엎드려서 감히 일어나지 못합니다. 염통의 기운이 허하면 꿈에 불을 보거나 양물(인 용)을 보고, 그 때를 얻으면 꿈에 뜨겁게 탑니다. 비장의 기운이 허하면 꿈에 먹을거리가 모자라고, 때를 얻으면 담을 쌓고 지붕을 덮습니다. 이 모두는 5장의 기운이 허하여, 양의 기운이 남고 음의 기운이 모자라는 것입니다. 5가지 진단을 모아서 살피고, 음과 양을 조절하는 것은 『경맥』(이란 책)에 있습니다.

診有十度, 度人脈度, 臟度, 肉度, 筋度, 俞度. 陰陽氣盡, 人病自具,
脈動無常, 散陰頗陽, 脈脫不具, 診無常行, 診必上下, 度民君卿. 受
師不卒, 使術不明, 不察逆從, 是爲妄行. 持雌失雄, 棄陰附陽, 部知
并合, 診故不明, 傳之後世, 反論自章. 至陰虛, 天氣絕; 至陽盛, 地氣
不足. 陰陽并交, 至人之所行. 陰陽并交者, 陽氣先至, 陰氣後至. 是
以聖人持軫之道, 先後陰陽而持之. 奇恒之勢, 乃六十首, 診合微之事,
追陰陽之變, 章五中之情, 其中之論, 取虛實之要, 定五度之事, 知此
乃足以診. 是以切陰不得陽, 診消亡, 得陽不得陰, 守學不湛. 知左不
知右, 知右不知左, 知上不知下, 知先不知後, 故治不久. 知醜知善,
知病知不病, 知高知下, 知坐知起, 知行知止, 用之有紀, 診道乃具,
萬世不殆.

진단에는 10가지 살피는 법이 있습니다. 사람의 맥을 살피고, (5)장을 살피고, 살을 살피고, 힘줄을 살피고, 유(혈)을 살피는 것입니다. 음과 양의 기운이 다하면 사람의 탈도 저절로 (그와) 함께 갖추어지는데, 맥 뛰는 것에 일정함이 없으면 음을 흩뜨리고 양을 쏠리게 하고, 맥이 빼앗겨서 (아예) 갖춰지지 않으면 진단에 늘 지켜서 따라야 할 규칙이 없습니다. 진단에서는 반드시 (신분의 위아래를 참고하여 그가) 백성인지 임금인지 벼슬아치인지를 헤아려야 합니다. 스승한테서 받는 것을 마치지 못하여 재주로 하여금 밝지 못하게 하면 거스름과 따름도 살필 수 없으니, 이것이 망령되이 행한다는 것입니다. 암컷은 잡지만 수컷은 놓치고, 음은 버리고 양만을 의지하고, (음과 양이) 아우르고 어울리는 것을 알지 못합니다. 그러므로 진단이 밝지 못합니다. 이를 후세에 전하면 그와 반대되는 이야기가 저절로 무늬가 아롱지듯 드러납니다. 지극한 음이 허하면 하늘의 기운이 끊어지고, 지극한 양이 드세면 땅의 기운이 모자랍니다. 음과 양이 아울러 사귀는 것은 지극한 사람이 시행하는 것입니다. 음과 양이 아울러 사귀는 것은 양의 기운이 먼저 이르고 음의 기운이 나중에 이르는 것입니다. 이러므로 성인은 진단하는 이치를 잡는데, 먼저와 나중 음과 양을 잡습니다. 「기항지세」는 60수인데, 진단을 아주 작은 것도 일에도 딱 맞추고, 5가지(맥, 장, 살, 힘줄, 유혈) 헤아리는 일을 자리 잡게 하고, 음과 양이 바뀌는 것을 따르고, 5장의 실정을 무늬가 아롱지듯이 드러내는데, 그 속의 이야기는 허와 실의 중요한 것을 골라내고, 5가지 헤아리는 일을 자리 잡게 하는 것입니다. 이를 알면 이에 진단을 잘 할 수 있습니다. 이러므로 음을 (손으로) 눌러서 양을 얻지 못하면 진단이 사그라지고 어그러지고, 양만을 얻고 음을 얻지 못하면 배우는 것이 깊지 못할 것입니다. 왼쪽만 알고 오른쪽을 알지 못하거나, 오른쪽만 알고 왼쪽을 알지 못하거나, 위만 알고 앞은 알지 못하거나, 먼저만 알고 나중은 알지 못합니다. 그러므로 다스림이 오래가지 못합니다. 나쁨을 알고 좋음을 알고, 탈남을 알고 탈나지 않음을 알고, 높음을 알고 낮음을 알고, 앉음을 알고 일어섬을 알고, 감을 알고 멈춤을 알아야 합니다. 이를 쓰는데 벼리가 있어야 진단하는 이치가 이에 갖추어져, 만세토록 위태롭지 않습니다.

80-3

起所有餘, 知所不足, 度事上下, 脈事因格, 是以形弱氣虛死, 形氣有餘, 脈氣不足死, 脈氣有餘, 形氣不足生. 是以診有大方, 坐起有常, 出入有行, 以轉神明, 必淸必淨, 上觀下觀, 司八正邪, 別五中部, 按脈動靜, 循尺滑濇, 寒溫之意, 視其大小, 合之病能, 逆從以得, 復知病名, 診可十全, 不失人情. 故診之或視息視意. 故不失條理, 道甚明察, 故能長久. 不知此道, 失經絕理, 亡言妄期, 此謂失道.

남은 바가 일어나면 모자라는 바를 알고, (탈을) 헤아리는 일(의 수준)을 높이고 낮추는 것은 맥 (보는) 일(의 실력)이 (얼마나) 바른가에 딸립니다. 이러므로 꼴이 약하고 기운도 허하면 죽고, 꼴과 기운이 남고 맥의 기운이 모자라면 죽고, 맥의 기운이 남고 꼴의 기운이 모자라면 삽니다. 이러므로 진단에는 큰 방향이 있습니다. 앉고 일어섬에 일정함이 있고, 나고 듦에 (그럴듯한) 분위기가 있고,

신명을 쓰되 반드시 맑고 반드시 깨끗하고, 위를 보면 아래도 보고, 8바람의 좋음과 나쁨을 살피고, 5장과 (거기) 딸린 것들을 갈라서 알고, 맥을 짚어서 움직임과 고요함을 살피고, 손목을 더듬어서 (맥의) 매끄러움과 껄끄러움을 알면, 진단이 모두 온전하여, 사람의 병증을 잃지 않습니다. 그러므로 오래 갈 수 있습니다. 이러한 이치를 알지 못하면, 경전을 잃고 이치를 잘라버려, 망령되이 말하고 망령되이 (헛된 것을) 기약합니다. 이를 일러 이치를 잃는다고 말합니다.

해정미론편(解精微論篇) 제81
– 눈물 풀이에 대한 말씀

81-1

黃帝在明堂, 雷公請曰: 臣授業傳之行敎, 以經論, 從容形法, 陰陽刺灸, 湯液所滋. 行治有賢不肖, 未必能十全, 若先言悲哀喜怒, 燥濕寒暑, 陰陽婦女. 請問其所以然者, 卑賤富貴, 人之形體所從. 群下通使, 臨事以適道術, 謹聞命矣. 請問有龐, 愚仆漏之問, 不在經者, 欲聞其狀. 帝曰: 大矣. 公請問: 哭泣而淚不出者, 若出而少涕, 其故何也. 帝曰: 在經有也. 復問不知水所從生, 涕所從出也. 帝曰: 若問此者, 無益於治也. 工之所知, 道之所生也.

황제가 명당에 앉았는데 뇌공이 청하여 말했다. 신이 해야 할 일을 받아서 이를 전하려고 가르침을 행하는데, 경전과 논의로써 하였습니다. (사람과 탈의) 꼴이 드러내는 규칙을 조용히 살펴보고, 음과 양으로 침뜸을 하고, 탕액으로 (환자의 기운을) 보탰습니다. (저에게 배운 사람들이 탈을) 다스리는데 똑똑한 사람과 그렇지 못한 사람이 있어서, 앞서 말씀하신 대로 (진단할 때) 슬픔 기쁨 노여움(같은 감정)과 메마름 축축함 추위 더위(같은 날씨)와 음과 양 부인과 여자(같은 조건을 모두 적용하는 데는) 아직 반드시 10가지 모두 다 온전할 수는 없습니다. 청컨대 그렇게 되는 까닭이라는 것이, 신분이나 부유함이 높고 낮은 것(과 같은 조건)을 따르는 것인지, 사람이 타고난 몸의 꼴을 따르는 것인지 알고 싶습니다. (황제를 따르는) 모든 사람들은 탈난 사람을 돌볼 때 그 이치와 재주를 알맞게 적용하는지에 대해서는 말씀을 들었습니다. 청컨대, 물음 중에는 어리석기도 하고 망령되기도 하고 민망한 물음도 있는데, 경전에는 있지 않은 것이어서 그 모습을 듣고 싶습니다.

황제가 말했다. (물음이) 정말 크구나.

뇌공이 청하여 물었다. 우는데 눈물이 나지 않는 사람이 있고, 만약에 (눈물이) 나오더라도 콧물이 적은 사람이 있는데, 그 까닭은 무엇입니까?

황제가 말했다. 경전에 있습니다.

(뇌공이) 다시 물었다. (눈)물이 따라 생기는 바와 콧물이 따라 생기는 바를 알지 못하겠습니다.

황제가 말했다. 그대가 이를 물은 것은 (탈을) 다스림에는 더 나아질 것이 없습니다. (그러나) 의원이 알아야 할 바이고, (탈의) 이치가 생기는 곳입니다.

81-2

夫心者, 五臟之專精也. 目者其竅也. 華色者, 其榮也. 是以人有德也, 則氣和於目, 有亡憂, 知於色. 是以悲哀則泣下, 泣下水所由生. 水宗者, 積水也. 積水者, 至陰也. 至陰者, 腎之精也. 宗精之水所以不出者, 是精持之也. 輔之裹之, 故水不行也. 夫水之精爲志, 火之精爲神, 水火相感, 神志俱悲, 是以目之水生也. 故診曰, 心悲名曰志悲, 志與心精共湊於目也. 是以俱悲則神氣傳於心, 精上不傳於志, 而志獨悲, 故泣出也.

무릇 염통이라는 것은 5장의 불거름을 오로지 합니다. 눈이라는 것은 그 구멍입니다. 환한 낯빛은 그것이 꽃을 피운 것입니다. 이러므로 사람에게 생각대로 이루어진 것이 있으면 기운이 눈에서 온화하게 나타나고, 뜻대로 되지 않아 근심이 있으면 낯빛에서 알 수 있습니다. 이러므로 슬프면 눈물이 흘러내리고, 눈물이 흘러내리는 것은 물로 말미암아서 생깁니다. (눈)물을 낳는 으뜸샘은 물이 쌓인 것입니다. 물이 쌓인 것은 지극한 음입니다. 지극한 음이라는 것은 콩팥의 불거름입니다. 으뜸샘의 물이 나오지 않는 까닭은 불거름이 이를 잡아주는 까닭입니다. (불거름의 기운이) 이를 돕고 이를 감쌉니다. 그러므로 물이 가지 않습니다. 무릇 물의 불거름은 '먹은 뜻'이 되고, 불의 불거름은 얼이 됩니다. 물과 불이 서로 (얼러서) 느끼면 얼과 먹은 뜻이 함께 슬퍼합니다. 이러므로 눈에 물이 생기는 것입니다. 그러므로 속담에 말하기를, 염통이 슬퍼하는 것을 일러 먹은 뜻이 슬프다고도 합니다. (콩팥의) 뜻과 더불어 마음의 불거름(인 얼)이 눈에 서립니다. 이러므로 (얼과 뜻이) 함께 슬프면 얼의 기운이 마음으로 옮겨가는데, 불거름이 위로 가서 먹은 뜻에 옮겨가지 않으면 먹은 뜻이 홀로 슬픕니다. 그러므로 눈물이 나는 것입니다.

81-3

泣涕者, 腦也, 腦者陰也, 髓者, 骨之充也, 故腦滲爲涕. 志者骨之主
也, 是以水流而涕從之者, 其行類也. 夫涕之與泣者, 譬如人之兄弟,
急則俱死, 生則俱生, 其志以早悲, 是以涕泣俱出而橫行也. 夫人涕泣
俱出而相從者, 所屬之類也.

콧물은 골입니다. 골이라는 것은 음입니다. 골수라는 것은 뼈 속에 채워진 것입니다. 그러므로 골이 스며서 콧물이 됩니다. '먹은 뜻'이라는 것은 뼈의 주인입니다. 이러므로 물이 흐르고 콧물이 이를 따르는 것은 한통속이기 때문입니다. 무릇 콧물이 눈물과 더불어 나는 것은, 빗대자면 형제가 급하면 함께 죽고 살면 함께 사는 것과 같습니다. 그 먹은 뜻이 일찍이 슬프니, 이러므로 콧물 눈물이 같이 나와서 멋대로 구는 것입니다. 무릇 사람의 콧물과 눈물은 같이 나와서 서로 따르는 것은 한통속으로 묶이는 까닭입니다.

雷公曰: 大矣, 請問人哭泣而淚不出者, 若出而少, 涕不從之何也. 帝曰: 夫泣不出者, 哭不悲也; 不泣者, 神不慈也. 神不慈, 則志不悲, 陰陽相持, 泣安能獨來, 夫志悲者惋, 惋則沖陰, 沖陰則志去目, 志去則神不守精, 精神去目, 涕泣出也. 且子獨不誦不念夫經言乎. 厥則目無所見. 夫人厥則陽氣并於上, 陰氣并於下, 陽并於上則火獨光也; 陰并於下則足寒, 足寒則脹也. 夫一水不勝五火, 故目眥盲. 是以沖風, 泣下而不止. 夫風之中目也, 陽氣內守於精, 是火氣燔目, 故見風則泣下也. 有以此之, 夫火疾風生, 乃能雨, 此之類也.

뇌공이 말했다. 큽니다. 청하건대 사람이 우는데 눈물이 나지 않는 사람이 있고, 만약 나오더라도 적어서, 콧물이 이를 따르지 않는 것은 어찌된 것입니까?

황제가 말했다. 무릇 눈물이 나오지 않는 것은, 욺이 슬프지 않은 것입니다. 눈물이 나지 않는 것은 얼이 자비롭지 않은 것입니다. 얼이 자비롭지 않으면 먹은 뜻이 슬프지 않고, 음과 양이 (어울리지 않고) 서로 지키니, 어찌 눈물이 홀로 올 수 있을까요? 무릇 먹은 뜻이 슬픈 사람은 속이 뜨거운데 속이 뜨거우면 음을 채우고, 음을 채우면 먹은 뜻이 눈으로 가고, 뜻이 눈으로 가면 얼이 불거름을 지키지 못합니다. 불거름의 얼이 눈으로 가면 콧물 눈물이 나옵니다. 또한 그대는 홀로 경전의 말씀을 외지도 생각지도 않습니까? 궐하면 눈에 보이는 것이 없습니다. 무릇 사람이 궐하면 양의 기운이 위로 아우르고, 음의 기운이 아래로 아우릅니다. 양이 위에서 아우르면 불이 홀로 빛납니다. 음이 아래에서 아우르면 발이 차갑습니다. 발이 차면 붓습니다. 무릇 (눈의) 1물이 5(장의) 불을 이기지 못합니다. 그러므로 (궐하면) 눈이 보이지 않습니다. 이러므로 (눈이) 바람에 맞으면 눈물이 내리고 그치지 않습니다. 무릇 바람이 눈에 맞으면, 양의 기운이 불거름에서 안을 지키고, 이 불의 기운이 눈을 달굽니다. 그러므로 바람에 드러나면 눈물이 흘러내립니다. 이를 견주자면, 무릇 불이 빠르면 바람이 생겨서 이에 비가 올 수 있다고 한 것이 이런 무리입니다.

우리 침뜸의 원리와 응용

사람, 그리고 해와 달, 별의 유기적 결합체
우리 침뜸 대탐구

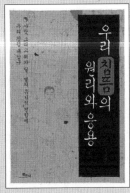

침뜸을 공부한다는 것은 우리 몸에 경락이라는 방식으로 나타나는,
해와 달, 별들이 아우라진 우주의 기운을 이해하는 여정이다.
곧 우리 몸은 경락을 통해 우주와 조응하고 소통한다.

병이란 우리 몸 5장 6부 사이의 균형이 깨어진 상태이다.
치유는 우리 몸에 무수히 흐르는 경락의 물결 위 점점이 존재하는
혈자리에 침과 뜸으로 균형을 바로 잡아주는 과정이자 결과이다.

이 책은, 수 천 년 동안 우주의 운행 원리와 이에 조응하는 우리 몸의
유기적 구조를 탐구함으로써 질병 치료의 오묘한 경험과학을 축적하였던
우리 침뜸의 철학적 바탕과 그 응용의 세계를 알기 쉽게 설명한다.

- 정 진 명 지음
- 값 30,000원
- 크라운판 488면

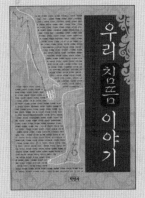

우리 침뜸 이야기

우주의 이치, 몸의 원리로 배우는
침뜸의 이론과 실제

질병이란 어떤 이유에서건 몸의 균형이 깨어진 상태를 말함이다.
그러므로 질병의 치유는 병이 발생한 이유를 세심히 성찰하여
그 원인을 제거하는, 곧 몸의 균형 상태를 바로잡는 일이다.

이 책은 우주의 이치와 몸의 원리로써 질병의 이유를 규명하고,
그 이치와 원리 안에서 온갖 질병의 치유법을 축적해 온
우리 전통 침뜸의 오묘하고도 신기한 경험과학의 세계를 소개한다.

- 정 진 명 지음
- 값 20,000원
- 신국판 312면

학민사 Hakmin Publishers
www.hakminsa.co.kr | 전화_ 02-3143-3326~7 | 팩스_ 02-3143-3328

개정판 우리 활 이야기

1929년 일제하에서 〈조선의 궁술〉이 출간 된 후, 60년대와 80년대 두 차례 대한궁도협회에서 편찬한 〈한국의 궁도〉가 나왔지만, 이는 〈조선의 궁술〉의 국한문 혼용을 한글로 바꾼 것일 따름이었다. 1996년 7월에 이르러서야 〈조선의 궁술〉 발간 이후 67년 만에 우리나라의 국궁에 관해 정리한 책이 발간되었다. 〈우리 활 이야기〉가 바로 그 책이다.

활은 우리 고유의 전통무예로 삼국시대 때부터 지금까지 2천년이라는 세월 동안 조금도 변함없이 그 원형을 고스란히 보존하고 있을 뿐 아니라, 성능 또한 세계의 다른 활에 비해 월등히 뛰어나다.

활쏘기는 전통무예이면서 전통문화이기도 하다. 서양 문물의 유입으로 고유문화에 대한 폄하 및 쇠멸이 도를 넘어서고 있다. 그러기에 우리 고유의 문물, 전통 문화예술의 보존·유지·보급이 절실한 바 국궁도 당연히 크게 관심 가져야 할 분야이다.

이 책은 우리 고유문화이자 전통무예로서 우리 활의 모든 것을 알려주는 개설서이다. 1, 2부에는 우리 활의 역사, 활과 화살의 구조, 초심자부터 숙련자까지의 활쏘기 기술 등을 자세히 설명하고 있으며, 3부에서는 어느 역사책에도 나와 있지 않은 삼국시대, 고려시대, 조선시대 명궁들의 이야기를 수록하고 있다.

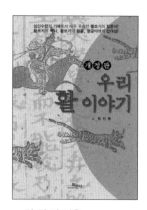

- 정 진 명 지음
- 값 18,000원
- 신국판 280면

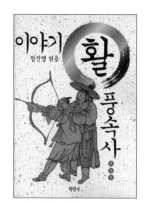

- 정 진 명 지음
- 값 15,000원
- 신국판 356면

이야기 활 풍속사

우리 겨레에게 활쏘기는 단순히 활만의 이야기가 아니다. 거기에는 활을 쏜 사람들의 삶과 정신이 녹아 있으며, 그 전통은 수천년 동안 면면히 이어져 우리 사회에 다양한 풍속을 낳았다.풍속은 그 민족의 살아있는 역사이며 정신이다.

이 책에서는 지은이가 해방전에 집궁한 사람들을 만나서 그동안 변해온 활터의 모든 풍속을 문답형식으로 정리했다.

학민사 Hakmin Publishers www.hakminsa.co.kr ｜ 전화_ 02-3143-3326~7 ｜ 팩스_ 02-3143-3328

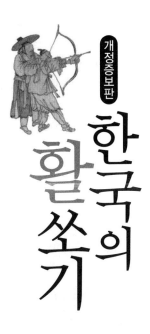
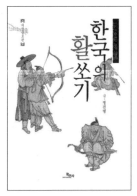
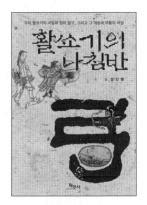

보면 보이는 우리말 한자

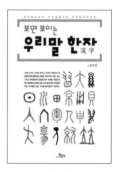

- 장의균 지음 • 값 30,000원 • 4.6배판 512면

최초의 옥편이라 할 설문해자(說文解字)를 비롯한 이제까지의 모든 사전, 그리고 한자(漢字)에 관련된 연구 결과를 가능한 한 모두 참조해서 25년에 걸친 노력 끝에 만든 우리말에 의한, 우리말을 위한, 우리말 한자(漢字) 사전.

(남녀노소 모두의) 천자문 쉽게 읽기

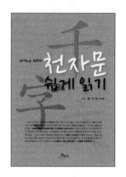

- 안기섭 지음 • 값 12,000원 • 신국판 256면

8글자 125마디로 엮여 있는 千字文. 자연현상, 옛날의 정치, 수양의 덕목, 윤리도덕, 군신관계와 영웅적 행위, 보신과 평온한 삶, 잡사와 경계할 일 등이 정연하게 배열되어 있어 언어교재이면서 훌륭한 교양서적이다. 남녀노소 모두 읽을 수 있도록 간결하고 쉽게 해설한다.

아빠에게 배우는 사자소학

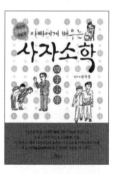

- 한학중 지음 • 값 12,000원 • 크리운판 352면

"이 책은 한문학자인 아버지가 어린 두 자녀를 앉혀 놓고 원전 〈사자소학〉을 가르치면서 주고받은 내용을 대화체로 기록한 강의록으로, 이 땅의 어린이들의 올바른 인성교육과 가정교육을 위해 온고지신(溫故知新)의 확실 명확한 지침을 제시한다."

(개정판) 정본 명심보감

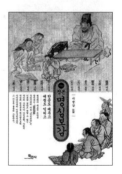

- 이병갑 엮음 • 값 11,000원 • 신국판 380면

옛것에서 새로운 도리를 찾아내는 온고지신(溫故知新).
우리 시대의 거울 『명심보감』은 시대가 달라도 변할 수 없는 개인의 수련이나, 가정생활, 사회적 처신의 원칙론을 제기하고 있는데서, 가치관 혼란의 21세기에도 역시 보배로운 인생수련서로서그 기능을 훌륭히 수행한다.

학민사
Hakmin Publishers

www.hakminsa.co.kr | 전화_ 02-3143-3326~7 | 팩스_ 02-3143-3328